辅助生殖临床技术

主　编　周灿权　乔　杰

编　者（按姓氏笔画排序）

马艳萍（云南省第一人民医院）

王　琼（中山大学附属第一医院）

牛志宏（上海交通大学医学院附属瑞金医院）

冯　云（上海交通大学医学院附属瑞金医院）

朱依敏（浙江大学医学院附属妇产科医院）

朱桂金（华中科技大学同济医学院附属同济医院）

乔　杰（北京大学第三医院）

全　松（南方医科大学南方医院）

刘　平（北京大学第三医院）

孙莹璞（郑州大学第一附属医院）

李　蓉（北京大学第三医院）

李尚为（四川大学华西第二医院）

何方方（中国医学科学院北京协和医院）

张云山（天津市中心妇产科医院）

张学红（兰州大学第一医院）

陈　磊（郑州大学第一附属医院）

陈子江（山东大学附属生殖医院）

邵小光（大连市妇女儿童医疗中心）

周从容（贵州省人民医院）

周灿权（中山大学附属第一医院）

胡燕军（浙江大学医学院附属妇产科医院）

姚元庆（中国人民解放军总医院）

姚桂东（郑州大学第一附属医院）

徐艳文（中山大学附属第一医院）

黄孙兴（中山大学附属第一医院）

黄荷凤（复旦大学附属妇产科医院）

曹云霞（安徽医科大学第一附属医院）

人民卫生出版社

·北　京·

图书在版编目（CIP）数据

辅助生殖临床技术 / 周灿权，乔杰主编 . —北京：
人民卫生出版社，2021.12（2023.6 重印）
　全国辅助生殖技术规范化培训教材
　ISBN 978-7-117-32456-4

　Ⅰ. ①辅…　Ⅱ. ①周…②乔…　Ⅲ. ①试管婴儿 - 临
床医学 - 职业培训 - 教材　Ⅳ. ①R321-33

　中国版本图书馆 CIP 数据核字（2021）第 235573 号

人卫智网	www.ipmph.com	医学教育、学术、考试、健康， 购书智慧智能综合服务平台
人卫官网	www.pmph.com	人卫官方资讯发布平台

辅助生殖临床技术
Fuzhushengzhi Linchuang Jishu

主　　编：周灿权　乔　杰
出版发行：人民卫生出版社（中继线 010-59780011）
地　　址：北京市朝阳区潘家园南里 19 号
邮　　编：100021
E - mail：pmph @ pmph.com
购书热线：010-59787592　010-59787584　010-65264830
印　　刷：三河市宏达印刷有限公司
经　　销：新华书店
开　　本：787×1092　1/16　印张：25
字　　数：624 千字
版　　次：2021 年 12 月第 1 版
印　　次：2023 年 6 月第 2 次印刷
标准书号：ISBN 978-7-117-32456-4
定　　价：119.00 元

打击盗版举报电话：**010-59787491**　E-mail：**WQ @ pmph.com**
质量问题联系电话：**010-59787234**　E-mail：**zhiliang @ pmph.com**

"全国辅助生殖技术规范化培训教材"
教材建设专家评审委员会名单

序 一

　　1978 年,Edwards 和 Steptoe 合作结出了全球首例试管婴儿在英国诞生的硕果;1988 年,在张丽珠教授带领的研究小组的努力下,在北京大学附属第三医院成功诞生了我国首例试管婴儿,相比全球首例,我们晚了 10 年;1992 年,应用单精子卵胞浆注射技术的全球首例 ICSI 试管婴儿诞生于比利时,1996 年,中国首例 ICSI 试管婴儿诞生于广州中山医科大学附属第一医院,这一次,我们只晚了 4 年;2000 年,应用种植前遗传学诊断技术的中国首例 PGD 试管婴儿在广州中山大学附属第一医院顺利降生。至此,辅助生殖核心技术在中国已得到了全面实践。我国辅助生殖技术发展迅速,从无到有,从落后到接轨,进而赶超。1992 年,全国从南至北不足 5 家生殖中心,到 1998 年迅猛突增 170 家,至目前达 350 多家。每年完成 IVF/ICSI 周期数不下 20 万,临床妊娠率达到 40%~50%,如此庞大数量,足以号称"试管婴儿"大国。

　　今天,数以万计不孕夫妇借助辅助生殖技术获得子代而家庭圆满。辅助生殖技术成为医疗常规应用,受到广大人民群众的信赖,它靠的是什么? 是安全、高效;是重视科学发展与监督管理。辅助生殖技术是新兴的生命科学,比其他学科更重视生命伦理道德、法律行为,更加人性化,专注患者最大利益,其向前发展使得管理与技术提高同样重要。全国辅助生殖同仁一路前行,一批优秀的中青年辅助生殖专家成长起来。2010 年,中华医学会生殖医学分会设立生殖医学伦理与管理学组、生殖医学临床学组、精子库技术学组和生殖医学实验室学组,以更好地细化技术的常规学习与管理。辅助生殖技术从最初的探索实践,如今已成为重要的专科。这 26 年间,辅助生殖技术从业人员呈级数增长,越来越多新增的生殖中心、青年医师需要接受培训。

　　因此,人民卫生出版社联合中华医学会生殖医学分会,邀请全国优秀辅助生殖专家、教授,领衔编写了这套辅助生殖技术规范化培训教材。本套教材包括五册,分别是《全国辅助生殖技术规范化培训教材——辅助生殖临床技术》、《全国辅助生殖技术规范化培训教材——辅助生殖实验室技术》、《全国辅助生殖技术规范化培训教材——辅助生殖男性技术》、《全国辅助生殖技术规范化培训教材——辅助生殖护理技术》、《全国辅助生殖技术规范化培训教材——辅助生殖的伦理与管理》,全套教材强调基础理论、基本知识、基本技能,编写体现思想性、科学性、先进性、启发性、适用性,供进入生殖专业学习的研究生、进修医生和生殖专业低年资医生培训使用。

本套教材从我国的实情出发,结合已形成的行业准则与规范,反映了我国近 26 年来辅助生殖技术的发展,对我国辅助生殖技术的专科发展必将做出里程碑式的贡献。我谨对本书的著者及编辑者致以深切的谢意,希望它能对我国辅助生殖技术的进一步规范化发展发挥重要作用,培养出更多的卓越生殖专科医师。

作为本套教材的顾问,看到曾经是我的同事及学生将我们多年来探索的经验如此简练规范地总结,心中的成就感丝毫不切于编著者。特作序以推荐介绍。

庄广伦

序 二

"理想的书籍,是智慧的钥匙"。回顾30多年来从事人类辅助生殖技术的经历,我对此感触非常深刻。

作为国内第一批从事人类辅助生殖技术的探索者,我感受到人类辅助生殖技术的每一个前进的脚步都充满艰辛。而如果没有权威的书籍作为专业指导,人类辅助生殖技术的发展不但缓慢,而且会盲目无序。回顾起来,1978年第一例试管婴儿在英国诞生不久,我们即开始了人类辅助生殖技术的研究。那时,"文革"刚结束,国内对于辅助生殖技术一片空白。我们要开展相关研究,连相关的书籍、相关的文献也无法找到。20世纪80年代,我到美国耶鲁大学去学习体外受精技术时,我不但向老师们学习操作技术,也在图书馆查阅相关的基础知识,这些理论知识对于我们后来试管婴儿的成功起了非常重要的作用。为了让国内同行介绍辅助生殖技术及其进展情况,我国生殖医学的开创者卢惠霖教授于1980年着手《人类生殖与生殖工程》一书的写作,他多方收集资料,1986年,融合了我们自己实践经验的著作《人类生殖与生殖工程》正式出版,这本书得到许多同行的肯定,让我感觉到一本好书,对于一项科研与临床工作的开展,确实能起到巨大的指导与推动作用。

90年代以来,各地的生殖中心如雨后春笋般出现,曾一度出现了一些混乱无序的发展状况。针对这一现象,卫生部于2001年及时颁布了《人类辅助生殖技术管理办法》和《人类精子库管理办法》,以及相关的实施细则,在卫生行政部门的强力介入下,我国的辅助生殖技术步入了规范发展的轨道。随后,成立了中华医学会生殖医学分会。通过学会的组织,将国内的生殖医学同仁组成了一个大家庭。各种生殖技术培训班的举办,一大批辅助生殖技术领域的专业书籍相继出版,大大推动了国内辅助生殖技术的发展。

进入新世纪的10多年,是人类辅助生殖技术的迅猛发展期,也是国内辅助生殖技术水平与国际接轨的时期。中国人类辅助生殖技术的提高与规范化管理,与原卫生部及各省市卫生厅、中华医学会、中华医学会生殖医学分会多年来坚持不懈的努力是分不开的,也是国内一大批生殖医学专家长期不懈地传授经验、推广新技术的结果。2009年,卫生部、中华医学会组织专家们编写的"临床操作规范丛书"和"临床诊疗指南丛书"中的《辅助生殖技术与精子库分册》,作为我国第一部辅助生殖技术与精子库技术的操作规范与诊疗指南,对于规范各级各类从业或管理人员、单位的医疗及工作行为起了相当大的作用,并成为广大不孕症家庭提供优质生殖服务的主要参考书籍。

迄今为止,近5年时间过去了,辅助生殖技术又进入了新的发展时期,原有的技术不断完善,新的技术不断产生,诸如囊胚培养、单囊胚移植、全基因组筛查、全基因组测序等原来比较陌生的新技术将逐步成为辅助生殖技术领域的主流技术。而同时,辅助生殖技术治疗深入人心,越来越多的不孕症夫妇需求最新的辅助生殖技术成果进行助孕治疗,而我国的生殖医学中心不断地发展壮大,各中心的水平之间还存在相当程度的差距,如何迅速缩短差距、提高全国生殖中心的诊疗水平成为迫切的需要。这需要我们更新思想,更新知识,因此,在原有的基础上,编著“全国辅助生殖技术规范化培训教材”非常有必要。经过一年多的努力,全国优秀的生殖医学专家们在中华医学会生殖医学分会的组织下,在人民卫生出版社的支持下,编写完成了一整套的辅助生殖技术规范化培训教材。我读了以后,深感这套教材具有全、新、精、准的特点。全,是这套书包括了5个分册,基本包括了辅助生殖技术的全部内容;新,是这套教材反映了最新的科研成果。精和准,是这套教材文字精练而内容准确,确实可以作为开展辅助生殖技术规范化培训的教材使用。

作为本套教材的顾问,我见证了这套书的筹备与如期完成,对于各位专家在百忙之中,能如此一丝不苟地写作、不遗余力地推广,也感到十分欣慰。因此,我十分乐意为此书作序,我相信这套书是辅助生殖技术规范化培训的理想教材。建议从事辅助生殖技术领域的医务人员,包括辅助生殖技术领域的初入门者,以及在这一领域工作了几十年的专家们,都认真阅读这套书籍,为提高我国辅助生殖技术诊疗水平,更好地为广大患者服务做出新的贡献。

卢光琇

序 三

"合抱之木,生于毫末;九尺之台,起于垒土。"我深感先贤的意味深长。

在我们脚踏的这片神奇的土地,在我们遨游的这个辉煌的时空,奇迹常常悄然而至。尽管它曾是舶来之物,但在历经 35 载的辛勤培育后,我国以辅助生殖技术为重要内容的生殖医学已在不经意间成为合抱之木而屹立于世界之林。记得在一次国际研讨会中,一位资深的国际学者由衷地感叹道:中国究竟发生了什么! 他惊讶于我们的辅助生殖技术那令人难以置信的临床成功率。只要比对严肃刊物里的中外数据,谁都会深以为然。其实,这位学者所言只是豹中一斑,君不见近年来我国生殖医学相关领域里雨后春笋般的原创成果? 我认为它们已汇聚成强大的推动力,促进了中国辅助生殖技术的不断发展。遥想 30 多年前,我国生殖医学的开拓者们掬起一株幼芽,在这片当时生殖医学还十分贫瘠的土地上不辞辛劳、精耕细作。我国的人类辅助生殖技术历经曲折的发展过程,目前已日臻成熟,形成了较为完整的涵盖基础理论、科学研究、临床应用及其管理的综合体系。站在巨人肩膀上,回首曲折道路时,每一个为之洒过汗水的人,都会油然而生无比的欣慰和自豪! 其实,我们真是幸福的,因为我们拥抱了生殖医学;但我们也会因此而"痛苦",因为我们从来没有歇止过对之不断完美的追求,因为我们以构筑这座瑰丽的巅峰为穷己一生的事业。生殖医学人唯有怀揣信念,一路前行。

众所周知,与总人口规模相应,中国育龄人口基数庞大,有资料提示不孕症发病率较高,需求推动辅助生殖技术经过了一个高速发展的阶段,辅助生殖技术的服务范围得到大幅度的拓宽。目前,全国每年完成数十万个辅助生殖技术治疗周期。诚然,至少在很多地区这似乎仍然不能完全满足患者对技术的需求。可以预期,发展的趋势仍将继续。高速发展产生的不平衡以及水平的参差不齐与继续发展的需求的叠加,令辅助生殖技术的人才培养和专业人员技术水平的提高凸显为亟待解决的问题,但是它又是整个技术体系进一步完善和有序发展的重要基础。我们更期盼这个领域上瓜瓞绵绵,人才辈出,引领我国生殖医学在整体上赶上乃至超越国际水平。诚如九尺之台,起于垒土,基础培训在这一过程中却殊为关键!

虽然我国已经出版了一些生殖医学或辅助生殖技术相关的专著,但真正瞄向基础培训的优秀教材少见。有鉴于此,在国家卫生和计划生育委员会(前卫生部)的大力支持下,人民卫生出版社联合中华医学会生殖医学分会,从 2011 年即开始策划出版一套适用教材,旨在凝练领域的新理念,指导辅助生殖技术的实践,夯实从业人员的基本理论、基础知识和基本技能,为我国生殖医学的整体发展奠定实质性的基础。人民卫生出版社和中华医学会生殖医学分会及其四个学组集中了我国生殖医学领域富有理论知识、实践和教学经验的专家,大家通力合作,在编写过程中投入了极大的热情与辛劳,使本套丛书得以与读者见面。编者们希望展现一个全面的技术系统,力求体现辅助生殖技术的基础、临床、操作常规、技术管理以及生殖医学特有的诊治理念,注重教材的科学性、实用性,为辅助生殖技术的应用提供直接的参考。希望这套丛书对于包括生殖医学专业研究生、生殖医学进修医生、生殖医学相关从业人员在内的读者的尽快成长带来实质性的帮助。

任何专业著述的付梓,都伴随着一路探索的艰辛和几许成功的喜悦,它是集体才智的结晶和团队协作的成果。尽管如此,遗珠之憾和点据之失乃至局限性在所难免,希冀各方读者不吝赐教并予以指正。

谨向为本丛书作出辛勤贡献的业内同仁、向鼎力支持的编辑、出版单位以及关注本丛书的每一位读者一并致谢!

中华医学会第二届生殖医学分会主任委员　周灿权
中华医学会第三届生殖医学分会主任委员　乔　杰

前　言

　　《辅助生殖临床技术》是全国辅助生殖技术规范化培训教材之一,由中华医学会生殖医学分会组织编写。全书共四篇二十八章,主要包括辅助生殖技术基础理论、不孕症及其诊治、辅助生殖临床技术、不孕症相关疾病与辅助生殖技术等内容。

　　本书的总体目标是为读者提供当前关于人类辅助生殖临床技术方面的基本理论、基本知识、基本技能以及技术程序,尽管领域前沿和基础研究的最新进展不是本书的主要目标,但书中也在某些章节适度介绍了一些被普遍接受的新理念。本书开篇以生命的生殖与繁衍作引,展现人类辅助生殖技术的发展简史;从对卵泡发育的调控、配子的发生与受精机制的阐述,到不孕症的诊治、人工授精技术、体外受精与胚胎移植及其衍生技术的全面呈现;从医学遗传学的基础理论到胚胎植入前遗传学检测技术的进展,从多囊卵巢综合征等常见内分泌疾病到肿瘤及其相关疾病与辅助生殖技术等多个角度,我们尽可能系统而详实地阐述辅助生殖技术的基础理论、常用技术、临床热点和难点。我们也希望本书能唤起本领域的专家继续对该领域进行深入的研究。

　　本书编者均是全国知名生殖医学中心的学科带头人或长期工作在临床一线的资深专家,他们通过深入浅出的讲解、生动明了的图片,详实而辩证地向读者传递规范诊治的信息。

　　本书每一章都设有知识要点和复习思考题,以达到总结提高的目的,同时注重技术进展与临床应用的结合,可作为辅助生殖专业各级专业人员(如研究生、进修医生及相关管理人员)的培训教材和参考资料。

　　本书在编写过程中,得到了各参编单位领导的友好帮助,在此表示感谢,本书出版之际,恳切希望广大读者在阅读过程中不吝赐教,欢迎发送邮件至邮箱 renweifuer@pmph.com,或扫描封底二维码,关注"人卫妇产科学",对我们的工作予以批评指正,以期再版修订时进一步完善,更好地为大家服务。

周灿权　乔　杰

目 录

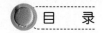

第三篇 辅助生殖临床技术

第四篇　不孕症相关疾病与辅助生殖技术

第一篇　基础理论

第一章　总　论

> **要点**
>
> 1. 了解生物的繁衍方式及其演变。
> 2. 熟悉人类生殖方式。
> 3. 掌握辅助生殖技术及其发展与展望。

第一节　生殖与繁衍

在浩渺无垠的宇宙,旋转着至今仍被我们认为是独一无二的星球。更为独特的是,无论在我们这个星球的陆地、海洋以及天空中,曾经或现在生活着无数的生命形式,它们共同组成了生机盎然的生物界。每时每刻,在无数生命湮灭的同时,也有无数新的生命正在诞生、发育和成长,而这一切的基础是生物的生殖活动。作为生物界普遍存在的一种现象和生命的基本特征之一,生殖是指生物产生后代和繁衍种族的过程,它是生物界存在和延续的基础。每个现存的个体是上一代生殖的结果。不同的生物通过不同的生殖和孕育方式繁衍不息。

自生命诞生于这个星球以来,物种生殖方式的演化经历了无性生殖和有性生殖两大方式。无性生殖是指不经过两性生殖细胞结合,由亲本直接产生新个体的生殖方式。新个体所获得的遗传基因与亲本相似或者相同,相当于"克隆"式的生殖。无性生殖主要包括分裂生殖、出芽生殖、孢子生殖和营养生殖。有性生殖则是指由亲本产生有性生殖细胞,通过生殖细胞结合的过程,并由此发育成新的个体的生殖方式,包括接合生殖、配子生殖和单性生殖三种基本方式。某些真菌、细菌和原生动物进行有性生殖时,两个细胞互相贴近形成接合部位,并发生细胞融合而生成接合子,由接合子发育成新个体。这样的生殖方式称为接合生殖;而部分生物则由特化的单倍体细胞即配子,进行单性生殖(孤雌及孤雄生殖)或配子生殖。根据配子的大小、形状和性表现,配子生殖可分为三种类型:同配生殖、异配生殖和卵配生殖,其中卵配生殖是指相结合的雌、雄配子高度特化,其大小、形态和性表现都明显不同,分别特化成为卵子和精子,经过受精作用融合为受精卵。依据受精卵形成、发育过程与母体关系等不同,卵配生殖有很多种分类方式,例如依据不同的受精位置可分为体外受精和体内受精,依据受精卵不同的营养获取方式及发育位置可分为卵生和胎生,依据在母体中受精卵发育个数分为多胎和单胎等。在众多的物种中,鱼类的生殖繁衍很好地诠释了生殖方式的演变和对自然环境的适应。鱼类的生殖方式分为卵生、卵胎生、胎生三种。第一种生殖方式是卵生。我们把受精卵在母体外独立发育的过程叫卵生,大部分的鱼类均属于卵生,其亲本直接将成熟的配子排出在水中,在体外进行受精和发育直至孵出子代,因为体外受精所承担的环境压力很大,且无相应的保护措施,所以在生存策略上,大多数鱼类通过增加产卵数目以抵抗环境选择压力,正是基于鱼类这种"多子"繁衍的特性,鱼图腾文化在很多民族中均有体现,例如我国仰韶文化彩陶的图腾艺术就是以鱼为主,反映了远古人类对生育繁衍的追求(图1-1-1);第二种生殖方式是卵胎生。部分鱼类的生殖方式为卵胎生,配子在雌鱼体内受精,受精卵在生殖道内进行发育,但不依赖于母体在营养上的供应,这种生殖方式可以在一定程度上减少受精卵受到外界的影响,较之卵生的生殖方式更进一步;第三种生殖方式是胎生。极少数鱼类为胎生,配子在雌鱼体内受精,受精卵在生殖道发育,并通过类似于胎盘的结构从母体摄取发育所需营养,子代最后发育成熟并娩出。鱼类这些不同的生殖方式在很大程度上说明了生殖方式的演变与环境适应的关系。就生物界的生殖方式而言,在生物进化的初始阶段,所有生命的繁殖方式均停留在无性生殖阶段,进化缓慢。而有性生殖这一生殖方式的出现,加速了生命的进化过程。有性生殖中基因组合的广泛变异增加了子代适应自然选择的能力,并促进有利突变在种群中的传播,使得生命在漫长的进化岁月和多变的环境中生存、壮大、繁荣。然而,我们需要知道的是,生殖方式的发展是不断进化的过程,其进化的动力源于物种对环境选择的应对。物种不同的生殖方式与其不同的生存环境相适应,虽然出现的先后时间不同,但不同的生殖方式之间无所谓优劣高低,只是不同物种的生存策略不一致的结果。迄今为止,上述所论及的不同生殖方式仍广泛存在于自然界,相应的物种以其最合适的方式得以延绵不断。

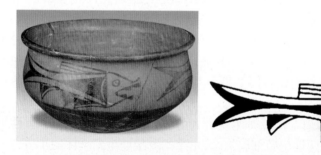

图1-1-1 仰韶文化彩陶的鱼纹样

鱼类多子,繁衍能力强,鱼图腾崇拜反映了古代人对生殖繁衍的渴望。实际上,鱼类的"高效"生殖是因为大部分鱼类通过产生数量极其多的成熟卵子,排至体外并在体外受精,由此获得大量子代。人类的辅助生殖技术体系似乎也有一个关键步骤与此类似——获得更多的成熟卵子

第二节 人类的生殖

人类的生殖过程大致如下:男性产生的精子和女性周期性产生的单个卵子相互作用并在输卵管壶腹部结合形成受精卵,成为新生命的开始。受精卵在卵裂的过程中逐渐向宫腔内移动,受精后第5~6天发育成为囊胚,进入子宫腔内,植入子宫内膜,植入后由母体提供营养物质,胚胎在子宫内生长发育,最终成为胎儿至分娩。这一漫长和复杂的过程受到体内相

互联系、相互影响的精密机制的调控和体外环境的影响。下丘脑和脑垂体是调节女性生殖功能的两个重要部位，下丘脑通过神经传导以及垂体 - 门脉系统将信息传递给垂体，使垂体分泌相应的激素，这些激素再作用到生殖腺的靶细胞，促使包含有卵母细胞的卵泡及其中的卵母细胞生长发育并产生各种激素，维持正常的生殖功能，一些激素又通过其血循环中水平的变化作用于下丘脑和垂体，对其激素的分泌功能进行反馈调节。男性的生殖能力主要依赖于精子的发生，睾丸自身可分泌雄激素等性激素，对于维持男性性功能和生殖功能具有重要意义。睾丸活动无明显的周期性，但是仍受到下丘脑 - 垂体 - 睾丸轴活动的调节，通过反馈调节机制维持男性稳定的生殖内分泌水平和正常的生殖能力。

任何一种生物的生殖繁衍过程均有严密的生物学调控参与其中。人类作为自然界最高级的生命形式，其生殖方式自然具有更高度进化的特点。这些特点包括：有性生殖、体内受精、单胎、胎生、哺乳。从生物种群的生殖方式来看，人类的生殖方式的要求是十分严苛的，这种生殖方式可以极大地提高子代个体的存活及成长的可能，但也正是因为这种严苛，人类生殖的数量级别较之许多其他物种是低下的，这与物种对自然选择压力的适应有关。与许多其他物种相比较（例如鱼类），人类至少在子代数目、生殖周期等方面是无法与之相比的。人类在进化面前所采用的策略是对单个子代个体进行最优化的养育。这种策略所带来的问题就是我们个体的生育受到很大限制，生育力也相对低下。虽然在概念上不尽一致，但生育力的低下可能意味着不孕的可能性更高。

此外，与自然界中其他生物不同的是，人类对自身的生殖过程有着更高的社会学要求。人类理想的生殖过程需要伴有负责任的、满意的和安全的性生活，这意味着除了生物自然性的基础以外，人类还因自身的社会属性提高了对生殖活动的要求，这是对人类生殖能力的进一步限制。作为独立个体的每一个人在具备生育能力的同时，可自主决定是否生育以及生育的时间和间隔，而且人类还可以通过提高自己在社会层面的竞争能力以获得更多抚育后代的资源，同时人类也有权获得由政府、社会提供的适当的卫生保健服务从而保证妇女能够安全渡过妊娠和分娩的全过程。人类通过生殖过程，最终使得社会中原本两个或许毫不相干的生命个体拥有了共同的血脉联系，这是人类亲情的纽带，是生命与血脉延续和发展的保证，是生命生生不息、不断进化的动力之所在，是人类社会得以成型和稳定的基础。然而，恰恰是个体和社会对生育的意愿性和控制性存在的差异，反而对人类生殖本身产生了不同程度的限制。此外，人类作为自然界中的物种之一，随着人口密度的增长以及生存资源的限制，种群的数量增长必将有一个自限的过程。当然，这种自限过程的发生是复杂的，但其核心机制无外乎种内竞争。对此，有这样一种颇令许多人诧异和不安的理解：我们现在很多疾病的发病率升高、不孕症的增加、政治经济斗争乃至战争等都或许是自限机制的一些外在表现形式。幸运的是，智慧的人类如今似乎找到了正确的策略：不断提升资源利用和劳动生产的效率。

第三节 生 殖 医 学

无论是群体或个人本身主动的生殖策略的选择或生育观念的转变，还是随着环境的恶化、饮食结构的改变、工作压力的增加、生活节奏的加快等因素引起的人类生育力下降的问题逐渐凸显。据统计，在育龄期的夫妇中约有 8% 存在不孕不育问题。以此推算，估计全世界有 5 000 万 ~8 000 万人可能存在不孕不育问题，每年约有 200 万对新增的不孕症夫妇。不孕症虽然不是一种致命性疾病，但无论何种原因所致，不孕本身往往造成患者个人的痛苦、夫妻感情破裂、家庭失和等医学和社会问题,生殖医学正是为了应对不孕不育及其所带来的种种问题而产生的一门学科。从普通意义上来说,我们希望通过辅助生殖技术解决不孕不育问题。与此同时,为适应人类对更高层次和更高质量的生殖需求,我们更追求对人类生殖的所有过程更为深入的认识和把握。因此,生殖医学这一新兴学科逐步形成和发展,其终将引领我们走向对自身生殖活动调控的自由王国并有效地维护人类的"生殖健康"。世界卫生组织(World Health Organization,WHO)对"生殖健康"的定义是:人类生殖过程处于在体格上、精神上和社会上完全健康的状态,而不仅是没有生殖过程的疾病和异常。生殖健康是贯穿人之终身的一系列状态、时间和过程。广义的生殖医学的范畴包括提供高质量的辅助生殖服务,包括不孕症的治疗,改进产前、分娩、产后和新生儿保健,消灭不安全流产,控制性传播疾病和生殖道感染,青少年生殖健康、性别问题,以及促进性健康等等,涉及妇产科学、男科学、生殖生理学、遗传学、胚胎学、免疫学、生殖生物学、基因工程等多个学科领域。

中国是一个人口大国,随着经济的飞速发展和人民生活水平的提高,人们对于生殖健康提出了更高的要求。探索人类的生殖奥秘、认识人类生殖过程、解决人类生殖缺陷成为生殖医学工作的重要内容。1972年,世界卫生组织成立了人类生殖特别规划署,这是联合国系统内具有带头开展人类生殖研究这一全球使命的唯一机构,它汇聚了决策者、科学家、卫生保健提供者、临床医师、消费者和社区代表,通过加强各国提供高质量信息和服务的能力,使人们能够保护其自身及其伴侣的生殖和性健康,从而帮助人们过上健康的性及生殖生活。这一机构的成立,使得生殖医学的研究更上一个台阶,为推动人类生殖医学的发展起到了重要作用。

第四节　辅助生殖技术发展简史

辅助生殖技术(assisted reproductive technology,ART)是指涉及对人类的配子(精子和卵子)进行体外操作以治疗不孕症的相关技术。世界卫生组织将不孕症定义为结婚后1年以上、同居且有正常性生活、未采取任何避孕措施而不能妊娠。辅助生殖技术是生殖医学的重要组成部分,是在对人类生殖过程的认识不断加深的基础上建立的针对不孕症的医学治疗技术和手段的总和。

正如前述,我们希望建立针对不孕症的更为高效、适应性更广的生殖策略。而实际上简单地从效率的角度看,相对于人类的生殖方式而言,其他许多低等物种的生殖方式可能更为"高效"。因此,辅助生殖技术有点像通过新的技术手段达到生殖方式"返祖"的意味。我们可以通过类比来形象地揭示上述技术与其他物种生殖方式之间的相似性。我们希望通过控制性促排卵在一定程度上获得更多的优质卵母细胞,这与很多物种通过产生更多卵子或者生育多胎的生殖策略是一致的;人工授精使得人类的生殖可以脱离性交,也在一定程度上脱离社会层面上的交流,这也是一种更为接近某些动物生殖方式的表现;体外受精胚胎移植术(in vitro fertilization and embryo transfer,IVF-ET)则更加进一步说明辅助生殖技术的返祖性。在自然界中,大部分的鱼类和两栖类均通过体外受精来达到生殖的目的,其效率之高是人类无法比拟的。我们可能会认为远古人类的鱼图腾崇拜仅仅是一种原始的、基于直觉而缺乏科学思想的强化种族延续的愿望,但我们是否意识到现在全世界广泛应用的辅助生殖技术其实与此也有共同之处?对鱼图腾的崇拜产生的原因恰恰是鱼类采用了"高效"的生殖策略(见图1-1-1)。此外,我们现在很多基础研究和动物实验也在不断地探索更为古老的生殖方式,例如单亲生殖(孤雌生殖、孤雄生殖)、无性生殖,甚至以人的细胞组织为材料研究卵生(人工子宫)、治疗性克隆、人造器官等。对这些技术的研究和探索,可能可以让人类更为清晰楚地认识到自身的生殖过程的特点,并以此为契机获得更为"高效"的生殖方式。

辅助生殖技术的种类繁多,包括控制性促排卵、人工授精(artificial insemination,AI)、IVF-ET、卵细胞质内单精子注射(intra cytoplasmic sperm injection,ICSI)、胚胎植入前遗传学检测(pre-implantation genetic test,PGT)技术、卵子或胚胎赠送、代理母亲、冷冻保存技术和卵母细胞体外成熟(in vitro maturation,IVM)技术、卵母细胞质或线粒体置换、卵泡激活等,而核移植、孤雌激活、胚胎分割、干细胞或体细胞定向诱导向配子分化等技术则成为辅助生殖技术相关基础研究的重要发展方向。

1790 年,全世界首例医学助孕技术获得成功,John Hunter 为一名严重尿道下裂患者的妻子施行丈夫精子人工授精后获得了妊娠;1884 年,William Pancoast 报道了全世界首例供精人工授精获得妊娠的案例。在此后近一个世纪的时间里,助孕技术没有获得重大的突破。一直到 1959 年,美籍华人张民觉教授在一系列开拓性的研究和试验的基础上,成功地通过体外授精技术使兔获得了妊娠,提出了体外受精的概念并奠定了体外受精技术的基础。其后,在英国剑桥大学进行生殖相关基础研究的 Robert Edwards 教授和进行不孕症临床治疗技术研究的 Patrick Steptoe 教授开始合作研究人类的体外受精与胚胎移植技术。经过艰苦的努力,他们在 1978 年通过该技术成功诞生了世界上第一例试管婴儿——Louis Brown,从而开启了人类不孕不育症治疗技术划时代的新篇章。从 1978 年至今,经过 40 多年的发展,辅助生殖技术获得了长足的进步,为人类认识自身复杂和精妙的生殖过程提供了前所未有的机遇,生殖医学的内容也因此而获得了空前的丰富和发展。此后,以体外受精与胚胎移植技术为基础,美国的 Handyside 于 1989 年成功开展了另一项标志性的辅助生殖技术——胚胎植入前遗传学诊断(pre-implantation genetic diagnosis,PGD)技术。1992 年,比利时的 Palermo 开展了辅助生殖的第三项标志性的技术——卵细胞质内单精子注射。这些技术构成了辅助生殖技术体系的主要支柱,通过不断地开展和完善这些技术,人类对自身繁衍过程的主动调控能力得到极大的改观。

我国学者紧跟国际人类辅助生殖技术的发展步伐,经过不懈的努力,取得了一项又一项可喜和振奋人心的成果。1985 年 4 月,在我国台湾地区诞生了全国首例通过 IVF-ET 技术的婴儿;1988 年 3 月 10 日,北京医科大学第三附属医院张丽珠教授团队成功诞生我国内地的首例通过 IVF-ET 技术的婴儿;1996 年,中山大学附属第一医院庄广伦教授的团队率先报道了我国内地首例 ICSI 技术婴儿的诞生;随后,该团队于 1999 年报道了我国内地首例 PGT 技术婴儿的成功诞生;再经十数载的努力,2012 年 7 月,我国首例 β-地中海贫血 PGT 结合白细胞抗原系统配型的单胎——俗称"设计婴儿"又在中山大学附属第一医院生殖医学中心出生,标志着"治疗性试管婴儿"技术在我国成功应用的开端。此外,国内众多学者通过不同的促排卵方案治疗或仅应用少量促性腺激素后,从患者的卵巢中获取未成熟卵母细胞,在适宜的条件下进行体外成熟培养,使得卵子成熟并具备受精能力,该项技术称为卵母细胞体外成熟技术。应用该技术可降低患者在促排卵过程中发生卵巢过度刺激综合征(ovarian hyperstimulation syndrome,OHSS)的风险,同时降低治疗费用,缩短治疗周期。1983 年,Veek 报道了全世界首例 IVM 技术妊娠的成功。2001 年,我国山东大学的学者率先报道了我国内地首例 IVM 技术婴儿的诞生。但目前 IVM 技术尚未成为临床上常规使用的辅助生殖技术,关于其核浆发育同步化、胚胎发育与子宫内膜同步性、安全性等问题仍需进一步的研究加以阐明。相信随着分子生物学技术的飞速发展和不断创新,IVM 技术将来可能在临床上得到更广泛的应用。

近年来,人类生殖能力的保存逐渐成为生殖医学研究的热点之一。生育力的保存对于有生育意愿但存在取精困难、卵巢卵母细胞储备明显下降、须接受严重损伤生殖能力的抗肿瘤治疗等特殊人群有重要的意义。1954 年,Bunge 报道用冷冻精子获得妊娠的案例,这一方法已经为男性生育力的保存提供了较为简便的解决方案。目前女性生育力保存的研究主要集中在发展或完善冷冻保存胚胎、卵子及卵巢组织的技术。自 1983 年 Trounson 等应用冻融人类胚胎进行移植并获得成功以来,胚胎冷冻技术已成为辅助生殖技术的常规手段。随着玻璃化冷冻技术的发展,卵子冷冻的效率逐渐提高,目前冷冻成熟 MⅡ期卵子的妊娠率已接近新鲜卵子。卵巢组织冷冻保存技术也逐步成为备受关注的重要方向,特别是对于年轻的女性恶性肿瘤患者以及有卵巢储备明显下降倾向而暂时不具备完成生育条件的人群而言,这一技术的研究有重要的现实意义。卵巢冷冻技术已经有 200 多年的历史,但其发展一度陷入停滞。目前国内外均已经有许多学者对这项技术进行了研究,但由于其技术难度大、体系复杂,特别是复苏后的卵巢组织的应用技术相当困难,尽管技术研究多年,迄今为止,国际上仅有数百例的报道,尚难形成规模的应用。

胚胎干细胞(embryonic stem cells,ESC)是从早期发育的胚胎中分离出来的高度未分化的细胞,具有在一定条件下向包括 3 个胚层(内、中和外胚层)的任何组织分化的全能性。由于 ESC 具有分化方向的多潜能性、种系传递功能和在体外可进行遗传操作的三大特点,近年来它已成为生命科学研究的热点之一。1998 年,美国 Wisconsin 大学的 Tomson 实验室从通过 IVF 得到的 14 个胚胎中获得 5 个人类 ESC 系,这一里程碑式的研究成果促进了人类胚胎干细胞技术的研究和发展。人类胚胎干细胞的研究具有广阔的应用前景,其也将对人类早期胚胎发育的认识发挥重要作用。此外,胚胎干细胞作为组织工程的种子细胞,有潜力为成千上万器官衰竭的患者提供可移植的无免疫排斥反应的细胞或器官。因此,胚胎干细胞研究必将为人类医学和人类自身的发展作出重大贡献,为人类揭示生命的奥秘、攻克疑难杂症等方面带来更多的福音。

纵观辅助生殖技术在全世界 40 多年、中国 30 多年的发展之路,我们很欣慰地看到目前的辅助生殖技术得到了很好的发展,它已经超越了治疗不孕、不育的范畴,进入了对生命奥秘的探索和研究以及人类自身生殖过程的调控的阶段。然而,辅助生殖技术领域仍有许多亟待解决的问题,如胚胎植入率仍未尽如人意、卵巢储备减退尚无明确改善措施、高质量胚胎、染色体二倍体胚胎的精准、快速判别、ART 的长期安全性的评估、ART 相关伦理、法律问题等。毋庸置疑,随着研究的进一步深入,现代辅助生殖技术必将为人类带来更多的福音,人类对生殖的自我调控也将更有可能尽早实现。

第五节　学习和掌握辅助生殖技术

一、树立良好的医德医风

学习辅助生殖技术的首要任务,是为广大的不孕不育患者服务。现代医学已经从传统的生物医学模式转向生物 - 心理 - 社会医学的模式,医者道德修养的重要性更为凸显。医学道德主要体现在对医学科学的追求和对患者的同情心以及职业责任感。只有具备良好的医德医风，才能充分发挥医术的作用。在辅助生殖技术的治疗过程中，专业人员一个漫不经心的忽略，可以造成非常严重的后果，甚至可能导致技术系统的崩溃。不孕不育患者通常长期面临着来自社会、家庭和个人的极大压力，在长期的求医过程中往往身心俱疲，心理状况受到不同程度的影响，很容易对妊娠和生育等问题产生一些错误的认知。如果在接诊过程中，医师能对患者更有耐心、爱心和同情心，以真诚、关爱的态度与患者进行沟通，将更有助于与患者建立良好的医患关系。医患之间的互相信任和互相配合，有助于正确地诊断和把握病情，增强患者的依从性，从而改善治疗效果。

借此机会，谨以希波克拉底誓言中"我愿尽余之能力与判断力所及，遵守为病家谋利益之信条"，以及1948年世界医学会（World Medical Association，WMA）制定的《日内瓦宣言》中"一定把患者的健康和生命放在一切的首位""对于人的生命，自其孕育之始，就保持最高度的尊重。即使在威胁之下，我也决不用我的知识做逆于人道法规的事情"这些庄重的宣述，与所有生殖医学同行共勉、共遵。

二、贯彻理论和实践相结合的学习方法

辅助生殖技术涉及多学科、多领域的专业知识，如妇产科学、生殖内分泌学、遗传学、胚胎学、分子生物学等。因此，生殖医学对专业人员的要求甚高，知识面需要更为广泛。只有在掌握扎实的理论基础的前提下，结合临床实践，勤于思考，一方面，善于追求技术进步和学术新知，另一方面，要避免盲目跟风缺乏确切依据的论点及技术手段，以对患者负责、对生殖医学的崇敬之情，将理论知识和实践技能融会贯通，为患者提供有效、安全的专业服务。

知识来源于实践，更要用于实践，指导实践，以实践中获得的循证医学证据，不断完善我们的理论认识，实现理论和实践的螺旋式上升。这就是理论和实践相结合的基本原则。

三、重视团队协作

绝大多数的现代医疗技术都难以单独一个人完成，而辅助生殖技术的这一特点更为明显，它不但涉及临床医师和护理的正确诊治，而且对胚胎培养实验室技术水平的依赖性极为明显。临床水平不足，无法保证患者的安全，难于获得高质量的卵子，即使最高水平的培养技术也无法将劣质的卵子都变为优质的胚胎。反之亦然，即使获得了最优质的卵子，糟糕的胚胎培养技术，必将变宝为废。因此整个团队的相互合作和配合，以及整个团队的共同进步，在这个领域显得尤为重要。要实现这种团队的有机协助，需要团队中不同的角色，除了牢固掌握所从事的专业方向知识和技能外，也要对不同角色的任务、程序及其相关知识有清楚的了解，这样才能实现不同角色间的心有灵犀，不点也通，不负专业和患者家庭的重托！

从一个不孕不育家庭来院就诊，到最终母子平安回家，中间经历了病情评估、确定治疗方案、控制性卵巢刺激或诱发排卵、取卵、胚胎移植、确定是否为临床妊娠、产检、分娩等诸多环节，每个环节都需要团队里所有人员的相互配合和充分沟通，在这个团队里，所有人都应该有一个共同的目标，为团队的整体着想，讲奉献、讲纪律，形成一个开放、和谐、民主的工作环境，从而让每一位患者都有良好的助孕体验，让更多的患者获得理想的妊娠结局，团队的精神世界也必将因此而升华。

四、强化法律和伦理意识

现代医患关系涉及法律、道德、伦理等多个方面，尤其是在生殖医学领域，很多医疗行为

较之普通病患的诊治都更多地涉及患者隐私权的保护。辅助生殖技术的特殊性,还涉及很多相关的伦理问题,如个别患者的性别选择的诉求等,都是我们在日常工作中经常要面对和处理的。作为生殖医学的专业人员,我们不但必须牢记相关的法律法规,使自己的一切医疗行为符合相关法律法规的要求和行业规范,有法可依、有据可循,更要建立必要的伦理意识以规范我们的行为。

（周灿权　黄孙兴）

知识链接

　　人类作为卵配生殖的典型,配子高度特化,其大小、形态和性表现都明显不同。人的配子分别为卵子和精子,经过受精作用融合为受精卵。实际上,精子和卵子的特化并不单纯在于外观形态上,近期对孤雄和孤雌单倍体胚胎干细胞的相关研究表明,两者携带有不同亲本的印记,这些印记是影响它们能否正常结合并获得正常后代的重要因素。

参 考 文 献

1. NIEDERBERGER C,PELLICER A,COHEN J,et al. Forty years of IVF. Fertil Steril,2018,110(2):185-324.e5.
2. EL-TOUKHY T. Reproductive medicine in 2020 and beyond. BJOG,2019,126(2):133-134.
3. QIAO J,FENG HL. Assisted reproductive technology in China:compliance and non-compliance. Transl Pediatr, 2014,3(2):91-97.
4. ZHOU Z,ZHENG D,WU H,et al. Epidemiology of infertility in China:a population-based study. BJOG,2018, 125(4):432-441.

复习思考题

　　1. 简述无性生殖与有性生殖的概念和特点。
　　2. 简述人类生殖的过程。
　　3. 简述辅助生殖技术的概念及代表性技术。

第二章 卵泡生长发育的调控

要点

1. 掌握卵泡生长发育不同时期的特点。
2. 熟悉调控卵泡发育的激素和因子。
3. 了解高龄女性生殖内分泌的特点。

育龄妇女周期性卵泡募集和排卵是通过下丘脑-垂体-卵巢轴间互相协调,精细平衡来实现的。下丘脑向垂体门脉系统脉冲式地分泌促性腺激素释放激素(gonadotropin-releasing hormone,GnRH),GnRH调节腺垂体(垂体前叶)合成和释放卵泡刺激素(follicle-stimulating hormone,FSH)和黄体生成素(luteinizing hormone,LH),而FSH和LH刺激卵巢卵泡的发育、排卵和黄体形成,雌激素、孕激素、抑制素的分泌,而卵巢分泌的抑制素和甾体激素又反馈作用于下丘脑和垂体,调节GnRH和FSH、LH的分泌。FSH分泌的负反馈调节是人类生殖周期独特的单卵泡成熟排卵的重要机制。而雌激素诱发的正反馈LH峰是排卵的基本条件。

第一节 卵泡的生长和发育

卵泡发育是指由原始卵泡经由初级卵泡、次级卵泡发育成为成熟卵泡的生理过程。

一、原始卵泡

原始卵泡(primordial follicle)由一个初级卵母细胞和包围在其周围的一层纺锤状原始颗粒细胞组成,直径0.03~0.06mm,是卵巢的基本功能单位。原始卵泡在胎儿12周时形成,在胎儿7个月时数量达到峰值,大约有700万个。此时期的初级卵母细胞停滞在第一次减数分裂双线期,卵泡池中的原始卵泡通过初始募集和周期募集促使卵泡进一步生长发育。

二、初级卵泡

初级卵泡(primary follicle)由卵母细胞及周围包绕的一层立方或高柱状颗粒细胞构成,直径>0.06mm。在这一时期,初级卵母细胞的颗粒细胞即开始表达FSH受体,但本阶段卵泡的发育不依赖促性腺激素。颗粒细胞的增殖和形态变化先于卵母细胞直径的增加,卵母细胞的生长,体积增大,由25μm至120μm,伴随有透明带的形成。在初级卵泡期,编码透明带蛋白的基因被转录、翻译,在卵母细胞和颗粒细胞之间形成含糖蛋白的嗜酸性膜,称为透明带(zona pellucida,ZP),透明带具有保护卵子、保证精卵特异性结合、维持胚胎发育的内环境稳定等功能。卵母细胞表达生长分化因子9(GDF-9)和骨形态发生蛋白-15(BMP-15)。值得一提的是,卵母细胞在这时期开始表达间隙连接蛋白37(Cx37),通过Cx37建立了卵母细胞和颗粒细胞之间的间隙连接,这对卵泡发育至关重要。

三、次级卵泡

次级卵泡(secondary follicle)由卵母细胞周围包绕两层或以上立方或柱状颗粒细胞组成,直径约 0.12mm,总数≤60 个。第 2 层颗粒细胞出现标志次级卵泡的发育开始。在此时期,颗粒细胞的数目和层数不断增加,卵母细胞体积不断增大,卵泡膜细胞开始出现并表达LH 受体。次级卵泡的颗粒细胞间形成较大的间隙连接,间隙连接蛋白 43(Cx43)、GDF-9 和BMP-15 在初级卵泡向次级卵泡的发育中起着必不可少的作用。膜细胞分为内膜层和外膜层,内膜层由膜细胞和毛细血管组成,膜细胞表达 LH 受体,在 LH 刺激下产生雄激素,毛细血管网为卵泡生长发育提供营养物质。外膜层由结缔组织和平滑肌纤维组成。卵泡膜细胞与基底膜紧密联系,位于卵泡之间的细胞间质。因此,完全生长的次级卵泡应由 5 个部分组成:卵母细胞、透明带、5~8 层颗粒细胞,一层基膜,卵泡内膜及外膜。

四、窦卵泡

次级卵泡的进一步发育出现窦腔称为窦卵泡(antral follicle),窦腔(卵泡腔)内充满着由卵泡膜血管渗出物和颗粒细胞分泌物构成的卵泡液。随着卵泡的生长,卵泡腔不断增大,卵母细胞和部分颗粒细胞被挤到一侧,形成卵丘(cumulus oophorus)。卵母细胞周围的颗粒细胞称为卵丘细胞,透明带周围有一层呈放射状排列的颗粒细胞被称为放射冠(corona radiata)。卵丘细胞通过透明带上孔洞与卵母细胞建立缝隙连接,形成一个功能上的整体,也就是卵丘卵母细胞复合体。颗粒细胞产生的 Kit 配基和卵母细胞间的 Cx37 两种蛋白对卵泡腔的形成是必需的。随着窦卵泡的生长发育,当窦卵泡直径达到 2mm 后,颗粒细胞数量明显增加,雌激素分泌增多,促进 FSH 受体进一步增加,使窦卵泡对 FSH 敏感性也增加,依赖 FSH 作用继续发育,直径从 2mm 生长到 18mm 以上,颗粒细胞数量增加约 160 倍。优势卵泡的生长会经历小卵泡(1~6mm)、中卵泡(7~11mm)、大卵泡(12~17mm)和排卵前卵泡(18~23mm)4 个阶段。闭锁的卵泡一般不超过中卵泡阶段,直径在 1~10mm。窦卵泡的内膜细胞均有产生类固醇激素活性细胞的典型超微结构,间质细胞具有黄体生成素(luteinizing hormone,LH)和胰岛素受体,在 LH 和胰岛素的刺激下会产生大量的雄激素,主要为雄烯二酮。在窦卵泡发育的后期,FSH 和雌激素促使壁层颗粒细胞产生 LH 受体,而 FSH 受体开始减少,使得卵泡在发育的最后阶段能接受 LH 峰刺激排卵形成黄体。

人类卵泡的发生几乎需要 1 年时间才能使一个原始卵泡生长到排卵阶段。卵泡的发生分为 2 个阶段,第一阶段为腔前或促性腺激素不依赖阶段,由局部产生的生长因子通过自分泌或旁分泌的形式调节。第二阶段为有腔或促性腺激素依赖阶段,受 FSH、LH 和生长因子的调节。

原始卵泡离开原始卵泡池,开始缓慢生长称为启动募集,而当促性腺激素发生周期性变化时,能够对这种变化发生应答反应,已启动募集的窦卵泡开始加快生长称为周期募集。启动募集的卵泡能否参与周期募集的关键在于能否获得对促性腺激素反应的能力。哺乳动物大规模卵泡闭锁发生于倒数第二层颗粒细胞产生时,也正是两种募集的交接时。周期募集的启动信号是促性腺激素,如果此时 FSH 升高就有部分卵泡参与周期募集。启动募集的卵泡并不一定都能进入周期募集,其取决于卵泡 FSH 受体的量,受体多者进入周期募集,受体少者走向闭锁。

第二节　卵泡发育的调控

一、FSH 在卵泡发育中的作用

FSH 是促进已被募集的卵泡进一步发育、选择、优势化的关键激素。FSH 只作用于颗粒细胞,因为只有颗粒细胞有 FSH 受体,FSH 通过促进颗粒细胞增殖促进卵泡发育。FSH 也刺激芳香化酶的活性,将膜细胞产生的雄激素转化为雌激素。同时 FSH 还刺激颗粒细胞合成抑制素,而抑制素一方面发挥内分泌作用,负反馈抑制垂体 FSH 的分泌,使次发育的卵泡闭锁,有利单个优势卵泡的选择,另一方面发挥旁分泌作用,刺激膜细胞雄激素的合成,满足晚卵泡期合成大量雌激素的需要。此外,FSH 与 E_2、少量 LH 刺激颗粒细胞 LH 受体的合成。LH 受体的合成使被选择的优势卵泡颗粒细胞可同时接受 LH 和 FSH 的刺激,在 FSH 下降后得以继续维持优势卵泡的优势化,同时,LH 受体的形成也使颗粒细胞最后能接受 LH 峰的刺激而发生黄体化,使颗粒黄体细胞合成孕酮。

促排卵过程就是通过使用来曲唑、氯米芬或他莫昔芬间接增加内源性的 FSH 而促使卵泡发育,或直接使用外源性的 FSH 促排卵。FSH 促排卵需要一定的剂量,即超过 1 个或一群卵泡发育的阈值,而且必须维持 FSH 水平在阈值以上一定的时间,即阈值窗,低于阈值卵泡不能发育,无论用药时间多长,短于阈值窗也不能达到促多卵泡发育排卵的目的。但大剂量 FSH 下调自身受体,降低 FSH 的作用。此外,在促排卵过程中,开始使用 FSH 的时机也非常关键,在卵巢周期中,卵泡呈现一波一波的发育或募集,卵泡只有达到一定的大小,处于继续发育时期才能对 FSH 发生反应,如卵泡直径太小,或卵泡已开始凋亡,即使用大剂量的 FSH 也不能很好地发育,临床中常见使用 FSH 后小卵泡不生长或者大卵泡萎缩的情况。

二、LH 的作用

（一）LH 在卵泡发育中的作用

LH 不能促进卵泡发育,单用 LH 卵泡不能发育,但 LH 在卵泡的发育过程中通过增加颗粒细胞对 FSH 的敏感性而发挥分泌作用。增加颗粒细胞对 FSH 的敏感性可表现为降低FSH 阈值,使卵泡在较低 FSH 水平下可开始生长,减少卵泡闭锁的发生,获得更多的卵泡,更长时间维持卵泡对 FSH 的敏感性,增加募集卵泡数,因此,内源性雄激素是小窦卵泡获得对 FSH 敏感性的重要成分,而 LH 正是通过增加雄激素的作用而发挥旁分泌作用。

早卵泡期 LH 只作用于膜细胞,而晚卵泡期随着颗粒细胞 LH 受体的形成可同时作用于颗粒细胞和膜细胞,在 FSH 下降时代偿部分 FSH 对颗粒细胞的作用。LH 主要刺激膜细胞 17α- 羟化酶合成雄激素,一方面作为颗粒细胞雌激素合成的底物,另一方面发挥旁分泌作用,增加颗粒细胞对 FSH 的敏感性,在早卵泡的募集中发挥作用。小剂量 LH 上调自身受体和诱发颗粒细胞 LH 受体形成,大剂量下调自身受体。

LH 具有双相调节 17α- 羟化酶的活性,这种双相调节特性是卵巢特有的(与肾上腺、睾丸比较),而其他卵巢类固醇生成酶没有此现象。然而,LH 具有单向调节胆固醇裂解酶活性,此特点是卵泡期主要产生雌激素而黄体期主要产生孕酮的重要机制。卵泡期逐渐上升的LH 上调 17α- 羟化酶活性,而 17α- 羟化酶是雌激素合成的限速酶,有利于雄激素和雌激素的合成,故卵泡期主要合成雌激素而孕激素水平低。相反,大剂量 LH(即 LH 峰)下调 17α-

11

羟化酶活性,故 LH 峰后 17α- 羟化酶活性明显降低,E_2 水平立即下降。但 LH 峰后胆固醇裂解酶活性明显增加,而胆固醇裂解酶是孕酮合成的限速酶。LH 峰后颗粒细胞出现类固醇激素合成急性调控蛋白(steroidogenic acute regulation protein,StAR),能将胆固醇由线粒体外膜运输至线粒体内膜,在胆固醇裂解酶作用下合成大量的孕烯醇酮,为孕酮合成提供底物,故黄体期孕酮合成增加。

在促排卵过程中虽然 LH 不能直接刺激卵泡的发育,但在卵泡发育过程中仍然是必需的。在早卵泡期,LH 刺激膜细胞产生的雄激素有利于卵泡募集,故在卵泡贮备下降或卵泡直径很小时用小剂量 LH 促进卵泡募集。此外,LH 上调 17α- 羟化酶活性使雌激素、雄激素合成增加发挥旁分泌作用,提高颗粒细胞对 FSH 的敏感性。故 LH 不足可能影响卵泡的发育。在降调促排卵过程中,由于 GnRH-a 主要抑制 LH(90%),随着降调方案的不同,使用的制剂不同,加上个体间的差异,因此降调可能存在 LH 不足。如 HH 闭经患者,高龄妇女 LH 水平低,LH 受体不敏感等。降调垂体过度抑制可表现为降调后卵泡直径较小,卵泡数量减少,促排卵过程中卵泡发育慢,E_2 水平低等,此时可能需要补充一定水平的 LH。

(二)LH 峰的作用

卵泡来源的高水平 E_2(>200~300pg/ml)持续 2~3 天,通过 kisspeptin 神经元介导,对垂体及下丘脑正反馈调节激发 LH/FSH 峰,LH 可增加 10 倍,FSH 增加 4 倍。排卵通常发生在 LH 峰后 36 小时。用大剂量的拮抗剂可完全阻断 GnRH 受体,导致 LH 峰终止,表示正常妇女 LH 峰的维持绝对需要 GnRH。

卵泡期雌激素进行性、时间依赖性的上升使垂体对 GnRH 的敏感性上升,使垂体 GnRH 的受体增加,因此垂体对 GnRH 的敏感性增加在雌激素的正反馈中发挥关键作用。

LH 峰是即将排卵的可靠指标,出现于卵泡破裂前 34~36 小时,通常持续 48~50 小时(上升支 14 小时,平台期 14 小时,下降支 20 小时),LH 阈值必须维持 14~27 小时才可确保排卵前卵泡的最后完全成熟。促性腺激素峰对卵细胞最后成熟、排卵、黄体形成、合成孕酮、子宫内膜的容受性等一系列复杂的生理过程都是至关重要的。

1. 孕酮的合成 LH 峰诱导颗粒细胞和膜细胞黄体化,形成黄体,颗粒细胞合成孕酮和产生孕酮受体。孕酮不仅使子宫内膜转为分泌期变化,诱发着床相关因子基因的表达,为胚胎着床作准备,而且具有营养黄体的作用。此外,孕酮可增强引起卵泡壁消化和破裂的蛋白酶和前列腺素的活性,促进卵、丘、冠复合体脱离卵泡壁,刺激纤溶酶原转化为纤溶酶,并确保颗粒细胞充足的 LH 受体生成,以形成正常的黄体期。

2. LH 峰促进卵细胞减数分裂恢复 cAMP 是卵母细胞减数分裂阻滞剂,cAMP 通过蛋白激酶 A(PKA)催化亚单位 PKAc 抑制 cdc25 蛋白激酶的活性,阻滞后者激活成熟促进因子(MPF)中的催化亚单位 P34cdc2 和周期素 B1 的合成进而阻滞 MPF 的活性,使卵母细胞停滞在第一次减数分裂的前期。

cAMP 由卵母细胞产生,而卵泡壁颗粒细胞产生钠尿肽 C(NPPC),刺激卵丘细胞的钠尿肽受体 2(NPR2)产生 cGMP,cGMPF 通过缝隙连接进入卵母细胞防止 cAMP 降解,维持高浓度 cAMP 水平,从而阻滞减数分裂恢复。

LH 峰的出现激活了卵泡细胞丝裂原激活蛋白激酶(mitogen-activated protein kinase,MAPK),使卵母细胞与卵泡细胞缝隙连接中断,cGMPF 进入卵母细胞中断,卵母细胞 cAMP 水平下降,继而 PKA 活性下降,解除对 cdc25 磷酸酶的抑制,cdc25 磷酸酶脱去 MPF 催化亚单位 14,15 位磷酸,使之成为有活性的 MPF 促使卵母细胞恢复减数分裂。

除卵母细胞核成熟外,LH 峰也促进卵母细胞胞质的成熟,合成一系列受精、卵裂需要的mRNA、蛋白酶等。

3. **卵丘的膨胀** LH 峰诱导卵丘细胞和颗粒细胞透明质酸合成酶 2 表达,FSH 峰刺激卵丘细胞分泌透明质酸。透明质酸使卵丘细胞分散,卵丘膨胀,黏液化,使卵丘复合体与卵泡壁分离,自由悬浮在卵泡液中,以便在排卵时被顺利地逐出,排卵。

hCG 代替 LH 峰触发排卵时,如剂量或作用时间不足,卵丘未脱离卵泡壁可导致取卵失败,即空卵泡综合征。笔者医院 2001—2010 年成熟卵泡在 5 个或以上未取到卵的患者共20 例,其中 5 例 hCG 作用时间不够,在注射 hCG12~24 小时取卵,3 例由于血 hCG<2U/L 而未获卵。

4. **纤溶酶的激活** 促性腺激素高峰促进颗粒细胞和卵泡膜细胞生成纤溶酶原激活因子,激活卵泡液中的纤溶酶原生成纤溶酶,纤溶酶转而激活胶原酶并破坏卵泡壁以利卵丘复合物排出。

5. **前列腺素的合成** LH 刺激前列腺素衍生物在排卵前卵泡液中明显增加,排卵时达到峰值浓度。前列腺素可促进卵泡壁释放蛋白溶酶,血管生成和局部充血,并引起卵巢内平滑肌细胞收缩,促进卵丘细胞团与卵泡壁胶原层分离而排卵,因此,不孕患者排卵前禁用前列腺素合成酶抑制剂。而在自然周期 ART 中,取卵前常用前列腺素合成酶抑制剂防止提前排卵。

6. **血管生成** 血管生成是黄体化过程的重要特征,LH 促使黄体化颗粒细胞分泌血管内皮生长因子(vascular endothelial growth factor,VEGF)、成纤维生长因子 2,上调与正常着床和早期新生血管形成有关的所有重要的细胞因子,促使黄体与子宫内膜血管形成,维持黄体功能与子宫内膜的容受性的建立。由于 hCG 比 LH 与受体亲和力强,半衰期长,与受体结合时间长,对上述因子的上调作用明显增强,故在多卵泡发育的情况下,hCG 触发排卵易导致卵巢过度刺激综合征(ovarian hyperstimulation syndrome,OHSS)。

7. **刺激性腺外子宫内膜 LH 受体** 子宫内膜具有 LH 受体,表明内膜是 LH 作用的靶器官。以往认为 LH 仅能通过卵巢类固醇激素发挥间接作用,近来研究认为,LH 能直接调节内膜腺体和基质形态和功能的增殖和分化,主要通过激活腺苷酸环化酶和磷脂酶 C 途径,增加局部类固醇激素的合成。因此黄体期血中 LH 缺乏或减少可导致黄体溶解和着床失败。当 GnRH-a 触发排卵时由于 LH 水平低可造成着床失败或流产。

(三)LH 支持黄体的作用

黄体的寿命和甾体激素合成的能力依赖于持续性和张力性 LH 的分泌。维持垂体切除妇女正常的黄体功能需要少量 LH 的持续存在,进一步证实黄体对 LH 的依赖性。在促排卵周期中,由于高水平的 E_2 和孕酮对垂体下丘脑的负反馈作用和 GnRH 激动剂和拮抗剂对LH 的抑制,导致 LH 不足引起黄体功能不足,因此需要支持黄体。

三、雌激素合成的两细胞两促性腺激素理论

该理论于 1959 年由 Falck 证实,即雌激素的合成必须在颗粒细胞与膜细胞共同作用下才能够完成,即由膜细胞合成的雄激素只有进入颗粒细胞才能转化为雌激素。两细胞两促性腺激素理论的基础是由于颗粒细胞和卵泡膜细胞含有的促性腺激素的受体不同、酶的种类不同,以及 LH 调节酶活性的不同。

因为颗粒细胞没有 17α- 羟化酶,不能合成雄激素,LH 峰前也没有 StAR,不能将胆固醇

转移至线粒体内膜,因此也不能合成孕烯醇酮,但颗粒细胞有 FSH 受体和芳香化酶,在 FSH 的刺激下激活芳香化酶,能将膜细胞合成的雄激素转化为雌激素。相反,膜细胞有 LH 受体、17α- 羟化酶,在 LH 的作用下能将孕烯醇酮转变为雄激素,但膜细胞没有芳香化酶,因此产生的雄激素进入颗粒细胞才能转化为雌激素,颗粒细胞没有血供,产生的雌激素通过膜细胞进入血液循环。因此,排卵前卵泡雌激素的分泌是 LH 和 FSH 分别对膜细胞和颗粒细胞共同作用的结果。排卵后,两种细胞继续发挥两细胞系统的作用,膜黄体细胞产生的雄激素,进入颗粒黄体细胞内,通过芳香化作用将雄激素转化为雌激素。而此时颗粒黄体细胞有 LH 受体,活性由 LH 介导,颗粒细胞也有血供,产生的孕酮和雌激素可直接进入血液。

由胆固醇合成雌激素可通过两条途径,其一是 Δ5 途径,孕烯醇酮首先经 17α- 羟化酶作用经 17- 羟孕烯醇酮,脱氢表雄酮,再转变为雄烯二酮;另一条是 Δ4 途径,孕烯醇酮先经 3β- 羟甾脱氢酶作用变成孕酮,然后孕酮在 17α- 羟化酶作用下变成 17- 羟孕酮,再变为雄烯二酮,雄烯二酮芳香化为雌激素。卵泡期雌激素合成主要经 Δ5 途径,因此主要合成雌激素,而黄体期经 Δ4 途径主要合成大量孕酮。LH 通过对关键酶的调节来决定其主要经过哪种途径进行激素的合成。

LH 能双相调节 17α- 羟化酶活性,这个特性是卵巢特有的,即低水平上调 17α- 羟化酶活性,LH 峰下调 17α- 羟化酶活性,但是 LH 始终上调胆固醇裂解酶的活性,LH 峰后胆固醇裂解酶活性明显增加。此外,LH 峰诱发颗粒细胞出现 StAR。因此,卵泡期少量 LH 上调 17α- 羟化酶活性,少量的孕烯醇酮在 17- 羟化酶作用下形成 Δ5 途径的脱氢表雄酮,很少产生孕酮。LH 峰后由于胆固醇裂解酶活性增加,膜细胞产生孕烯醇酮量明显增加,但 17α- 羟化酶活性明显下调,因此膜细胞雄激素合成减少,导致雌激素的合成减少,而孕酮合成明显增加。此外,LH 峰后颗粒细胞出现 StAR,在活性增加的胆固醇裂解酶作用下合成大量孕烯醇酮,而颗粒细胞没有 17α- 羟化酶活性,因此大量的孕烯醇酮只能合成孕酮,加上膜细胞合成的孕酮使血孕酮明显上升。

四、FSH 和 LH 分泌的调控

垂体的 Gn 的合成和分泌主要受下丘脑促性腺激素释放激素的控制和卵巢激素的反馈调节,此外,还受自、旁分泌因子的调节。激素本身又可通过对自身受体的升调节和降调节以及激素的异质性调节激素的活性。

(一)促性腺激素释放激素

1. 促性腺激素释放激素是下丘脑神经元分泌的肽类激素,由神经突触的末端释放进入垂体门脉系统,刺激腺垂体促性腺细胞合成和分泌 LH、FSH 以维持生殖功能。

1971 年,Schally 和 Guillemin 的研究组成功地分离出了 GnRH。1978 年,弄清了它的分子结构为 10 肽,一级结构顺序为焦谷、组、色、丝、酪、甘、亮、精、脯、甘酰胺,由于 5~6、6~7 和 9~10 位的氨基酸链极易受酶的作用而迅速裂解,因此半衰期仅为 2~4 分钟。基因定位于 8 号染色体短臂,受体基因定位于 4 号染色体。GnRH 神经元约 7 000 个,分散在下丘脑中基底部。GnRH 神经元具有内在的脉冲性和节律性,间断刺激垂体引起 LH 和 FSH 的分泌,而持续 GnRH 刺激降调 GnRH 受体引起促性腺激素水平下降。

虽然 GnRH 同时控制 FSH 和 LH 的分泌,但对 FSH 合成的总体控制比 LH 小得多,应用特异性 GnRH 受体拮抗剂阻断 GnRH 受体,FSH 分泌只被抑制 40%~60%,而 90% 的 LH 分泌受到抑制。因此仅 GnRH 就足以控制 LH 的合成和分泌,而 FSH 除受 GnRH 调节外,还受激活素、抑制素、卵泡抑制素或 BMPs 的调节。

在正常月经周期中,GnRH 以脉冲方式分泌,脉冲的频率和幅度随月经周期而变化,卵泡期频率快,约 90 分钟 1 次,黄体期频率慢,3~4 小时 1 次,但幅度增大。GnRH 脉冲的频率和振幅对垂体 FSH 和 LH 的脉冲式释放是极为重要的,它促使卵泡发育成熟乃至排卵而发挥正相调节作用,而大剂量持续给药则可以抑制垂体和卵巢的功能从而发挥反相调节作用。GnRH 的脉冲频率和幅度见表 1-2-1。

表 1-2-1　GnRH 的脉冲频率和幅度

时期	脉冲频率	脉冲幅度
早期卵泡期	94min	6.5U/L
中期卵泡期		5.1U/L
晚期卵泡期	71min	7.2U/L
早期黄体期	103min	14.9U/L
中期黄体期		12.2U/L
晚期黄体期	216min	7.6U/L

GnRH 的作用机制是钙离子依赖性的,GnRH 与膜受体结合后,激活磷酸二酯酶,产生三磷酸肌醇(inositol triphosphate,IP3)和甘油二酯(diacylglycerol,1,2-DG),并以此为第二信使激活蛋白激酶 C,使细胞内钙离子增加,蛋白质磷酸化而发挥作用。

2. GnRH 神经元的分泌受中枢神经系统的调节和垂体、卵巢激素的反馈调节,去甲肾上腺素和神经肽 Y 促进 GnRH 的脉冲释放,多巴胺抑制 GnRH 的分泌和垂体 PRL 的分泌。同时卵巢产生的甾体激素和肽类激素又反馈调节 GnRH 的分泌。此外,GnRH 还通过增量(up regulation)或减量(down regulation)调节它自身受体的数量来控制靶组织对它的反应,当 GnRH 的浓度过高或持续作用时,则刺激细胞膜受体内化(internalization),细胞膜的受体量减少,而生物反应性降低。GnRH 脉冲分泌的重要原因是避免减量调节而维持它的受体。

(二)反馈调节

下丘脑-垂体-卵巢激素间的关系受反馈系统的调控,包括正反馈(促进性)和负反馈(抑制性)调节。长反馈是指卵巢产生的性激素对下丘脑和垂体的反馈。短反馈是指垂体激素对其自身激素和下丘脑释放激素的抑制性调节。超短反馈是指下丘脑释放激素对其自身合成的抑制性调节。

在 GnRH 发现后的 30 多年里,因为 GnRH 神经元不表达性激素受体,人们一直无法解释性激素是如何实现正负反馈、改变 GnRH 脉冲频率的。直到发现了 Kisspeptin 这个神经传导介质速激肽大家族的一员才得以解密。性腺类固醇对 GnRH 神经元的反馈效应是经由位于下丘脑的 Kisspeptin 不同亚组的神经元细胞转导的。

1. 雌激素的负反馈　低剂量雌激素抑制促性腺激素的分泌。位于下丘脑弓状核的 KNDy 神经元是 Kisspeptin 神经元的一个亚组,是性激素负反馈的靶细胞。它产生神经激肽 B(neurokinin B,NKB)、强啡肽 A(dynorphin,Dyn A),NKB 起刺激作用,Dyn 起抑制作用,低剂量的雌激素与 KNDy 神经元雌激素 α 受体结合,诱导 Dyn 和 NKB 释放,两者协同通过自分泌和旁分泌调节 GnRH 脉冲频率降低,从而减少垂体 LH、FSH 的分泌释放。

2. 孕激素的负反馈　在下丘脑 KNDy/GABA 神经元上有孕酮受体,孕酮通过结合

GABA神经元上的孕酮受体,介导反馈降低GnRH脉冲的频率和振幅,从而实现负反馈。

3. 雌激素的正反馈 雌激素的正反馈作用产生排卵前的LH峰,当雌激素达到一定水平并维持一定的时间时,增加了垂体对GnRH的敏感性,GnRH在LH峰的发生过程中起到允许而非必需的作用。下丘脑星状细胞是中枢神经系统调节雌激素正反馈的关键成分。雌激素与下丘脑星状细胞膜的雌激素受体α(mERα)结合,反式激活亲代谢性的谷氨酸盐受体1α(mGluR1α),后者激活PLC/IP3,导致细胞内钙离子释放促进孕酮合成,孕酮激活神经元回路的孕酮受体而触发LH峰。

4. 抑制素B能选择性抑制垂体细胞分泌FSH,激活素刺激FSH分泌,卵泡抑素与激活素结合中和其作用,抑制FSH的分泌。

(三)颗粒细胞与膜细胞的旁分泌调节

雄激素是颗粒细胞和膜细胞间的旁分泌调节反馈环中重要的因子,由膜细胞产生的雄激素作用于颗粒细胞的雄激素受体,增加颗粒细胞对FSH的敏感性,促进颗粒细胞增殖,合成抑制素和芳香化酶,是优势卵泡被选择的机制,因此健康的卵泡颗粒细胞不仅有FSH受体,也有丰富的雄激素受体,因而对FSH的刺激敏感。另一方面,FSH刺激颗粒细胞产生激活素和抑制素,激活素增加FSH的作用,特别是FSH受体的形成,但激活素抑制膜细胞雄激素的合成;相反抑制素促进膜细胞雄激素的合成,随着卵泡的发育,芳香化酶活性增加,抑制素的增加促使膜细胞产生足够的雄激素以满足芳香化酶的需要,最后增加雌激素的合成。

(四)促性腺激素的异质性调节

FSH和LH都是由不同分子量、循环半衰期和生物活性的异构体组成,在整个月经周期中,血流中出现的FSH,LH异构体至少有20~30种,因此,一个激素的总的活性是到达并与靶组织结合的各种形式糖蛋白激素的综合效应。如黄体期和卵泡晚期,口服避孕药妇女FSH和LH的活性非常低,而在月经中期和绝经期妇女中促性腺激素的活性最高。

(五)激素受体的上、下调节

激素能上调或下调自身受体从而促进或限制激素本身的活性以调节激素的作用。激素脉冲式分泌的主要原因是为了避免降调作用,维持受体的浓度和作用。FSH能诱导颗粒细胞自身受体和LH受体的形成,低水平的LH也能诱导膜细胞LH受体的增加,大剂量都可能下调自身受体。降调作用是持续刺激期间的受体对激素反应性降低,如脉冲式使用GnRH促进FSH和LH的分泌,而持续GnRH刺激由于降调GnRH受体引起促性腺激素水平下降。腺苷酸环化酶由受体、G蛋白调节亚单位和催化亚单位即酶构成,降调的机制包括三方面,即受体胞质部分的自动磷酸化引起脱敏(受体与G蛋白脱耦联)、受体内化和调节亚单位与催化亚单位解耦联。

五、自然周期单卵泡发育排卵的机制

在自然排卵周期中,下丘脑-垂体与卵巢轴之间通过上述机制的精细调节维持人类特异性的单卵泡发育和排卵。在黄体卵泡转换期,随着黄体退化,雌激素和孕酮水平下降,FSH上升,刺激一批卵泡进一步发育。随着卵泡的发育,雌激素和抑制素合成增加,负反馈作用于下丘脑和垂体,FSH下降至次发育卵泡的阈值以下,次发育的卵泡闭锁,而优势卵泡由于FSH阈值低,发育较早、较快,再加上出现LH受体,当FSH下降后可同时接受FSH、LH的刺激继续发育,维持优势化直至排卵,因此,在优势化的卵泡中,LH补偿和替代了FSH的下降,发挥与FSH相同的作用。

六、高龄妇女生殖内分泌的变化及对卵泡发育的影响

随年龄增长卵泡数量下降,妇女 30 岁之前原始卵泡的募集维持在相对恒定的比率,但当卵泡贮备降至临界值 25 000 个卵泡时,年龄(37.5 ± 1.2)岁,原始卵泡丢失的速率会加快 2 倍,生育力也会随卵巢贮备加速丢失而下降,更年期(平均年龄 51 岁)卵巢内剩余的窦前卵泡数量仅 1 000 个左右。除了卵泡数量减少,卵母细胞的质量也下降,非整倍体增加,生育力明显下降。

与卵泡数量减少同时,高龄妇女的内分泌发生明显的变化,导致卵泡发育与子宫内膜发育不同步,月经周期与卵泡周期分离,排卵发生在月经期,这也是高龄妇女不孕的原因之一。

(一)高龄妇女内分泌变化

1. 抗米勒管激素(anti-Müllerian hormone,AMH)　AMH 在 30 岁前相当稳定,此后突然明显下降。AMH 由次级卵泡、窦前和 5mm 小窦卵泡颗粒细胞产生,是目前发现的唯一抑制始基卵泡的生长因子,参与抑制始基卵泡到初级卵泡的生长,降低窦前卵泡对 FSH 的敏感性,是抑制静止卵泡的募集和早期生长卵泡发育的重要因子之一,防止卵泡过快过早消耗,保存卵巢的贮备。当卵泡数量降低到临界值时,AMH 减少,促进和抑制卵泡募集的平衡被打破,卵泡消耗加速。作为卵巢贮备的指标比抑制素更能预测早期窦卵泡数量减少,周期重复性好,即使低水平测定也具有满意的敏感性。

2. 抑制素 B　抑制素 B 也由颗粒细胞产生,能不依赖 GnRH 选择性地抑制垂体 FSH 的分泌。随着年龄增长,抑制素 B 水平进行性下降;抑制素降低可引起单一的 FSH 上升。此外,随着垂体 FSH 和 LH 对 GnRH 的反应性增加,LH 也升高。但没有可作为诊断标准的抑制素 B 的水平。

3. FSH 水平上升　抑制素 B 和 E_2 均由卵泡颗粒细胞产生,随着年龄增长,卵巢内卵泡数量下降,选择性地抑制素 B 下降使 FSH 上升,以增加发育卵泡的数量或增加 E_2 的合成。高水平 FSH 有维持甚至提高 E_2 水平的作用,保证了在晚生育期 E_2 的分泌。

卵巢老化的典型的内分泌标志是早卵泡期 FSH 上升。在随机抽查的健康妇女中 FSH 升高平均发生年龄在 40 岁。而在不孕患者中,早卵泡期 FSH 升高可早在 30 岁。FSH 上升比月经不规律早 3~10 年。FSH 水平的升高会加速初级卵泡到次级卵泡的转变。在晚生育期,月经第一天与卵泡期 E_2 上升之间的阶段称为 Lag 期,与早卵泡期 FSH 的上升负相关,即早卵泡期 FSH 越高,Lag 期越短。

4. LH 水平下降,FSH/LH 比值升高　卵泡膜细胞始终存在 LH 受体,LH 刺激卵泡膜细胞产生雄激素,增加颗粒细胞对 FSH 的敏感性,随着年龄增长,相对 FSH 而言,LH 水平下降,产生雄激素下降,不利于卵泡的募集,因此,早卵泡期使用 LH,或 hCG 预治疗(priming)可增加卵巢反应不良患者卵泡的募集。

5. E_2 和孕酮水平下降　传统观念认为随着绝经过渡期的进展,E_2 和孕酮下降,但详细分析了很多早期的内分泌研究提示,接近妇女月经周期的最后阶段,E_2 上升而不是下降。近来研究表明,接近妇女月经周期的最后阶段,孕酮下降,但雌激素并不下降,而是在整个绝经过渡期,雌激素上升,特别是延长排卵的周期。

黄体期孕酮水平下降,LH 与孕酮分泌的下降有关,表明与年龄有关的颗粒细胞对 LH 的反应性下降。当然,随着年龄增长,黄体化过程的缺陷也不能除外。一项研究显示,在延迟排卵周期,黄体期孕酮水平明显降低,反映了优势卵泡的质量下降。

6. 雄激素水平下降 随着年龄增长,雄激素水平下降,脱氢表雄酮(dehydroepiandrosterone,DHEA)水平明显下降,而雄激素是颗粒细胞与膜细胞之间旁分泌反馈调节的重要因子,雄激素可作用于颗粒细胞 FSH 受体,增强对 FSH 的敏感性,促进颗粒细胞增殖,高龄妇女雄激素下降可影响早卵泡期卵泡的募集,因此补充雄激素可能有利于改善高龄、卵巢贮备降低以及卵巢反应不良患者的妊娠结局。

(二)月经周期与排卵不同步

生殖衰老的内分泌、排卵等变化的最终结局是月经来潮与卵泡发育不同步,笔者曾连续观察 1 例患者 3 个月经周期排卵均发生在月经期,因此患者虽然有排卵,但因内膜发育不同步而不能妊娠,这也可能是生殖衰老后不孕的原因,因此使卵泡发育与内膜同步也是治疗的方法之一。

（朱桂金）

参 考 文 献

1. WEENEN C,LAVEN JS,VON BERGH AR,et al.Anti-Mullerian hormone expression pattern in the human ovary:potential implications for initial and cyclic follicle recruitment.Mol Hum Reprod,2004,10(2):77-83.

2. BLOISE E,CIARMELA P,DELA CRUZ C,et al. Activin A in Mammalian Physiology. Physiol Rev,2019,99(1):739-780.

3. ABBARA A,CLARKE SA,DHILLO WS. Novel Concepts for Inducing Final Oocyte Maturation in In Vitro Fertilization Treatment. Endocr Rev,2018,39(5):593-628.

4. ARROYO A,KIM B,YEH J. Luteinizing Hormone Action in Human Oocyte Maturation and Quality:Signaling Pathways,Regulation,and Clinical Impact. Reprod Sci,2020,27(6):1223-1252.

5. MOOLHUIJSEN LME,VISSER JA. Anti-Müllerian Hormone and Ovarian Reserve:Update on Assessing Ovarian Function. J Clin Endocrinol Metab,2020,105(11):3361-3373.

6. BANERJEE AA,JOSEPH S,MAHALE SD. From cell surface to signalling and back:the life of the mammalian FSH receptor. FEBS J,2021,288(8):2673-2696.

7. TANEJA C,GERA S,KIM SM,et al. FSH-metabolic circuitry and menopause. J Mol Endocrinol,2019,63(3):R73-R80.

8. CAO Y,LI Z,JIANG W,et al. Reproductive functions of Kisspeptin/KISS1R Systems in the Periphery. Reprod Biol Endocrinol,2019,17(1):65.

9. FRANSSEN D,TENA-SEMPERE M. The kisspeptin receptor:A key G-protein-coupled receptor in the control of the reproductive axis. Best Pract Res Clin Endocrinol Metab,2018,32(2):107-123.

10. ZHOU J,PENG X,MEI S. Autophagy in Ovarian Follicular Development and Atresia. Int J Biol Sci,2019,15(4):726-737.

11. SILVA MSB,GIACOBINI P. New insights into anti-Müllerian hormone role in the hypothalamic-pituitary-gonadal axis and neuroendocrine development. Cell Mol Life Sci,2021,78(1):1-16.

12. HSUEH AJ,KAWAMURA K,CHENG Y,et al. Intraovarian control of early folliculogenesis. Endocr Rev,2015,36(1):1-24.

13. FAUSER BC. Follicular development and oocyte maturation in hypogonadotrophic women employing recombinant follicle-stimulating hormone:the role of oestradiol. Hum Reprod Update,1997,3(2):101-108.

14. ROBKER RL,HENNEBOLD JD,RUSSELL DL. Coordination of Ovulation and Oocyte Maturation:A Good Egg at the Right Time. Endocrinology,2018,159(9):3209-3218.

15. SALHA O,ABUSHEIKHA N,SHARMA V. Dynamics of human follicular growth and in-vitro oocyte maturation.

Hum Reprod Update,1998,4（6）:816-832.

16. TAL R,TAL O,SEIFER BJ,et al. Antimüllerian hormone as predictor of implantation and clinical pregnancy after assisted conception:a systematic review and meta-analysis. Fertil Steril,2015,103（1）:119-30.e3.

17. FARQUHAR CM,BHATTACHARYA S,REPPING S,et al. Female subfertility. Nat Rev Dis Primers,2019,5（1）:7.

复习思考题

1. 简述窦卵泡的特点。

2. LH峰如何产生？有何作用？

3. 高龄女性的生殖内分泌有哪些特点？

第三章 配子的发生

要点

1. 熟悉卵泡的生长过程。
2. 熟悉卵母细胞成熟过程及其重要事件。
3. 了解精子发生的过程。
4. 熟悉精子的成熟和获能过程。

第一节 卵母细胞的发生和成熟

人类胚胎发育的第 4 周开始时,原始生殖细胞(primordial germ cells,PGC)迁移到生殖嵴的体腔上皮。当胚胎的性别分化发生后,女性的原始生殖细胞继续在胚胎的卵巢中增殖,成为卵原细胞。妊娠 20 周时,胚胎的卵巢中存在约 700 万个卵原细胞。此后,卵原细胞开始进入减数分裂的前期,这标志着生殖细胞增殖的结束。在妊娠的第 24 周,胎儿几乎所有的生殖细胞(这时称作卵母细胞)都完成了第一次减数分裂前期的前四个时期(细线期、偶线期、粗线期和双线期),并且停滞在双线期,称为初级卵母细胞。此时的卵母细胞被上皮细胞样的前颗粒细胞包围,形成原始卵泡。少部分的原始卵泡会立即开始生长,而大部分却会进入休眠期,直到它们发生退化或者进入生长期。胎儿出生后,处于休眠期的卵泡构成了卵巢储备库,这些卵泡包括被扁平颗粒细胞包围的原始卵泡、被扁平颗粒细胞和立方颗粒细胞包围的转化期卵泡和仅被一层立方颗粒细胞包围的小的初级卵泡。在长时间停滞在第一次减数分裂前期(通常称作双线期停滞)的过程中,卵母细胞的体积增大,同时颗粒细胞的数目增加。完全长大并且能够进行减数分裂的卵母细胞存在于大的有腔卵泡中,当接收到排卵信号时,卵母细胞重新恢复并完成第一次减数分裂。第一次减数分裂为不对称细胞分裂,会产生一个体积很大的次级卵母细胞和一个体积明显小于次级卵母细胞并且无功能的细胞,称为第一极体。卵母细胞随后继续进行第二次减数分裂并停滞在第二次减数分裂中期(MⅡ),直到精子进入使处于 MⅡ 期的卵母细胞受精,卵母细胞才能完成第二次减数分裂,并排出第二极体。这样,从开始的一个二倍体生殖细胞经过减数分裂产生了一个单倍体卵子。

一、卵泡的生长过程

(一)原始卵泡到初级卵泡的转变

原始卵泡形成以后,部分卵泡被从休眠卵母细胞库中募集起来进入生长周期。原始卵泡是如何维持休眠状态及怎样进入生长状态的我们目前还不清楚。原始卵泡的激活是一个渐进的过程,它起始于颗粒细胞的增殖,在这一过程中,颗粒细胞的形状也由单层扁平状逐渐变为立方状或者柱状。当立方状或者柱状的颗粒细胞形成一层并且完全包裹变大的卵母细胞,这时的卵泡就称为初级卵泡。目前的研究表明,多个因子在这个过程中发挥了重要的调控作用。

抗米勒管激素（AMH）是一种能够使雄性的米勒管退化的生长因子。研究发现，在雌性动物中，AMH 是原始卵泡形成的抑制因子。Forkhead 转录因子 O3（Foxo3）在原始卵泡的激活过程中发挥重要的调控作用。在小鼠卵母细胞中敲除人第 10 号染色体缺失的磷酸酶及张力蛋白同源的基因（phosphates and tensin homologue deleted on chromosome ten gene，PTEN gene；Foxo3 的上游基因）会使大多数原始卵泡在小鼠出生后第 23 天激活，并且卵泡在出生后 16 周完全消失。这表明 Foxo3 对于抑制原始卵泡的激活是必需的。

另一方面，颗粒细胞产生的 KIT 配体（kit ligand，KL）能诱导卵母细胞的激活，这对于原始卵泡的激活是必要且充分的条件。颗粒细胞还合成白血病抑制因子（leukemia inhibitory factor，LIF），该因子也能促进原始卵泡向初级卵泡的转换，并且能够提高颗粒细胞内 KL mRNA 的水平，因此 LIF 可能通过诱导 KL 的表达来促进原始卵泡的激活。

三种在卵母细胞中特异性表达的基因也在原始卵泡向初级卵泡的转变过程中发挥重要的调控作用：新生卵巢 homeobox 基因（newborn ovary homeobox-encoding gene，Nobox）、Sohlh1 基因和 Lhx8 基因。研究表明，Nobox 基因在卵泡的发育过程中发挥重要的作用，它在原始卵泡、初级卵泡和生长期卵泡的卵母细胞中均有表达。在 Nobox 基因缺失的小鼠中，卵泡在初始卵泡发育阶段发生停滞，生殖细胞在出生后 14 天完全消失。在 Sohlh1 基因缺失的雌性小鼠中，原始卵泡不能形成，并且生殖细胞在出生后 3 周完全消失。在 Lhx8 基因缺失的雌性小鼠中，我们也观察到了与 Sohlh1 基因缺失类似的表型。总之，这三个基因对于早期的卵子发生和卵泡形成，特别是原始卵泡激活是十分重要的。

FSH 和 LH 在卵泡形成的较晚阶段影响上述因子，而从原始卵泡到初级卵泡的转变并不依赖这两种促性腺激素。研究表明，卵母细胞、颗粒细胞或者卵泡膜细胞前体能产生不同的原始卵泡激活抑制因子或促进因子，这些发现使人们认识到细胞通信的重要性，也说明了原始卵泡的激活是一个需要不同细胞间高度协调才能完成的过程。卵母细胞和周围的颗粒细胞在卵泡形成的过程中通过缝隙连接（gap junction）紧密地连接在一起。缝隙连接是指细胞间的膜通道，相邻细胞能够通过它来交换小分子物质。缝隙连接通道可因构成其管壁的间隙连接蛋白（connexin，Cx）构象的变化而发生开闭。在小鼠的卵巢中，我们已经发现多种 Cx，包括 Cx37 和 Cx43，而这两种间隙连接蛋白是卵泡发生的基础。Cx37 仅在卵母细胞和颗粒细胞交界面上存在。将小鼠的 Cx37 基因敲除后，小鼠的卵泡不能发育成熟，其颗粒细胞提前发生黄体化，卵母细胞也不能发育到恢复减数分裂能力的阶段，从而导致小鼠雌性不育。Cx43 主要在颗粒细胞中表达。在小鼠中，Cx43 的定点突变是致死性的。以上研究进一步表明了颗粒细胞与卵母细胞之间的通信对于卵泡发育是十分重要的。在 Cx37 基因敲除的小鼠中，原始卵泡能够转化为初始卵泡，但是卵母细胞的成熟和卵泡的发生却不能进行。另一方面，Cx43 则在更早的阶段发挥作用，它对于颗粒细胞之间的连接是必需的，而颗粒细胞的连接对于颗粒细胞的增殖和卵泡的生长十分重要。

与缺失 Cx43 基因的雌性小鼠相似，在缺失生长分化因子 9（growth differentiation factor 9，GDF9）基因的小鼠中，卵泡在初级卵泡阶段发生发育停滞。GDF9 是 TGF-β 超家族的成员，仅在卵巢中表达，并且仅在初级卵泡中的卵母细胞中开始表达。GDF9 促进颗粒细胞的增殖，这可能是 GDF9 基因缺失导致卵泡发生发育停滞的原因。

（二）卵母细胞的增大：初级卵泡经次级卵泡阶段发育为腔前卵泡

由原始卵泡向初级卵泡的转变是一个漫长的过程。卵母细胞的增大伴随着颗粒细胞的慢速增殖。在次级卵泡中,卵母细胞的周围形成第二层颗粒细胞。在小鼠中,第二层颗粒细胞的出现伴随着透明带的形成。经过漫长的增殖过程,到腔前卵泡时期,卵母细胞周围形成六或七层颗粒细胞。

目前研究者们普遍接受的观点是卵母细胞是促进这个过程的推动力。除了卵母细胞特异性表达的 GDF9 对于初级卵泡形成后卵泡的发育是必需之外,人们还发现了另一个卵母细胞特异性表达的因子——骨形态发生蛋白 15(bone morphogenetic protein-15,BMP15,也称作 GDF9β)对于这个过程也有重要的调控作用。GDF9 和 BMP15 与颗粒细胞产生的 KIT 配体相互作用,调控颗粒细胞的增殖。

人们提出了许多解释卵母细胞生长和颗粒细胞增殖之间紧密协调关系的模型。其中一个模型提出 KIT 配体与激活素(activin)上调之间的协调关系促进卵泡形成过程中卵泡功能的发展。与激活素一样,抑制素(inhibin)也是 TGF-β 家庭的成员。抑制素和激活素最初都是从卵泡液中发现的,它们在体外具有调节 FSH 分泌的作用:抑制素抑制 FSH 的合成,而激活素则促进 FSH 的合成。卵泡抑素(follistatin)是从卵泡液中分离出的另外一种成分,该蛋白是单链糖蛋白,与抑制素/激活素家族的 α 或 β 亚基同源,卵泡抑素抑制 FSH 的合成。卵泡抑素对 FSH 合成的调节作用在于卵泡抑素与激活素有高度的亲和力,能够中和激活素的作用。抑制素、激活素和卵泡抑素这三个因子在有腔卵泡的颗粒细胞和卵泡膜细胞中均有表达,而在较小的卵泡中只有微弱的表达。事实上,相对较大的卵泡中产生的激活素会使较小的卵泡停止生长。有证据表明,上述三个因子是卵泡形成过程中促性腺激素依赖期的重要调控因子。在 FSH-β 基因缺失的小鼠中,抑制素的表达水平下降 50%,而激活素的表达水平则发生了更为显著的下降。在卵泡腔形成前,小鼠的卵泡发育发生停滞,从而导致这种雌性小鼠不育。FSH 的生理作用是由颗粒细胞膜上的受体介导的,FSH 受体基因缺失的雌性小鼠不育,其卵泡发育停滞在腔前卵泡阶段,这与 FSH 诱导有腔卵泡形成的作用相互印证。在 FSH 受体基因缺失的小鼠中,血液及性腺中均检测不到抑制素和激活素。在小的腔前卵泡中,FSH 的另一个调节因子是 AMH。在 AMH 缺失的雌性小鼠中,尽管血液中 FSH 的水平较低,其卵巢中的腔前卵泡和小的有腔卵泡的数目却增加了。进一步的研究发现,AMH 对 FSH 有抑制作用,这与 FSH 促进腔前卵泡生长的作用相平衡。

总之,腔前卵泡中的颗粒细胞合成抑制素/激活素、卵泡抑素和 AMH 等,这些蛋白能够在卵子发生的关键时间点对 FSH 做出反应。

(三)有腔卵泡的形成和排卵

颗粒细胞持续不断地增殖导致卵泡液的产生和积累,卵泡液在层叠的颗粒细胞中间形成许多小腔,形成早期的有腔卵泡,最终小腔融合成一个大的充满液体的腔,形成有腔卵泡。在有腔卵泡中,颗粒细胞根据位置的不同具有不同的名称:紧紧包围卵母细胞的颗粒细胞称为卵丘细胞(cumulus cells);靠近卵泡壁的细胞称作壁颗粒细胞(mural cells)。小的腔前卵泡对 FSH 敏感,而 FSH 对于颗粒细胞的增殖及卵泡的生长却并不是必需的。尽管如此,卵泡形成的第二阶段即可受精的卵子的排出却是激素依赖性的。颗粒细胞对 FSH 敏感性的产生标志着卵泡形成的第二阶段的开始,而这个过程依赖于 FSH 受体。雌激素(estrogen)在颗粒细胞增殖过程中起到支持 FSH 的作用,雌激素是颗粒细胞产生的类固醇激素,具有增强 FSH 效应和诱导颗粒细胞增殖的作用。雌激素通过雌激素受体(estrogen receptor,ER)起作用,卵巢中有两种雌激素受体的亚型 ERα 和 ERβ。LH 在卵泡形成过程的重要作用则在 LH β 亚基突变的小鼠中得到证实,这种小鼠不能排卵,也无法形成黄体。另外,研究还发现,LH 受体基因缺失的雌性小鼠能够形成早期有腔卵泡,但不能形成排卵前卵泡和黄体。在 *LH* 基因缺失的雌性小鼠中,血清中雌二醇(estradiol,E_2)及孕酮的含量很低,而 E_2 和孕酮是卵泡膜细胞和黄体细胞在 LH 影响下产生的。在正常小鼠中,颗粒细胞在受到 FSH 和 LH 的作用后产生 E_2 能够诱导颗粒细胞快速增殖,最终形成大的排卵前卵泡。当颗粒细胞获得对 LH 反应能力后,卵泡膜细胞产生雄激素(雌激素合成过程中的副产物)的量逐渐增加,当 LH 峰出现时,排卵前卵泡激活一系列的信号转导蛋白,这些蛋白诱导卵泡细胞发生重大的变化,卵泡细胞停止增殖,终末分化(黄体化)开始,卵母细胞恢复减数分裂,排卵发生。

二、卵母细胞成熟

初级卵母细胞在长时间停滞在第一次减数分裂前期(通常称作双线期停滞)的过程中,卵母细胞的体积增大,同时颗粒细胞的数目增加。卵母细胞在生长的过程中积累了大量用于减数分裂成熟、受精,以及早期胚胎发育的 mRNA。在卵母细胞生长期的中途,转录活动开始减少,到卵母细胞停止长大时,细胞内的转录活动基本上处于静止状态。完全长大并且能够继续进行减数分裂的初级卵母细胞存在于大的有腔卵泡中,当接收到排卵信号后,它们重新恢复并完成第一次减数分裂。初级卵母细胞的第一次减数分裂为不对称细胞分裂,会产生一个体积很大的次级卵母细胞和一个体积明显小于次级卵母细胞并且无功能的细胞,称为第一极体。次级卵母细胞随后继续进行第二次减数分裂并停滞在第二次减数分裂中期(M II),直到精子进入使处于 M II 期的次级卵母细胞受精,通过复杂的机制激活次级卵母细胞,后者才能完成第二次减数分裂产生卵子,并排出第二极体。

(一)卵母细胞的双线期停滞和减数分裂恢复

在雌性哺乳动物中,卵巢中几乎所有的卵母细胞在其胎儿发育阶段就进入并停滞在第一次减数分裂的前期。在青春期,受到排卵前促性腺激素激增的刺激,卵母细胞恢复减数分裂。减数分裂恢复的第一个形态学标志是生发泡破裂(germinal vesicle breakdown,GVBD)。减数分裂恢复的机制与有丝分裂中的 G2/M 转换的分子机制相似。下面将介绍在卵母细胞的双线期阻滞和减数分裂恢复中发挥重要作用的分子及其作用方式。

1. CDK1 活性的调节 尽管卵母细胞停滞在第一次减数分裂的前期,减数分裂的恢复却被当作一个研究 G2/M 转换的模式系统,这是因为卵母细胞的 DNA 已完成复制,并且染色体处于相对未凝集的状态。G2/M 转换主要由 CDK1 的活性来调节。CDK1 与 cyclin B1 的结合使 CDK1 的活性升高,同时 CDK1 也受到负调节:WEE1/MYT 家族的激酶介导 Thr14 和 Tyr15 的磷酸化抑制 CDK1 的活性。Thr14 和 Tyr15 的磷酸化可以被 Cdc25 家族的磷酸水解酶去除。

总之,卵母细胞减数分裂是否恢复是由 CDK1 的激酶活性水平决定的,而 CDK1 的活性又取决于 Cdc25A、Cdc25B 磷酸酶活性和 Wee2、Myt1 的激酶活性的平衡。

2. cAMP 卵母细胞具备减数分裂的能力后(早期有腔卵泡时期),细胞周期的双线期停滞是由于细胞内含有高水平的 cAMP,而 cAMP 通过 cAMP 依赖的激酶蛋白激酶 A(protein kinase A,PKA)发挥作用。PKA 的两个底物 Cdc25B 和 Wee2 在 cAMP 和 CDK1 的活性抑制之间建立了联系。卵母细胞自身产生的 cAMP 对于维持双线期阻滞是必需的。cAMP 激活 PKA,PKA 进一步抑制下游的 Cdc25B 和激活 Wee2。在细胞发生 GVBD 的过程中,胞内 cAMP 水平的下降使 Cdc25B 和 cyclin B1 转移到细胞核中,并且 Wee2 的活性也降低,这使核内 CDK1 的活性升高,从而诱发 GVBD。

3. 后期促进复合物 -Cdh1　后期促进复合物（anaphase promoting complex，APC）-Cdh1 对 cyclin B1 蛋白水平的调节在处于双线期停滞的卵母细胞中，细胞核内 APC-Cdh1 介导的 cyclin B1 的降解高于细胞质内，这阻止了 cyclin B1 在细胞核内的积累和对 CDK1 的激活，使减数分裂恢复不能发生。最近的研究发现，在卵母细胞中，如果 APC-Cdh1 的活性过高，即使卵母细胞中 cAMP 的水平下降，减数分裂的恢复也不能进行，因为过高的 APC-Cdh1 活性使 cyclin B1 不能积累，无法激活 CDK1。处于双线期停滞的卵母细胞中表达 Emi1（early mitotic inhibitor 1，Emi1），Emi1 可以抑制 APC-Cdh1 的活性。降低 Emi1 的表达使 GVBD 延迟，而过表达 Emi1 则加速 GVBD 的发生。处于生发泡（germinal vesicle，GV）期的卵母细胞中也含有其他 APC-Cdh1 的底物，如分离酶抑制蛋白（securin）和 Cdc20，它们的稳定性也受到 APC-Cdh1 的调控。虽然分离酶抑制蛋白是分离酶（separase）的抑制蛋白，主要功能是阻止染色体的过早分离，但分离酶抑制蛋白在双线期停滞中也发挥作用。分离酶抑制蛋白也是 APC-Cdh1 的底物，与 cyclin B1 竞争 APC-Cdh1。降低分离酶抑制蛋白的表达水平延迟减数分裂恢复，而过表达分离酶抑制蛋白使卵母细胞在高水平的 cAMP 存在时就发生减数分裂恢复。

4. 表皮生长因子（epidermal growth factor，EGF）和丝裂原激活的蛋白激酶（MAPK）的作用　卵母细胞减数分裂的恢复是由 LH 水平的升高引发的。而 LH 受体（LH receptor，LHR）仅在壁颗粒细胞和卵泡膜细胞中表达，在卵母细胞和卵丘细胞中都没有表达。因此，必定存在一个由表达 LHR 的细胞向不表达 LHR 的细胞传递信号的通路。LH 诱导含有 LHR 的壁颗粒细胞表达 EGF 样因子：双调蛋白（amphiregulin，AREG）、表皮调节素（epiregulin，EREG）和 β- 细胞素（β-cellulin，BTC）。EGF 先以跨膜蛋白前体的形式表达，此前体在细胞表面被细胞外的蛋白酶水解。水解后释放的可溶性的生长因子以内分泌、旁分泌或者自分泌的方式发挥作用。这些因子与靶细胞上的生长因子受体酪氨酸激酶结合，激活细胞内的多条信号通路。EGF 诱导的 EGF 受体，以及 MAPK 信号通路的激活可能介导了促进卵泡内卵丘细胞扩展和卵子成熟的过程。促性腺激素诱导的小鼠卵母细胞减数分裂的恢复依赖于卵泡中各种细胞内 MAPK 的激活。促性腺激素水平升高后，卵泡内颗粒细胞和卵丘细胞中 MAPK 的激活对于卵母细胞的分裂是必需的，而卵母细胞内 MAPK 信号通路的激活主要在 GVBD 发生后纺锤体组装的过程中发挥作用。

（二）卵母细胞减数分裂中 / 后期转换的调控

减数分裂的过程中，细胞核中的 DNA 只复制一次，却要经历两次连续的分裂，形成的配子中染色体的数目是正常体细胞中染色体数目的 1/2。在第一次减数分裂中，配对的同源染色体分离，在第二次减数分裂中，与有丝分裂类似，已经分离的同源染色体的两个姐妹染色单体分离。在人类中，高龄妇女的流产率和婴儿出生缺陷率都显著上升，高龄妇女在进行辅助生殖治疗如体外受精（in vitro fertilization，IVF）时的成功率也非常低。卵母细胞的非整倍体性是造成高龄妇女生殖力下降的最主要因素。而非整倍体性主要来源于卵母细胞在进行第一次减数分裂时发生的同源染色体不分离的错误。

1. 减数分裂中的后期促进复合物 / 细胞周期体（anaphase-promoting complex/cyclosome，APC/C）　在有丝分裂中，APC/C^{Cdc20} 的激活使细胞发生中 / 后期转换。卵母细胞减数分裂中 / 后期转换发生机制的研究开始较晚，关于 APC/C 是否参与第一次减数分裂的进行也是在最近几年的研究中才有报道。在小鼠的卵母细胞中，cyclin B 的降解，以及由此导致的 MPF 的失活伴随着第一次减数分裂的完成，这提示 APC/C^{Cdc20} 可能参与其中。研究者发现，cyclin B

在 GVBD 后合成,而在卵母细胞完成第一次减数分裂时急剧下降。蛋白质免疫印迹试验随后证实了这个结果,同时发现与 cyclin B 的变化相似,分离酶抑制蛋白(securin)在卵母细胞完成第一次减数分裂时也被降解。小鼠卵母细胞中 securin 和 cyclin B 的降解间接地暗示 APC/C^{Cdc20} 可能参与第一次减数分裂和第二次减数分裂的转换。

利用条件性基因敲除的方法,研究者们提供了 APC/C^{Cdc20} 参与第一次减数分裂的直接证据。特异性地敲除小鼠卵母细胞中的 *APC2* 基因后,人们发现荧光标记的 securin 在 GVBD 后虽然能够合成,但是基因敲除的卵母细胞却不能使 securin 降解,导致同源染色体的不分离和第一极体无法排出。这些结果有力地证明 APC/C^{Cdc20} 对于小鼠卵母细胞发生的后期是必需的。

2. 减数分裂中纺锤体组装检查点(spindle assembly checkpoint,SAC)对 APC/CCdc20 的调节　APC/C^{Cdc20} 被激活后起始染色体分裂的过程不可逆转,因此在确保染色体不出现错误分离(非整倍体)后,才能解除对 APC/C^{Cdc20} 活性的抑制。有丝分裂中调节 APC/C^{Cdc20} 活性的机制是 SAC,SAC 的核心成员主要是 Bub 和 Mad 蛋白家族的成员。减数分裂中 APC/C^{Cdc20} 起到类似的作用,因此推测 SAC 在减数分裂中也起到调节同源染色体分离的作用。最早系统地研究卵母细胞中 SAC 作用的报道是观察诺考达唑(nocodazole)处理后小鼠卵母细胞的反应。观察发现,低浓度的诺考达唑处理卵母细胞后,第一次减数分裂延迟发生。另外,Mad2 的显性负性(dominant negative)突变体能够补救诺考达唑引起的细胞周期延迟,这提示 SAC 可能在这个过程中发挥作用。利用反义吗啉环寡核苷酸特异性降低卵母细胞中的 Mad2 的表达水平,发现卵母细胞发生非整倍体性减数分裂的比例显著升高,这说明小鼠卵母细胞依赖于 SAC 来精确地调节同源染色体的分离。处于 MⅡ期的次级卵母细胞中非整倍体性的升高还伴随着 securin 和 cyclin B 过早地被降解,以及极体排出加快。这些研究证明 Mad2 表达水平降低的卵母细胞中染色体的不分离是由于减数分裂后期的起始提前。此后的研究陆续证明了其他的 SAC 蛋白如 Bub1、Mad1、Bub3、BubR1 和 Mps1 也在卵母细胞减数分裂的后期起始及同源染色体正确分离的过程中发挥重要作用。

(三)哺乳动物卵母细胞分裂的不对称性

减数分裂成熟对于能够受精的卵子的形成,以及产生能成活的整倍体后代是非常重要的。每一次分裂都要保证母源的基因组精确的分离及细胞质的高度不对称分配。不对称分裂过程中的一系列连续事件是由微管和微丝等细胞骨架紧密调控的。进入第一次减数分裂后,微管形成一个两极纺锤体。在第一次减数分裂的过程中,微丝使纺锤体定位到卵母细胞的边缘,排出第一极体的同时完成染色体分离。在第二次减数分裂中,纺锤体也位于卵母细胞的边缘,当受精发生后,卵母细胞排出第二极体。纺锤体在卵母细胞边缘的定位与受精前微丝的重新组装有关。

1. 哺乳动物卵母细胞不对称分裂的生物学意义　一般认为,形成小的极体以及大的卵母细胞的目的是将卵母细胞生长过程中积累的物质保留在卵母细胞中。多种重要的母源物质保留在卵母细胞中用于卵母细胞到胚胎的发育过程。使极体的体积最小化的另一个作用是避免相似体积的两个子细胞竞争性地受精。极体的表面积小,同时也没有微绒毛区,所以精子不能与之结合,也不能受精。因此,不对称分裂的生物学意义之一是在透明带内只形成一个能与精子结合、受精并且能发育成胚胎的细胞——卵子。

不对称分裂的另一个重要意义是形成“极化的”卵子。卵母细胞具有一个高度分化和局限化的皮质区,其中含有染色体,皮质区与卵母细胞的其他部位不同,缺少微绒毛,这个区域也决定了第二极体的排出部位。这个特异的皮质区的建立和维持对于受精的完成十分重要。老化或者质量差的卵母细胞极化缺失,即不能形成这个分化的区域。由于微绒毛促进卵母细胞与精子的相互作用,所以卵母细胞的分化区域不具有结合精子的能力。这样,在受精发生时,第二极体的排出和精子的进入就发生在不同的部位。在哺乳动物中,卵母细胞的极化是一个安全机制,这个安全机制形成一个特化的区域,使父本的基因组进入细胞和母本的部分染色体通过极体排出细胞的过程分离开来。卵母细胞极化的另一个经常被忽略的重要意义是造成卵周间隙的不对称性。在体内受精的卵母细胞中,精子更倾向于从极体附近进入卵母细胞,而不会从分化区域进入。这种现象依赖于卵周间隙的不对称性。第一极体排出后并不马上降解,而是在卵母细胞与透明带之间存在一段时间,并且会扩大极体周围的卵周间隙。极体周围扩大的卵周间隙使精子与极体所在区域附近结合的可能性大大增加。这些证据显示,与极体排出相关的生理学限制影响了受精发生的位置。这同时也提醒人们,在进行体外受精前,应该尽量减少对卵母细胞的操作,因为对卵母细胞的操作会改变位于第二次减数分裂纺锤体上方的极体的位置。

2. **哺乳动物卵母细胞减数分裂过程中与不对称性相关的细胞学事件**　哺乳动物卵母细胞的不对称性依赖于减数分裂纺锤体向细胞边缘的靶向运动及其维持。最近几年,利用活细胞工作站观察活卵母细胞的技术,人们对于卵母细胞的不对称分裂在细胞水平和分子水平有了更好的理解。在小鼠卵母细胞的生长期,生发泡由卵母细胞边缘移动到中心区域。在第一次减数分裂开始时,生发泡膜破裂,染色体凝集,微管逐渐在染色体周围聚集并形成两极纺锤体。第一次减数分裂结束时,纺锤体迁移到卵母细胞的皮质区。当迁移完成后,第一次减数分裂的后期和第一极体的排出起始。第一极体排出后,卵母细胞进入第二次减数分裂,并且两极的纺锤体迅速在第一极体下形成。在发生第二次减数分裂中期阻滞的卵母细胞中,纺锤体被以平行于细胞膜的方向固定于皮质区。当受精或者实验方法触发减数分裂后期的发生时,纺锤体发生 90° 的旋转,使卵母细胞排出第二极体。所有的这些细胞学事件在多数哺乳动物中都是保守的。

哺乳动物卵母细胞的皮质区在减数分裂前期以及第一次减数分裂开始时,在形态学上是均一的。卵母细胞的表面均匀地覆盖着微绒毛。来自高尔基复合体的被称作皮质颗粒的小泡在皮质区的细胞质中均匀分布。在第一次减数分裂过程中,当纺锤体接近细胞膜时,皮质区发生显著的重新组织,皮质颗粒在这一区域的密度急剧下降,微绒毛解聚,微丝在质膜下聚集形成所谓的微丝帽(actin cap)结构。皮质区的重新组织对于极体的形成可能是非常重要的。卵母细胞中,减数分裂后期和极体的排出是同时发生的。减数分裂后期的纺锤体突出到正在扩大的极体中。而皮质区的重新组织通过调节皮质区的物理特性,使纺锤体更倾向于在该位置突出,极体的排出也被限制在该区域内。

3. **排卵前或排卵后的卵母细胞的变化**　排卵前或排卵后的卵母细胞老化会导致形态学不对称性的丧失,卵母细胞的不对称性依赖于肌动蛋白细胞骨架的持续动态重组。从第二次减数分裂的中期阻滞到发生受精这段时间,这种相对稳定的状态必须保持。受精的长时间延迟与卵母细胞的老化相关。这个过程称作卵母细胞的排卵后老化,在小鼠、大鼠、猪,以及人类中这个过程都是类似的。当第二次减数分裂中期阻滞的时间过长时,微丝帽会逐渐变薄。同时,纺锤体向细胞的中心移动。卵母细胞的整个表面开始变得均一,微绒毛的密度减小并均匀分布,皮质颗粒也逐渐向细胞内部移动。雌性个体年龄的升高以类似的方式影响卵母细胞极性,这说明年龄的升高可能影响了细胞内相似机制的正常运转。不对称性的丧失对于受精的成功是不利的。理论上,由于细胞内部的皮质颗粒不能被迅速地募集到细胞膜上,当受精发生时,皮质颗粒向卵周间隙的胞吐作用和对于多精受精的阻止作用就受到了很大的影响。不对称性丧失的卵母细胞还表现为自发激活比例的明显上升。当用实验方法激活这类卵母细胞时,卵母细胞发生卵裂或者碎片化。因此,卵母细胞形态学上明显的不对称性是评价卵母细胞质量的可靠标准之一。

第二节 精子的发生和成熟

精子发生是雄性生物有性繁殖的表现形式,哺乳动物通过精子发生将二倍体细胞转变成具备受精能力的单倍体细胞,从而与雌性卵子发生产生的卵细胞结合完成生命的孕育。

(一)精子发生

1. 睾丸与精曲小管 睾丸是男性的生殖器官之一,它由 200~300 个睾丸小叶组成。每个睾丸小叶是由 1~4 条又长又细的精曲小管组成的,虽然每个精曲小管的直径有 180~250μm,但每个睾丸中有 400~600 条精曲小管,因此它们的总长度是非常长的,睾丸具备每天生产上亿个精子的能力。

睾丸组织内细胞成分复杂,生精上皮内存在各级生精细胞,这些生精细胞是精子产生的源泉。除了生精细胞,精曲小管内还有不定型的支持细胞,即 Sertoli 细胞,它们给生精细胞提供营养和骨架。支持细胞在精曲小管中位于管壁基底并延伸至管腔中间。睾丸间质组织中最重要的细胞是睾丸间质细胞(Leydig 细胞),它们主要合成雄性激素——睾酮,人类的睾丸组织中,Leydig 细胞每天合成 6~7mg 睾酮,占血浆睾酮的 95%。除此之外,睾丸间质中还有免疫细胞、血管、淋巴管、神经、纤维组织和疏松连接组织。巨噬细胞可能通过分泌某些细胞因子而影响睾丸间质细胞的功能,尤其是睾丸间质细胞的增殖、分化和类固醇合成过程等。

2. 精子发生的过程 精子发生是哺乳动物睾丸精曲小管中的一个长期的有序的过程。从未分化的精原细胞开始,经过有丝分裂、减数分裂,以及结构重塑最终产生成熟的精子,持续时间长达数周。这个过程非常复杂,涉及多种细胞,如精原细胞、精原干细胞、初级精母细胞、次级精母细胞、圆形精子细胞与精子等。在出生后 8 天的小鼠睾丸中只有精原细胞,第10 天时精原细胞开始进行减数分裂,18 天时完成 2 次减数分裂形成圆形精子,32 天时有成熟精子产生。

精原细胞为二倍体,通过有丝分裂增殖,停留在精曲小管的基底膜处,精原细胞依据其分裂状态又可以分为 A 型、中间型、B 型。具体可分为:未分化的 A 型(A single,As;A paired,Apr;A aligned,Aal);分化的 A 型(A1,A2,A3,A4);中间型(I2n);B 型。B 型精原细胞形成两种前细线期精细胞,这些细胞仍停留在基底膜,但细线期和偶线期的精细胞通过血 -睾屏障或支持细胞屏障进行迁移。精原细胞通过减数分裂及精子形态建成产生具备特殊形态的精子。

(1)精原细胞的减数分裂过程:男性青春期以后的正常生精过程中,由 B 型精原细胞经有丝分裂产生子代细胞,经分化成为细线前期的初级精母细胞,并开始进入到减数分裂前短暂的(历时约 2 天)静止期。在接近这一时期的末期,细线前期的初级精母细胞进行最后一次染色体复制,之后进入长时间的第一次减数分裂前期,在这期间,细胞的体积也不断增加,到粗线期时,初级精母细胞的体积可为细线期以前细胞体积的 2 倍以上。最后,初级精母细胞经第一次减数分裂前期的终变期进入第一次减数分裂的中期和末期,每一个初级精母细胞分裂成为两个次级精母细胞。第一次减数分裂的历时较长,在人类约为 22 天。

第一次减数分裂所形成的两个次级精母细胞体积较小,经过短暂的间期或不经过间期,染色体不再进行复制就进入第二次减数分裂。由于次级精母细胞存在的时间较短,所以在睾丸组织的切片上很少观察到次级精母细胞。经过第二次减数分裂,1 个次级精母细胞即分裂成为 2 个只含有单倍体染色体的早期精细胞。

（2）精子形态建成:精原细胞通过减数分裂形成单倍体的精细胞,精细胞还需要精子变形来完成精子形态上的修饰,从而产生形态、活力正常的精子。精子变形涉及除了鞭毛与胞质残余物之外的其他细胞器的修饰。小鼠中的精子变形需要 14 天,分为 4 个期、16 步,大鼠和兔子的精子变形均分为 19 步,人的精子形成分为 6 步。在精子发生的最后一步,胞质残余体仍然与精子相连,此时它被称为残余体。残余体有高尔基复合体的特征,它能够在精子进入附睾后修饰精子的细胞膜,所以残余体在精子成熟中仍发挥作用。

按照顶体形成的阶段小鼠中的精子变形可以分为四个时期:高尔基期,顶帽期,顶体期,成熟期。

1）高尔基期:在该时期,刚开始高尔基复合体呈球形,之后变成半球形,位于细胞核的一侧。高尔基期的主要特征是在髓质内先出现几个圆形小泡,称前顶体囊泡,内有致密的颗粒,称前顶体颗粒。随后这些前顶体囊泡融合成一个大的顶体泡与核膜相贴,称顶体囊泡,前顶体颗粒也融合成为顶体颗粒。这时在高尔基复合体髓质内或髓质附近还可见多泡体结构,它常与核外染色质伴随,之后多泡体与核外染色质一起离开高尔基复合体,移向细胞核尾侧中心粒。在高尔基期,许多源于高尔基复合体的前顶体颗粒聚集在髓质区域,小颗粒慢慢彼此融合,在核膜周围形成一个大的顶体颗粒。

2）顶帽期:在该时期,顶体泡变成扁平状,覆盖于精子细胞核表面。顶体泡扩大并向细胞核两侧延伸形成顶帽。此时顶体颗粒并不增大,仍位于原来的部位,顶体颗粒与顶帽一起称为顶体系统。到这一时期末,顶帽可包绕细胞核的前半部分。在顶帽期的精子细胞中,高尔基复合体体积增大,多泡体移到细胞核尾侧的中心粒附近。

3）顶体期:在该时期,顶体帽进一步扩大,顶体物质弥散于整个顶体帽中,于是顶体帽转变为顶体。高尔基复合体离开顶体系统与细胞核,在形态上由半球形变成球形。与此同时,细胞核由细胞中央部位移向细胞一端,形态由圆形变为扁平的梨形,体积逐步缩小,染色质颗粒逐步增粗,电子密度逐步增强,最后形成致密均质状结构。在精子细胞核伸长和浓缩期间,大量的赖氨酸从核膜逸出,同时摄入精氨酸取而代之,使精子细胞核蛋白结构发生显著改变。精子细胞核内与 DNA 结合的是富于精氨酸的碱性蛋白质,可以抑制细胞核中 RNA 的合成,从而抑制细胞核内基因的转录,使基因变得更为稳定,具有保护作用。

当顶体形成时,细胞质内的两个中心粒迁移到与顶体相对的一端。从远侧中心粒长出一根细长的轴丝,形成了鞭毛;近侧中心粒贴近核尾端,围绕鞭毛的基部形成一致密的终环。线粒体聚集在核与终环之间的鞭毛周围,形成螺旋状的线粒体鞘。

4）成熟期:精子细胞的部分细胞质浓缩成为不规则的细胞质块,连于尾部中段,称多余胞质。在成熟期,精子细胞进一步脱去多余胞质,至此精子形成并离开支持细胞,被释放至精曲小管管腔。脱下的多余胞质称残余体。在该时期,高尔基复合体再次由球形变成半球形,并开始退化、碎裂,直至消失。

（二）精子发生的调节

精子的发生受到神经内分泌的控制和调节,睾丸内细胞之间的相互作用对精子发生也具有局部调节作用。下丘脑分泌的促性腺激素释放激素作用于腺垂体(垂体前叶)的靶细胞,促使其分泌 FSH 和 LH 等促性腺激素。LH 对生精过程的主要作用是通过睾酮实现的。LH 与睾丸间质细胞膜上的 LH 受体结合后,能够通过 cAMP 信号转导激活细胞内的蛋白激酶,促使睾丸间质细胞合成和释放睾酮。FSH 则通过支持细胞上的 FSH 受体发挥作用。FSH 与这些受体结合后,促进支持细胞合成启动精子形成的特定蛋白质。FSH 还能够促进支持细胞分泌雄激素结合蛋白,该蛋白对生精过程有促进作用。睾酮已被证实在生精过程中有重要作用,而它主要是通过非生精细胞上的受体来发挥作用的。

（三）精子的成熟

睾丸内形成的精子形态和染色质结构已基本成熟,但却不完全具备受精能力和运动能力。这些精子随睾丸液进入附睾后,与附睾微环境中的因素相互作用,在密度、膜结构、生化代谢和生理功能等方面又发生了一系列深刻的变化,最终具备了受精能力和运动能力,这一过程称为精子的成熟。

1. **附睾**　附睾是紧贴睾丸上端和后缘的器官,可分为头、体、尾三部。头部由睾丸输出小管和附睾管共同组成,高度盘曲的附睾管(总长 4~6m)构成了体部和尾部,因此附睾被认为是睾丸系统的延续。附睾除贮存精子外还分泌附睾液,附睾尾部的液体呈现钾高钠低,渗透压升高的特点,卡尼汀、甘油磷酰胆碱和肌醇,以及蛋白质浓度均显著升高。

2. **精子成熟过程中生化特性和精子膜的改变**　附睾液提供了特殊的物理和化学条件,如偏酸性、氧和糖的含量低、二氧化碳含量高等,这些条件使附睾中的精子处于一种静息状态,以便精子积蓄能量,长期生存,同时也使精子膜发生了一系列变化:①精子膜的通透性发生改变:精子内钾离子的浓度明显高于精子外附睾液内钾离子浓度。②精子膜表面糖基和电荷的改变:精子成熟过程中,膜表面的 N-乙酰葡萄糖胺减少或被掩盖。附睾尾部精子膜表面负电荷比附睾头部精子明显减少,这是由于精子成熟过程中,其膜表面的唾液酸减少,这种变化被认为是为受精时精卵结合提供条件。③附睾尾部精子的膜结构相对于头部更有序,这是由于精子成熟过程中,精子膜上的总磷脂含量减少。另外,附睾尾部精子质膜的脂肪酸链以不饱和链为主,而在附睾头部的精子则以饱和脂肪链为主。④精子膜蛋白质组成发生改变:附睾液的特殊生化条件使其中许多重要酸性蛋白质黏附到精子的表面;另一方面,精子成熟过程中,其膜蛋白也可能会由大分子转变成较小的分子,原来被覆盖的膜蛋白成分在成熟过程中也可能暴露。膜蛋白的变化与精子的卵子结合能力和受精能力密切相关。

3. **精子成熟过程中运动能力的获得**　由于附睾液成分的特殊性,在附睾中的精子处于一种相对静止的状态。但是,研究表明,精子在附睾内获得运动能力。从附睾的不同部位取出精子,观察其在稀释介质中的运动情况,人们发现,从附睾尾部取出的精子具有几乎与正常精子一样的运动能力,而从附睾的头部取出的精子仅能进行绕圈式的泳动。精子获得运动能力的过程十分复杂,受以下几个方面的调控:

（1）致密纤维结构的变化:精子鞭毛内轴丝中微管间的相对滑动是造成鞭毛运动的主要原因。在微管的周围包裹着外周致密纤维,它与精子尾部的弹性回缩有关。在精子成熟的过程,致密纤维上的二硫键逐渐被氧化,这使外周致密纤维的结构更加稳定,从而使精子尾部的弹性增强,有利于精子的前向运动。

（2）能量系统的变化:精子尾部中段的线粒体通过呼吸作用产生的 ATP 是精子运动的

直接能量物质。精子在附睾内的成熟的过程中,精子内 ATP 的含量增加,ATP 酶的活性增加。同时精子内参与呼吸作用的各种酶类的活性很高,也为大量 ATP 的产生提供了基础。另外,附睾尾部的附睾液中含有高浓度的卡尼汀。卡尼汀是脂肪酸氧化过程中的重要物质,卡尼汀一方面可使成熟的精子通过分解内源性的脂质来补充能量;另一方面,附睾尾部高浓度的卡尼汀能抑制精子的呼吸作用,起到使已经成熟的精子处于静止状态、为射出后精子的活跃运动储备能量的作用。

(3) 精子细胞内信号系统的变化:精子在附睾中的成熟过程中,钙离子、钙调蛋白以及 cAMP 等分子参与了精子运动能力的调控。钙离子是重要的第二信使,精子内钙离子的分布和浓度变化直接影响了精子的运动能力。多种因素影响精子内钙离子的浓度,其中,多种钙离子通道在精子内钙离子的调节过程中起到了重要作用。钙调蛋白是一种酸性糖蛋白,在精子的整条鞭毛中均有分布。另外,研究发现大鼠附睾体部钙调蛋白的活性最高,钙调蛋白还能够使精子膜泵出钙离子、调节 ATP 酶的活性等,这些研究结果提示钙调蛋白可能在精子获得运动能力的过程中发挥了重要作用。cAMP 是细胞内另外一个重要的第二信使,研究发现附睾尾部精子内 cAMP 的含量明显高于头部未成熟精子内 cAMP 的含量。cAMP 对鞭毛活动的影响并不是直接的,可能是通过 cAMP 依赖的蛋白激酶起作用。

(4) 精子成熟过程中受精能力的获得:研究显示,附睾头部和体部的精子不具备或者仅有少数具备受精能力,而附睾尾部的精子则大部分具备了获能和受精能力。这说明在附睾中的成熟过程对于精子受精能力的获得是重要的。在附睾中成熟的过程中,精子对钙内流反应性的获得使精子具备了发生顶体反应的条件。另外,附睾还提供了多种参与精子与透明带识别的蛋白质。

(四)精子的获能

精子获能(sperm capacitation)是指精子在雌性生殖道内经过一系列的生理生化变化获得穿透卵子透明带能力的过程。这一现象是由澳大利亚科学家 C. R. Austin 和美籍华裔科学家张明觉于 1951 年首先发现的。附睾中的精子已经具备了受精能力,而在射精的过程中,附睾和精囊腺分泌的物质会附于精子表面,使精子的受精能力受到暂时的抑制,这类物质被称为去能因子。精液进入雌性体内后,在被称作获能因子的物质的作用下,去能因子的作用被解除,精子重新获得了运动能力。

1. 精子获能的部位 在人类,精液射出后,经过阴道、宫颈、子宫后到达输卵管的壶腹部使卵子受精。精子经过宫颈时,去能因子以及精浆中的某些蛋白质被阻挡,这对于精子获能有重要作用。精子获能的主要场所是子宫,子宫分泌物是使精子获能的关键物质。子宫液内的 β- 淀粉酶可以去除精子表面的去能因子而使精子获能,是获能过程中的关键物质。子宫液仅使精子部分获能,而非完全获能,因此,精子进入输卵管后将会继续获能过程,输卵管内的多种蛋白和其他物质都与精子获能有关。排入到输卵管内的卵泡液也具有使精子获能的能力。

2. 精子获能过程中的变化 精子获能的过程中,精子的质膜、精子内的第二信使 cAMP,以及精子的运动方式等都发生了重要改变,使精子最终获得了使卵子受精的能力。

(1) 精子质膜的变化:精子获能过程中质膜的变化是该过程中的主要变化。精子发生和成熟过程中,雄性生殖器官分泌的多种蛋白质附着在精子表面,这些蛋白质具有稳定质膜和抑制过早出现顶体反应的作用。在精子获能过程中,这些蛋白被去除或者被重新分布。这种变化的一个重要证据是精子获能过程中,精子的质膜受体发生了显著改变。另外,与精子成熟过程质膜的流动性减少相反,精子获能过程中,质膜的流动性发生非均质性增加。其中,顶体后膜的流动性最大,为受精时与卵子膜融合提供了条件。

（2）cAMP 浓度的变化:cAMP 在精子获能过程中发挥重要作用。研究表明,能够促使精子内 cAMP 浓度升高的多种物质都能够加速精子获能。cAMP 浓度的升高使蛋白激酶的活性增加,这对于精子获能是十分重要的。

（3）精子运动方式的改变:已获能的精子前向运动更加活跃,头部侧摆的幅度和频率、尾部摆动的振幅和频率都明显增加,这种现象称作超激活运动（hyperactivated motility,HAM）。HAM 有利于精子穿透输卵管黏稠的介质,以及放射冠的弹性基质,最终穿越卵子的透明带。精子内钙离子的浓度的升高可能是造成 HAM 的主要原因。

（孙莹璞　陈磊）

参 考 文 献

1. 庄广伦 . 现代辅助生育技术 . 北京 : 人民卫生出版社,2005:123,238-241.
2. 黄国宁,孙海翔 . 体外受精 - 胚胎移植实验室技术 . 北京 : 人民卫生出版社,2012:95-115,163-175.
3. 乔杰 . 生殖工程学 . 北京 : 人民卫生出版社,2007:88-133.
4. 李媛 . 人类辅助生殖实验技术 . 北京 : 科学出版社,2008:80-100.
5. VO KCT,KAWAMURA K. In Vitro Activation Early Follicles:From the Basic Science to the Clinical Perspectives. Int J Mol Sci,2021,22（7）:3785.
6. KAWASHIMA I,KAWAMURA K. Disorganization of the germ cell pool leads to primary ovarian insufficiency. Reproduction,2017,153（6）:R205-R213.
7. MIKWAR M,MACFARLANE AJ,MARCHETTI F. Mechanisms of oocyte aneuploidy associated with advanced maternal age. Mutat Res Rev Mutat Res,2020,785:108320.
8. REGAN SLP,KNIGHT PG,YOVICH JL,et al. Involvement of Bone Morphogenetic Proteins（BMP）in the Regulation of Ovarian Function. Vitam Horm,2018,107:227-261.
9. DEWAILLY D,ANDERSEN CY,BALEN A,et al. The physiology and clinical utility of anti-Mullerian hormone in women. Hum Reprod Update,2014,20（3）:370-85.
10. NI FD,HAO SL,YANG WX. Multiple signaling pathways in Sertoli cells:recent findings in spermatogenesis. Cell Death Dis,2019,10（8）:541.
11. ZHOU R,WU J,LIU B,et al. The roles and mechanisms of Leydig cells and myoid cells in regulating spermatogenesis. Cell Mol Life Sci,2019,76（14）:2681-2695.
12. BARO GRAF C,RITAGLIATI C,STIVAL C,et al. Everything you ever wanted to know about PKA regulation and its involvement in mammalian sperm capacitation. Mol Cell Endocrinol,2020,518:110992.
13. ZAPATA-CARMONA HÉCTOR. The activation of the chymotrypsin-like activity of the proteasome is regulated by soluble adenyl cyclase/cAMP/protein kinase A pathway and required for human sperm capacitation. Molecular Human Reproduction,2019,25（10）:587-600.
14. LI L,YANG R,YIN C,et al. Studying human reproductive biology through single-cell analysis and in vitro differentiation of stem cells into germ cell-like cells. Hum Reprod Update,2020,26（5）:670-688.
15. WEN L,LIU Q,XU J,et al. Recent advances in mammalian reproductive biology. Sci China Life Sci,2020,63（1）:18-58.
16. JAFFE LA,EGBERT JR. Regulation of Mammalian Oocyte Meiosis by Intercellular Communication Within the Ovarian Follicle. Annu Rev Physiol,2017,79:237-260.
17. AGARWAL A,BASKARAN S,PAREKH N,et al. Male infertility. Lancet,2021,397（10271）:319-333.

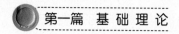
18. LANE SIR,JONES KT. Chromosome biorientation and APC activity remain uncoupled in oocytes with reduced volume. J Cell Biol,2017,216(12):3949-3957.

19. URAJI J,SCHEFFLER K,SCHUH M. Functions of actin in mouse oocytes at a glance. J Cell Sci,2018,131(22):jcs218099.

20. DUAN X,LI Y,YI K,et al. Dynamic organelle distribution initiates actin-based spindle migration in mouse oocytes. Nat Commun,2020,11(1):277.

21. HUHTANIEMI I. MECHANISMS IN ENDOCRINOLOGY:Hormonal regulation of spermatogenesis:mutant mice challenging old paradigms. Eur J Endocrinol,2018,179(3):R143-R150.

22. JAMES ER,CARRELL DT,ASTON KI,et al. The Role of the Epididymis and the Contribution of Epididymosomes to Mammalian Reproduction. Int J Mol Sci,2020,21(15):5377.

 ## 复习思考题

1. 简述卵泡的生长过程。
2. 简述卵子成熟过程及其重要事件。
3. 简述精子发生的过程。

第四章　受精和早期胚胎发育

要点

1. 了解哺乳动物受精过程及其发生机制。
2. 熟悉人类早期胚胎发育过程及其特点。

第一节　受精生物学

受精（fertilization）是精子和卵子相互结合最终形成合子的过程，是雌雄配子向新的合子个体发育转变的起点。从生物学意义来说，受精使得合子一方面继承了双亲的遗传信息，另一方面恢复了双倍染色体的特性。

哺乳动物受精过程包括精子在雌性生殖道中迁移、精子发生的生化和形态改变，以及在输卵管中所发生的精卵相互作用，其中涉及精子获能、精子穿过卵丘细胞、顶体反应、精卵识别、精卵相互激活、精卵融合、原核形成和融合等一系列复杂过程。

一、精子获能

哺乳动物的附睾尾部精子和射出精子在体外不能立即使卵子受精，这些精子需要在雌性生殖道中经历一段时间的培养后才能获得受精能力。1951 年，张明觉和 Austin 分别发现了这一生理现象，并将精子经历的这种获得受精能力的过程称为精子获能（sperm capacitation）。多年来的研究认为，获能事件主要是精子稳定因子或保护物质的去除和改变，使精子质膜对受精环境变得敏感。对于精子是否发生获能目前还没有明确的标志，但已知获能后的精子会发生一系列的变化，其中包括精子质膜流动性增强、胆固醇外流增加、胞内 Ca^{2+} 和环磷酸腺苷（cyclic adenosine monophosphate，cAMP）浓度升高、蛋白酪氨酸磷酸化，以及精子运动方式发生改变等。

（一）精子获能

大多数哺乳动物（包括牛、羊和灵长类）在交配期间精液沉积在阴道前庭部位，称为阴道射精型；而有些哺乳动物（包括猪、马、狗和啮齿类）则在交配时将大部分精液直接射入宫腔，称为宫腔射精型。但无论是哪种射精类型，最后都只会有很少量的精子能够成功到达受精部位，即壶腹部或壶腹与输卵管峡部连接处。

实际上，精子在附睾内就已经获得了受精能力，但由于精子表面黏附了附睾分泌的一些物质，使得其受精能力受到抑制，这种物质被称为去能因子（decapacitation factor，DF）。精囊也能分泌去能因子，在射精过程中这些去能精子也附着于精子表面。射精后，精子离开精液，精子顶体表面的糖蛋白被雌性生殖道中的一些分泌物质如 α- 和 β- 淀粉酶降解，从而解除了去能因子的作用。对于宫腔射精型的动物，精子在输卵管峡部较低部位完全或部分完成获能。而对于阴道射精型的动物，精子在穿过宫颈的过程中，精浆内的大量去能因子被去除。

在精子与子宫内膜接触的过程中,子宫内膜也能产生获能因子使精子获能。此外,输卵管分泌物如输卵管特异糖蛋白(oviduct-specific glycoprotein,OGP)可以直接诱导精子获能,并且OGP存在时的体外精子获能增加2倍,获能后精子穿透卵母细胞能力提高3倍。

（二）精子超激活运动

所谓精子的超激活运动(hyperactivated motility,HAM)是指精子在受精前和受精部位显示的一种特殊的运动形式,这是精子为适应受精而形成的一种特殊运动类型。

精子HAM是一种生理现象,体外通过仓鼠和小鼠排卵期的半透明输卵管壶腹部管壁可以观察到精子的超激活运动现象。精子HAM与受精关系密切,对人精子运动的大量研究分析表明,人精子HAM与精子受精能力甚至是体外受精的成功具有高度相关性,所以对HAM的研究同样具有重要的临床意义。在体内,HAM产生的非直线运动方式有助于精子从输卵管峡部上皮皱褶和隐窝中释放;精子尾部急剧运动所产生的穿刺力有助于精子摆脱黏滞的输卵管液从而顺利地在输卵管中前行;此外,精子在HAM过程中表现的强有力的鞭打运动对精子穿越放射冠和透明带(zona pellucida,ZP)是非常有利的。家兔只有在输卵管壶腹部的精子才显示HAM,而在峡部精子的活动力则较微弱,表明家兔精子在离开输卵管峡部前后才发生HAM。如果精子在雌性生殖道中提前发生HAM,势必会导致精子能量的提前耗竭,进而导致受精失败。

（三）精子获能评价

精子获能是受精发生的前提条件,精子获能的评估对于男性生育力的评价、IVF和卵细胞质内单精子注射(intra cytoplasmic sperm injection,ICSI)的选择应用及结局判断等具有重要意义,所以对于人类辅助生育技术临床来说也非常重要。对精子获能的评价应当是在不干扰精子的正常生理状态下进行的,临床上目前常用精子HAM、顶体反应(acrosome reaction,AR)和精子穿卵试验(sperm penetration assay,SPA)评价精子获能情况。

1. **超激活运动**　超激活运动是精子为适应受精而形成的一种特殊类型的运动,反映精子的运动能力和运动方式。应用显微录像技术、连续分布曝光照相技术和计算机辅助精子分析系统(computer aided sperm analysis,CASA)技术等对精子运动轨迹进行分析,可以从精子运动的本质相对客观地确定精子的超激活运动状况。目前临床上应用较为普遍的是通过CASA分析系统对精子头部运动轨迹摆动图形进行分析,可获得精子运动的多项参数,从而客观准确地量化精子的运动情况。

2. **顶体反应**　精子获能与顶体反应属于两个不同的生理阶段,精子获能是顶体反应的前提,而顶体反应的发生则标志着获能的完成。因此,可以通过检测精子顶体反应的情况来判断获能状况。对精子获能状况的判断目前主要是通过对顶体进行荧光染色,如采用金霉素(chlortetracycline,CTC)荧光染色技术对小鼠获能过程中的顶体类型(包括F、B和AR及各种亚型)发生改变情况进行分析,可客观确定精子的获能状况。在体外条件下,通常是采用Ca^{2+}载体A23187和天然激动剂(如ZP、孕酮和GABA)来诱发精子发生顶体反应。

3. **精子穿卵试验**　精子穿卵试验不仅可提供精子获能和顶体反应的状况,还可了解精子与卵膜融合情况以及精核的解聚,已成为目前临床上应用最为广泛的检测精卵互作的方法。该方法的原理是基于仓鼠卵去透明带后,几乎不再具有种属特异性的特点,然后根据精子穿透仓鼠卵的情况来评价精子的受精能力。所以,精子穿卵试验可较完整地反映精子获能、顶体反应、精卵融合,以及原核形成等各项功能。所以,精子穿卵试验也广泛应用于人精子的早期遗传学效应、受精机制分析、药物和环境因素对受精影响的相关研究中。

二、精子穿过卵丘细胞

精子与卵丘-卵母细胞复合体（cumulus-oocyte complex，COC）接触后，需要穿透卵丘才能进一步与卵子结合。卵丘则是由多层卵丘细胞及其细胞外基质构成，称为卵丘细胞及其胞外基质（cumulus oophorus and matrix，COM）。胞外基质富含蛋白和碳水化合物，其主要成分是与蛋白结合的聚合透明质酸，这些基质是卵子在减数分裂重新启动期间，由排卵前迅速扩展的卵丘细胞所分泌。

大量的研究表明，精子穿过卵丘细胞层主要是依靠存在于精子膜表面上的具有透明质酸酶活性的物质，这些物质主要来源于男性生殖道，但也有研究发现精子顶体外膜泄露出的少部分顶体酶也可能起到帮助精子穿过卵丘细胞层的作用。PH-20是通过糖基磷脂酰肌醇（glycosyl phosphatidyl inositol，GPI）锚定于精子膜表面单链蛋白，该蛋白的氨基端结构域具有透明质酸酶的活性，在精子与COCs接触后有助于精子穿过卵子周围的卵丘细胞层。精子透明质酸酶水解透明质酸后产生的透明质酸片段可以诱导卵丘细胞分泌CCL趋化因子，而这种趋化因子有利于精子迁移和穿过卵丘细胞层。当然，精子本身的活动力状况，以及精子获能后的HAM状况对于精子穿透卵丘细胞层的重要作用也是不容忽视的。

精子在穿过卵丘细胞层的同时，COM中的复合糖蛋白物质对将要发生的顶体反应也是有利的。这是因为COM中存在一些能促进精子活力和顶体反应的因子，并且COM的存在对精子也有一定的过滤和筛选作用，在精子穿入透明带时还可阻止卵透明带发生旋转等，而这些都有利于正常受精的发生。

三、顶体与顶体反应

获能后的精子头部区域所发生的改变可以使得精子获得穿透卵子透明带的能力。穿过卵丘细胞层的精子一旦结合到透明带，便会引起精子顶体反应（AR）的发生。AR导致存在于精子顶体内水解酶的释放，这对于受精的正常发生是必需的。

（一）顶体及顶体反应概述

顶体是位于精子头部区域，并且像帽子一样包裹在精子胞核上的一种细胞器。顶体是精子细胞所特有的细胞结构，主要是由紧贴于精子核表面的顶体内膜（inner acrosomal membrane，IAM）、顶体内容物以及紧贴精子表面浆膜层的顶体外膜（outer acrosomal membrane，OAM）构成。从位于精子上的不同区域可以分为位于前部的顶体帽区和位于后部的赤道板区。前顶体的囊泡是在精子发生过程中由粗线期精母细胞核周区域的高尔基复合体衍生而来，这些囊泡在减数分裂后被分到4个子代精子细胞中。在精子发生的早期阶段，这些小的囊泡融合成一个颗粒球状黏附于圆形精子核区域，然后持续增大并形成发育中的顶体形态。在精子发生的后期，长型精子逐渐成熟，高尔基复合体停止向顶体提供糖基配体，为确保成熟精子形态，顶体-核复合体在形态上发生巨大变化，并形成了成熟精子的顶体形态（图1-4-1）。

顶体内容物富含大量的顶体酶，其合成始于粗线期精母细胞减数分裂阶段。顶体酶系是一个复合酶系，其中含有大量作用很强的水解酶，如透明质酸酶、放射冠穿透酶、顶体蛋白酶和N-酰胺酶。顶体反应是精子顶体破裂，并释放一系列顶体酶的过程。顶体结构蛋白的存在对于维持顶体形状和顶体基质内部不同功能成分的定位非常重要，而且对于保证顶体成分在发生顶体反应后保持顺序释放也是非常必要的。

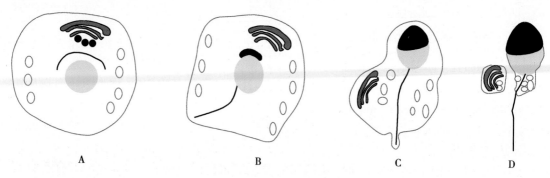

图 1-4-1 顶体发生过程

A. 前顶体囊泡由高尔基复合体衍生而来;B. 顶体囊泡融合后黏附于圆形精子核;C. 高尔基体迁移至顶体对面尾部区域;D. 顶体覆盖精子头部及高尔基体被弃去

●前顶体囊泡　　○线粒体　　🍥高尔基体　　精子核　　⌒精子尾部

顶体的存在和顶体反应的完成对于正常受精来说至关重要。没有顶体的精子如圆形头无顶体精子综合征的不育患者精子不具有受精能力;同样,对于具有完整顶体但不发生顶体反应如透明带顶体反应缺陷的患者精子也没有受精能力。

(二)顶体反应过程

顶体反应前的精子在形态上一直保持质膜和顶体内膜的完整性,以及顶体中的基质保持均匀而致密的状态。获能后的精子一旦结合到透明带上,透明带糖蛋白(ZP3/ZP4)便会诱发精子发生顶体反应。首先是顶体基质去紧密并发生膨胀和弥散,但此时质膜和顶体外膜仍然保持完整。随后,顶体外膜在顶体帽区和赤道区前段与其外层的精子膜发生多点融合,形成许多小泡,而融合点处则裂开形成小孔,顶体中的基质(包括顶体酶)通过这些小孔释放。顶体反应前的顶体酶保持前期的低活性状态,伴随顶体反应的发生,这些顶体酶的活性也逐渐增高。随着基质的不断释放,顶体帽区的胞膜、顶体外膜也与精子脱离。当顶体基质完全释放后,精子顶体帽区甚至包括赤道区前段的顶体内膜也完全暴露。尽管已经发生了顶体反应,此时的精子仍然具有很强的活动能力,这对于精子穿越透明带仍是非常重要的。顶体反应过程中所释放的顶体酶类可以溶解卵子周围的放射冠和透明带,并且尖锐的精子头部,以及尾部鞭毛强有力的鞭打活动都有助于精子穿透放射冠和透明带。

在临床治疗过程中,即便是患者的精子活力很好,顶体也很完整,但如果透明带诱发顶体反应率低或是不能诱发顶体反应,这种精子不能穿过透明带与卵质膜发生融合。这类患者必须要采用 ICSI 受精技术进行治疗才能获得良好的结局。

(三)精子顶体反应机制

在体外,可溶性透明带可以诱导精子顶体反应的发生。而小鼠精子在穿越卵丘细胞层的过程中就已经处于顶体反应的状态。豚鼠的顶体反应可以被卵丘细胞所诱导。人卵丘细胞分泌的孕酮也可以诱导精子发生顶体反应,可见孕酮也可能是激发获能精子发生顶体反应的一种生理性因子。

关于顶体反应的机制目前已研究得较为充分,其中胞内 Ca^{2+} 的变化最为重要(图 1-4-2)。精子与透明带接触时所引起的 Ca^{2+} 内流将磷脂酶 C(phospholipase C,PLC)激活,激活的 PLC 将二磷酸磷脂酰肌醇(phosphatidylinositol diphosphate,PIP2)水解成三磷酸肌醇(inositol triphosphate,IP3)和二酰基甘油(diacylglycerol,DAG)。IP3 可以通过释放胞内钙库提高 Ca^{2+}

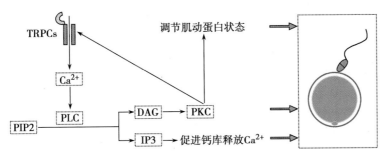

图 1-4-2 顶体反应机制

水平。而 DAG 一方面可以介导 PKC 引起的肌动蛋白磷酸化,引起肌动蛋白聚合;另一方面, PKC 激活瞬时受体电位阳离子通道(transient receptor potential cation channels,TRPCs),进一步造成 Ca^{2+} 内流,使得胞内 Ca^{2+} 浓度急剧升高。此外,钙调蛋白激酶活化丝状肌动蛋白上的肌球蛋白,将精子浆膜和顶体外膜拉近,随后 PKC 调控聚合态的肌动蛋白为解聚态。此后, 融合蛋白被激活并发生积聚,浆膜和顶体外膜融合。同时,融合的浆膜和顶体外膜发生泡状式裂解,顶体内被激活的顶体酶等被释放出来。至此,顶体反应完成。也就是说,钙离子内流、 肌动蛋白聚合和解聚以及 PKC 的激活是顶体反应发生的必要途径。

四、精子与透明带相互识别、结合和穿透

(一)透明带

透明带(zona pellucida,ZP)是围绕卵母细胞的一种糖蛋白外被,是卵子和早期胚胎的一层保护屏障,使其在发育过程中不受外界干扰和伤害。多数动物透明带是由生长期的卵母细胞分泌形成的。牛和山羊卵母细胞透明带相关蛋白的合成和分泌始于仅有 2 层颗粒细胞包围的卵母细胞阶段,这种分泌状态一直要持续到排卵前的卵子达到最大生长直径时才会停止。

通常成熟卵子的透明带内层要比外层致密,其中内层透明带呈颗粒状或微管状结构,而外层透明带表面呈“开窗”的海绵状结构,这可能是由卵丘细胞周围的透明质酸深入到透明带外表面所造成。透明带外表面的这种海绵状结构在一定程度上反映了卵子成熟度和精子的可穿透性,在临床上外层海绵状的透明带比外层光滑的透明带更容易被精子穿过。

(二)精子受体和卵子结合蛋白

与精子结合的卵子表面成分,称为精子受体(sperm receptor)。与卵子结合的精子表面成分,称为卵子结合蛋白(egg-binding protein)。精卵结合的种属特异性主要是通过精子表面的卵子结合蛋白与卵子表面的精子受体相互作用而实现的。

1. 精子受体 人、兔、大鼠和马的透明带主要是由 ZP1、ZP2 和 ZP3 三种糖蛋白成分构成。其中 ZP3 主要作为初级精子受体发挥作用,并可诱导精子发生顶体反应。在精子穿越透明带的过程中,ZP2 可作为次级受体发挥功能,也可诱导顶体反应。在受精卵中,ZP2 可被一种卵母细胞分泌酶转变为 Zp2f,Zp2f 具有阻止其他精子与卵子结合的作用。ZP1 并不参与精子 - 透明带间的相互作用,主要是发挥结构支撑功能,即 ZP1 将 ZP2 和 ZP3 细丝横向连接起来,构成透明带的三维构象。对精子结合具有物种特异性作用的并不是 ZP 蛋白自身的肽序列,而是结合在 ZP 蛋白上的寡糖。通过酶法移除透明带上的末端残基半乳糖(Gal)

或 N- 乙酰葡萄糖胺(GlcNac),精子不与透明带结合。一些外源性的单糖或寡糖(如 α- 甲基甘露糖、甘露糖和 L- 岩藻糖等)能抑制大鼠精卵体外结合,这主要是由于外源性的单糖竞争性地结合了精卵表面的糖基结合位点所致。此外,在人、大鼠、兔、猪和非人灵长类的透明带中还存在另外一种透明带蛋白——ZP4,而在小鼠中 *ZP4* 是一个假基因。ZP4 蛋白是 ZP1 蛋白的同系物,人的 ZP4 与 ZP1 的成熟肽链有 47% 的同源性,其作用主要是与获能的精子结合并诱发顶体反应。

2. 卵子结合蛋白 刚射出的精子或从附睾收集到的精子,均可与同种或异种透明带黏附。但这种黏附作用非常脆弱,持续吹打即可被破坏,并且无种属特异性。而获能精子与透明带的结合属于强烈的化学结合,不受物理操作因素的影响,并且这种结合是基于卵子透明带表面的初级精子受体和精子质膜表面的初级卵子结合蛋白之间的相互作用完成的。卵子结合蛋白分布于精子质膜和顶体内膜上,富含甘露醇、半乳糖和葡萄糖苷等。目前,在不同动物精子中已发现多种精子蛋白参与精卵结合。其中,β-1,4- 半乳糖转移酶(β-1,4-galactosyltransferase,GalTase)、透明带受体激酶(zona receptor kinase,ZRK)、SP56 和精子黏合素等参与精子和卵子透明带的初级结合或识别;而 PH-20、顶体酶等则参与精子和透明带的次级结合或识别。

(三)精子穿越透明带

关于精子穿越透明带有机械学和酶学两种假说。前者认为精子运动力是精子穿过透明带的唯一因素;而后者则认为精子在穿越透明带的过程中,顶体酶和精子运动力分别处于最重要和次重要的地位,即精子穿越透明带完全取决于顶体和 / 或精子膜蛋白酶推动的透明带蛋白水解,部分取决于精子尾部运动的机械力量。

目前认为主要有三种酶参与精子穿越透明带:顶体丝氨酸蛋白酶 acrosin,锚定于精子膜上的丝氨酸蛋白酶 Tesp5 和具有蛋白水解酶性质的蛋白酶体。

精子进入和穿越透明带需要将受精精子的顶体移除,因为只有发生顶体反应的精子才能与卵质膜发生融合。精子在穿透卵丘放射冠后与透明带相遇,透明带是精子与卵子相会前的最后一道物理屏障,所以精子穿越透明带的过程也是对精子进行筛选和修饰的一个过程。此外,受精卵的卵周间隙(位于透明带和卵膜间)也存在着卵母细胞受精前后分泌的大分子物质,以及一些哺乳动物输卵管来源的大分子物质如输卵管糖蛋白,这些物质为正常受精的发生和胚胎发育提供了较为特殊和理想的微环境。

五、精卵质膜相互作用

(一)精卵融合过程

精子穿越透明带后,发生顶体反应的精子立即与卵子质膜相遇并发生融合。这一基本过程主要包括:①精子黏附:即精子借助尾部的运动接近卵子质膜,并黏附于卵子质膜的表面;②精卵结合:精子表面的配体和卵质膜上的精子受体建立牢固结合;③精卵质膜融合:在精卵质膜发生接触的部位,通过融合蛋白的介导,形成了细胞内含物的融合通道;④精卵细胞内容物发生混合,精卵融为一体。

(二)精卵融合的分子基础

1. 精子中参与质膜融合的蛋白 目前发现的参与精卵质膜融合的精子表面蛋白主要有受精素(fertilin)、IZUMO、Cyritestin(ADAM3)、CD46 和 MN9 抗原等。这些蛋白对于正常受精的发生非常重要,如 Izumo$^{-/-}$ 雄性小鼠虽然具有正常的交配行为和射精能力,并且射出的精子可以穿过透明带,但不能与卵质膜融合,导致大量精子聚集于卵周间隙。体外受精研究表明,Adam3$^{-/-}$ 雄性小鼠精子与卵透明带结合能力及与卵质膜融合能力显著下降,分别仅为野生型的 0.3% 和 9%。

2. **卵母细胞表面参与精卵融合的蛋白** 整合素家族蛋白 $\alpha_6\beta_1$ 是第一个被发现的参与精卵互作的蛋白,$\alpha_6\beta_1$ 蛋白主要定位于小鼠卵子的微绒毛表面,这个区域也是要发生精卵结合和融合的区域。CD9 是在多种细胞中广泛存在并发挥功能的蛋白,cd9$^{-/-}$ 小鼠缺陷只限于在卵子中发生,并且该蛋白是卵子表面参与精卵融合的必需因子。除 cd9$^{-/-}$ 小鼠外,卵母细胞特异性磷脂酰肌醇聚糖 A(phosphatidylinositol glycan class-A,PIG-A)敲除小鼠的卵子与精子融合能力显著降低,能发育到 2 细胞阶段的正常受精胚胎仅为 1.3%,并且卵母细胞具有较低的受精率(<10%)和精子结合率(<60%)。

尽管已发现许多可能参与精卵融合的蛋白,但目前比较具有说服力的是卵子表面的 CD9 和精子表面的 IZUMO1,并且被认为这是两个不可或缺的因子。但必须指出的是,精子和卵子的相互作用也必定是一个多种分子参与、多对配基和受体协同作用的过程。

六、精子和卵母细胞的相互激活

(一)精子诱导卵母细胞激活

在受精过程中,精子诱导卵母细胞激活事件是细胞生物学中最基本,也是最引人注意的现象之一。卵母细胞激活过程包括多个事件:卵母细胞内 Ca^{2+} 振荡、卵母细胞恢复减数分裂并进入胚胎细胞周期、合子和早期胚胎内基因表达和蛋白合成改变等。

1. **卵母细胞激活事件**

(1)Ca^{2+} 水平升高:卵母细胞激活过程中最早发生的事件是胞内 Ca^{2+} 水平升高。哺乳动物精卵融合后胞内 Ca^{2+} 水平多次发生振荡,这种振荡有时可达几小时。胞内 Ca^{2+} 水平升高导致卵母细胞质膜下皮质层皮质颗粒发生胞吐。皮质颗粒内所含的酶类释放进入卵周间隙,导致透明带发生变化,这种变化可以进一步阻止多余精子与透明带结合及发生穿透。这种透明带组成发生变化的过程是一些包括人在内的多数哺乳动物阻止多精受精发生的重要途径。

(2)第二次减数分裂恢复:恢复第二次减数分裂是卵母细胞激活的关键,出现于卵母细胞胞质中精子染色质发生去浓缩阶段,第二次减数分裂的恢复标志着卵母细胞重新进入细胞周期。一般普遍认为,丝裂原激活蛋白激酶(mitogen-activated protein kinase,MAPK)在卵母细胞从 M I 向 M II 期转变过程中将染色体蛋白磷酸化以维持染色质的浓缩状态,同时将核纤层蛋白磷酸化以阻止核膜形成。在卵母细胞激活过程中,丝裂原激活蛋白激酶活性在促成熟因子(maturation promoting factor,MPF)活性下降后也开始下降,这对于原核核膜的形成非常重要。卵母细胞减数分裂恢复时也发生一系列的形态改变,如细胞分裂中期纺锤体旋转、进入细胞分裂后期以及排出第二极体。

(3)基因表达和蛋白合成改变:在卵母细胞激活过程中,蛋白质合成模式也发生重大改变。这种改变导致此前存在于卵母细胞内但并不翻译的母源性 mRNAs 发生募集,对于已经存在的一些蛋白则进行翻译后修饰。小鼠胚胎基因组起始转录和翻译蛋白始于 1 细胞晚期阶段,而人的胚胎基因组激活则始于植入前胚胎发育的较晚期阶段(4~8 细胞期),称为合子基因组激活(zygotic genome activation,ZGA)。

2. **ICSI 受精后的卵母细胞激活** 首次报道采用 ICSI 技术的是 1976 年在仓鼠中进行的,

目前 ICSI 已经作为治疗因男性因素导致不育的主要手段。ICSI 受精技术主要是通过选择单个精子注射入处于 M Ⅱ 期阻滞阶段的卵母细胞胞质中。尽管 ICSI 技术越过了正常的精卵相互作用过程,但是使用 ICSI 技术进行受精的卵母细胞可以被激活,并且胚胎可以正常卵裂直至产生后代。ICSI 受精的成功表明激活卵母细胞的重要信号分子可能来源于精子,因为 ICSI 技术受精的卵母细胞不存在精子 - 透明带和精子 - 卵质膜之间的相互作用。然而,显微注射诱导的卵子激活事件和精卵质膜相互作用诱导的卵子激活事件之间是否存在差异一直存在疑问。

Ca^{2+} 振荡的发生时间在 ICSI 受精和常规受精方面存在差异。人和动物常规受精的第一次 Ca^{2+} 浓度短暂升高通常起始于精卵融合后的几分钟内,但 ICSI 受精引起 Ca^{2+} 振荡的起始时间要延迟大约 30 分钟到几小时不等。这一现象同样表现在极体排出和原核形成等方面。所以,ICSI 授精前的精子处理方式以及对精子质膜损坏的程度不同等都会影响 ICSI 受精后的 Ca^{2+} 振荡和卵母细胞激活时序。

灵长类动物 ICSI 受精后的精子染色质去浓缩发生延迟,尤其是在精子头部后区。这种现象可能是由于 ICSI 受精时将包括顶体和精子头部外层质膜成分也带入了卵胞质,精子头部后区顶体和核膜结构的存在阻扰了该区域与卵胞质中的去浓缩因子发生相互接触,因此卵母细胞需要一定的时间来破坏精子质膜,并移除顶体及其膜成分,结果延迟了精子成分进入卵胞质。这种差异的存在以及优先定位于精子头部后区的性染色体的特性可能是导致 ICSI 受精后出生婴儿性染色体异常增加的原因之一。所以,由于精子核去浓缩发生延迟,导致受精后合子的雌雄原核形成、DNA 合成和第一次卵裂在 ICSI 的胚胎中都会发生延迟。

此外,正常受精过程中发生胞吐作用的皮质颗粒在 ICSI 受精后可能仍然保留在了卵母细胞胞质中。尽管它们最终会降解或消失,但还不清楚这些成分的滞留对后续发育事件是否具有影响。精子顶体内的消化酶释放进入卵胞质中也可能会对卵母细胞中一些重要的蛋白活性造成影响。

(二)卵母细胞激活精子

哺乳动物圆形精子细胞核在精子发生和迁移至附睾的成熟过程中,组蛋白完全被精子所特有的鱼精蛋白所取代,并且鱼精蛋白中的半胱氨酸残基(Cys—)被氧化成含二硫键的胱氨酸残基(Cys—Cys),使得成熟的精子核能够抵御外界环境中的各种物理损伤。精子入卵后,精核发生去致密,但目前有关精核去致密的机制问题还不是非常清楚。而谷胱甘肽(GSH)是使精核发生去致密的重要分子是目前被普遍接受的,该模式主要认为受精后,卵母细胞中的还原型 GSH 使精核中的鱼精蛋白二硫键(S—S)还原成巯基(SH—),同时 GSH 自身被氧化成 GSSG,GSSG 又被细胞内的谷胱甘肽还原酶还原再生成 GSH,再生的 GSH 又打开鱼精蛋白中第二个二硫键。因此,GSH 不断地循环再生,鱼精蛋白中的二硫键又不断地被打开,使得卵母细胞内的去致密因子得以接近精核染色质,继而实现鱼精蛋白又被组蛋白所替代。

使精核发生去致密的程度取决于卵母细胞成熟度,生发泡(germinal vesicle,GV)期卵不能使体外受精或显微注射进入卵内的精核发生去致密,只有生发泡破裂(germinal vesicle break down,GVBD)后的卵母细胞才获得使精核去致密的能力,成熟的 M Ⅱ 期卵母细胞具有最强的使精核去致密的能力。受精以后这种使精核发生去致密的能力则逐渐减弱,原核形成时这种能力将完全消失。

七、皮质反应

（一）皮质颗粒

皮质颗粒（cortical granules，CGs）是一种定位于受精前卵母细胞皮质层的细胞器，哺乳动物皮质颗粒直径大小为 0.2~0.6μm，内含蛋白水解酶、结构蛋白和黏多糖等。受精后，皮质颗粒发生胞吐，颗粒中的内容物释放进入卵周间隙，这一过程被称为皮质反应（cortical reaction，CR）（图 1-4-3）。胞吐出的皮质颗粒蛋白通过修饰卵母细胞胞外结构如透明带可以阻止多精受精的发生。与其他分泌型细胞器不同的是，释放内容物后的 CGs 不会再重新形成。人们曾长期认为受精前卵母细胞皮质层中的 CGs 一直处于静止和等待状态，雌雄配子融合后会刺激 CGs 发生胞吐。

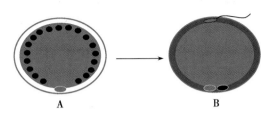

图 1-4-3 皮质反应

A. 精子入卵前，皮质颗粒分布于卵母细胞皮质区；
B. 精子入卵后，皮质颗粒发生胞吐，内容物释放入卵周间隙

● 皮质颗粒 ⬭ 第一极体 ⬤ 第二极体
〜 精子

哺乳动物 CGs 不仅在生化组成上具有非均质性，而且在卵母细胞发育过程中其分布也是有变化的。尽管 CGs 主要平均分布在受精前卵母细胞的皮质区，但有些颗粒的分布在排卵前会发生复杂改变，结果导致有些区域缺少 CGs，即皮质颗粒缺少区（cortical granule free domains，CGFDs），而这个区域就是减数分裂纺锤体存在的位置。随着卵母细胞的生长和成熟，CGs 不断向质膜下迁移，其数量也不断增加。然而，未成熟卵母细胞体外受精时的多精受精发生比率显著高于成熟卵，其中一方面原因可能是由于 CGs 不靠近质膜分布，另一方面也可能是由于 CGs 的数量不足，因此不能有效地阻止多精入卵。对于老化的卵子，CGs 常表现"过度成熟"，可自发胞吐，因此在受精时尽管 CGs 也能发生胞吐，但排出的内容物也不能有效地阻止多精入卵。有趣的是，有些 CGs 在受精前会发生胞吐作用，还有些 CGs 的成分在受精后的胚胎卵裂和着床前发育阶段也发挥一定的作用。

（二）皮质反应及其生理意义

精子入卵后，刺激卵质膜下的 CGs 发生胞吐，即发生皮质反应。这种胞吐的发生是从精子入卵处开始迅速向四周扩散。皮质反应的主要生理学意义在于能够永久性地阻止多精入卵的发生，保证一个精子与一个卵母细胞受精的单精受精方式。根据动物种类的不同，这种阻止多精受精的过程涉及透明带、卵质膜及卵周间隙的变化。

1. 透明带反应 精卵融合后，皮质反应后释放到卵周间隙中的酶类引起透明带糖蛋白发生变化，称为透明带反应（zona reaction，ZR）。透明带糖蛋白的变化主要包括 ZP3（初级精子受体）的灭活，灭活后的 ZP3 对精子的识别能力降低，因此游离的精子不能再与透明带结合；ZP2（次级精子受体）发生水解，已经与透明带结合或部分穿入透明带的精子不能再穿越透明带。

2. 卵质膜反应 对于多数哺乳动物来说，进入卵子内的精子同样也能刺激卵质膜发生变化，这种变化称为卵质膜反应。对海胆的研究发现，精子一旦与卵质膜附着，会引起膜电位的骤然升高，其余精子就不能再附着质膜，阻止了多余精子与卵质膜的融合。此外，小鼠和仓鼠卵子在激活后，含甘露糖基的 CGs 成分通过胞吐作用释放进入卵质膜表面，导致卵质

膜的性质发生改变,从而可有效地阻止多精入卵。

3. 皮质颗粒膜的形成 钌红染色发现大鼠、仓鼠和人等受精卵的卵周间隙中含有钌红阳性反应的颗粒,考虑到钌红主要是用来显示细胞外的糖基化物质,所以推测受精卵的卵周间隙富含糖基成分。CGs 内容物在胞吐到卵周间隙后,其中的糖基化物质在卵周间隙中形成一层完整的特殊结构,称为皮质颗粒膜。这种皮质颗粒膜的形成也可能参与阻止多精受精的发生。所以,如果卵周间隙中的 CGs 胞吐物不扩散或扩散不完全,也容易导致多精入卵。此外,皮质颗粒膜在整个早期胚胎发育过程中也一直存在于卵周间隙,直到胚胎孵出后才消失。所以,皮质颗粒膜也可能在早期胚胎发育中发挥作用。

(三)皮质反应调控机制

1. SNARE 蛋白家族 SNARE 蛋白家族被认为在介导囊泡聚集和膜融合过程中发挥重要作用,该家族蛋白有两种类型,即 v- 型和 t- 型 SNAREs。V-SNARE 家族成员如 VAMP(一种囊泡相关膜蛋白)和突触结合蛋白(synaptotagmin)存在于囊泡膜上,而 t-SNARE 如突触融合蛋白(syntaxin)和 SNAP-25(突触小体相关蛋白)则存在于囊泡将要融合的膜上(图 1-4-4)。在囊泡发生胞吐前,囊泡膜上的 v-SNARE 与小 GTP 结合蛋白 Rab 结合靶向膜上的 t-SNARE,从而将囊泡与靶向膜聚集。V-SNARE 和 t-SNARE 同样会形成稳定的蛋白复合体,这种复合体对诱导膜融合是必需的。受精前小鼠的卵母细胞中 t-SNARE 家族蛋白 SNAP-25 是小鼠皮质反应所必需的。最近的研究发现,猪卵母细胞 t-SNARE 家族蛋白 SNAP-23 和 v-SNARE 家族蛋白 VAMP1 参与 CGs 迁移聚集至卵膜,这些 SNARE 蛋白间的相互作用对维持胞吐发生前卵母细胞皮质区域 CGs 状态非常重要。此外,GTP 结合蛋白 Rab 家族成员 Rab3A 存在于受精前小鼠卵母细胞皮质区域,向小鼠卵母细胞内注射重组 Rabphilin-3A 蛋白(一种 Rab 亲和蛋白)的氨基和羧基末端片段可以剂量依赖性地抑制 CGs 发生胞吐,表明 Rabphilin-3A 在介导哺乳动物卵母细胞皮质颗粒反应中发挥作用。

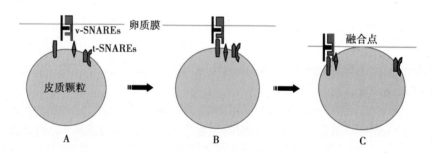

图 1-4-4 SNARE 蛋白参与皮质颗粒胞吐作用机制

A. 皮质反应前;B. v-SNAREs 与 t-SNAREs 相互作用,囊泡向卵质膜迁移;C. 囊泡与卵质膜发生融合,胞吐发生

▌Synaptotagmin ▮VAMP ▬Rab3A ◖Rabphilin-3A ├Syntaxin ▌SNAP25/23

2. Ca^{2+} 依赖途径 体外使用 Ca^{2+} 载体可以诱导 CGs 发生胞吐,而 Ca^{2+} 螯合剂 BAPTA 可以抑制胞吐的发生,表明胞内 Ca^{2+} 水平升高是胞吐发生所必需的。此外,向仓鼠卵母细胞显微注射 IP3 可以诱导胞内钙库释放 Ca^{2+},也可诱导 CGs 发生胞吐;小鼠 MⅡ期卵母细胞显微注射 IP3 会诱导透明带反应的发生,而 IP3 受体的单抗 18A10 显微注射入卵母细胞后则抑制了 IP3 诱导的 Ca^{2+} 释放,并可剂量依赖性地抑制 ZP2 向 ZP2f 的转变。这些研究结果表

明 IP3 参与介导哺乳动物卵母细胞 CG 的胞吐,而 IP3 发挥作用的关键仍是胞内 Ca²⁺ 水平的升高。

八、原核形成和遗传物质融合

(一)精子入卵后的重塑

与卵母细胞激活事件相一致,精子在卵母细胞胞质中也发生了一系列的生化重塑过程,这个过程包括对精子成分进行整合、修饰以及将父源染色质进行卵胞质内重新定位修饰。原核(pronuclear,PN)形成前的精核去浓缩过程主要包括精子去除核膜、核膜下核纤层解体以及染色质的去浓缩。此外,卵母细胞将精子来源的中心体进行重塑,为精子星体形成提供必要的蛋白如 γ-tubulin(微管蛋白)。而精子星体是原核迁移及纺锤体组装的关键结构。

在睾丸精子发生过程中,精子染色质包装成高度浓缩结构,组蛋白被鱼精蛋白替换,此时的染色质基本没有转录活性。此外,精子核被一种称为核周膜(perinuclear theca,PT)的结构包围。精卵融合不久后,精核外被溶解,染色质外周 PT 被移除。随后染色质发生去浓缩,去浓缩过程始于精子头部后区并逐步发展到前区。精子染色质去浓缩过程也是一个二硫键逐步减少的过程,这一过程伴随卵母细胞胞质中 GSH 的减少而最终完成。在去浓缩过程中,包绕染色质的鱼精蛋白被来源于卵母细胞的组蛋白所取代。此外,卵母细胞胞质来源的因子对父源 DNA 进行一系列的表观遗传修饰,如甲基化修饰。

卵母细胞对精子成分和父源染色质的重塑与卵母细胞本身的成熟程度有关,因为随着卵母细胞的不断成熟,卵胞质中的 GSH 浓度也逐渐增加,而 GSH 对于精核的去浓缩及雄原核的形成都十分关键。此外,卵母细胞胞质组蛋白替换精子鱼精蛋白的能力是在卵母细胞成熟过程中逐步获得的。

(二)原核形成及融合

原核形成包括精子和卵母细胞遗传物质外周核膜的重新形成。原核形成始于含有核纤层受体的膜囊泡发生融合,随后整合核孔复合体形成核膜结构,并通过核孔将核纤层蛋白转运以形成核纤层骨架。实时摄像技术研究发现雄原核形成于人卵母细胞的中央,比雌原核略早或同时形成,雌原核的形成位置接近于第二极体。原核形成后,通过精子星体微管将雌原核牵拉并靠近位于卵母细胞中央的雄原核,随后雌雄原核体积逐渐增大。在有些物种中雄原核稍大于雌原核,如在小鼠的受精卵中,雄原核明显大于雌原核,而在人的受精卵中,雌雄原核一般是相同大小的。这种原核体积增大或膨胀似乎是由来源于卵母细胞的囊泡膜发生聚集和融合以及在可溶性核纤层蛋白 B 的参与下完成的。

之前的研究认为连接两原核的星体微管进一步牵引两原核相互靠拢,最后原核融合。融合后的染色质浓缩成为染色体,并被有丝分裂纺锤体吸引分离,随后细胞进行分裂。然而最近的研究认为在哺乳动物的受精卵进入第一次有丝分裂中期的时候,并不会发生雌雄原核融合的过程,而是雌雄原核靠近后核膜同时消失。在形成有丝分裂中期纺锤体时亦会形成两个来源于雌雄原核的紧邻的纺锤体。

受精卵进入第一次有丝分裂标志受精过程的结束和早期胚胎发育的开始。

第二节 早期胚胎发育

一、哺乳动物的卵裂与胚胎发育过程

（一）卵裂过程

卵裂（cleavage）是指受精卵经过多次分裂，将卵质分配到子代细胞的过程。卵裂发生是受精成功最重要的标志，卵裂所产生的子代细胞称为卵裂球（blastomere）。胚胎的早期卵裂过程类似于有丝分裂，但在分裂方式和遗传物质的变化上具有自身的特点。虽然不同动物的卵裂存在差异，但多数哺乳动物经过多次卵裂后，都会形成一个球样的细胞结构，称为囊胚（blastula），中间的腔样结构称为囊胚腔（blastocoel）。

在哺乳动物的早期卵裂过程中，整个胚胎的体积并不增大，而是通过将胞质分配到数目不断增加的较小的卵裂球中，最终结果导致胚胎中卵裂球的大小与正常体细胞水平相当。这与体细胞的有丝分裂是不同的，因为体细胞在两次有丝分裂之间存在一个生长期，通过生长期可以使分裂后的子代细胞能够保持原来细胞的体积和核质比例的恒定。受精卵则是以二分裂、四分裂和八分裂的方式进行卵裂的，在两次分裂之间不存在生长期，核的分裂速度则很快。哺乳动物的第一次卵裂通常发生于受精后 24 小时，之后一般每 12~24 小时卵裂一次。卵裂的胚胎通过借助于体内输卵管内壁纤毛的运动不断向子宫方向迁移，最先的几次卵裂过程主要是在输卵管内进行的。

（二）卵裂方式

多数动物的卵裂方式为完全卵裂，是指胚胎沿着卵裂沟将两个子代细胞彻底分开；不完全卵裂是指胚胎卵裂球并不完全分裂开来，子代细胞之间存在胞质部分的连续，即不完全卵裂实际上并不产生子细胞，产生的是一种多核细胞。对于完全卵裂，如果分裂出的两个子代卵裂球大小相等，又称为完全等裂，多见于卵黄分布均匀的均黄卵如海胆、海星等；如果形成的卵裂球大小不等，称为完全不均等卵裂，多见于卵黄分布不均匀的少黄卵，如软体动物、蛙等。对于不完全卵裂，主要是由于卵黄的存在阻碍了卵裂的发生，导致卵裂只能发生在不含卵黄的部位进行，结果是部分卵质发生卵裂，但由于卵裂沟不能深入卵黄部分，从而产生了胚胎的不完全卵裂。

旋转卵裂作为完全卵裂的一种类型，是胎盘哺乳动物所特有的一种卵裂方式。这种卵裂方式的第一次卵裂为经裂（即沿着极体为轴的分裂），将受精卵分成两个等大的卵裂球；第二次卵裂的两个卵裂球来源于第一次卵裂，其中一个发生经裂，而另一个发生纬裂。在随后的卵裂过程中，由于卵裂球的卵裂速度存在差异，可能会出现如 5、6 和 7 个等不同数目卵裂球的胚胎。

（三）人类胚胎的早期卵裂

1. 卵裂过程 人类卵子的受精部位一般位于输卵管近卵巢一端的壶腹部。第一次卵裂大约发生在受精后 30 小时，卵裂方式为经裂，受精卵分裂成两个相等大小的卵裂球。第二次卵裂在受精后大约 40 小时完成，产生 4 个等大的卵裂球。第三天胚胎发育到 6~12 个卵裂球，第四天胚胎卵裂成由 16~32 个细胞组成。通常把由 32 个卵裂球组成的早期胚胎称为桑葚胚。此后，胚胎的卵裂球不断增多，桑葚胚内部出现空腔，称为囊胚腔，部分液体进入其中。随着胚胎进一步发育，囊胚腔逐渐扩大，即进入囊胚阶段（图 1-4-5）。在此过程中，卵

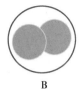 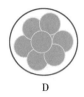 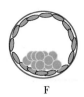

A   B   C   D   E   F

图 1-4-5 人类胚胎的早期卵裂过程

A. 两原核合子;B. 2- 细胞;C. 4- 细胞;D. 8- 细胞;E. 桑葚胚;F. 囊胚

裂球开始出现明显的分化,有部分卵裂球分化成可以形成胚体的内细胞团细胞,还有部分细胞会逐渐分化成形成胚外组织的滋养外胚层细胞。

2. 人类胚胎早期卵裂的特点 与其他物种的卵裂相比,人类早期胚胎的卵裂具有以下几个明显的特征:

(1)卵裂速度缓慢:哺乳动物的卵裂是比较缓慢的一种卵裂,一般完成一次卵裂需要12~24 小时。卵裂速度可能与合子基因组激活及贮存在卵胞质中的母源性 mRNA 特性有关。哺乳动物的合子基因调控一般开始于 2、4、8 细胞期或 16 细胞期,人类胚胎一般发育到 8 细胞期就进入合子基因的调控状态,在合子基因参与对卵裂过程的调控时,细胞需要转录新的mRNA 并进行翻译,这可能会导致卵裂有所延迟。

(2)卵裂球间具有独特的排列方式:受精卵存在贯穿动物极 - 植物极的极轴,动物极所在的位置是第二极体的位置。第一次卵裂的界面穿过或接近极轴,为经裂方式,受精卵均分成两个等大的卵裂球。第二次卵裂,其中的一个仍为经裂,另一个卵裂球的分裂面与极轴垂直,为纬裂方式。人类胚胎的这种卵裂方式又称为旋转卵裂。

(3)卵裂的不同步性:在早期胚胎发育阶段,不是所有的卵裂球都是同时进行卵裂的,卵裂的速度在不同卵裂球间往往存在差异,因此胚胎的细胞数并非成倍增加,而经常会出现卵裂球为奇数的情况。

3. 卵裂球的致密化 哺乳动物受精卵经过三次卵裂之后,形成了具有 8 个卵裂球的胚胎。在 8 个卵裂球之前的胚胎中,各个卵裂球之间排列松散,而在 8 细胞后,卵裂球突然挤在一起,这种现象称为致密化现象。此时,卵裂球由圆形变得扁平,卵裂球之间的接触面增大,卵裂球之间形成了紧密连接和缝隙连接。致密化的形成,使得胚胎内部的卵裂球之间能很好地进行小分子和离子类物质的交换;同时,紧密连接阻断了胚胎内的卵裂球与外界环境之间的直接联系,创造了一个内部的微环境,为胚胎的进一步发育提供了结构基础。鼠和兔的致密化现象发生在 8 细胞阶段,而人和其他灵长类动物则在 16 细胞阶段发生致密化现象。

4. 滋养层和内细胞团的形成 高等哺乳动物 8 细胞前的胚胎中,各卵裂球在形态结构和发育潜能等方面都没有显著差异。而发生紧密化以后,形成了外层和内层的特异卵裂球,卵裂球的命运在此之后将发生重大变化。位于外层的卵裂球将会发育成滋养层细胞(trophectoderm cells,TEs),这一部分未来将分化为支持胚胎发育的胚外组织,并在胎儿出生时被丢弃;而位于内层的卵裂球则会发育成内细胞团(inner cell mass,ICM),这一部分最终将发育成动物的各种组织器官。滋养层细胞与内细胞团细胞不仅在形态上存在差异,而且细胞内的蛋白质合成也有所不同。如果将 4 细胞期胚胎的单个卵裂球置于另一群卵裂球的外层,所有这些单个卵裂球都将形成滋养层细胞,说明致密化作用后卵裂球所处的位置决定了其发育命运。

5. **囊胚形成及脱离透明带** 小鼠胚胎发育到大约 64 细胞期时,内细胞团(约有 10 多个细胞)与滋养层细胞逐渐分开,相互之间不再有细胞交换。此时,滋养层细胞开始分泌液体,胚胎内细胞团与滋养层细胞之间形成囊胚腔。随着液体的不断分泌和胚胎的持续发育,囊胚腔也逐渐增大,随后内细胞团细胞被挤到滋养层细胞环的一侧,即形成了囊胚。当囊胚进入子宫后,通过在透明带上溶出一个小孔(是由位于细胞膜上的一种胰蛋白酶样的蛋白酶strypsin 将透明带上的纤维基质消化形成的),再加上内部充满液体的囊胚腔所产生的膨胀压力,将囊胚从透明带中挤出,这个过程称为孵化(hatching)。此后,滋养层细胞与子宫内膜细胞接触,胚胎就进入植入环节。

二、Ca^{2+} 信号与胚胎周期调控

海胆胚胎可在 4 小时内经历 8 次分裂,蛙卵在 6 小时内也可经历 8 次分裂,而果蝇胚胎 3 小时内则可发生 13 次核分裂。在分裂过程中,胚胎主要依赖于母源性储存的代谢底物、mRNA 和蛋白,这些快速进行的有丝分裂事件主要包括:①核膜破裂、染色质浓缩和有丝分裂纺锤体形成;②纺锤体延长并引起染色体分离;③卵裂沟形成,两个子代细胞分离。肌醇单磷酸酶(IMPase)抑制剂可以阻断这些有丝分裂事件的发生,而这种阻断可以被磷酸肌醇所逆转,表明磷酸肌醇信号通路参与了有丝分裂事件。磷酸肌醇信号通路的核心是 Ca^{2+} 水平发生升高,所以,Ca^{2+} 与胚胎有丝分裂和周期调控关系密切。

(一)Ca^{2+} 信号与核膜破裂

海胆第一次胚胎分裂时的核膜溶解前会出现短暂的 Ca^{2+} 浓度升高,显微注射 Ca^{2+} 或三磷酸肌醇可以诱导核膜提前破裂,而胞内注射 Ca^{2+} 螯合剂则会阻断核膜破裂。此外,核膜破裂时发生的 Ca^{2+} 浓度瞬时升高也主要集中于核周区域。

(二)Ca^{2+} 信号与染色体分离

海胆胚胎姐妹染色单体在分离前会出现 Ca^{2+} 瞬时变化,而这种瞬时变化会被 Ca^{2+} 螯合剂或三磷酸肌醇受体拮抗剂所阻断,导致姐妹染色单体的分离受抑制。三磷酸肌醇拮抗剂,如三磷酸肌醇海绵(一种由三磷酸肌醇受体Ⅰ型三磷酸肌醇结合域构成的重组蛋白,可以竞争性结合三磷酸肌醇的蛋白)以及 p130 蛋白(一种可以结合三磷酸肌醇的灭活形式的磷酸酶)都可以有效地阻止染色单体分离。

(三)Ca^{2+} 与卵裂沟的形成

研究发现 Ca^{2+} 信号和强度与卵裂沟的延伸及其深度关系非常明显。斑马鱼胚胎卵裂沟形成可以被 Ca^{2+} 螯合剂 BAPTA 和三磷酸肌醇拮抗剂肝素阻断。同样在海胆胚胎的卵裂沟周围也观察到了局部 Ca^{2+} 浓度升高和钙调蛋白被激活的现象。人类早期胚胎的卵裂沟周围还可出现内质网的聚集。通过对果蝇胚胎的研究发现,卵裂沟的浅表位置在空间和时间上都具有与肌动蛋白变化紧密相关的 Ca^{2+} 浓度升高。

三、早期胚胎发育的表观遗传学调控

表观遗传学调控指的是在不改变 DNA 序列的情况下导致细胞表型发生改变的一种调控机制,主要包括 DNA 甲基化、组蛋白修饰、染色质重塑、核组织重排以及非编码 RNA 分子。早期胚胎发育受表观遗传学调控,主要包括 DNA 甲基化调控、组蛋白修饰,非编码 RNA 调控等方式。

1. **DNA 甲基化** DNA 甲基化作为重要的表观遗传学事件,参与胚胎发育过程中的

基因印迹、基因表达调控和染色质结构改变。DNA 甲基转移酶（DNA methyltransferases，DNMTs）是维持 DNA 甲基化过程所必需的酶类，主要有 DNMT1 和 DNMT3（包括 DNMT3A 和 DNMT3B）。其中 DNMT1 酶是目前已知的主要的甲基转移酶，优先作用于半甲基化的 DNA，表明 DNMT1 酶在 DNA 复制时维持 DNA 的甲基化状态方面具有作用。DNMT1 可能在生长期卵母细胞重复元件的甲基化过程中发挥作用，并且 DNMT1 mRNA 在成熟的 M II 期卵子中具有高表达，胚胎发育第三天时表达出现下降。DNMT3 家族转移酶也参与植入前胚胎发育过程中的表观遗传调控，但 DNMT3A 优先作用于未发生甲基化的 DNA，而 DNMT3B 则作用于半甲基化和未发生甲基化的 DNA。

2. **组蛋白修饰** 除了 DNA 甲基化变化之外，哺乳动物细胞中染色质的组蛋白修饰在细胞分化过程中也起了至关重要的作用。DNA 和核心组蛋白会形成包装紧密的核小体，这些核心组蛋白的 N 端通过翻译后修饰的方式——乙酰化、甲基化、泛素化及磷酸化等，使染色质获得特定的构象来调节基因的表达。许多研究发现组蛋白的翻译后修饰与基因的表达调控具有紧密的联系，如赖氨酸乙酰化通常被认为是与染色质转录活性相关，而组蛋白赖氨酸甲基化可以激活或抑制基因的表达，这取决于被修饰的赖氨酸残基特征。在哺乳动物胚胎 ICM 和 TEs 分化的过程中，人们发现敲除 *Dnmt1*、*Dnmt3a* 和 *Dnmt3b* 等 DNA 甲基转移酶并不会影响 ICM 细胞和 TEs 细胞的分化过程，这说明 DNA 的甲基化不是 ICM 和 TEs 分化所必需的。最近的研究表明，组蛋白赖氨酸和精氨酸残基的甲基化改变对于这一分化过程具有决定性作用。此外，组蛋白的翻译后修饰在染色质结构重塑和 DNA 甲基化过程中也起着关键作用。

3. **非编码 RNA 调控** 除转录调控和表观遗传调控外，微小 RNA（microRNA，miRNA）调控是近年来发现的一种普遍存在于细胞内的 mRNA 调控方式，称为非编码 RNA 调控，并在调控早期胚胎发育方面作用十分重要。这些微小的、长度为 21~23 个核苷酸大小的 RNA 片段主要是通过靶向于特定的 mRNA（s），调控 mRNA（s）的翻译和稳定性，从而可以有效地实现对胚胎基因表达模式的调控，进而调控胚胎发育。

4. **基因印迹** 基因印迹是一种不遵从孟德尔定律的遗传学现象，指只有来自特定亲代的基因或者基因簇得以表达，而依靠单亲传递部分遗传学性状的现象。基因印迹使得子代以亲本特异性的方式确保某些基因具有合适的表达剂量，其主要是通过 DNA 甲基化、组蛋白修饰和非编码 RNA 造成的基因沉默而实现。基因印迹与胚胎发育密切相关，如胚胎发育到第三天时某些印迹基因呈现出高表达，如父源印迹基因 *Inppsf*、*Kcnq1ot1*、*Z1m2*、*Peg3* 和 *Pon1*；母源印迹基因，如 *Tp73l*、*Grb10*、*Cpa4*、*Kcnk9*、*Phlda2*、*Osbpl5*、*Ube3a* 和 *Znf597* 等。并且许多疾病的发生可能与植入前胚胎发育过程中的基因印迹缺陷有关。

四、胚胎碎片和发育阻滞

相对于体内胚胎发育来说，目前的体外胚胎培养条件并非最佳，存在较高的植入前胚胎浪费现象，大部分胚胎会出现发育阻滞、碎片化或是两者兼有最终导致胚胎死亡而无法利用。目前人类辅助生殖技术中出现的异常胚胎通常表现为细胞分裂异常或延迟，在形成囊胚前阶段常伴有细胞碎片和发育阻滞现象。

（一）胚胎碎片

1. **碎片对胚胎质量的影响** 胞质碎片的发生是最为常见的胚胎缺陷之一，并常被作为评价胚胎质量的指标。有研究表明胚胎植入后的妊娠率与胚胎碎片发生程度呈负相关关系，并且碎片发生的程度与胚胎质量也密切相关。通常具有碎片的胚胎其卵裂球大小也不同，并且细胞碎片在胚胎内也占有一定比例的体积，此时细胞膜一般保持完整不会被活体燃料着色。绝大多数情况下，这些非核细胞碎片含有部分细胞器和胞质蛋白成分。有碎片胚胎的卵裂球平均大小通常会随碎片发生程度的增加而显著降低，导致细胞内含量降低，这可能会对胚胎的未来发育产生不良的影响。然而伴随胚胎卵裂的不断进行，碎片的存在对胚胎本身可能并不会产生致命影响，因为很多时候这些碎片会被卵裂球重新吸收。

2. **胚胎碎片产生机制** 有关胚胎碎片产生的机制仍不是非常清楚。关于碎片的产生目前有两种假设：①一种认为胞质碎片是一种细胞胀亡过程，这种细胞死亡形式是以形成失去细胞器的胞质小泡为特征，可以被细胞重新吸收或与细胞发生分离，通常是在缺氧的情况下离开细胞。由于胚胎通常是培养在富含氧气的环境中，因此同样的形态改变也可以在没有线粒体为其提供能量的卵裂球中发生。②另一种假设则认为胚胎碎片的发生是一种程序性细胞死亡途径的激活，尤其是当细胞碎片发生在发育阻滞的胚胎，以及所有卵裂球被完全破坏的情况下。体外受精胚胎细胞碎片、阻滞和凋亡的发生常会集中发生于胚胎发育的某一或某些阶段，这种发育阶段的敏感性不仅在人类胚胎中存在，而且也存在于其他动物如牛等。凋亡的起始发生似乎也受胚胎本身的发育调控，呈现一定的发育阶段特异性，这也是导致凋亡过程具有不连续性特点的原因之一。

图 1-4-6 是具有不同程度碎片的胚胎模式图，包括胚胎无碎片（图 1-4-6A），胚胎卵裂球间有少量的细胞碎片，基本上不造成卵裂球的减少（图 1-4-6B），这种可能是 caspase 非依赖性途径介导的碎片化现象，也可能属于细胞胀亡过程。造成部分卵裂球减少的胚胎碎片化（图 1-4-6C），可能属于 caspase 依赖性的过程，也可能是一种细胞凋亡过程。此外，当碎片完全占据整个胚胎时，胚胎即发生完全碎裂（图 1-4-6D）。

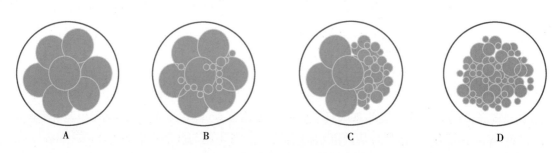

图 1-4-6　不同程度碎片化胚胎模式图

A. 胚胎无碎片；B. 不造成卵裂球损失的胚胎碎片；C. 造成部分卵裂球损失的胚胎碎片；D. 卵裂球完全碎裂的胚胎

（二）胚胎发育阻滞

胚胎发育阻滞是所有哺乳动物胚胎发育过程中的一个常见现象，机制目前仍不十分清楚。在 IVF 过程中，有 10%~15% 的胚胎在 2~4 细胞阶段会发生永久性的胚胎阻滞，但并不伴有凋亡现象，而且发生阻滞的胚胎仍然具有活跃的代谢和产生 ROS 的能力。值得探究的是，为什么早期的胚胎尽管本身具有潜在的凋亡机制以去除不理想的细胞，而选择以这种永久发生阻滞的状态存在？

植入前胚胎的早期卵裂直接受卵子发生过程中聚集于卵母细胞胞质中的母源性转录物控制。也就是说，此时的胚胎卵裂情况取决于特异性的母源储存物和基因表达水平，所以此时的胚胎对其所处的微环境也非常敏感,包括非适宜的培养条件等都可能会给胚胎一个发生永久阻滞的信号,从而阻止低质量(异常发育/遭受损伤)胚胎的进一步发育。

胚胎发育阻滞也可能是为了阻止特定染色体异常和/或合子基因组未能激活的胚胎进一步发育的一种途径。因为植入前处于卵裂阶段的胚胎具有大量未分化的线粒体,而这些线粒体不能被细胞周期检查点蛋白识别。

此前人们一直认为配子具有高水平的端粒酶活性,并且配子发生过程中会发生端粒长度的重新调整以确保每一代都能以完整的端粒起始新的生命。然而,研究却发现受精后胚胎发育的早期阶段发生了显著的端粒延长现象。小鼠卵母细胞中的端粒长度要短于其相应的体细胞中的端粒长度,但其端粒长度在早期卵裂阶段却发生了显著延伸。合适的端粒长度和结构(即端粒完整性)对将来的生命健康和生殖能力都具有长远的影响,所以细胞周期检查点相关蛋白会对胚胎发育起始时是否具有合适的端粒长度和结构进行检查,如果发现端粒异常,也会启动永久性的胚胎发育阻滞。

(孙莹璞 姚桂东)

参 考 文 献

1. 陈大元. 受精生物学. 北京:科学技术出版社,2000.

2. 黄国宁,孙海翔. 体外受精-胚胎移植实验室技术. 北京:人民卫生出版社,2012.

3. GUPTA SK,BHANDARI B,SHRESTHA A,et al.Mammalian zona pellucida glycoproteins:structure and function during fertilization.Cell Tissue Res,2012,349:665-678.

4. TARDIF S,CORMIER N. Role of zonadhesin during sperm-egg interaction:a species-specific acrosomal molecule with multiple functions. Mol Hum Reprod,2011,17:661-668.

5. DEY S,BROTHAG C,VIJAYARAGHAVAN S. Signaling Enzymes Required for Sperm Maturation and Fertilization in Mammals. Front Cell Dev Biol,2019,7:341.

6. GREENBERG MVC,BOURC'HIS D. The diverse roles of DNA methylation in mammalian development and disease. Nat Rev Mol Cell Biol,2019,20(10):590-607.

7. NASSARI S,DEL OLMO T,JEAN S. Rabs in Signaling and Embryonic Development. Int J Mol Sci,2020,21(3):1064.

8. JAMBHEKAR A,DHALL A,SHI Y. Roles and regulation of histone methylation in animal development. Nat Rev Mol Cell Biol,2019,20(10):625-641.

9. SHAHBAZI MN,ZERNICKA-GOETZ M. Deconstructing and reconstructing the mouse and human early embryo. Nat Cell Biol,2018,20(8):878-887.

10. GERRI C,MENCHERO S,MAHADEVAIAH SK,et al. Human Embryogenesis:A Comparative Perspective. Annu Rev Cell Dev Biol,2020,36:411-440.

11. WEBB SE,KELU JJ,MILLER AL. Role of Two-Pore Channels in Embryonic Development and Cellular Differentiation. Cold Spring Harb Perspect Biol,2020,12(1):a035170.

12. HASLEY A,CHAVEZ S,DANILCHIK M,et al. Vertebrate Embryonic Cleavage Pattern Determination. Adv Exp Med Biol,2017,953:117-171.

13. XU Q,XIE W. Epigenome in Early Mammalian Development:Inheritance,Reprogramming and Establishment. Trends Cell Biol,2018,28(3):237-253.

14. BIANCHI E,WRIGHT GJ. Find and fuse:Unsolved mysteries in sperm-egg recognition. PLoS Biol,2020,18(11):e3000953.

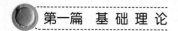
15. XU R,LI C,LIU X,GAO S. Insights into epigenetic patterns in mammalian early embryos. Protein Cell,2021, 12(1):7-28.

16. CASTILLO J,JODAR M,OLIVA R. The contribution of human sperm proteins to the development and epigenome of the preimplantation embryo. Hum Reprod Update,2018,24(5):535-555.

17. ZANINOVIC N,IRANI M,MESEGUER M. Assessment of embryo morphology and developmental dynamics by time-lapse microscopy:is there a relation to implantation and ploidy? Fertil Steril,2017,108(5):722-729.

18. COTICCHIO G,LAGALLA C,STURMEY R,et al. The enigmatic morula:mechanisms of development,cell fate determination,self-correction and implications for ART. Hum Reprod Update,2019,25(4):422-438.

19. MURPHY BD. Under Arrest:The Embryo in Diapause. Dev Cell,2020,52(2):139-140.

20. DENG L,LI C,CHEN L,et al. Research advances on embryonic diapause in mammals. Anim Reprod Sci, 2018,198:1-10.

 复习思考题

1. 阐述生理条件下的哺乳动物受精过程。

2. 卵细胞质内单精子注射后引起的卵母细胞激活与正常受精后的卵母细胞激活事件有何不同？原因有哪些？

3. 简述人类早期胚胎的卵裂过程及其特点。

4. 简述胚胎碎片的发生及其产生机制如何？

第五章　胚胎的植入

 要点

1. 掌握胚胎植入的基本过程。
2. 掌握子宫内膜容受性的基本调控。
3. 了解影响子宫内膜容受性的各种因子。
4. 了解不孕症诊疗过程中最优化原则的贯彻及实施。

胚胎植入是目前生殖生物学研究中最大的未解之谜,涉及内膜基质与腺体发育的同步性、胚胎发育与子宫内膜容受性的同步性、细胞凋亡,以及血管发生等过程。多种分子调控着胚胎与子宫内膜的多重复杂相互作用,同时胚胎植入过程是决定女性生殖过程中"育"与"不育"的重要环节。

第一节　胚胎植入过程

胚胎植入是指胚胎经过与子宫内膜相互作用后,最终在子宫腔内生长的过程。胚胎植入是一个动态连续的生物学过程,包括受精卵的生长发育、卵裂,胚胎的形成和脱透明带,子宫内膜容受性的建立,胚胎在子宫内膜的定位、黏附、入侵等环节。卵子受精后,由输卵管壶腹部向子宫腔内游走,历经3~4天到达子宫腔,在宫腔内游离2~3天,并形成囊胚、脱透明带,受精后第6~8天胚泡开始定位、黏附、入侵,第10~12天完成植入过程(图1-5-1)。

一、定位

受精卵到达宫腔后有1~2天的游离,在黏附之前首先在某个位置靠近子宫内膜,这个过程被称为定位。一般而言,人类胚胎在子宫内膜的着床位置大多位于子宫前、后壁或者子宫底部。胚胎选择着床定位的机制尚不明确。胚胎与子宫内膜之间的对话可能是胚胎定位的重要原因,这种对话主要通过糖复合物与配体的结合起作用。此外,胚胎具有明显的极性。目前有学者认为人的胚胎是以靠近内细胞团的极端滋养层细胞与子宫内膜相接触,但目前尚无确切定论。

二、黏附

胚胎定位后,开始黏附于子宫内膜。胚胎植入时的子宫内膜处于分泌期,黏附过程主要通过胚胎和子宫内膜细胞表面表达的多种黏附分子及其配体结合介导。黏附分子包括整合素、E-选择素等,在着床期子宫内膜细胞上表达丰富。整合素属于跨膜蛋白类黏附分子,它们的配体包括层粘连蛋白、纤连蛋白、玻连蛋白等。整合素介导细胞与细胞、细胞与细胞外基质间的相互作用,促进细胞的迁徙、分化和结构变化。研究表明,着床期子宫内膜细胞整合素的表达缺失会导致不孕。扫描电镜观察发现,子宫内膜和胚胎之间出现微绒毛交错现

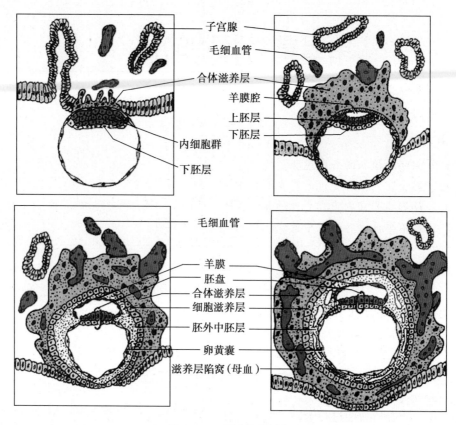

图 1-5-1　胚胎植入过程

象,滋养层细胞和子宫内膜上皮细胞之间形成桥粒和连接复合物等结构。

三、侵入

胚胎黏附于子宫内膜表面后,很快侵入子宫内膜。胚胎滋养层细胞穿入子宫内膜的过程称侵入。胚胎近子宫内膜侧的滋养层细胞首先与内膜接触,分泌蛋白水解酶,消化透明带,溶解和破坏接触部位的内膜上皮,内膜出现一个缺口,胚胎逐渐陷入。胚胎侵入后,从内膜基质吸取营养并迅速增殖,滋养层细胞增厚并分化为内、外两层,内层细胞界限清楚,由单层立方细胞组成,称细胞滋养层;外层细胞相互融合,细胞界限消失,称为合体滋养层。合体滋养层继续消化、溶解内膜基层,使胚胎进一步侵入子宫内膜,植入部位的嵌入缺口被新生成的纤维蛋白凝集物填充修复。合体滋养层中出现了一些小的腔隙,这些腔隙融合后形成大的空腔,称为滋养层陷窝(图1-5-2)。植入过程持续4天

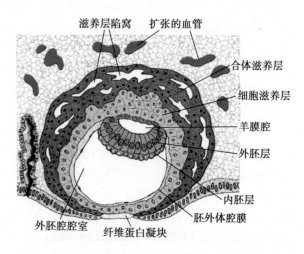

图 1-5-2　囊胚结构

左右。经过植入，原来游离的胚胎埋入子宫内膜中，建立起母子间结构上的联系。

四、子宫内膜蜕膜化

为了使胚胎顺利植入子宫内膜，在甾体激素的作用下，子宫内膜腺体增大、弯曲，腺体中富含黏液和糖原，内膜血管扩张，结缔组织细胞肥大，这一系列的变化称为子宫内膜蜕膜化。此时的子宫内膜称为蜕膜。蜕膜化过程涉及子宫内膜基质细胞的分化和细胞外基质的重建。蜕膜细胞在形态上，呈现大而圆、胞质丰富、多核化等变化。蜕膜细胞依据来源，大致可分为三类：①子宫内膜源性细胞：如蜕膜基质细胞（decidual stromal cell, DSC）、血管内皮细胞以及上皮细胞；②骨髓源性白细胞：如蜕膜巨噬细胞（decidual macrophage, DM）、大颗粒淋巴细胞（large granulated lymphocyte, LGL）、T细胞及少许B细胞；③侵入蜕膜的绒毛外细胞滋养细胞（extravillous cytotrophoblast, ECT）。这三类细胞分泌多种细胞因子，共同构成了蜕膜特殊的免疫微环境，在妊娠过程中发挥免疫抑制、免疫营养的双重功能。

子宫内膜蜕膜化反应始于胚胎着床前。胚胎进入宫腔后，与胚胎接触的子宫内膜基质细胞增生、分化，转化为成熟的蜕膜细胞，并逐渐向周围扩展并最终遍及整个宫腔。蜕膜细胞不断形成的同时也伴随着退化，退化的蜕膜细胞中存在大量溶酶体样小体和自噬体，死亡的蜕膜细胞及碎片主要由滋养细胞吞噬。因此，蜕膜细胞的数量和滋养细胞的侵蚀也处于动态平衡。细胞周期蛋白D3、p21、细胞周期蛋白依赖性蛋白激酶6（cyclin dependent kinase 6, CDK6），以及肝素结合表皮生长因子样生长因子（heparin binding EGF like growth factor, HB-EGF）等参与了基质细胞的多核化过程。蜕膜化的程度与滋养层的侵入程度有关，但蜕膜的功能尚不清楚。目前研究认为，蜕膜作为一个免疫屏障，可以避免母胎之间的异物排斥作用。此外，蜕膜可能参与胎盘的形成。

子宫内膜的蜕膜化过程对于成功的着床和妊娠的维持是必需的，它涉及内膜基质细胞的分化和细胞外基质的重建。在妊娠过程中，它和胚胎滋养层组织共同构成母胎界面，在调节胚胎发育和胎盘形成等方面发挥着重要作用，是胚胎及其附属物营养供应的来源。子宫内膜蜕膜化是胚胎种植成功的必备条件，蜕膜化不全可能导致不孕、复发性流产（recurrent abortion, RA）、胎儿生长受限（fetal growth restriction, FGR）等多种疾病。

目前已有大量的研究证明蜕膜化过程受多种因素的调节，如细胞因子、激素、免疫细胞、信号转导分子等，这些因素相互影响，构成网络化调节模式，其机制相当复杂，目前尚不甚清楚。

五、胎盘形成

胚胎成功着床后，逐渐开始形成胎盘，这标志着胚胎植入过程的结束。胎盘的形成，为母胚之间建立了稳固可靠的物质交换通道，对胎儿具有保护、营养、呼吸、排泄等多重作用，主要包括蜕膜细胞外基质重建、蜕膜螺旋动脉形成和低压胎盘循环建立这几个重要事件。

细胞外基质骨架的成分主要为胶原纤维，细胞表面受体与这些纤维发生黏附，为胞内骨架与胞外基质间建立联系的桥梁，同时也起到支撑作用。绒毛膜外细胞滋养层分泌整合素等多种黏附分子，使绒毛膜组织与底蜕膜细胞外基质发生黏附，促进了胎盘与母体的附着作用。

细胞外基质重建首先进行对胞外的胶原纤维进行降解。基质金属蛋白酶（matrix metalloproteinase, MMP）是一组锌依赖性的蛋白水解酶，在细胞外基质降解过程中发挥重要作用。一般情况下,MMPs 抵制物抑制 MMP 活化,侵入性滋养层细胞分泌酶原形式的 MMP9 前体,经裂解 N- 末端的前肽后活化,MMPs 酶原中绝大多数能被其他类的蛋白酶激活,如血浆素、松弛素等。蜕膜细胞外基质进行重新组建,MMP 的活化是必需的;但是,由于底蜕膜细胞外基质胶原纤维是胎盘固定于母体子宫壁的锚点,若 MMP 过度活化可能会使得基质纤维成分的抗拉强度降低,从而影响胎盘附着的稳固性。

随着胚胎的植入,细胞滋养层侵入蜕膜血管,增殖替代血管内皮形成细胞栓,过滤母血的有形成分,增加血管内的循环阻力,建立妊娠初期低压胎盘循环。细胞滋养层细胞在富氧的母体血管内进一步分化融合形成合体滋养细胞,与母体血液直接接触。在此过程中子宫内膜将崩解和液化,为胎盘血窦的形成提供空间。因此,低压胎盘循环、螺旋动脉及胎盘血窦的形成都是滋养组织对蜕膜入侵的结果。

六、异位妊娠

胚泡植入部位常位于子宫体前、后壁或子宫底部。胚泡在子宫腔以外植入称为异位妊娠。根据胚泡植入的位置不同,异位妊娠分为:输卵管妊娠、宫颈妊娠、卵巢妊娠、腹腔妊娠、阔韧带妊娠等。输卵管妊娠是异位妊娠中最常见的类型(占 90%~95%)。异位妊娠是妇产科常见的急腹症之一,严重时危及生命。

第二节 子宫内膜容受性

一、子宫内膜容受性建立

子宫内膜仅在某一特定时期允许胚胎着床,此时子宫内膜和胚胎相互作用,在非常短的时期内共同完成着床过程,这个短暂的时期称为"种植窗"。在此前后,子宫内膜对胚胎处于非接受状态。人类的种植窗出现在月经周期的第 20~24 天,即黄体生成素(luteinizing hormone,LH)峰后的 6~10 天,持续约 48 小时。在这一时期,在雌、孕激素的共同作用下,子宫内膜腺体和间质逐步发育成熟,形态和功能出现了相应的变化。

目前临床上常用的评价子宫内膜的方法有超声测量及血清免疫学检测等。超声对于子宫内膜容受性和宫腔情况的常用评估指标包括内膜厚度、内膜类型、子宫内膜及内膜下血流参数、子宫收缩频率等。近年来,随着生殖免疫研究的发展,不孕症女性可能存在潜在的自身免疫失调。抗子宫内膜抗体是一种以子宫内膜为靶细胞并引起一系列免疫病理反应的自身抗体。研究发现,原发不育女性血清中抗子宫内膜抗体的阳性检出率显著高于健康女性。抗子宫内膜抗体在评估子宫内膜容受性方面的临床价值仍需进一步探究和验证。

现有的研究表明,在子宫内膜容受性建立过程中,子宫内膜的组织形态发生了巨大的特异性变化。在光镜下观察,子宫内膜腺体粗大,腺体弯曲,腺上皮呈假复层,间质细胞增生伴核仁明显,间质疏松,血管丰富,腺体与间质同步发育。这些变化对于胚胎的黏附和侵入是非常必要的。

在种植窗期,扫描电镜下可见子宫内膜上皮细胞顶端出现大而平滑的膜突起,称为"胞饮突"。胞饮突的发展经历发育期、成熟期和退缩期三个阶段,每个阶段持续约 24 小时。发育中的胞饮突富含微绒毛,开始向子宫腔隆起;成熟的胞饮突不含微绒毛,最大限度地向子宫腔隆起;衰退的胞饮突轻微突起,含有短的微绒毛网。胞饮突的出现、完全发育及退化的时间与植入窗开放和关闭的时间完全吻合,完全发育的胞饮突是子宫内膜容受性建立和植入窗开放的重要形态学指标。人子宫内膜胞饮突的发育依靠孕激素和雌激素,其中孕酮受体在调控胞饮突形成过程中发挥重要作用。血清孕酮水平过早上升可能导致胞饮突提前出现,内膜植入窗提前关闭,从而影响胚胎与内膜的同步性。胞饮突的主要功能是吸收宫腔内液体和大分子物质,以利于胚泡定位和黏附。成熟期胞饮突的出现标志着子宫内膜处于最佳状态。研究提示,胞饮突的丰富程度与妊娠成功率呈正相关。

二、子宫内膜容受性的调控因子

子宫是下丘脑 - 垂体 - 卵巢轴的靶器官之一,该轴对子宫内膜容受性具有重要影响。此外,来自胚胎以及母体表达的大量生长因子、黏附分子、同源框(homeobox,HOX)基因和细胞因子等,相互联系、相互影响、相互作用,构成一个井然有序的调节网络,调节子宫内膜着床窗的开放和闭合。随着基因组学技术的发展,近年来成百上千的差异表达基因被筛出。未来将有更多差异表达分子作为判断子宫内膜容受性的分子标记。同时,生物信息学分析将有助于寻找调节子宫内膜容受性的信号通路网络。

(一)激素的作用

在胚胎植入前,子宫内膜发生一系列的变化,如血液供应加强,子宫内膜细胞增生和分化,对异物刺激敏感性增强等。这些与体内雌孕激素水平密切相关。在围植入期,甾体激素调控子宫内膜细胞向有益于胚胎发育和着床的方向分化。孕酮(P_4)和雌二醇(E_2)是调控胚胎着床最为重要的激素,两者相互协调,共同促进胚泡和子宫内膜发育的同步化。在雌激素和孕激素的联合作用下,子宫内膜基质细胞转化成为分泌性内膜细胞,以利于胚泡着床。

雌、孕激素是通过各自的雌激素受体和孕激素受体发挥作用。雌激素、孕激素受体均属于核受体,其表达量受雌、孕激素水平的调控。增殖期子宫内膜腺细胞和间质细胞富含雌、孕激素受体。雌激素受体在增殖期子宫内膜含量最高,排卵后明显减少。孕激素受体在排卵时达高峰,随后腺上皮孕激素受体逐渐减少,而间质细胞孕激素受体含量相对增加。着床期雌、孕激素协调作用于子宫内膜,为胚胎植入作好准备。雌、孕激素受体为胚胎着床的重要分子标志物。雌、孕激素受体表达失调可能影响子宫内膜细胞的增殖及分泌功能,从而降低子宫内膜容受性,最终导致胚胎着床障碍及流产。

雌、孕激素在子宫内膜容受性建立中的生理作用:

1. 在雌、孕激素的联合作用下,子宫内膜上皮细胞增殖逐渐转化为基质细胞增殖,同时子宫内膜蜕膜化。

2. 雌激素促进子宫内膜细胞转变为接受态,同时雌激素在子宫局部的代谢产物 4-OH-E_2 通过旁分泌途径促进胚泡活性。

3. 雌、孕激素水平及其受体在子宫内膜细胞的表达量影响子宫内膜由非黏附状态向黏附状态的转变历程。

4. 雌、孕激素激活巨噬细胞、T 淋巴细胞、内膜上皮细胞及间质细胞等分泌多种生长因子、黏附分子和细胞因子。

5. 雌、孕激素与各种生长因子、黏附分子和细胞因子相互作用共同促进内膜成熟、胚泡发育及着床。

总之,在着床期间一定浓度的孕酮及雌激素对胚泡与子宫内膜的"对话"起到了重要作用。

（二）细胞因子

多种细胞因子参与调节胚胎着床、发育，以及子宫内膜容受性建立，在围植入期执行重要的生理功能。与胚胎植入相关的细胞因子有：白介素、生长因子、黏附分子等。

1. 白细胞介素家族（ILs） 白细胞介素（interleukin，IL）是参与胚胎着床的重要细胞因子，其中白细胞介素1（IL-1）与白细胞介素6（IL-6）与胚胎着床密切相关。

（1）白细胞介素1家族：IL-1包括2个配体（IL-1α、IL-1β）、2个受体（IL-1RⅠ和IL-1RⅡ），以及1个受体拮抗剂（IL-1ra）。早孕期的母胎界面存在丰富的IL-1系统，其表达峰值正是着床期。在胚胎着床期，IL-1及IL-1RⅠ均高水平表达，两者结合后上调整合素β，促进囊胚与子宫内膜的黏附定位。IL-1RⅡ是IL-1在子宫内膜的特异性抑制剂，其在基质细胞和腺体腔上皮的分泌呈周期依赖性方式，在增殖晚期、分泌早期表达上升，分泌中期表达下降，在月经周期的第21天达到最低，至分泌晚期又有回升。在种植窗时期，IL-1RⅡ表达下降，对IL-1的抑制作用减弱，从而促进了IL-1对着床的作用。因此，IL-1α和IL-1β的适当比率对于启动和维持胚胎成功着床至关重要。受体拮抗剂IL-1ra可与IL-1RⅠ结合从而阻断其与IL-1的结合，IL-1ra的表达在增殖期明显高于分泌期。在着床过程中，IL-1系统在子宫内膜的自分泌和旁分泌调节中起重要作用。胚胎分泌的IL-1具有促进内膜转化与白细胞分化、诱导白血病抑制因子和粒细胞集落刺激因子表达、激活LIF和IGFBP-1转录等诸多功能，进而从不同角度促进胚胎植入和增强内膜容受性。IL-1系统在胚胎着床过程中还影响其他通路，包括MMPs/TIMPs和VEGF。

（2）白细胞介素6家族：IL-6家族包括IL-6、IL-11、白血病抑制因子（leukemia inhibitory factor，LIF）、制瘤素M等。其中IL-6和IL-11的表达在多种动物中呈现时间和空间的特异性，在着床期呈高表达，在子宫蜕膜化区域表达较高。

LIF是一种具有多种生物学功能的分泌型糖蛋白，在不同组织和细胞中有多种生物活性，最早发现其能抑制小鼠M1型白血病细胞的增殖而得名。LIF基因位于人22号染色体，基因长6.0kb，含3个外显子和2个内含子。LIF在胚胎发育和胚泡着床过程中具有重要生物学功能。排卵后期子宫内膜腺体表达LIF，腔上皮表达LIF受体；其表达量在着床前明显增加。在胚胎侵入的过程中，LIF和LIF受体分别在蜕膜组织和胚胎滋养层中表达，同时LIF受体与蜕膜淋巴细胞相互作用，共同促进胚胎侵入子宫蜕膜。LIF在人子宫内膜表达的峰值出现在月经周期第19~25天，此时恰好与正常妊娠胚泡着床时期一致。目前LIF被认为是胚泡着床过程中最关键的细胞因子之一，能促进早期胚胎发育、启动胚泡植入，以及调节蜕膜化过程。LIF的作用机制可能是子宫内膜腺产生的LIF分泌到子宫腔内，通过激活LIF受体作用于腔上皮，使子宫形成一种适宜胚胎着床的内膜环境；同时LIF与胚胎细胞的LIF受体发生作用，从而促使胚胎顺利着床。LIF可抑制胚胎滋养层细胞的金属基质蛋白酶和hCG分泌，增加细胞外基质中纤连蛋白的含量，抑制细胞滋养层向合胞体分化，从而促使其向分化型转化。LIF还介导着床时雌激素及孕酮的功能，并与其他细胞因子共同介导胚胎着床。此外，LIF可能参与调控妊娠过程中的血管生成。人胎儿内皮细胞表达LIF受体，而缺失LIF受体基因的小鼠表现出胎盘血管发育异常。

2. 生长因子

（1）表皮生长因子（epidermal growth factor，EGF）：表皮生长因子存在于上皮及中胚层组织中，由53个氨基酸组成单链多肽，是一类连接特殊受体的蛋白质，促进细胞增殖和分化。EGF家族包括EGF、转化生长因子（transforming growth factor，TGF）、肝素结合表皮生长因子样生长因子(HB-EGF)和双调蛋白,它们具有广泛的生物学效应。子宫内膜、卵巢及胎盘蜕膜均表达 EGF 及其受体,对胚胎黏附、植入有直接调节作用。

表皮生长因子受体在着床前的胚胎中表达,其通过与 HB-EGF 相互作用,对胚胎生长、发育及着床发挥重要作用。EGF 在卵泡水平调节卵泡刺激素(FSH)对细胞的功能,与孕酮协同作用调节子宫内膜的分泌;EGF 抑制雌二醇(E_2)的分泌与合成,影响子宫内膜的周期性变化及其容受性。EGF 对增生期和分泌期子宫内膜腺体细胞的生长有刺激作用,是维持妊娠的重要分子。EGF-R 以旁分泌、自分泌方式参与人胚泡植入及维持妊娠。此外,EGF 对整合素的表达还具有一定的调节作用。

TGF 包括 TGF-α 和 TGF-β。TGF-α 并非着床所必需,但它可与其他细胞因子共同作用,参与调节子宫内膜血管生成。TGF-β 可由卵巢颗粒细胞、蜕膜、滋养层细胞等多种细胞分泌。TGF-β 在胚胎着床过程中发挥着重要作用,它可与其他细胞因子共同作用调控滋养层细胞的蛋白合成;诱导着床位点处黏附蛋白的表达,调控胚泡滋养层的分化,有助于黏附过程的发生。正常月经周期中 TGF-β 在胞饮突成熟期高表达。HB-EGF 在增殖期子宫内膜基质细胞和分泌中期的腔上皮、腺上皮中表达,与滋养层细胞表面受体和硫酸乙酰肝素蛋白多糖相结合,参与滋养层与内膜初次接触的调节,促使滋养层黏附于内膜上皮,并促进滋养层细胞的生长与侵入。HB-EGF 可作为强有丝分裂原,促进胚胎生长并促进其侵入内膜。HB-EGF 在增殖期子宫内膜中表达水平很低,但在分泌期表达增高,并在着床窗口期表达到峰值。HB-EGF 在蜕膜以及绒毛膜和绒毛膜外滋养层中的表达也显著升高。

(2)血管内皮生长因子(vascular endothelial growth factor,VEGF):VEGF 又叫血管通透因子(VPF)或血管调理素(vasculotropin),由内皮细胞和子宫内膜中的巨噬细胞产生,包括 VEGF-A、-B、-C、-D、-E,以及胎盘生长因子等,是内皮细胞促血管生成有丝分裂原和血管通透性调节因子。VEGF 可以提高血管渗透性、促进内皮细胞增殖及参与降解细胞外基质,并调节许多血管生成相关蛋白水解酶的表达,是一种功能强大且能产生多种效应的细胞因子。血管生成是胚泡着床的必要条件。VEGF 在子宫内膜的增生期和分泌期均高表达,此时子宫内膜毛细血管密度明显增加。此外,VEGF 可增强蛋白酶的活性,促进细胞外基质的降解,血管通透性增加,有利于胚胎着床。VEGF 不足时,早期绒毛形成不良,子宫内膜的容受性下降。此外,子宫内膜中血管生成的调节还和卵巢性激素的分泌密切相关。

VEGF 主要通过在血管内皮细胞中表达的 VEGFR-1(flt-1)及 VEGFR-2(KDR/flk-1)两种受体发挥作用。在内皮细胞中,VEGFR-2 可能是 VEGF 信号的主要转换器。VEGF 与相应的受体结合后发挥多种生物学功能,如血管内皮细胞增殖、血管生成、血管通透性增加、刺激磷酸肌醇形成、介导信号转导、改变内皮细胞基因的表达等。VEGF 的表达调控亦与卵巢分泌的雌激素和孕酮密切相关。VEGF 基因具有一个雌激素反应元件。雌激素可通过其受体调节 VEGF 系统的表达,进而影响子宫中血管系统的变化。

VEGF 是子宫内膜生长、胚胎发育、卵巢血管生成等胚胎着床相关生理事件中的重要调控因子,在女性生殖器官中起着重要的生理作用。

3. **细胞黏附分子**(cell adhesion molecule,CAM) 细胞黏附分子是由细胞合成后,分泌于细胞表面或细胞外基质,介导细胞间或细胞与细胞外基质间相互作用的一类分子的总称,以配体-受体相结合的形式发挥作用。黏附分子在胚胎着床过程中发挥重要作用,它们可能参与胚胎的发育并介导胚泡与子宫内膜间的黏附。

(1)整合素:整合素为一组二价阳离子依赖性的跨膜糖蛋白,由 α、β 两个亚单位以非共价键的形式构成异源二聚体,为单跨膜糖蛋白,在子宫内膜、蜕膜和绒毛膜外细胞滋养层中表达。整合素有黏附和信号传递两大功能,它是多种细胞外基质分子的受体,可以通过识别配体上的精氨酸 - 甘氨酸 - 天冬氨酸(RGD)三肽序列介导细胞与细胞外基质之间的黏附反应。通过磷酸化细胞内一些蛋白激酶的酪氨酸残基,使胞质的 pH 升高,Ca^{2+} 浓度增加,调控基因表达等方式进行信号传递。整合蛋白调节着床的机制可能是通过激活酪氨酸蛋白激酶(FAK)的活性而引起细胞内骨架重排和引导基因表达,进而决定细胞的行为如分化、增殖等性状。

月经周期的不同时期,子宫内膜表面表达的整合素种类,数量均不同。在妊娠开始时,整合素表达的改变与胚胎滋养层着床的发生同步进行。在子宫内膜增生期只有腺上皮细胞表达 β_1- 整合素,在分泌中期,腔上皮细胞和基质细胞均有表达。在着床期 β_1- 整合素表达增强,且受激素调节。整个月经周期中,子宫内膜上皮仅在胚胎植入时允许黏附,这一过程伴随着黏附分子的表达和再分布。子宫内膜与胚胎上的一些糖蛋白和整合素分子发挥着重要作用。电镜下可以观察到在"植入窗"期,整合素特异地出现于胞饮突上。整合素表达异常往往与输卵管积水、内膜异位、黄体功能不足(inadequate luteal function)、原因不明不孕,以及多囊卵巢综合征等有关。

(2)钙调素(cadherin):钙调素分为 E- 钙调素、N- 钙调素和 P- 钙调素,是 Ca^{2+} 依赖性的跨膜糖蛋白,它主要介导细胞骨架的重组,以及表达相同钙调素细胞间的黏附。其中 E- 钙调素和 N- 钙调素在子宫内膜细胞和细胞边界处,以及着床前的胚胎上表达。E- 钙调素在整个月经周期的腺上皮细胞上表达,在基底膜和内皮细胞上不表达。钙调素能诱导肿瘤细胞入侵和转移,以类似方式促进滋养层的入侵。E- 钙调素与滋养细胞拟合血管有关。

(3)免疫蛋白超家族:免疫蛋白超家族是一类不依赖于 Ca^{2+} 的细胞黏附分子,包括介导同亲性的细胞黏合的神经细胞黏附因子(neural cell adhesion molecule,NCAM)、异亲性细胞黏合的细胞间黏附分子(intercellular adhesion molecule,ICAM)和血管细胞黏附分子(vascular cell adhesion molecule,VCAM)。其中 ICAM 在子宫内膜上皮细胞、基底膜细胞、滋养层细胞中均有表达,介导了滋养细胞与蜕膜血管内皮细胞的相互黏附,参与了滋养细胞向母体蜕膜的侵入,与胚泡着床有关。研究发现 ICAM-1 的表达水平在胚泡期最高,且 LIF 可显著提高胚胎 ICAM-1 的表达水平。ICAM-1 参与调节着床过程中胚泡的黏附。

(4)基因调控:多种基因参与种植窗的调控,如与转化生长因子(TGF-β)信号通路相关的 Smad 家族、补体和凝集连锁反应相关的 *BDKRB1* 基因、白细胞跨迁移通路相关的 *ITGA4* 基因等。这些基因调控着"种植窗"时期细胞的生长、分化以及免疫功能等。此外,Hoxa10 是同源基因家族成员,是一类重要的发育调节基因,作为转录因子,与特定区域 DNA 结合,调控发育过程。Hoxa10 参与多种信号转导途径,如细胞周期蛋白依赖激酶 A1 及 Wnt 信号通路。

(张学红)

参 考 文 献

1. ALTMÄE S,KOEL M,VÕSA U,et al. Meta-signature of human endometrial receptivity:a meta-analysis and validation study of transcriptomic biomarkers. Sci Rep,2017,7(1):10077.

2. BERNEAU SC,RUANE PT,BRISON DR,et al. Characterisation of Osteopontin in an In Vitro Model of Embryo

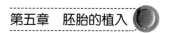

Implantation. Cells,2019,8(5):432.

3. CORTINEZ A,CARVALHOI DE,VANTMAN D,et al. Hormonal profile and endometrial morphology in letrozole-controlled ovarian hyperstimulation in ovulatory infertile patients.Fertil Steril,2005,83(1):110.

4. CRACIUNAS L,GALLOS I,CHU J,et al. Conventional and modern markers of endometrial receptivity:a systematic review and meta-analysis. Hum Reprod Update,2019,25(2):202-223.

5. DU H,TAYLOR HS. The Role of Hox Genes in Female Reproductive Tract Development,Adult Function,and Fertility,Cold Spring Harb Perspect Med. 2015,6(1):a023002.

6. FULLERTON PT JR,MONSIVAIS D,KOMMAGANI R,et al. Follistatin is critical for mouse uterine receptivity and decidualization. Proc Natl Acad Sci USA. 2017,114(24):E4772-E4781.

7. FUJIWARA H,ONO M,SATO Y,et al. Promoting Roles of Embryonic Signals in Embryo Implantation and Placentation in Cooperation with Endocrine and Immune Systems. Int J Mol Sci,2020,21(5):1885.

8. GUFFANTI E,KITTUR N,BRODT ZN,et al.Nuclear pore complex proteins mark the implantation window in human endometrium.J Cell Sci,2008,121(Pt 12):2037.

9. HANSEN TR,SINEDINO LDP,SPENCER TE. Paracrine and endocrine actions of interferon tau(IFNT). Reproduction,2017,154(5):F45-F59.

10. HEWITT SC,DEROO BJ,HANSEN K,et al. Estrogen receptor-dependent genemicresponders:evidence for an altered endocrine milieu during the preimplantation period.Md Endocrinol,2003,17(10):2070-2083.

11. MOCHIZUKI T,SAKAI K,IWASHITA M.Effects of insulin-like growth factor(IGF)binding protein-3(IGFBP-3) on endometrial cancer(HHUA)cell apoptosis and EGF stimulated cell proliferation in vitro.Growth Horm IGF Res,2006,16(3):202-210.

12. LA ROSA I. Bone Morphogenetic Proteins in Preimplantation Embryos. Vitam Horm,2015,99:223-248.

13. LESSEY BA,YOUNG SL. What exactly is endometrial receptivity? Fertil Steril,2019,111(4):611-617.

14. LI L,WANG P,LIU S,et al. Transcriptome sequencing of endometrium revealed alterations in mRNAs and lncRNAs after ovarian stimulation. J Assist Reprod Genet,2020,37(1):21-32.

15. OCHOA-BERNAL MA,FAZLEABAS AT. Physiologic Events of Embryo Implantation and Decidualization in Human and Non-Human Primates. Int J Mol Sci,2020,21(6):1973.

16. PELLICER A,VALBUENA D,CANO F. Lower implantation rates in high responders:evidence for an altered endocrine milieu during the preimplantation period.Fertil Steril,2002,78(2):221-233.

17. PINAR H,KODAMAN MD,PHD,et al.MD Hormonal regulation of implantation. Obstetrics and Gynecology Clinics.Cell Mol Life Sci,2005,62(2):239-250.

18. RAHMAN MA,LI M,LI P,et al. Hoxa-10deficiency alters region-specific gene expression and perturbs differentiation of natural killer cells during decidualization.Dev Biol,2006,290(1):105-117.

19. ROSARIO GX,STEWART CL. The Multifaceted Actions of Leukaemia Inhibitory Factor in Mediating Uterine Receptivity and Embryo Implantation. Am J Reprod Immunol,2016,75(3):246-255.

20. SALEHNIA M.Different pattern of pinopodes expression in stimulated mouse endometrium.Exp Anim,2005,54 (4):349-352.

21. SERAFINI P,ROCHA AM,OSORIO CT,et al. Endometrial leukemia inhibitory factor as a predictor of pregnancy after in vitro fertilization.Int J Gynaecol Obset,2008,102(1):23.

22. JANSZ N,ME TORRES-PADILLA. Genome activation and architecture in the early mammalian embryo. Curr Opin Genet Dev,2019,55:52-58.

23. KELLEHER AM,FJ DEMAYO,TE Spencer. Uterine Glands:Developmental Biology and Functional Roles in Pregnancy. Endocrine reviews,2019,40(5):1424-1445.

24. LESSEY BA,YOUNG SL.What exactly is endometrial receptivity? Fertility and Sterility,2019,111(4):611-617.

25. CRACIUNAS L. Conventional and modern markers of endometrial receptivity:a systematic review and meta-

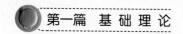
analysis. Human Reproduction Update, 2019, 25（2）: 202-223.

26. 陈子江. 生殖内分泌学. 北京：人民卫生出版社, 2016.

 复习思考题

1. 简述胚胎植入的基本过程。

2. 什么是"种植窗"？在此时期子宫内膜有什么特征？

3. 简要介绍哪些因素参与调控子宫内膜容受性？

第六章 医学遗传学基本概念

要点

1. 了解目前辅助生殖技术中常见的遗传学诊断相关技术。
2. 掌握应用辅助生殖技术遗传学诊断的染色体病。
3. 掌握应用辅助生殖技术遗传学诊断的单基因病。

第一节 医学遗传学概论

一、医学遗传学研究意义

医学遗传学（medical genetics）是遗传学与医学相结合的一门学科，是遗传学知识在医学领域中的应用，是遗传学的一个分支学科。主要研究人类遗传性疾病的发生机制、发展规律、传递方式、诊断、治疗和预防等的一门科学。医学遗传学通过研究人类疾病的发生发展与遗传因素的关系，提供诊断、预防和治疗遗传病和与遗传有关疾病的科学根据及手段，为复杂性疾病的诊断分析和药物筛选、综合治疗等提供依据。

医学遗传学已经成为现代医学中一个十分活跃的领域，并迅速向医学各学科渗透。其原因是：

1. 有些严重危害人类健康的常见病已证明与遗传因素有关。诸如糖尿病、肿瘤、冠心病、高血压病等。过去有些不明原因的疾病，现已确证为遗传病。

2. 遗传病对人类健康的威胁日益严重。遗传病的相对发病率正在增长。据估计，1 岁以内的死因，先天畸形占首位；活婴中有遗传病者约占 24‰。约 10% 的孕妇流产是因为染色体（chromosome）异常。3% 的儿童有智力发育不全，其中 4/5 为遗传病引起。据 McKusick 统计，人类有 1/5~1/4 的人患有某种遗传病或与遗传有关的疾病。人类单基因病及异常性状，至 1993 年 11 月已达 6 457 种。染色体畸变综合征在 100 种左右，加上异常核型近 1 000 种。多基因病约不少于 100 种。粗略推算，我国每年出生由遗传因素所致的先天畸形儿将达 25 万人。其中最常见的是无脑畸形、开放性脊柱裂、脑积水、先天性心脏病等。

3. 预防遗传病患儿的降生，是提高我国人口素质的重要优生手段。目前已知，在正常人群，平均每个人都携带 5~6 个隐性有害基因。这些有害的致病基因可传给后代，夫妻双方携带相同基因致病突变，一旦子代出现纯合或复合杂合突变便可发病，对子孙后代构成了潜在性威胁。因此，应用遗传学知识和技术，提高后代健康素质是医学遗传学的一项长远目标。

二、研究范围

遗传学的研究范围包括遗传物质的本质、遗传物质的传递和遗传信息的实现三个方面。

遗传物质的本质包括它的化学本质、它所包含的遗传信息,以及它的结构、组织和变化等;遗传物质的传递包括遗传物质的复制、染色体的行为、遗传规律和基因在群体中的数量变迁等;遗传信息的实现包括基因的原初功能、基因的相互作用、基因作用的调控,以及个体发育中的基因的作用机制等。

医学遗传学早期受孟德尔、摩尔根经典遗传学的引导,对遗传病的来源及传递方式做了最基本的描述。医学遗传学主要由人类生化遗传学(human biochemical genetics)和人类细胞遗传学(human cytogenetics)组成。它们分别用形态学和生物化学方法研究人类正常及变异性状的物质基础。21世纪初,随着生物化学理论和实验手段的发展,人类细胞遗传学和生化遗传学也迅速发展。

医学遗传学不仅与生物化学、生物学、微生物及免疫学、组织胚胎学、卫生学等基础医学密切相关,而且已经渗入各临床学科之中,并且发展出许多分支学科,如分子遗传学、细胞遗传学、分子细胞遗传学、群体遗传学、体细胞遗传学、生化遗传学、毒理遗传学、肿瘤遗传学、发育遗传学等。

三、研究历史

人类生化遗传学的发展应追溯到1902年Garrod对尿黑酸尿症等病的观察,Garrod描述了4个黑尿症家系,首次提出了先天性代谢病的概念,并认为这种疾病的性状属于隐性遗传性状。我国医学遗传学的实验研究工作开始于20世纪60年代,在生化遗传学方面,当时已对血红蛋白病和红细胞葡萄糖6-磷酸脱氢酶(G-6-PD)缺乏症开展了实验性研究,标志着我国生化遗传学的萌芽。1923—1952年,由于低渗制片技术的建立(徐道觉等)和使用秋水仙碱获得了更多中期细胞分裂象(蒋有兴等)后,才证实人体细胞染色数目为46条。1962年,项维、吴旻等首先报告了中国人的染色体组型,标志着我国人类细胞遗传学的开始。1978年,Kan第一次将重组DNA技术应用于遗传病的研究,直接从DNA水平研究遗传性疾病的发病机制,进行遗传病的基因诊断和基因治疗,从而开创了遗传病研究的新里程。通过细胞遗传学与分子遗传学的结合,现在已能用显微切割(micro-dissection)的方法,切下染色体特定区带进行微克隆,进而认识某区带所含DNA顺序的结构和功能,这将有助于对遗传病特别是染色体病发生奥秘的认识。

近年来,聚合酶链反应(polymerase chain reaction,PCR)、荧光原位杂交、Sanger测序、微阵列、高通量测序及长读长单分子实时测序等技术的出现和应用,为分子遗传学和细胞遗传学研究提供了必要的手段。

四、研究方法

在医学遗传学研究中,常采用不同的方法来确定某种疾病是否与遗传有关,这里主要介绍一些为确定某种疾病是否有遗传因素参与而常用的方法。

1. 群体筛查法 采用一种或几种高效、简便并有一定准确性的遗传病筛查方法来研究遗传疾病,是研究群体遗传学的一种基本方法。通过群体调查来确定某一种疾病与遗传是否有关,对某一人群进行某种遗传病或性状的普查。这种普查需在一般人群和特定人群(例如患者亲属)中进行。通过患者亲属发病率与一般人群发病率比较,从而确定该病与遗传是否有关。

2. 系谱分析法 通常用以辨别单基因病抑或多基因病、确定遗传方式、开展遗传咨询及产前诊断、探讨遗传异质性等。按照单基因遗传病系谱特点进行分析,可确定其为某一种单基因遗传病。

3. **双生子法**　双生子分两种:一种称为单卵双生[同卵双生(monozygotic twins,MZ)],是受精卵在第一次卵裂后,每个子细胞各发育成一个胚胎,故它们的性别相同,遗传特性及表型特征也基本相同;另一种称为双卵双生[异卵双生(dizygotic twin,DZ)],来源于两个卵子分别与精子受精而发育成的两个胚胎,故其性别不一定相同,遗传特征及表型仅有某些相似。通过比较单卵双生和双卵双生某一性状(或疾病)的发生一致性(concordance),可以估计该性状(或疾病)发生中遗传因素所起作用的大小。

4. **种族差异比较**　种族是在繁殖上隔离的群体,各个种族的基因库(群体中包含的总的遗传信息)彼此不同。它们之间在血型、人类白细胞抗原(human leucocyte antigen,HLA)类型、血清型、同工酶谱等的基因型频率也不相同。因此,如果某种疾病在不同种族中的发病率、临床表现、发病年龄和性别、合并症有显著差异,则应考虑该病与遗传有关。

5. **疾病组分分析**　疾病组分分析(component analysis)是指对待比较复杂的疾病,特别是其发病机制未完全弄清的疾病,如果需要研究其遗传因素,可以将疾病"拆开"来对其某一发病环节进行单独的遗传学研究。如果证明所研究的疾病组分受遗传控制,则可认为这种疾病也由遗传因素控制。

6. **伴随性状研究**　在疾病的研究中,如果某一疾病经常伴随另一已确定由遗传决定的性状或疾病出现,则说明该病与遗传有关。性状的伴随出现可以是由于基因连锁(linkage),即两个基因座位同在一条染色体上;也可以是由于关联(association),即两种遗传上无关的性状非随机地同时出现。

7. **动物模型**　由于用于直接研究人类遗传病受到某些限制,故动物中存在的自发遗传病可以作为研究人类遗传病的辅助手段。

第二节　染色体病

目前有万余种遗传性疾病,估计每100个新生儿中有3~10个患有各种不同的遗传病。遗传病可分为染色体病、单基因遗传病、多基因遗传病三类。

染色体病(chromosomal disorders 或 chromosome disease)是由于各种原因引起的染色体数目和/或结构异常的疾病。由于染色体上基因众多,加上基因的多效性,因此染色体病常涉及多个器官、系统的形态和功能异常,临床表现多种多样,常表现为综合征,故染色体病是一大类严重的遗传病。染色体畸变严重者在胚胎早期死亡并自然流产,少数染色体畸变者能存活至出生,常造成机体多发畸形、智力低下、生长发育迟缓和多系统功能障碍。人群中受累人数约占1%左右。染色体病无有效治疗方法,因此通过染色体病的遗传咨询和产前诊断预防染色体病尤为重要。

一、染色体结构

染色体是双股螺旋的脱氧核糖核酸,是细胞内具有遗传性质的物体,易被碱性染料染成深色,所以称染色体。染色体是遗传物质基因的载体,与生物基因有密切关系。染色体的主要化学成分是脱氧核糖核酸和5种组蛋白,为真核生物特有的构造。

人类体细胞具有46条染色体,其中44条(22对)为常染色体,另两条与性别分化有关,为性染色体。性染色体在女性为 XX,在男性为 XY。人类体细胞的 46 条染色体由两组构成,每组 23 条称为一个染色体组,两个染色体组分别来自父亲和母亲生殖细胞的全部染色体。生殖细胞中卵细胞和精子各有 23 条染色体,分别为 22+X 和 22+Y。

染色体在细胞分裂之前才形成。在细胞的代谢期或间期,染色体分散成一级结构或伸展开的脱氧核糖核酸分子,组成细胞核内的染色质或核质。染色体在细胞周期中经历着凝缩(condensation)和舒展的周期性变化。在细胞分裂中期,染色体达到凝缩的高峰,轮廓结构清楚,因而最有利于观察。每条染色体由两条染色单体组成,各含有一个 DNA 分子,互称姐妹染色单体(sister chromosome),中间狭窄处称为着丝粒(centromere),着丝粒区相对解旋内缢,染色时着色浅又称主缢痕。着丝粒横向将染色体分为两个臂,较长的称为长臂,用 q 表示;较短的称为短臂,用 p 表示。姐妹染色单体仅在着丝粒处相连,如图 1-6-1 所示。

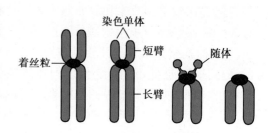

图 1-6-1　染色体结构示意图

按着丝粒位置的不同,人类染色体可分为中着丝粒染色体、亚中着丝粒染色体和近端着丝粒染色体等 3 种类型。

中着丝粒染色体:着丝粒位于或靠近染色体中央(1/2~5/8),将染色体分成长短相近的两个臂;亚中着丝粒染色体:着丝粒略偏向一端(5/8~7/8),将染色体分成长短明显不同的两个臂;近端着丝粒染色体:着丝粒靠近一端(7/8~末端),近端着丝粒染色体的短臂末端常有以细丝样结构相连的球状染色体称为随体。有的染色体长臂上还可看到在非着丝粒区也有浅染内缢部位,位于一些较小的狭窄区,称为次缢痕,此处是核糖体 RNA 基因所在部位,又称核仁组织者,其表达产物与构成核仁及维持核仁结构和形态有关。染色体臂的末端存在着一种叫作端粒(telomere)的结构,为高度重复的 DNA 序列,是染色体稳定的必要条件,它有保持染色体完整性的功能。

20 世纪 70 年代初,瑞典细胞化学家 Caspersson 首先应用荧光染料喹吖因氮芥(quinacrine mustard)处理染色体标本,发现在荧光显微镜下每条染色体出现了宽窄和亮度不同的纹,即荧光带,而各条染色体有其独特的带型,由此可以清楚地鉴别人类的每一条染色体。用此法显带称 Q 显带。后来发现将染色体标本用热、碱、胰酶、尿素、去垢剂或某些盐溶预先处理,再用 Giemsa 染料染色,也可以显示类似带纹,称为 G 显带。用其他方法还可以得到与 G 带明暗相反的 R 带和专门显示着丝粒异染色质的 C 带,以及专一显示染色体的端粒(T 显带)或核仁组织区(N 带)和各种带型。显带技术不仅解决了染色体的识别问题,由于染色体上能区别许多区和带,还为深入研究染色体的异常和人类基因定位创造了条件。

染色体核型(karyotype)是以染色体的数目和形态来表示染色体组的特性,描述一个生物体内所有染色体的大小、形状和数量信息的图像。它包括染色体的数目、形态特征的全貌,通常可通过显微镜的观察、显微摄影、剪贴、配对,将一个体细胞中的全部染色体按一定方式排列起来。这种组型技术可用来寻找染色体畸变同特定疾病的关系,比如:染色体数目的异常、形状发生异常变化等。

根据染色体的长度和着丝粒的位置,将人体细胞的 46 条染色体进行配对,将 23 对染色体分为 A、B、C、D、E、F 和 G 共 7 个组。

二、染色体畸变

染色体畸变是指染色体的数目或结构发生了异常的变化。染色体畸变可能是自发的，也可通过许多物理、化学和生物因子而诱发。染色体数目或结构异常引起的疾病称为染色体病。染色体病或染色体畸变综合征（chromosome aberration syndrome）是一大类严重的遗传病，通常分为常染色体病和性染色体病两大类。常染色体病由常染色体异常引起，临床表现为先天性智力低下、发育滞后及多发畸形。性染色体病由性染色体异常引起，临床表现为发育不全、智力低下、多发畸形等。染色体病患者通常缺乏生活自理能力，部分患者在幼年即夭折。除了通常伴有发育畸形和智力低下，染色体病同时也是导致流产与不育的重要原因。一般估计染色体畸变见于 0.5%~0.7% 的活产婴儿，7.5% 的胎儿，在自然流产胎儿中有20%~50% 是由染色体异常所致。

现今已知的染色体病超过 100 种，已报告的染色体数目和结构异常在 500 种以上。随着高分辨显带及其他细胞遗传学新技术的应用，今后还会发现更多的染色体病和异常。所以，染色体病已成为临床遗传学的主要研究内容之一。

（一）染色体数目异常

以正常二倍体的染色体数目为标准，染色体数目的增加或减少称为染色体数目畸变。其中整组染色体的增减为整倍体性畸变，个别染色体数目的增加或减少称为非整倍体性畸变。

染色体数目异常的发生机制：正常减数分裂过程如图 1-6-2（以精子形成为例）所示。在细胞分裂时，如果某一染色体的两条单体在分开的后期不能正常地分开而同时进入某一子细胞，则必然导致该子细胞增多一条染色体而另一子细胞缺少一条染色体，这称为染色体不分离（nondisjunction）。如不分离发生在减数分裂，所形成的异常配子与正常配子结合后，就会出现合子细胞中某一染色体的三体性或单体性。不分离可以发生在第一次减数分裂，也可以发生在第二次减数分裂。不分离产生的异常配子在受精后导致合子染色体异常，因此由合子分裂得来的全身细胞都具有该种异常。还有一种造成个别染色体数目异常的原因是染色体丢失

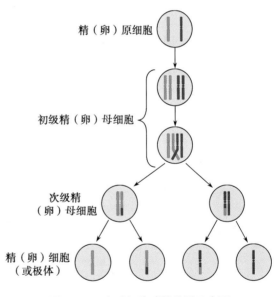

图 1-6-2 生殖细胞减数分裂示意图

（chromosome loss），这是由于有丝分裂后期染色单体的后期迟延（anaphase lag）所致。导致本应向子细胞移动的某一染色体（此时为单体状态）未能与其他染色体一起移动而进入了细胞，并随后丢失，这就导致某一子细胞及其后代中该染色体减少一条。

临床常见的有 21- 三体（先天愚型）、11- 三体、13- 三体（Patau 综合征）、18- 三体（Edwards综合征）、Turner 综合征等。

（二）染色体结构异常

染色体结构改变导致了染色体的重排。各种染色体结构的改变都必须涉及以某种方

式的连接或染色体受到损伤和产生断裂。染色体结构的改变一般是由于染色体的断裂和染色体片段的愈合而产生的。可以引起染色体断裂(breakage)的这些因子称为致断因子(clastogenic factor)。此外,染色体也能自发断裂。染色体的断裂产生了黏性染色体末端,即易与其他断端重新连接(reunion)。因此,一次断裂产生的两个黏性末端通常重连而修复如初。但有时出现非正常的重连,结果导致多种染色体结构异常。临床上较常见的染色体结构畸变主要有缺失、倒位、易位和重复等。

染色体部分丢失称为缺失(deletion)。如果两次断裂形成的片段倒转180°重新连接,虽然没有染色体物质的丢失,但基因顺序颠倒,称为倒位(inversion)。两条非同源染色体同时发生断裂,所形成的断裂片段移至另一条染色体断端,并连接形成新染色体,称染色体易位(translocation,用t表示)。易位发生在一条染色体内时称为移位(shift)或染色体内易位(intrachromosomal translocation);易位发生在两条同源或非同源染色体之间时称为染色体间易位(interchromosomal translocation)。染色体间的易位可分为转位(transposition)和相互易位(reciprocal translocation)。前者指一条染色体的某一片段转移到了另一条染色体上,而后者则指两条染色体间相互交换了片段,形成两条新的衍生染色体。相互易位是比较常见的结构畸变,在各号染色体间都可发生。相互易位仅有位置的改变,没有可见的染色体片段的增减时称为平衡易位(balanced translocation),如图1-6-3所示。

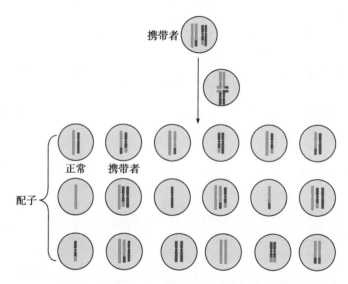

图 1-6-3　染色体平衡易位发生原理以及遗传模式

相互易位携带者的染色体在减数分裂时经过同源染色体的配对而形成四价体,四价体内同源的片段可发生交换,分离方式包括交互分离、邻近-1分离、邻近-2分离、3∶1分离和4∶0分离等5种,结果可产生18种配子,仅一种正常和一种平衡的易位携带配子,其余均为非平衡配子。它们和正常的配子结合后,形成的合子包括正常(1/18)、易位携带者(1/18)、部分单体或部分三体3种类型(16/18)。

罗伯逊易位(Robertsonian translocation),即罗氏易位,为相互易位的一种特殊形式。两条近端着丝粒染色体(D/D,D/G,G/G)在着丝粒处断裂后形成两条衍生染色体。或着丝粒附近断裂且发生易位,称为假双着丝粒染色体或双着丝粒染色体。此类易位携带者可产生6

种配子,一种正常和一种平衡的易位携带配子,其余均为非平衡配子。它们和正常的配子结合后,形成的合子包括正常(1/6)、易位携带者(1/6)、单体(1/3)和三体(1/3)4 种类型。

染色体平衡易位患者或罗氏易位患者,其表型常常是正常的,但婚后可表现为不孕、反复流产或分娩异常儿。

三、染色体病分类

染色体病按染色体种类和表型可分为 3 种:常染色体病、性染色体病和染色体异常的携带者。

(一)常染色体病

常染色体病是指由于第 1~22 号常染色体数目畸变或结构畸变所引起的疾病,常染色体病约占染色体病的 2/3,可分为单体综合征、三体综合征、部分单体综合征和部分三体综合征四类。其中以三体综合征和部分三体综合征较为多见。最常见为 21- 三体综合征,其次有18- 三体综合征,偶见 13- 三体综合征、5P- 综合征及其他染色体的部分单体或部分三体异常。

1. **唐氏综合征(Down syndrome)** 又称 21- 三体综合征、先天愚型。新生儿发病率为1/800,男女之比为 3∶2,占小儿染色体病的 70%~80%,发病率随母亲生育年龄的增高而增高,尤当母亲 >35 岁时发病率明显增高。染色体核型分三类:①标准型:47,+21,占 22.5%;②嵌合型:46/47,+21,占 2.7%;③易位型:46,−D,+t(Dq21q) 或 46,−G,+t(Gq21q),占 4.8%,此型中约 1/4 是双亲之一为携带者,由遗传而得,其余大多人为新发生畸变而得。

这类患者一般均有较严重或明显的生长与智力发育落后,且伴先天性多发畸形和特殊肤纹(指通贯手、小指一条褶纹、指纹统箕或弓纹增多、足跖沟及足胫侧弓等),主要见于婴幼儿患者。特殊面容:鼻梁低、眼距宽、外眦向上、常张口伸舌;腭弓高、头颅小而圆、枕部平坦、前囟大,新生儿期可有第三囟门;身材矮,四肢短;肌张力低下,关节松弛;男性隐睾、无生育力;50% 有先天性心脏病,另可有胃肠道畸形、无肛、裂唇、裂腭、多指等;免疫功能低下,易感染。50% 患者在 5 岁内死亡,8% 可超过 40 岁。

2. **18- 三体综合征** 又称 Edward 综合征。新生儿发病率为 1/8 000~1/3 500,男女之比为 1∶4,发病率与母亲生育年龄增高有关。核型:80% 为 47,+18,10% 为 46/47,+18,其余为各种易位。

临床表现:胎儿生长受限,胎动少,羊水过多。过期产,出生时低体重,发育如早产儿,吸吮差,反应弱,头面部和手足畸形,头长、枕部凸出、面圆、眼距宽、眼球小、嘴小、腭狭窄、耳低位、扁平、上部尖、颌小、颈短;皮肤松弛,全身骨骼、肌肉发育异常;特殊握拳状:摇椅状足:男性隐睾;心、肺、肾畸形;智力明显缺陷;通贯手,小指一条褶纹。由于患儿畸形严重,大多生后不久死亡,个别可活至儿童期,嵌合型存活期较长。

3. **13- 三体综合征** 又称 Patau 综合征。新生儿发病率约为 1/2.5 万。核型:80% 为47,+13,余为易位型。

临床表现:畸形较上两综合征更为严重。胎儿生长受限,出生低体重,小头、小眼或独眼、无眼、唇裂、腭裂、心、肾、胃肠、生殖系畸形,智力和生长发育严重落后。一般生后不久死亡。

(二)性染色体病

除 Turner 综合征(45,X)及个别患者外,大多在婴幼儿期无明显临床表现,要到青春期才出现第二性征发育障碍或异常。

1. **克氏征(Klinfelter 综合征)** 又称小睾丸症、先天性睾丸发育不全综合征、XXY 综合征。新生男婴发病率为 1/1 000~2/1 000,在不育的男性中占 1/10。核型:80%~90% 为 47,XXY,10%~15% 为嵌合型,常见有 46,XY/47,XXY、46,XY/48,XXXY 等,此外,还有 48,XXXY、49,XXXXY、48,XXYY 等。

临床表现:以高身材、小睾丸为特征。婴幼儿期大多无异常表现,睾丸大小正常,仅 6% 病例有尿道下裂、隐睾,但到青春期后睾丸小而硬,体积为正常人的 1/3,睾丸中曲细精管玻璃样变和纤维化,无精子生成,间质细胞呈簇状。身材高于同胞,可达 180cm 以上,第二性征发育差,胡须、阴毛少,皮肤细,皮下脂肪多,喉结不明显,25% 有乳房发育,无精子发生,血清睾酮低、FSH 与 LH 增高。智力可正常,或轻度低下。嵌合型临床表现可较轻。确诊后可于青春期用雄激素补充治疗,以改善第二性征。

2. 特纳综合征(Turner syndrome,TS) 又称先天性性腺(卵巢)发育不全综合征、X 单体综合征。新生女婴发病率为 1/5 000。核型:约 55% 为 45,X,余为各种嵌合型,较常见有:45,X/46,XX;45,X/46,XX/47,XXX 等。

临床表现:以身材矮、性幼稚、肘外翻为特征。出生可低体重,新生儿可有足背淋巴水肿;50% 蹼颈,发际低,皮肤色素痣增多,第四、五掌骨短,青春期后外生殖器及乳房仍处幼稚型,性腺为纤维条索状,原发闭经,无生育力。患者常因儿童期身材过矮或青春期原发闭经就诊。约 1/2 患者伴心、肾畸形。智力可正常,但低于同胞,或轻度低下。青春期后用雌激素补充治疗,可改善第二性征。

3. 多 Y 综合征 也称 XYY 综合征。新生男婴发病率为 1/900。核型为 47,XYY。患者表型一般正常,身材高大,常超过 180cm,偶见尿道下裂、隐睾、睾丸发育不全及生育力下降,大多有生育力,可生育正常子代,个别生育 XYY 子代。XYY 个体易于兴奋,自我克制力差,易产生攻击性行为。

4. X 三体综合征 又称多 X 综合征。新生女婴发病率为 1/1 000。核型:大多为 47,XXX,少数为 46,XX/47,XXX,极少为 48,XXXX、49,XXXXX。外表可无明显异常,约 70% 青春期第二性征发育正常,并可生育;另 30% 患者卵巢功能低下,原发闭经或继发闭经,乳房发育不良等。智力可正常或稍低。

(三)染色体异常的携带者

染色体异常携带者是指一般人群中,不表现出疾病或症状轻微,其本人自觉正常,但细胞遗传学检查为染色体核型异常的人。当他们生育后代时,由于染色体异常而导致不孕不育、流产、死胎及生育缺陷儿的概率高达 50%~100%。一般人群中发生率为 4‰~5‰,即每 100~125 个家庭就有一个为不良生育的高风险家庭。其中以染色体相互易位最为常见。

四、遗传学诊断

任何疾病都重在预防,遗传性疾病更是如此。对于具有高危遗传风险的人群如母亲高龄、已生育遗传缺陷患儿的患者或者夫妻双方之一染色体核型异常,均可纳入产前遗传学诊断的范畴。

(一)产前诊断

产前诊断是通过直接或间接的方法对宫内胎儿进行遗传学分析,以判断胎儿是否患有某种遗传病。产前诊断可根据医疗条件、选择性应用以下方法:

1. 胎儿外形观察 利用 B 超、X 射线检查、胎儿镜、磁共振等观察胎儿体表畸形。

2. 染色体核型分析 利用羊水、绒毛细胞和胎儿血细胞培养,检测染色体疾病。

3. **基因检测**　利用 DNA 分子杂交、限制性内切酶、聚合酶链反应(PCR)、基因芯片、高通量测序等技术检测 DNA。

4. **基因产物检测**　利用羊水、羊水细胞、绒毛细胞或脐带血,进行蛋白质、酶和代谢产物检测,检测胎儿神经管缺陷、先天性代谢疾病等。

以上几种产前诊断通常在孕 16~24 周进行,若诊断为患病胎儿则进行选择性流产,从而达到减少患病儿出生的目的。

无创产前检测(non-invasive prenatal testing,NIPT)通常在孕 12~24 周仅需采取孕妇静脉血,利用高通量测序技术对母体外周血浆中的游离 DNA 片段(包含胎儿游离 DNA)进行测序,并将测序结果进行生物信息分析,可以从中得到胎儿的遗传信息,从而检测胎儿是否患 13-三体、18-三体、21-三体和性染色体数目异常这类可以活产的染色体病。因为 NIPT 大大减少了由于侵入性产前诊断操作带来的手术风险,被用作非整倍体高危人群的初筛检测。近年来,随着测序技术和生物信息学分析的发展,拓展性无创 DNA 产前检测技术(NIPT-plus)应运而生,可检测更多种类的染色体片段缺失/重复综合征、染色体微缺失/微重复综合征。

（二）植入前遗传学检测

与传统产前诊断不同,植入前遗传学检测(preimplantation genetic testing,PGT)[之前称为植入前遗传学诊断(preimplantation genetic diagnosis,PGD)和植入前遗传学筛查(preimplantation genetic screening,PGS)]是辅助生殖技术与分子生物学技术相结合而发展的产前诊断技术。现在细分为染色体非整倍性的植入前遗传学检测(PGT for aneuploidies,PGT-A)、单基因遗传病的植入前遗传学检测(PGT for monogenic defects,PGT-M)、染色体结构重排的植入前遗传学检测(PGT for chromosomal structural rearrangements,PGT-SR)。PGT 主要是对体外受精的胚胎进行遗传学检测,在确定正常后再将胚胎植入子宫。由于此技术是通过技术手段排除带有遗传性疾病及其隐患的胚胎,优选出健康的胚胎,再移植入子宫进行正常孕育。其不仅可以治疗不孕症,在阻断遗传病传播、降低人类遗传性疾病上具有重要意义,还可以避免传统遗传学诊断确诊为患病胎儿后再选择性流产对患者造成的身心损害,因此,它实际上是一项以“优生优育”为目的的生殖医学技术。

对植入前胚胎的染色体进行分析,尤其是对一些遗传高危因素的人群,一方面,为高质量胚胎的筛选提供依据,以利于提高植入率;另一方面,可以避免性染色体异常以及三体的胚胎的移植和患儿出生。其检测技术主要介绍如下:

1. **荧光原位杂交(fluorescence in situ hybridization,FISH)**　FISH 技术是 20 世纪 80 年代在细胞遗传学、分子遗传学和免疫学相结合的基础上发展起来的一种新技术,利用已知核酸序列作为探针,以荧光素直接标记或以非放射性物质标记后与靶 DNA 进行杂交,再通过免疫细胞化学过程连接上荧光素标记物,最后在荧光显微镜下观察杂交信号从而对标本中待测核酸进行定性、定位和定量分析。通过 FISH 技术不仅可以检测染色体的异常,而且可较全面地对配子的发生及其各种分离方式进行分析。

采用荧光原位杂交进行染色体分析,可以在胚胎植入前对多倍体、异倍体胚胎进行筛查,如 21-三体、13-三体、18-三体。

FISH 在鉴定胚胎性染色体是否异常上具有独到之处。采用 X、Y 探针,可以对多 X(Turner 综合征、Klinefecter 综合征)、多 Y(XYY 综合征),以及性染色体片段易位导致的性别异常进行诊断。性逆转等只能采用 FISH 技术检测,而 PCR 技术无法检测出来。另外,利用 FISH 技术可发现平衡易位,避免由其导致的反复流产。

间期 FISH 是近来建立和发展的分子细胞遗传学技术之一,省去了复杂的细胞培养过程,能节省时间并保持标本原始状况。运用多色间期 FISH 技术,可同时进行多条染色体的数目分析。多色间期 FISH 已被广泛用于 PGT,诊断染色体数目异常、结构异常及进行 X 连锁隐性遗传病的植入前胚胎性别鉴定。如使用 Multi-VysionTM PB 多色混合性探针(含 13、16、18、21、22 号染色体探针)进行 FISH 分析,可以避免 21- 三体、13- 三体、18- 三体患儿的出生,具有重要的优生学意义。

虽然应用 FISH 进行诊断,荧光标记的探针不但能够显示染色体中期分裂象,还能对未培养的间期细胞进行诊断。但亦存在一定缺陷,必须考虑杂交信号的重叠、分裂以及不均匀的粉状杂交信号、杂交过程失败、探针失效等问题。近年来新技术的出现如比较基因组杂交、多重置换扩增、基因芯片技术等的应用大大增加了诊断的准确性。

2. **比较基因组杂交**(comparative genomic hybridization,CGH) 最初用于评估肿瘤中染色体异常,现已用于胚胎中染色体异常的诊断,可以同时分析单细胞中所有染色体。Wells 等第一次将可以同时分析单细胞中所有染色体的细胞遗传学方法即 CGH 用于胚胎卵裂球。CGH 可应用于细胞周期中的任一时期。其主要步骤如下:首先扩增来自卵裂球和来自正常对照细胞的 DNA,然后利用不同荧光标记的对照和待测样本 DNA(样本 DNA:绿色标记;染色体正常的对照 DNA:红色标记)混合,在显微镜下与载玻片上的正常中期染色体杂交,DNA 片段与载玻片上相应的互补序列发生特异性结合后,每条染色体可见成百上千的红色和绿色 DNA 片段。其中红、绿荧光比率表示待测样本与对照样本相对染色体拷贝数量。在特定染色体上,微绿色荧光表示待测样本中该染色体数目的增加,微红色荧光表示待测样本中有染色体的丢失。

CGH 可以发现 FISH 不能发现的染色体异常,包括染色体的断裂。Wilton 等利用 CGH 分析得出数据:常见 FISH 检测方法不能检测出 20%~40% 的非整倍体胚胎。由于 FISH 方法用于非整倍体筛查不能检测所有的染色体,所以不能避免植入非整倍体胚胎的可能性,而 CGH 可以解决这一问题。CGH 应用于临床的主要缺陷在于所需时间较长(约需 4 天)。其次是分辨率不高,可以检出缺失大小为 5~10Mb,扩增子约 2Mb,不能检测出基因组拷贝数没有明显变化的染色体平衡易位、倒位及全基因组的整倍体改变,不能有效检测多倍体,也不能分析染色体交叉重叠。

3. **微阵列技术** 20 世纪 90 年代发展起来的染色体筛查方法——微阵列技术(又称 DNA 芯片技术),是将 DNA 序列通过一定方式(点样或原位合成等)有序地固定在固相支持物(载玻片、硅片、塑料片、尼龙膜等材料制成的芯片),通过与标记的 DNA 样品杂交,然后用共聚焦荧光自动扫描仪扫描,从中获取的信息经计算机处理分析得到结果。通过比较被标记的两个基因组之间的差别,可区分 DNA 序列的差异,较传统的细胞遗传学有更高的分辨率。基因芯片技术具有大规模、高通量、准确性高等优点,故对一些基因突变和基因拷贝数改变的遗传性疾病的诊断,该方法显得非常重要。大多数微阵列方法主要涉及不同荧光标记的待测和对照 DNA 样本的竞争性杂交。然而,在这种情况下,标记 DNA 是与芯片上的 DNA 探针杂交,而不是中期染色体。每种探针对于不同染色体区域都是特异性的,并且占用芯片上特定的点。每个位点上的荧光强度之比反映待测样本与对照样本 DNA 序列的拷贝数之比。染色体的丢失和增加可通过杂交后每个点的颜色来判断。微阵列与传统 CGH 相比,其评估荧光的比率更容易并且更加自动化,杂交时间也大大缩短。

微阵列技术中有两种主要的检测平台:①比较基因组杂交芯片(comparative genomic

hybridization array,arrayCGH);②单核苷酸多态性基因分型芯片（single nucleotide polymorphism array）。

Schaeffer 等运用 arrayCGH 技术检测了 41 例妊娠流产产物,结果显示 arrayCGH 不仅可检测出所有已知的且被 G 显带证实的染色体异常,还发现了 4 例 G 显带不能鉴别的染色体异常。

和传统 FISH 和 CGH 相比,SNP 芯片技术可以同时并且更准确地对 23 对染色体数目或结构异常进行诊断,分辨率高。FISH 技术则需要针对患者特定的异常染色体类型定制探针,最多只能检测 10~12 条染色体。FISH 技术的分辨率最高只能达到 5Mb,且局限于设计探针的位置。而 CGH 技术对检测缺失的灵敏度则高于重复的灵敏度,对缺失的分辨率在 2Mb 左右,对重复的分辨率在 10~12Mb,arrayCGH 技术则可对 1Mb 的异常进行诊断,在胚胎染色体整倍性检测中分辨率可达到 5Mb 左右。SNP array 技术探针间隔更密集,其分辨率高达 1.5kb 左右,远高于 arrayCGH 及传统的检测方法,在胚胎染色体检测中已报道的最高分辨率为 2.6Mb,能发现以上几种方法漏检的微小片段的非平衡的染色体易位、重复和缺失。

单核苷酸多态性基因分型芯片应用单核苷酸多态性（single nucleotide polymorphism,SNP）的特点,检测后得到基因分型结果,通过对染色体不同区间捕获的不同的 SNP 分型的比值判断染色体拷贝数变异（copy number variation,CNV）,从而判断胚胎是否发生缺失和重复,可以区分单倍体或三倍体的整倍性变异。在 2008 年首次应用于 PGT-A 中。目前已可以通过 SNP array 对 SNP 的捕获构建易位断裂点附近的单体型,区分易位携带与正常胚胎,还可以应用单体型分析技术诊断单基因遗传病。虽然单核苷酸多态性基因分型芯片技术较之前的检测方法有了明显的优势,但仍然存在一些缺点。如必须依赖于先证者或易位异常的参考胚胎或配子进行胚胎间的比对,无法直接精确检测断裂点区域序列,检测需要昂贵的扫描仪及试剂、耗材,增加了患者的经济负担。

4. **高通量测序** 高通量测序技术在近 15 年迅速发展并广泛应用,区别于 Sanger 测序,也称为二代测序 / 下一代测序（next generation sequencing,NGS）。步骤分为模板制备、文库构建、上机测序和数据分析。通过对全基因组低分辨率低覆盖度的测序就可分析全基因组 CNV,与正常基因组进行比对判断异常,在胚胎中分辨率达到 4Mb,可以检出 >20% 的嵌合异常,但对整倍体异常不敏感,无法检测单亲二体。目前已有多种测序方法可以区分正常与易位携带胚胎,如断点显微切割测序法（MicroSeq）,等位基因映射识别法（mapping allele with resolved carrier state,MaReCS）和环化建库双端测序法（mate pair 建库）。随着成本的下降,测序技术在 PGT 领域将得到更广泛的应用。

第三节 单 基 因 病

单基因病是指某疾病受一对等位基因控制,且其遗传方式遵循孟德尔定律。根据决定单基因病的基因所在染色体不同以及该基因的性质不同,可分为常染色体显性遗传、常染色体隐性遗传和伴性遗传三种遗传方式。伴性遗传又包括 X 连锁显性遗传、X 连锁隐性遗传和 Y 连锁遗传等五种主要遗传方式。

目前认识的人类单基因病超过 7 000 多种,单基因遗传病已经对人类健康构成了较大的威胁。较常见的有红绿色盲、血友病、白化病、地中海贫血等。

相比于传统产前诊断,PGT 在胚胎植入子宫前即已知道胚胎是否有遗传性问题并选择无遗传性问题的胚胎进行移植,因此 PGT 可以避免选择性流产和多次流产对妇女身心的伤害。

1990 年,Handyside 首次报道用 PCR 技术使一对有高风险生育 X 性连锁疾病——进行性肌营养不良(progressive muscular dystrophy,PMD)患者的夫妇分娩一名健康女婴。随后,他们又引入巢式 PCR 技术用于单基因病 PGT。1992 年,成功地对囊性纤维化(cystic fibrosis,CF)进行了植入前诊断,并分娩了正常婴儿。此后,PGT 在世界范围内蓬勃发展。

一、PGT 中用于单基因病诊断的相关技术

目前用于单基因病诊断的技术主要是聚合酶链式反应(PCR)技术,以及在其基础上衍生出的新诊断技术。

聚合酶链式反应:它是利用一对寡核苷酸链做引物,引导 DNA 聚合酶在引物识别位点之间两条互补链上进行 DNA 合成,经过模板变性、退火及延伸三步为一循环,每一循环的产物可以作为下一个循环的模板,多次循环可使特定 DNA 片段在数量上呈指数增加至可检测范围。但存在污染、等位基因脱扣等缺点。在 PCR 基础上衍生的技术主要有:

1. **巢式 PCR** 巢式 PCR 是一种变异的聚合酶链式反应,使用两对(而非一对)PCR 引物扩增完整的片段。第一对 PCR 引物扩增片段和普通 PCR 相似。第二对引物称为巢式引物(因为他们在第一次 PCR 扩增片段的内部)结合在第一次 PCR 产物内部,使得第二次 PCR 扩增片段短于第一次扩增。巢式 PCR 通过两轮 PCR 反应,使用两套引物扩增特异性的 DNA 片段。巢式 PCR 是目前单基因疾病诊断最常用的方法。Daniels 利用这种方法对 5 对可能生育患脊髓性肌萎缩婴儿的夫妇进行 PGT,成功出生 6 个健康婴儿。

2. **多重 PCR** 又称多重引物 PCR 或复合 PCR,它是在同一 PCR 反应体系里加上 2 对以上引物,同时扩增出多个核酸片段的 PCR 反应,其反应原理、反应试剂和操作过程与一般 PCR 相同,可同步完成多个基因位点的诊断筛查。Malcov 等对杜氏肌营养不良基因不同的 2 个外显子和 SRY 基因进行三重巢式 PCR 的 PGT,获得了健康子代。

3. **荧光 PCR** 由荧光标记的寡核苷酸引物进行 PCR 反应,产物用激光分析系统进行分析。荧光 PCR 不仅避免了常规 PCR 需要对扩增产物进行异源双链杂交或琼脂糖电泳分析等烦琐的基因型分析工作,而且其敏感性明显优于普通 PCR,并且可以轻易地分辨等位基因脱扣和优势扩增。对于单细胞 35~40 个循环就可以产生足够分析的产物,减少了散在的、非特异性的污染,而且可以缩短诊断时间。目前该方法已广泛用于 PGT。

4. **实时荧光定量 PCR** 是指在 PCR 反应体系中加入荧光标记的探针或引物,通过检测累积的荧光信号实时监测整个反应过程,并根据标准曲线定量分析待测模板。其检测原理主要基于荧光共振能量转移(fluorescent resonance energy transfer,FRET)。实时荧光定量 PCR 在全封闭的试管中进行,避免了传统 PCR 的污染,而且可以精确地定量基因,使患者在不同病期、不同实验室的检测结果有了可比性,可准确地定量检测样本,具有很高的敏感性、特异性,已应用于医学科研的多个领域。其在植入前遗传学诊断中的应用范围涉及到性别鉴定、基因型测定、基因突变、基因表达研究等多个方面。

5. **短串联重复序列分析** 人类基因组 DNA 有 3×10^9 bp,其中 10% 是串联重复序列,称为卫星 DNA。可分为大卫星、中卫星、小卫星和微卫星。重复单位由 2~6bp 组成的叫微卫星,也称它为短串联重复序列(short tandem repeat,STR)。近年来,发现基因内外的一些 STR 与遗传病的发病有关。如脆性 X 综合征、脊髓延髓肌肉萎缩、强直性肌营养不良、Huntington

舞蹈征、地中海贫血等。全基因组扩增后结合短串联重复序列分析可对进行性假肥大性肌营养不良（Duchenne muscular dystrophy，DMD）、脊髓性肌萎缩（spinal muscular atrophy，SMA）、X-连锁慢性肉芽肿以及 α 和 β 地中海贫血等进行诊断。Hellani 等同时分析 16 个位点的 STR 标记对 β 地中海贫血和囊性纤维化进行 PGT 诊断和 HLA 配型。国内诞生的首例 HLA 配型"设计婴儿"应用的也是此种方法。

6. **全基因组扩增**（whole genome amplification，WGA） 胚胎微量细胞 DNA 在进行 PCR 扩增时，容易发生单个等位基因扩增失败，即等位基因脱扣（allele drop-out，ADO），或者优势等位基因扩增（preferential amplification，PA）。特别是显性遗传病突变的位点发生 ADO 时，非常容易误诊。为降低或避免突变位点 ADO 造成的误诊，欧洲人类生殖与胚胎学学会建议使用单体型连锁分析进行 PGT-M。通过全基因组扩增和其他检测技术构建目标检测基因上下游 1~2Mb 或整条染色体的单体型，筛除含致病单体型的胚胎，从而达到检测和降低 ADO 风险的目的。全基因组扩增目前已广泛应用于 PGT 中，分为基于 PCR 和不基于 PCR 两种类型：基于热循环以 PCR 为基础的 WGA 技术如简并寡核苷酸引物 PCR（degenerate oligonucleotide primer PCR，DOP-PCR）、连接反应介导的 PCR（ligation mediated PCR，LM-PCR）、扩增前引物延伸反应（primer extension pre-amplification，PEP），以及多次退火环状循环扩增技术（multiple annealing and looping-based amplification，MALBAC）等；基于等温反应不以 PCR 为基础的 WGA 技术如多重置换扩增（multiple displacement amplification，MDA）。下面主要介绍三种目前临床常用的 WGA 技术：DOP-PCR、MDA 和 MALBAC。

DOP-PCR 引物的 3′ 含 6bp 的随机序列，可以随机地和基因组 DNA 结合，从而实现对全基因组的扩增。因为 PCR 的指数扩增特性，放大了基因组上不同序列之间的差异，因而导致扩增出的基因组覆盖度较低。尽管如此，DOP-PCR 适合对染色体的 CNV 进行定量。

MDA 是 Lizardi 等基于环状滚动扩增（strand displacement amplification，SDA）方法创建的一种链置换扩增技术，是一种扩增效率高、保真性能好的新兴全基因组扩增技术。该技术利用 phi29DNA 聚合酶和六聚体随机引物对基因组进行扩增，在 30℃ 条件下恒温即可反应。扩增时，六碱基随机引物在多个位点与模板 DNA 退火，在 phi29 DNA 聚合酶的作用下同时开始复制。其沿着模板合成 DNA，同时取代模板的互补链。被置换的互补链又作为新的模板进行扩增，最终可获得大量的 DNA。MDA 具有产量高、扩增片段长（平均片段长度可达 10kb），存在一定的 ADO 率且与起始模板量有关。擅长单基因病单体型分析此类 SNP 相关研究。

MALBAC，即多次退火环状循环扩增技术利用特殊的引物，使得扩增子结尾互补成环，防止了 DNA 的指数性扩增，解决了扩增偏倚，同时保持了 90% 以上的基因组扩增覆盖度，使得检测单细胞中较小的 DNA 序列变异变得更容易，分辨率提高，可以检测单基因突变，以及同时检测多个基因。MALBAC 技术覆盖率高、ADO 率低、扩增偏倚低以及单细胞扩增起始模板量低等优点；但其也存在一定的缺点，比如保真性较低，对高 GC 含量（DNA 四种碱基中鸟嘌呤和胞嘧啶所占的比率）基因组扩增存在偏好。需要利用生物信息学方法，来矫正该方法内部的 GC 偏好性。通过矫正，该方法也可较准确地分析拷贝数变异（CNV）。

7. **SNP array** SNP array 应用单核苷酸多态性的特点，检测后得到基因分型结果，结合家系成员构建家系各条染色体的单体型，进而锁定目的基因及上下游 1~2Mb 范围，通过遗传方式可判断出致病单体型，达到诊断目的。因为芯片结果覆盖了全基因组，对于胚胎同时检测多种单基因遗传病，或对 β 地中海贫血重型患儿进行 HLA 配型，胚胎既要诊断地中海贫血,也要分析 HLA 区域和染色体整倍性,则此方法节省实验时间和成本。但仅能捕获芯片上设计的已知 SNP 位点,不能验证突变位点,若目标基因位于染色体末端,则可能基因内和一端无可供区分单体型的有效位点,发生重组则有误诊风险。而且必须依赖于家系中患病先证者的样本与胚胎进行比对。相较于测序不断下降的成本,芯片检测需要昂贵的仪器及试剂、耗材。

8. DNA 测序

(1) Sanger 测序:采用毛细管电泳技术,用四种不同颜色荧光染料分别标记 PCR 产物的 A、T、G、C 核苷酸碱基,经过测序反应,生成 PCR 产物相差 1 个碱基且末端为 4 种不同的荧光染料的单链 DNA 混合物,通过毛细管读取长度窗口时,激光检测对每个荧光分子进行检测,不同碱基信息显示不同颜色荧光。DNA 测序技术是遗传学研究中发展起来的一个最基本的技术,它使得研究者可以确定 DNA 片段的核苷酸序列并发现突变。但在胚胎细胞检测时进行 PCR 扩增中容易发生 ADO,Sanger 测序仅在胚胎中检测单个突变非常容易漏诊。

(2) 高通量测序:基本原理是边合成边测序,在 Sanger 等测序方法的基础上,通过技术创新,用不同颜色的荧光标记四种不同的 dNTP,当 DNA 聚合酶合成互补链时,每添加一种 dNTP 就会释放出不同的荧光,根据捕捉的荧光信号并经过特定的计算机软件处理,从而获得待测 DNA 的序列信息。在 PGT-M 的应用中,针对需要检测的目的基因上下游 1~2Mb 设计多重 PCR 引物,捕获包含可能用于区分单体型来源的有效 SNP 位点,多为人群等位基因频率在 0.2~0.5 的高频 SNP 位点,检测后一方为纯合子,另一方为杂合子即为杂合一方的有效位点。通过对目标基因及上下游附近的测序构建出家系单体型,并且可以检测到突变位点。直接突变检测和真实等位基因连锁分析协同诊断,可以检测染色体末端遗传病及部分无先证者和夫妇为新发突变家系,甚至夫妇为嵌合突变家系,并且在基因附近可以发现重组。但实验操作步骤多,需要针对某种基因单独个性化设计。胚胎的 PGT-M 和 PGT-A 需分开实验。需要严格的质控管理,诊断准确性依赖于全基因组扩增的扩增效果。

(3) 长读长单分子实时测序:测序技术在近两三年中又有新的里程碑。以 SMRT 和纳米孔单分子测序技术为代表,被称为第三代测序技术。与前两代相比,他们最大的特点就是单分子测序,测序过程无需进行 PCR 扩增。测序速度很快,但同时其测序错误率比较高,达到 15%,这几乎是目前单分子测序技术的通病。但好在它的出错是随机的,并不会像第二代测序技术那样存在测序错误的偏向,因而可以通过多次测序来进行有效的纠错。目前已有研究在 PGT 中应用第三代测序分析家系成员外周血单体型,但由于该技术高错误率和成本高昂的原因,胚胎中的检测还需要未来进一步的研究。

二、常染色体显性遗传病

常染色体显性遗传病(autosomal dominant inheritance,AD)是指致病基因位于常染色体上,且由单个等位基因突变即可起病的遗传性疾病。常见的亚型包括:①完全显性;②不完全显性;③不规则显性;④共显性;⑤延迟显性;⑥从性显性等。

据统计,此类遗传病或异常性状已达 3 711 种(1992 年)。常染色体显性遗传病位于常染色体上的两个等位基因中,如有一个突变,这个突变基因的异常效应就能显示发病。这类疾病已达 1 700 多种,如家族性多发性结肠息肉,多指、并指等。其遗传系谱特点是遗传与性别无关,男女发病机会均等;患者双亲往往有一方为患者。若双亲无病,子女一般不发病;

患者常为杂合型,苦与正常人婚配,其子女患病概率为 50%;常见连续几代的遗传。显性致病基因有时由于内外环境的影响,杂合子个体携带显性致病基因并不表达,即不完全外显。常染色体显性遗传病的外显率为 60%~90%。

相比于产前诊断,PGT 在胚胎植入子宫前即已知道胚胎是否有遗传性问题并选择无遗传性疾病表型的胚胎进行移植,因此 PGT 可以避免选择性流产和多次流产对妇女身心的伤害。

(一)亨廷顿病

亨廷顿病(Huntington disease,HD)是一种完全符合孟德尔遗传的显性遗传病,由于 4 号染色体 *HTT* 基因突变或者 CAG 三核苷酸重复序列扩增所致。大多数正常人的重复序列拷贝数低于 30 个,达到或超过 39 个拷贝数则会致病,造成脑部神经细胞持续退化,机体细胞错误地制造一种名为"Huntington"的有害物质。发病年龄与重复序列长度在一定程度上相关。

患者 20 岁前很少发病,20 岁后发病率逐渐增高。发病时,最初表现为情绪波动,随后出现舞蹈性动作、癫痫发作,体力和智力不断减退,进行性痴呆。常于症状出现后的 4~20 年间死亡。此病有明显的家族遗传史,只要双亲之一是患者,他们的子女中至少会有 1/2 的发病概率。

(二)常染色体显性遗传多囊肾病

常染色体显性遗传多囊肾病(autosomal dominant polycystic kidney disease,ADPKD)是成年人群中最常见的常染色体显性遗传的单基因遗传病,人群发病率为 1/1 000。ADPKD 的主要表现为肾脏进行性囊性改变,常导致终末期肾病。导致最常见且更严重类型的 *PKD1* 基因位于 16 号染色体,位于 14 号染色体的 *PKD2* 基因与迟发的轻度成人多囊肾相关。

三、常染色体隐性遗传病

常染色体隐性遗传病(autosomal recessive inheritance,AR)致病基因单个等位基因突变一般不发病或症状轻,只有纯合子或复合杂合子时才显示严重的病状。此种遗传病父母双方为同一致病基因突变的携带者,故多见于近亲婚配者的子女。子代有 1/4 的概率患病,子女患病概率均等。许多遗传代谢异常的疾病,属常染色体隐性遗传病。如囊性纤维化、地中海贫血、白化病、苯丙酮尿症等。

(一)囊性纤维化

囊性纤维化(cystic fibrosis,CF)是北欧最常见的常染色体隐性遗传,约占活婴 1/2 500,携带率约为 1/25。CF 是一种遗传性外分泌腺疾病,主要影响胃肠道和呼吸系统,通常具有慢性梗阻性肺部病变、胰腺外分泌功能不足和汗液电解质异常升高的特征。在出生之后不久或在幼年时期发病。患者的上皮细胞氯离子通道调节有缺陷;呼吸道黏膜上皮的水、电解质跨膜转运有障碍;黏液腺分泌物中酸性糖蛋白含量增加,改变了黏液流变学的特性,可能为分泌物变黏稠的原因。特征是呼吸道反复受感染,患者的呼吸道内产生稠厚的黏痰,阻碍呼吸,引起阵阵剧烈咳嗽,呼吸急促。患者胰腺功能受损,胰腺分泌不足则出现腹胀、腹部隆起、排出大量泡沫恶臭粪便等消化不良症状,甚至发生脂肪泻和氮溢。

相关基因位于染色体 7q31。DNA 长度约 250kb,编码的蛋白质称为囊性纤维化跨膜传导调节子(cystic fibrosis transmembrane conductance regulator,CFTR)。CFTR 最常见的基因突变是△F508,导致 CFTR 蛋白 508 位置上的苯丙氨酸残基缺失,并且发生在约 70% 的等位基因中;另有 30% 有 600 种以上较少见的基因突变。

1992 年,Handyside 引入巢式 PCR 技术用于单基因病,成功地对囊性纤维化病变进行了胚胎植入前诊断,并分娩了正常婴儿。

Goossens 等应用 IVS8CA、IVS17BTA、△F508 分别进行二重 PCR,以及 D7S49O 和 D7S486 进行二重 PCR,对 16 对夫妇进行了 22 个 PGT 周期,最终获得 4 例成功妊娠。

(二)地中海贫血

地中海贫血是一种遗传性疾病,又称海洋性贫血,广西、广东、海南等地是高发区,主要有 α- 地中海贫血和 β- 地中海贫血两大类,可分为静止型基因携带者、轻型、中间型和重型地中海贫血四个等级。广西人群中的地中海贫血基因携带率较高,平均达到 20% 以上。其发病机制是合成血红蛋白的珠蛋白链减少或缺失导致血红蛋白结构异常,这种含有异常血红蛋白的红细胞变形性降低,寿命缩短,可以提前被人体的肝脾等破坏,导致贫血,甚至发育等异常。

1. β- 地中海贫血　人类 β 珠蛋白基因簇位于 11p15.5。β- 地中海贫血的发生主要是由于基因的点突变,少数为基因缺失。β- 地中海贫血基因突变较多,迄今已发现的突变点达 100 多种,国内已发现 28 种。其中常见的突变有 6 种:①βCD41-42(-TCTT),约占 45%;②IVS-Ⅱ 654(C>T),约占 24%;③βCD17(A>T),约占 14%;④5′UTR 区的 TATA 盒 β28(A>T),约占 9%;⑤βCD71-72(+A),约占 2%;⑥β26(G>A),即 βE,约占 2%。

国内学者对 4 例 β- 地中海贫血携带者夫妇采用全基因组扩增技术、巢式 PCR 和反向点杂交技术进行了 PGT-M,获得 1 例妊娠,分娩双胞胎男婴,分别为正常和杂合子。国内首例"设计婴儿"的出生采用多重置换扩增结合短串联重复序列方法,成功实现了 β- 地中海贫血结合 HLA 配型的植入前遗传学检测,挽救了其姐姐的生命。

2. α- 地中海贫血　人类 α- 珠蛋白基因簇位于染色体 16pter-p13.3。每条染色体各有 2 个 α- 珠蛋基因,一对染色体共有 4 个 α- 珠蛋白基因。大多数 α- 地中海贫血是由于 α- 珠蛋白基因的缺失所致,少数由基因点突变造成。重型又称 Hb Bart 胎儿水肿综合征。国内学者采用荧光定量 PCR,首次对曾两次妊娠 Bart 水肿胎儿的夫妇进行 PGT-M,移植 3 个胚胎后获得 1 例成功。

四、X 连锁显性遗传病

X 连锁显性遗传病(X-linked dominant inheritance,XLD)病种较少,有抗维生素 D 性佝偻病等。这类病女性发病率高,这是由于女性有两条 X 染色体,获得这一显性致病基因的概率高之故,但病情较男性轻。男性患者病情重,他的全部女儿都将患病。主要有抗维生素 D 佝偻病、家族性遗传性肾炎等。以脆性 X 综合征为例作一介绍:

脆性 X 染色体综合征(fragile X syndrome),又称 Martin-Bell 综合征。是一种 X 连锁显性遗传病,临床以智力低下、巨睾症、特殊面容、语言行为障碍为特征。主要为男性发病,女性可有异常表型,是仅次于 Down 综合征的又一常见单基因遗传性智力缺陷疾病。约 80% 男性患者于青春期后出现大睾丸,多数患者性腺发育不良,精子少,但少数患者能生育后代。男性患者智力大多为中~重度障碍,也有轻度;女性杂合子中约 1/3 可有轻度智力低下。

1969 年美国 Lubs 在 X 连锁智力低下的家系中,发现带有一条长臂末端具随体样结构的 X 染色体,1977 年澳大利亚 Sutherland 将这种随体样结构定位于 Xq27,并命名为脆性部位(fragile site)。

该病男女患病率分别为 1/1 250 和 1/2 000,主要见于男性,在男性智力低下中占 10%~20%。核型:Xq27.3 有脆性位点。患者脆性 X 智力低下基因 -1(*FMR1*)的 5′端非翻译区有遗传不稳定性的 CGG 三核苷酸重复序列的异常扩增,即动态突变。

Burlet 等建立了 MDA 结合荧光 PCR 分析 CGG 重复序列的植入前遗传学诊断方法。此外可采用 DNA 印迹(Southern 印迹)杂交法、微卫星序列分析法等对该疾病进行诊断。

五、X 连锁隐性遗传病

X 连锁隐性遗传病(X-linked recessive inheritance,XLR)致病基因在 X 染色体上,女性只是携带者,这类女性携带者与正常男性婚配,子代中的男性有 1/2 概率患病,女性不发病,但有 1/2 的概率是携带者。男性患者与正常女性婚配,子代中男性正常,女性都是携带者。因此 X 连锁隐性遗传在患病系中常表现为女性携带,男性患病。主要有进行性假肥大性肌营养不良(Duchenne muscular dystrophy,DMD)、血友病 A、血友病 B、红绿色盲等。

一些 X 连锁、Y 连锁性疾病可鉴定胚胎性别后,植入女性胚胎。1990 年,FISH 首先被用来检测 PCR 进行性别鉴定的准确性,结果发现 PCR 无法鉴别 XO 与 XX 及 XXX、XY 与 XXY 及 XYY 等,且准确性不如 FISH,用 Y 染色体特异探针或联加 X 染色体特异探针进行 FISH 分析,可对 X 连锁隐性遗传病进行 PGT。但该方法否定了正常男孩的出生并允许女性携带者的生存,并未阻断致病基因的垂直传递,有可能提高人群中有害基因的频率。

(一)进行性假肥大性肌营养不良

进行性假肥大性肌营养不良也称迪谢内肌营养不良,是最常见的一类进行性肌营养不良症。3~5 岁隐袭起病,病情进行性加重,9~12 岁不能行走,多于 20 岁左右死亡。是儿童最常见的致死性肌肉疾病。患病率为 3.3/10 万,占出生男婴(20~30)/10 万,为 X 连锁隐性遗传。主要是男孩发病,女性为致病基因的携带者。*DMD* 基因位于 Xp21,全长 2.5Mb,是人类最大基因;cDNA 长 14kb,含 79 个外显子。本病的发生是由于编码 dystrophin 的 *DMD* 基因的突变所引起,有约 1/3 病例为散发,没有家族史,是由基因新生突变造成。进行性肌萎缩和无力伴小腿腓肠肌假性肥大是其典型的临床症状。

1990 年,Handyside 首次报道用 PCR 技术使一对有高风险生育 X 性连锁疾病进行性假肥大性肌营养不良患者的夫妇分娩一名健康女婴。Malcov 等利用 *DMD* 基因不同的 2 个外显子和 *SRY* 基因进行三重巢式 PCR,在 5 对夫妇中进行了 18 个 PGT 周期,最终获得 3 例健康子代。

(二)血友病

血友病(hemophilia)是一组遗传性出血性疾病,它是由于血液中某些凝血因子的缺乏而导致的严重凝血功能障碍。血友病患者绝大部分为男性,典型患者常自幼年发病、自发或轻度外伤后出现凝血功能障碍,出血不能自发停止;从而在外伤、手术时常出血不止,严重者在较剧烈活动后也可自发性出血。

血友病 A(*F8*)和血友病 B(*F9*)均为 X 染色体隐性遗传。女性一般不发病,但可以携带致病基因。携带致病基因突变的女性与正常男性的后代中,男性有 50% 的概率发病,女性有 50% 的概率携带致病突变。患病男性与正常女性的后代中,男性全部正常,女性全部携带致病基因。因此,这两种血友病表现为隔代遗传。但患病男性与携带致病基因女性的后代,有可能为患病女性,不过由于女性有月经,所以一般来说患病女性青春期后的存活率很低。国内最常见的血友病类型和突变是血友病 A 的 *F8* 基因内含子 22 的倒位突变。

六、Y 连锁遗传

如果致病基因位于 Y 染色体上,并随着 Y 染色体而传递,故只有男性才出现症状。这类致病基因只由父亲传给儿子,再由儿子传给孙子,女性是不会出现相应的遗传性状或遗传病,这种遗传方式称为 Y 连锁遗传(Y-linked inheritance)。由于这些基因控制的性状只能在雄性个体中表现,这种现象又称为限雄遗传(holandric inheritance)。

Y 连锁遗传病的特点是男性传递给儿子,女性不发病。因 Y 染色体上主要有男性决定因子方面的基因,其他基因很少,故目前已经知道的 Y 连锁遗传病较少见。比较肯定的有 H-Y 抗原基因、外耳道多毛基因和睾丸决定因子基因等。

第四节 线粒体遗传病

人类线粒体 DNA 是一个环状双链分子,长 16 569bp,编码呼吸链和能量代谢相关蛋白。mtDNA 的缺失或突变会导致线粒体氧化代谢相关的酶或载体发生障碍,ATP 减少,能量代谢障碍,导致多种复杂的临床症状。

胚胎的线粒体几乎全部来自卵母细胞,遗传方式与孟德尔遗传病不同,属于母系遗传。每个细胞 mtDNA 有多个拷贝,因此线粒体遗传病表型与细胞内突变型和野生型 mtDNA 比例相关,只有达到某一阈值患者才出现症状,一个家系中不同成员发病的突变 mtDNA 比例都可能不同,这些特点给线粒体病 PGT 带来巨大困难。

目前仅高通量测序方法可用于检测胚胎突变 mtDNA 拷贝数。已有研究通过检测囊胚活检细胞的突变 mtDNA 拷贝数进行 PGT,选择低比例突变体进行移植,但这些细胞不能代表整个胚胎,并且导致发病的突变体阈值不能明确界定,胎儿仍有患病风险。由于不同国家伦理政策的不同,英国和墨西哥已有置换卵细胞细胞质的"三亲"胎儿出生,这种通过原核移植的方案目前可能是最有效地去除突变 mtDNA 的方法,但在全球其他国家和社会仍然存在较大的伦理争议。

(曹云霞)

参 考 文 献

1. 邬玲仟,张学. 医学遗传学. 北京:人民卫生出版社,2016.
2. SCRIVEN PN, HANDYSIDE AH, OGILVIE CM. Chromosome translocations:segregation modes and strategies of preimplantationgenetic diagnosis. Prenat Diagn, 1998,18(3):1437-1449.
3. 刘伟信. FISH 技术在胚胎植入前遗传学诊断中的应用及前景. 中国优生与遗传杂志,2003,11(1):10-11.
4. WELLS D, DELHANTY J, DELHANTY J. Evaluating comparative genomic hybridisation(CGH)as a strategy for preimplantation diagnosis of unbalanced chromosome complements. 1996,4(1):125.
5. WILTON L, VOULLAIRE L, SARGEANT P, et al. Preimplantation aneuploidy screening using comparative genomic hybridization or fluorescence in situ hybridization of embryos from patients with recurrent implantation failure. Fertil Steril, 2003,80:860-868.
6. SHAFFER LG, BEJJANI BA. Medical applications of array CGH and the transformation of clinical cytogenetics. Cytogenet Genome Res, 2006,115(3-4):303-309.
7. HANDYSIDE AH, KONTOGIANNI EH, HARDY K, et al. Pregnancis from biopsied human preimplantation

embryos sexed by Y specific DNA amplification. Nature,1990,344（19）:768.

8. HANDYSIDE AH,LESKO JG,TARIN JJ,et al. Birth of a normal girl after in vitro fertilization and preimplantation diagnostic testing for cystic fibrosis. N Eng J Med,1992,327:905-909.

9. DANIELS RJ,THOMAS NH,MACKINNON RN,et al. Linkage analysis of spinal muscular atrophy. Genomics, 1992,12（2）:335-339.

10. MALCOV M,ALIT BEN-YOSEF D,SCHWARTZ T,et al. Preimplantation genetic diagnosis（PGD）for Duchenne muscular dystrophy（DMD）by triplex-nested PCR. Prenat Diagn,2005,25（13）:1200-1205.

11. SPITS C,LE CAIGNEC C,DE RYCKE M,et al. Optimization and evaluation of single-cell whole-genome multiple displacement amplification. Hum Mutat,2006,27（5）:496-503.

12. HELLANI A,COSKUN S,BENKHALIFA M,et al. Multiple displacement amplification on single cell and possible PGD applications. Mol Hum Reprod,2004,10（11）:847-852.

13. WANG JL,YANG X,XIA K,et al.TGM6 identified as a novel causative gene of spinocerebellar ataxias using exome sequencing. Brain,2010,133（Pt 12）:3510-3518.

14. 杨慧敏,李麓芸,卢光绣.应用连锁分析法对常染色体显性多囊肾病进行基因诊断.中华医学遗传学杂志,2002,19（5）:445-446.

15. GOOSSENS V,SERMON K,LISSENS W,et al. Improving clinical preimplantation genetic diagnosis for cystic fibrosis by duplex PCR using two polymorphic markers or one polymorphic marker in combination with the detection of the DF 508 mutation.Mol Hum Reprod,2003,9:5559-5567.

16. 李晓红,庄广伦,周灿权,等.地中海贫血种植前基因诊断妊娠成功.中山医科大学学报,2002,4:268-269.

复习思考题

1. 在医学遗传学研究中,常采用哪些不同的方法来确定某种疾病是否与遗传有关?

2. 植入前遗传学诊断与传统的产前诊断相比,存在哪些优势?

3. 染色体病诊断的相关技术有哪些?

4. 地中海贫血诊断过程中用到哪些分子遗传学诊断技术?

第二篇　不孕症及其诊治

> **要点**
>
> 1. 掌握不孕症的概念。
> 2. 掌握不孕症的病因和诊断。
> 3. 熟悉卵巢储备的评估。
> 4. 掌握不孕症的治疗。

第一章　不孕症的病因、检查与诊断

【定义】　未采取任何避孕措施的情况下,有规律的正常性生活 1 年以上而未妊娠者,称为不孕症(infertility)。不孕症可分为原发不孕和继发不孕。既往没有妊娠史,即从未受孕者称原发不孕;曾有过妊娠史,而后出现不孕者称继发不孕。据不同资料,我国不孕症发病率为 7%~10%。

【病因】　不孕因素中女性因素占 40%~50%,男方因素占 40%,原因不明占 10%~20%。其中有男、女双方问题并存,或同时有 2 个因素以上问题。

1. 女性因素　女性因素中排卵障碍占 20%~40%,输卵管及腹腔内因素占 20%~30%,子宫因素占 10%,其他因素占 10%。

(1)排卵障碍:正常的排卵有赖于完整的下丘脑 - 垂体 - 卵巢轴(hypothalamic-pituitary-ovary axis,HPOA)的调节功能及卵巢的旁 / 自分泌功能,其中任何一个或多个环节的异常,都可造成排卵障碍。其中包括持续性不排卵、稀发排卵、小卵泡排卵及黄素化卵泡不破裂综合征。排卵障碍是女性不孕症的主要原因之一,常伴发一系列的临床症状,如月经不规则、闭经、多毛症、男性化、溢乳等。

1)闭经:WHO 按促性腺激素水平将闭经分为三型:

● WHO I 型(低促性腺激素性无排卵):病变在下丘脑或垂体,表现为低促性腺激素性腺功能减退:FSH、LH 及 E_2 均降低而催乳素和甲状腺素正常。包括下丘脑闭经(压力、减重、锻炼、神经性厌食及其他)、Kallmann 综合征(病因未完全阐明,部分可能由于基因突变导致起源于嗅基板的 GnRH 神经元因各种原因不能正常迁徙、定位于下丘脑,而导致下丘脑完全或部分丧失合成和分泌 GnRH 的能力,引起下丘脑 - 垂体 - 卵巢轴功能低下,不能启动青春期,而表现为青春期发育延迟,有些患者合并不同程度的嗅觉丧失)和垂体功能异常等。

● WHO II 型(正常促性腺激素性无排卵):占排卵异常的 80% 以上。即具有正常促性腺激素的卵巢功能紊乱,伴有不同程度的无排卵或月经稀发。包括:多囊卵巢综合征(polycystic ovarian syndrome,PCOS)、卵泡膜细胞增生症和 HAIRAN 综合征(多毛、无排卵、胰岛素抵抗和黑棘皮病)。典型表现是:FSH、E_2 和催乳素正常,但 LH/FSH 常异常升高。

● WHO Ⅲ型(高促性腺激素性无排卵):多为卵巢功能减退,表现为 FSH 及 LH 升高,E_2 降低,为高促性腺激素性腺功能减退,包括卵巢早衰和性腺发育不全(如 Turner 综合征)或卵巢抵抗。这类患者的特点是对诱发排卵的反应差。

2)黄素化未破裂卵泡综合征(luteinized unruptured follicle syndrome,LUFS):指每年有 3 个及以上周期出现有优势卵泡生长但无排卵,并在卵巢内形成卵巢黄素化囊肿。无特殊的临床表现,月经周期正常,基础体温双相,子宫颈黏液的改变亦为正常,子宫内膜亦有分泌期改变,但发育较迟缓,黄体期亦短。其发生率在不孕症中为非不孕症者的 3~8 倍,在不明原因不孕症的发病率更高,其发生有重复性。卵泡的发育不同于正常排卵的卵泡,在 B 超下可观察到生长速度较快,LH 峰后卵泡急剧增长,并可持续长大,最大可达 8cm,直至下次月经来潮。激素的变化亦有其特点:在卵泡早期、黄体期 FSH 均高,排卵后下降需 4~5 天,LH 峰低且较正常排卵者出现晚,E_2 显著增高,排卵前峰值与 LH 同天出现,P 较低,PRL 有增高的趋势,雄烯二酮升高。

3)黄体功能不足:有 10%~40% 的不孕症是由黄体功能不足所致。特点为排卵后至下次月经来潮时间 <12 天。导致黄体功能不足的原因:一方面可能和卵泡期的卵泡发育有关,如小卵泡排卵、黄体发育不良、血清 P 低落导致内膜发育迟缓。另一方面是子宫内膜受体的问题,如孕激素受体低,即使 P 水平正常也不能使 P 起正常反应,即假性黄体功能不足。E_2 水平可促使 ER 和 PR 的产生,而 P 则具有抑制作用,因此,卵泡发育不良的小卵泡排卵,E_2 的水平低会影响内膜发育。

4)高催乳素血症:高水平的 PRL 可通过短反馈机制引起下丘脑多巴胺分泌增加,抑制 GnRH 的分泌,改变了 GnRH 的正常脉冲式释放规律和分泌水平,使垂体促性腺激素水平下降,最终导致卵泡发育障碍和不排卵。

5)甲状腺功能异常:甲状腺激素分泌异常,TRH-TSH/GnRH-Gn 的分泌失调,导致卵巢的排卵功能障碍和性激素分泌紊乱,从而引起卵泡发育停滞、卵泡闭锁、无排卵等,从而导致不孕。

6)肾上腺功能异常:原发性肾上腺功能不足常见病因是自身免疫疾病,肾上腺破坏严重时患者会缺乏雄激素,慢性肾上腺功能不足除低血压、低血糖、脱发外,1/4 妇女有原发或继发闭经、月经频发和无排卵月经。先天性肾上腺皮质增生患者由于缺乏 21-羟化酶导致雄激素过多,引起闭经;分泌过多的雄激素可抑制下丘脑分泌 GnRH,并对抗雌激素,使卵巢功能受抑制而导致排卵障碍。

(2)输卵管因素:自然受孕必须要有功能正常的输卵管,包括输卵管通畅,以及输卵管平滑肌正常蠕动及上皮细胞纤毛的正常推动。输卵管是精卵相遇、受精的场所,在捡拾卵子、精子运送、胚胎的早期发育及将受精卵运送到宫腔等方面发挥重要功能。感染和手术操作极易使输卵管黏膜受损,进而纤毛消失,蠕动障碍,以及阻塞或与周围组织粘连,影响输卵管的通畅性及功能。因此,输卵管因素是女性不孕的重要原因。

1)非特异性盆腔感染:盆腔感染是导致输卵管性不孕的主要因素。感染的病原体可由需氧和厌氧菌所致,也可由衣原体、淋病奈瑟球菌、支原体等所致。感染不仅引起输卵管阻塞,且因瘢痕形成,使输卵管壁僵硬和输卵管周围粘连,改变其与卵巢的关系,影响输卵管的拾卵及运送功能。

2）输卵管结核：输卵管结核在生殖器结核中最常见，表现为输卵管增粗肥大、伞端外翻如烟斗状，甚至伞端封闭；输卵管僵直、结节状，部分可见干酪样团块或腹膜有粟粒样结节。约半数输卵管结核患者同时有子宫内膜结核。

3）输卵管结扎或绝育术后：术后引起输卵管积水较常见，成为输卵管复通术后影响功能的重要因素。绝育术后输卵管近端组织和细胞的病变与绝育时间长短有关，因此绝育术后时间越长，复通成功率越低。

4）宫外孕术后：宫外孕保守手术保留输卵管者，患侧输卵管功能可能受影响，引起输卵管不通或通而不畅。因多次宫外孕切除了双侧输卵管者在要求行 IVF-ET 患者中并不少见。

5）输卵管发育不良或缺如：胎儿发育过程中，副中肾管头端发育受阻，导致输卵管发育不良或不发育，常伴有子宫和卵巢的发育异常或缺如。

（3）子宫内膜异位症：30%~58% 的不孕症患者合并子宫内膜异位症，患子宫内膜异位症的妇女中不孕症的发病率为 30%~50%。子宫内膜异位症引起不孕的机制，一方面导致盆腔结构的改变，盆腔子宫内膜异位症、卵巢子宫内膜异位症所产生的炎性反应，以及其所诱发的多种细胞因子和免疫反应，均可损伤腹膜表面，使间质内肥大细胞释放出组胺及激酶，血管通透性增加，导致水肿、纤维素和血性浆液性渗出，从而使盆腔内脏器和组织广泛粘连，输卵管僵硬，影响输卵管的蠕动，从而影响卵子的排出、拣拾和精卵的输送，如周围病变严重还可导致输卵管伞端闭锁。另一方面降低卵巢功能，子宫内膜异位症患者腹腔内的巨噬细胞可降低颗粒细胞分泌孕酮的功能、干扰卵巢局部的激素调节作用，使 LH 分泌异常、PRL 水平升高，前列腺素含量增加，18%~79% 的患者发生未破裂卵泡黄素化，10% 无排卵。

（4）子宫因素

1）子宫内膜炎：子宫内膜炎多由阴道感染上行蔓延所致，内膜局部炎性细胞的浸润和炎症介质的渗出呈现胚胎毒性作用，不利于精子成活和胚胎着床，炎症累及输卵管可引起梗阻性不孕。

2）子宫内膜息肉：可能是慢性子宫内膜炎的另一种表现，内膜息肉改变宫腔内环境，不利于精子和胚胎的存活；内膜息肉充塞宫腔，妨碍精子运动和胚胎着床。

3）子宫内膜结核：早期子宫内膜充血或形成溃疡，出现月经过多；晚期，子宫内膜受到破坏，影响了内膜的功能，使月经稀少，甚至闭经。

4）宫腔粘连：常有反复宫腔手术史、内膜结核或妇科手术损伤（如子宫肌瘤剔除术、畸形子宫矫正术）。重度粘连表现为无月经，即子宫腔粘连综合征（Asherman 综合征）。轻度粘连表现为月经量减少或正常。粘连可发生在子宫腔中央或周围，影响胚胎着床。

5）子宫肌瘤：单纯性肌瘤引起的不孕症并不多见，仅占不孕症的 1%~2.4%。多发性和黏膜下子宫肌瘤可使宫腔变形和内膜面积增大至正常的数倍到数十倍，从而影响妊娠。

6）子宫畸形：多因形成子宫段副中肾管发育及融合异常所致，先天性无子宫、始基子宫的患者均无法怀孕；单角子宫、双子宫、双角子宫、纵隔子宫、弓形子宫等宫腔容积减少，可能会引起中晚孕期流产，除单角子宫外，如果其他子宫畸形引起反复流产，可行子宫整形手术。

（5）宫颈因素

1）宫颈畸形：副中肾管尾端发育不全或发育停滞所致，包括宫颈缺如、宫颈闭锁、先天性宫颈管狭窄、宫颈角度异常、双宫颈等。如子宫发育正常，可手术穿通宫颈建立人工子宫阴道通道，手术成功率低。

2）宫颈黏液异常：宫颈黏液的分泌随卵巢分泌的不同激素的消长而呈周期性变化，与受孕功能密切相关。当卵巢功能失调时,宫颈黏液分泌的质和量的异常将影响精子的活动、储存、成活和获能,从而致不孕。

3）宫颈炎:宫颈炎本身并非一定造成不孕,然而炎症造成的局部环境的改变则是引起不孕的重要原因之一,其也是宫颈黏液异常的原因之一。

（6）外阴阴道因素

先天性无阴道、阴道部分闭锁、阴道纵隔、阴道横隔、阴道斜隔等可导致性交困难而致不孕,可通过手术进行阴道成形术或切除阴道隔。

（7）免疫性因素

1）非器官特异性自身抗体:指针对存在于不同组织的共同抗原的抗体,如抗磷脂抗体（anti-phospholipid antibody, APA）、抗核抗体（antinuclear antibody, ANA）、抗 DNA 抗体等。目前对此类抗体针对的抗原性质已经比较了解,检测 APA 和 ANA 的技术也较为成熟和标准,临床资料丰富。

2）器官特异性自身抗体:指只针对某个特异性器官组织自身抗原的抗体,如抗精子抗体、抗卵巢抗体、抗子宫内膜抗体和抗绒毛膜促性腺激素抗体等,此类抗体针对的抗原成分复杂,检测的标准化程度低,它们与不孕的关系亦因检测数据分析、统计困难而不易明确,从而影响对自身抗体阳性的不孕患者的处理。

（8）遗传性不孕:遗传因素引起的不孕主要涉及性分化过程中性染色体组成、性腺分化、性激素及功能三种因素。染色体数目或结构的异常皆可影响性腺 - 卵巢的分化而导致遗传性不孕,如特纳综合征（45,XO）、46,XX 单纯性腺发育不全（Swyer 综合征）、45,XO/46,XY 嵌合型腺发育不全、真两性畸形（46,XX/46,XY）、超雌（47,XXX）等。

另外,一些影响女性受精力的基因突变也会引起不孕,包括:FSH 受体突变、LH 受体突变、*FMR1* 基因前突变等。

2. 男性因素

（1）生殖器官等异常

1）先天异常:睾丸的先天性发育异常包括无睾症、精曲小管发育不全（Klinefelter 综合征）、男性假两性畸形等。Klinefelter 综合征染色体核型多为 47,XXY,患者睾丸小而硬,精曲小管玻璃样变和纤维化,精子发生完全停止或严重减少。睾丸下降异常也是男性不育的重要原因。睾丸下降异常时精曲小管内生殖细胞的数目减少,睾丸体积缩小,重量也下降。睾丸在腹壁或腹腔内的位置越高,则精曲小管的损伤越大。双侧睾丸下降异常患者如不治疗,生育的可能性很小。

2）输精管梗阻或缺如:输精管、精囊先天性缺如,特征是精液量少,常不足 1ml,精浆无果糖;炎症性梗阻,如双侧附睾结核;射精管梗阻较少见。手术损伤或输精管结扎等。

3）精索静脉曲张:可导致睾丸血液淤积,有效血流量减少,生精的正常微环境遭到破坏,最终使精原细胞退化、萎缩,精子生成减少,活力减弱,畸形精子增多,严重者可无精子。

4）雄激素靶器官病变:分两种类型:完全性如睾丸女性化;不完全性如 Reifenstein 综合征。

（2）内分泌异常

1）促性腺激素合成或分泌功能障碍:如 Kallmann 综合征又称选择性促性腺功能低下型性腺功能减退症,为下丘脑 GnRH 脉冲式释放功能障碍,是常染色体隐性遗传病。临床特征是性成熟障碍,伴有嗅觉丧失,睾丸小、睾丸下降异常、小阴茎及尿道下裂。血清睾酮水平低,

LH 和 FSH 水平处于同年龄组正常值下限。

2）选择性 LH 缺陷症：患者血清 FSH 水平正常，LH 和睾酮水平低下，男性化不足，乳房发育，但睾丸大小正常，精液内有少量精子，故又称"生育型"无睾综合征。

3）垂体瘤：其对 LH 的分泌影响最为明显，垂体瘤是高催乳素血症的最常见原因，PRL 过高可导致患者性欲减退、勃起功能障碍、乳房发育、溢乳以及生精功能障碍。

4）肾上腺皮质增生症：其中常与不育相关的是 21- 羟化酶缺陷，皮质激素合成减少，引起促肾上腺皮质激素（adrenocorticotropic hormone，ACTH）增加，肾上腺皮质受 ACTH 的过度刺激而合成大量睾酮，后者抑制垂体促性腺激素的分泌，从而导致不育。

（3）性功能障碍：包括性欲减退、勃起功能障碍、早泄、不射精和逆行射精等，精液不能正常射入阴道。

（4）免疫因素：当发生睾丸炎、附睾炎、前列腺炎、精囊炎，或行输精管结扎等手术后，免疫耐受机制被破坏，即可能发生抗精子免疫反应。

（5）感染因素：腮腺炎病毒可引起睾丸炎，严重者可引起永久性精曲小管破坏和萎缩而发生睾丸功能衰竭；梅毒螺旋体也可以引起睾丸炎和附睾炎；淋病、结核、丝虫病可引起输精管梗阻；精液慢性细菌感染，或支原体、衣原体感染可使精液中白细胞增多，精液质量降低，未成熟精子增多。

（6）理化因素与环境污染：生精上皮为快速分裂细胞，故易受理化因素损害。热、放射线、有毒物质及类激素类物质均可使生精上皮脱落，或影响间质细胞和支持细胞功能，妨碍生精过程。

（7）药物手术史：抗癌药物、鸦片类药物及抗高血压药物等可直接或间接影响精子生成。既往盆腔手术史、膀胱、前列腺手术史有可能引起射精功能减退；疝修补术或睾丸固定术有可能影响精索或睾丸供血。

3. 不明原因不孕 经过各种检查女方能排卵，输卵管通畅且功能正常，男方精液正常，但仍不能怀孕者。部分学者认为不明原因性不孕诊断的关键在于不孕检查的程度，在诊断不明原因性不孕之前必须经过完善的检查，另一部分学者认为许多有关生殖过程的检查至今无法实施，有的检查也不能在临床进行。至今尚无一个方法可以确诊正确的排卵的全过程，输卵管的检查可以了解其解剖结构，但不能了解其功能状态，黄体功能不足的确诊及其与妊娠的关系等都是有待解决的问题。不明原因性不孕的病因至今不明，也可能与延迟受孕或未发现的生育缺陷有关。

【检查步骤与诊断】

1. 男方检查

（1）病史采集：了解其性生活情况，有无性功能障碍；既往有无腮腺炎、慢性病病史、手术史及药物服用史等；注意生长发育史、婚育史等。

（2）体格检查

1）全身检查：血压，身高、体重，营养状况及第二性征，包括体型、骨骼、脂肪分布、体毛分布、有无男性乳房发育（提示 Klinefelter 综合征），有无嗅觉异常（提示 Kallman 综合征）等。

2）生殖器官检查：检查睾丸大小、质地、压痛等；附睾有无压痛、硬结，有无输精管；有无精索静脉曲张及其程度；阴茎大小及发育等。

3）实验室检查：首先进行精液常规和精子形态学分析；必要时行精液生化检查、病原体检查、精液细胞学检查。严重少弱精及无精症患者应行内分泌检查，染色体和 Y 染色体微缺失检查,无精症患者必要时行睾丸穿刺或活检;原因不明的不孕患者可行免疫学检查。

2. 女方检查

（1）病史采集:不孕年限及既往相关检查;既往避孕方式;月经初潮年龄,月经周期,经期,月经量等月经史;孕产史及并发症;既往慢性病病史,如结核、甲状腺功能亢进等病史;既往手术史,特别是盆腔手术病史,包括手术指征、手术方式及治疗情况;家族中有无出生缺陷及不孕不育史。

（2）体格检查

1）生命体征:营养发育情况,身高、体重、体型情况。

2）全身体检:毛发分布,是否有痤疮,甲状腺是否肿大,乳房发育情况,有无溢乳等。

3）妇科检查:内外生殖器发育情况,有无畸形、炎症、结节、包块、触痛等情况。

（3）不孕症特殊检查

1）卵巢功能:包括排卵检测和黄体功能。①基础体温测定:排卵后血清 P 可刺激下丘脑的体温调节中枢,使基础体温升高 0.3~0.5℃,黄体期体温较卵泡期升高,双相型体温提示有排卵,并能显示黄体期的长短。②B 超:了解子宫大小、形态、肌层结构、内膜厚度和分型;卵巢大小,窦卵泡数目,优势卵泡直径及卵巢内是否有异常回声;输卵管是否积液及盆腔等情况。③女性激素测定:月经第 2~3 天进行,反映卵巢基础状态;黄体中期进行,反映是否排卵及黄体功能。④子宫内膜活检:可以了解有无排卵、黄体功能,以及是否有其他病理改变。⑤尿 LH 测定排卵:在月经的第 10~16 天期间测试,检测 LH 峰比基础体温测定的准确性高,出现 LH 峰表示有排卵可能,但也有患者出现 LH 峰却不排卵,可能与未破裂卵泡黄素化综合征有关。

2）输卵管的检查:①输卵管通液术:有较大的盲目性,难以对输卵管形态功能做出较为正确的判断,但由于方法简单可作为筛选试验。B 超监视下输卵管通液术:操作方法与输卵管通液术相似,在超声监视下观察到宫腔的形态及占位,同时观察输卵管的通畅情况,优于传统输卵管通液术的盲目性,准确率稍高。②子宫输卵管造影:通过 X 射线下摄片观察造影剂注入的动态变化,了解宫腔形态,输卵管是否通畅,输卵管走行、形态、位置及盆腔内造影剂的弥散情况,其准确率达 80%。近年逐渐使用增多的是采用超声造影剂进行超声子宫输卵管造影,优点是可以避免 X 射线,对子宫黏膜下肌瘤、宫腔息肉、宫腔粘连等病变的诊断有更高的敏感性,缺点是对超声检查医师的依赖性很大。③宫腔镜检查及宫腔镜下输卵管插管通液术:观察宫腔形态、内膜的色泽和厚度、双侧输卵管开口,是否有宫腔粘连、纵隔、息肉、黏膜下肌瘤等病变。部分患者间质部常因痉挛、组织碎屑残留、轻度粘连和瘢痕而在通液术时出现梗阻的假象,在宫腔镜直视下从输卵管向宫腔开口处插管通液或造影能对间质部直接起疏通和灌洗作用,是诊断和治疗输卵管间质部梗阻的可靠方法。④腹腔镜检查:可直视盆腔内脏器,能全面、准确、及时判断各器官病变的性质和程度。通过腹腔镜下输卵管通液术能动态观察输卵管通畅程度,同时起着疏通输卵管的作用。此外,可以对腹腔镜术中发现的一些问题同时进行镜下手术处理。

【不孕症的筛查】

第一步:男子精液筛查　精液分析:精子总数、密度、活动率、畸形率。

第二步:女性盆腔检查　盆腔双合诊或三合诊检查:子宫位置、大小、质地、子宫骶骨韧带根部触痛与结节;附件增厚、牵涉痛。必要时宫腹腔镜检查。

第三步:排卵监测　基础体温测定;尿 LH 试纸检测;超声卵泡监测与子宫内膜厚度监

测;子宫内膜活检(疑似子宫内膜病变);排卵相关激素测定。

第四步:输卵管通畅检查 子宫输卵管造影。

【不孕症诊断的临床路径】

1. 病史采集和体格检查。

2. 男方精液分析。无论是否有生育史,男方均应该进行精液分析。

3. 女方排卵检测。为女性不孕的一线检查。对于不排卵的女性,在成功促排卵 3~6 个周期后仍未妊娠,可有指征的进行其他检查,若检查已全面,则考虑采用其他治疗方案。

4. 子宫输卵管通畅程度检查为女性不孕的一线检查。一般对上述步骤检查结果大致正常,或继发不孕的患者进行该项检查(见图 2-1-1)。

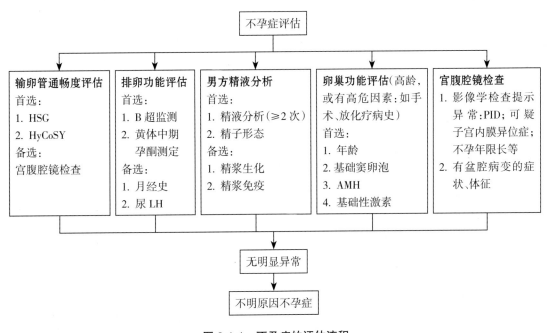

图 2-1-1 不孕症的评估流程

(乔 杰)

 复习思考题

1. 不孕症的概念是什么?

2. 简要描述不孕症的病因。

第二章 卵巢储备功能和评估

第一节 卵巢储备功能

一、卵巢储备的定义

卵巢皮质内含有的原始卵泡数,称为卵巢储备。它反映卵巢提供健康可成功受孕卵子的能力,是女性卵巢功能最重要的评价指标。一般来说,卵泡数量越多,卵子质量越好,受孕概率也越高。

二、卵巢储备功能的影响因素

年龄因素是评价卵巢储备的最重要因素,一项关于年龄与IVF成功率的研究结果显示:30岁以下妇女IVF成功率约26%,而当年龄在37岁及以上时IVF成功率仅为9%。卵巢储备能力随年龄增长而下降的机制如下:

(一) 卵泡数量减少

原始卵泡出现于胚胎性别分化以后,此时卵泡数最多,青春期后卵泡开始发育成熟,随着排卵的完成大量被募集而未排出的卵泡萎缩消失形成黄体。卵泡数随着年龄增加而不断减少:人类胚胎20周龄时最多,约为600万个卵泡,新生儿期减少至70万~200万,青春期约4万,围绝经期开始时仅余千余,直至完全耗竭。

(二) 卵子质量下降

胚胎质量主要由卵子质量决定,大龄可致卵母细胞非整倍体概率增加、线粒体功能异常风险增加、卵子极性消失和卵细胞表观遗传学改变。

1. 卵母细胞非整倍体增加 非整倍体定义指减数分裂 I 期(M I)染色质不分离或提早分离,致子代细胞中染色体数目异常。大龄致卵母细胞非整倍体增加的原因可能是:①着丝粒与姐妹染色单体结合力下降;②M I 后期同源染色体分离调节机制异常;③二价染色体维持机制异常。

2. 卵母细胞线粒体功能异常 线粒体是位于细胞质中的双层膜细胞器,主要功能是通过氧化磷酸化合成ATP,为细胞生理活动提供能量。随着年龄的增加,卵母细胞线粒体出现如下异常改变:①线粒体肿胀,线粒体嵴(内膜)破裂;②线粒体氧化磷酸化反应活性下降,ATP产生减少;③线粒体代谢异常:减数分裂期纺锤体装配异常、细胞周期调节异常;④线粒体DNA(mtDNA)突变增加:线粒体DNA突变概率是核DNA突变概率的10倍以上;⑤线粒体数量减少(该结论目前仍存在有争议)。

3. 卵子极性消失 卵子极性是指卵母细胞减数分裂时产生一个大的卵细胞和一个小的极体的现象。这种现象是微丝蛋白动态分布的结果。随着年龄的增加,微丝蛋白变性降解加剧,同时微丝装配受阻,导致卵子极性减弱或消失。以上现象分子机制尚不明确,参与调节卵细胞不对称分裂的重要因子可能发挥重要作用,如Formin、Cdc42、Rac、Ran等。

4. 卵母细胞的表观遗传学改变 卵母细胞的表观遗传改变主要包括 DNA 甲基化和组蛋白修饰。DNA 甲基化可引起转录抑制、X 染色体失活、遗传印记等。组蛋白修饰包括组蛋白的乙酰化、甲基化、ADP-核糖基化、泛素化、SUMO 化、脯氨酸异构化等。多个研究小组在人、鼠等不同哺乳动物细胞中均发现,随着年龄的增加,组蛋白甲基化程度下降,乙酰化程度上升。另有研究显示,用组蛋白去乙酰化抑制剂 TSA 处理细胞以维持高乙酰化的状态,在小鼠和猪中均发现纺锤体功能障碍增加,染色体分离错误率增加。

(三)内分泌因素

下丘脑-垂体-卵巢轴调节女性月经周期和排卵,该轴功能紊乱引起的内分泌水平异常可导致不孕。抗米勒管激素(anti-Müllerian hormone,AMH)和抑制素 B(Inhibin B)由小卵泡分泌,是卵巢储备能力的直接体现。随着年龄的增长,卵巢储备降低,可募集的卵泡数减少,因此其分泌的 AMH 和 Inhibin B 浓度也随之下降。Inhibin B 可负反馈调节垂体 FSH 分泌,Inhibin B 水平下降导致黄体期 FSH 分泌增加。提前增加的 FSH 促进新卵泡的生长和 E_2 分泌,最终缩短了月经周期。血清 FSH 水平增加,Inhibin B 水平下降,卵泡对 FSH 敏感度下降,提示可被募集的窦状卵泡数减少。月经周期是卵巢储备和生育力的体现,大龄致月经周期缩短,月经周期减少 2~3 天是生殖系统衰老的敏感指征,提示卵泡生长提前启动(FSH 水平升高),原始卵泡储备下降。孕激素在妊娠的建立和维持过程中发挥重要作用,但其与年龄的关系目前尚无定论。

第二节 卵巢储备功能的评估

一、卵巢储备功能评估的意义

尽管卵子数量和质量与年龄因素负相关,但存在个体差异,不能一概而论。卵巢储备功能评估可以用来预测育龄妇女的卵巢储备力,提示其生育潜能,为卵巢储备功能下降的妇女的临床诊断和助孕方案的制订提供参考。

二、卵巢储备功能的常用评估方法

卵巢功能评估的方法包括组织学观察卵泡数、内分泌因子检查、超声检查和卵巢刺激试验四个方面。组织学观察卵泡数虽为理论上最好的方法,但组织切片往往不能准确反映卵子数量的变化。下面我们主要从内分泌因子检查、超声检查及卵巢刺激试验三种方法介绍评估卵巢储备力的方法。

1. 内分泌因子检查 包括基础 FSH 水平检测、AMH 和 Inhibin B 水平检查三方面。

(1)基础 FSH 水平检测:FSH 即卵泡刺激素,由垂体分泌,主要作用是促进卵泡成熟。基础 FSH 也称背景 FSH,月经周期开始的 0~3 天,卵泡生长初始阶段,卵泡内的颗粒细胞尚未开始大量分泌雌激素,垂体和卵巢的反馈调节处于初始阶段,这一阶段测量的 FSH 浓度,称为基础 FSH。基础 FSH 直接反映了卵巢的分泌功能,是临床评价卵巢储备功能的重要指标。具有正常生育能力的妇女基础 FSH 一般 <10U/L,基础 FSH 水平过高,反映卵巢分泌功能不良,FSH>12U/L 提示卵巢功能减退,FSH>40U/L 提示卵巢功能衰竭,不同实验室该数值会有所不同。青春期开始后,基础 FSH 会随年龄逐步升高。研究显示绝经前 10 年基础 FSH 水平开始升高,而此时正是不孕率开始显著上升的年龄。该结果提示大龄妇女基础

FSH 上升与大龄妇女卵巢反应性差、IVF 成功率低正相关,但是年轻妇女基础 FSH 单独升高与卵巢储备下降无明显的相关性,应结合其他检查综合分析。多项研究结果显示,基础 E_2 水平随卵巢功能减退而下降,基础 LH 水平随年龄而增加,但基础 FSH 的变化更早且更显著。另外,FSH/LH 比率也可以预测卵巢储备功能。

（2）抗米勒激素（AMH）水平检测:AMH 是转化生长因子家族成员之一,最早由初级卵泡的颗粒细胞分泌,窦前卵泡及小卵泡阶段（卵泡直径 <4mm）分泌量达到高峰,之后分泌量逐渐降低,当卵泡直径 >8mm 时停止分泌,因此 AMH 水平可以反映被募集的卵泡数的多少,而被募集的卵泡数减少提示卵巢储备降低,故 AMH 水平可以直接反映卵巢储备的能力。一般来说,妇女 AMH 水平越高,被募集的卵泡数越多,对卵巢刺激的反应性越好,IVF 成功率也越高。但血清 AMH 水平过高可能是多囊卵巢综合征的表现,应结合经阴道超声检查、临床症状等予以排除。

（3）Inhibin B 水平检测:Inhibin B 是由卵巢皮质中小卵泡颗粒细胞分泌的,其分泌量随 GnRH 及 FSH 刺激而增加,在月经周期中分泌量变化很大,往往不能忠实地反映卵巢储备能力,因此 Inhibin B 水平检测并不是卵巢功能评估的常规方法。

2. **卵巢超声检查**　包括检测窦卵泡数、卵巢基质血流和卵巢体积三方面。

（1）窦卵泡数:是指早卵泡期通过经阴道超声学探查的方法计数双侧卵巢窦卵泡的总数,是卵巢储备能力的直接体现。窦卵泡直径在 2~10mm 或 3~8mm,窦卵泡数减少提示对卵巢刺激的反应性差,妊娠率下降,窦卵泡数与卵巢储备的关系见表 2-2-1。一些研究结果显示,用窦卵泡数预测 IVF 成功率比基础 FSH 检测更有效。

表 2-2-1　窦卵泡数与卵巢储备的关系

窦卵泡数	意义
<4 个	卵巢储备差
4~7 个	卵巢储备较差,需要高剂量 FSH 刺激
8~12 个	卵巢储备轻度下降
>12 个	卵巢储备正常

（2）卵巢基质血流:卵巢基质血流与卵泡反应情况密切相关,基础状态下卵泡基质血管收缩期血流速率峰值降低提示 IVF 反应性差。

（3）卵巢体积:有研究显示卵巢体积也是卵巢储备力的体现,35 岁以上妇女卵巢体积随年龄而减小,提示卵巢储备力下降,但亦有研究结果不支持卵巢体积作为卵巢储备力的反映。

3. **卵巢刺激试验**　包括氯米芬刺激试验、GnRH-a 刺激试验及促性腺激素试验等。这些动态试验可以用来评估患者下丘脑 - 垂体 - 卵巢轴的功能,鉴别下丘脑和垂体病变。

（1）氯米芬刺激试验（clomiphene citrate challenge test,CCCT）:氯米芬为己烯雌酚类似物,在下丘脑可与雌激素受体结合,导致雌激素受体缺乏,使之不能对内源性雌激素发生反应,阻断雌激素对下丘脑的负反馈作用,从而产生更多的 GnRH,促使垂体分泌 FSH 和 LH,促进卵泡生长。常用方法是:月经周期第 3 天测定基础 FSH 水平,月经周期第 5~9 天口服氯米芬 100mg/d,月经周期第 10 天重新测定 FSH 水平,若此时血清 FSH 升高（>10U/L）或第 3 天与第 10 天 FSH 总和 >26U/L 提示卵巢储备功能下降。

（2）GnRH-a 刺激试验（GnRH-agonist stimulating test，GAST）：全名为促性腺激素释放激素激动剂刺激试验。其作用机制为：GnRH-a 刺激垂体分泌 FSH、LH，使外周血 FSH、LH 急剧上升，促进卵巢分泌 E_2，4~5 天后垂体促性腺激素耗竭，垂体细胞对内源性 GnRH-a 无反应。GAST 试验的生理反应是一过性 E_2 升高和随后的促性腺激素水平降低。该试验既可反映卵巢储备，也可反映垂体促性腺激素的释放。常用方法是：于周期第 2~4 天每天皮下注射 0.1mg GnRH-a，并于每天注射前测定血清 E_2、LH 和 FSH 水平，其中 E_2 水平主要反映卵巢储备功能并与 IVF 的成功率密切相关，当 E_2 水平升高 ≤15pg/ml 时，表明卵巢储备功能低下。

（3）促性腺激素试验（gonadotropins test）：促性腺激素刺激试验包括 FSH 刺激试验和 HMG 刺激试验，原理与 GAST 相似，是临床使用较久的卵巢功能检测试验。如果 E_2 在 FSH 或 HMG 刺激过程中不能升高到一定水平表明卵巢功能低下，该方法同样可用于卵巢储备的检测。

与基础水平检查方法相比，这些动态的卵巢刺激方法更复杂，并均有一定的副作用，因此仅作为上述基础激素水平检测的补充。

卵巢储备评估方法：基础 FSH 水平检测是最常用的预测卵巢储备的方法，当基础 FSH 水平临界值设定较高时，诊断卵巢功能低下的特异性增加，但敏感性下降。经阴道超声计数窦卵泡数具有快捷、经济、准确的特点，但与医者的经验和设备有关，存在人为因素。AMH 由早卵泡期颗粒细胞分泌，能够最早、最直接反映颗粒细胞衰老程度的指标，是一个有潜力的研究方向，但还存在技术和费用问题。卵巢储备功能评估方法用于评价不孕低风险人群时假阳性率增加，且任何一项检查都不能单独用于诊断卵巢储备功能下降，需结合其他方法进一步明确。引起妇女不孕的原因除了卵巢储备功能下降外，生殖道因素亦可造成妇女不孕，如先天性生殖器官发育不良、炎症、子宫/卵巢肿瘤、子宫内膜容受性下降、自身免疫性疾病等，以上情况应予以鉴别诊断。

（乔 杰）

复习思考题

1. 大龄致卵巢储备力下降的原因是什么？
2. 怎样评估卵巢储备？

第三章　不孕症的治疗

第一节　药物治疗

一、女性不孕药物治疗

促排卵治疗常应用于女方排卵异常的不孕症。随着人工助孕技术的广泛应用,越来越多地应用于正常排卵妇女进行助孕技术时刺激超排卵周期。促排卵药物种类较多,通过不同机制产生效应。

1. **氯米芬**(clomiphene,CC)(**又名克罗米芬**)　其为雌激素受体拮抗剂,可与下丘脑和垂体的雌激素受体相竞争,解除对下丘脑、垂体的负反馈作用,下丘脑反应性释放 GnRH,进而使垂体释放 FSH 和 LH,从而诱发卵泡的发育和排卵。其发挥作用有赖于下丘脑 - 垂体 - 卵巢轴正负反馈机制的完整性。用法为:自然月经或人工诱发月经周期第 5 天开始,最初用 50mg/d,共 5 天。应用 3 个周期后无排卵,加大剂量到每天 100~150mg,共 5 天。每一种剂量可试用2~3周期,用药期间应B超监测卵泡发育,不仅能够了解卵泡发育情况及是否排卵,而且有利于降低多胎妊娠的发生率。当卵泡直径达 18~20mm 时,肌注 hCG 5 000~10 000U,以诱发排卵。适用于无排卵、黄体功能不足及无排卵性功能失调性子宫出血患者。低雌激素患者对 CC 无反应。单纯应用 CC 促排卵不能改善卵母细胞质量,因此对有规律排卵的妇女并不能改善其妊娠率。

2. **人绝经期促性腺激素**(human menopausal gonadotropin,hMG)　hMG 是由绝经期妇女尿中提取的,是一种糖蛋白激素,每支含 FSH、LH 各 75U,此药适用于低促性腺激素患者,应用氯米芬治疗无排卵或有排卵但未妊娠者,可单独应用 hMG 或与 CC 联合应用。常规用法是自然月经来潮或黄体酮撤退出血第 5 天,每天肌内注射 hMG 75U,根据 B 超监测卵泡发育情况调整 hMG 用量,由于 hMG 抑制垂体内源性 LH 分泌,一般不会出现排卵前的自然 LH 高峰,故需在卵泡直径达 18~20mm 时肌内注射 hCG 5 000~10 000U 诱导排卵。hMG 也可与 CC 联合应用,以促卵泡发育。

3. **卵泡刺激素**(follicle-stimulating hormone,FSH)　目前有纯 FSH 及基因重组 FSH,FSH 在卵泡期可促进卵泡生长,理论上单纯 FSH 促排卵会取得更佳的疗效,因为在排卵前只需要少量的 LH,如果 LH 水平过高可造成妊娠失败或流产。因此,近年来促排卵治疗的趋势是多用 FSH,后几天根据情况加用 HMG。

常规用药为:月经第 3~5 天起,每天肌内注射 2 支,监测卵泡发育,适时应用 hCG 诱导排卵。由于临床实践表明 FSH 与 hMG 的疗效无显著性差异,而药物的用量和费用却明显增高,故临床上多用于 hMG 治疗失败的患者。近年来许多学者应用小剂量 FSH 渐增方案,即初剂是每天 1 支,持续 8~14 天后若无反应,每天加用半支,可以发现 FSH 阈值,避免卵巢过度刺激综合征(ovarian hyperstimulation syndrome,OHSS)发生。应用该方案治疗的单卵泡发生率为 44%~73%,妊娠率为 16%~35%,多胎率、OHSS 发生率均明显下降。

4. **人绒毛膜促性腺激素**（human chorionic gonadotropin，hCG）　化学结构和生物活性与 LH 类似，hCG 在体内第一半衰期为 5~6 小时，第二半衰期为 23.9 小时，故一次性注射 hCG 10 000U 相当于自然周期排卵前 LH 峰值的 20 倍效能且作用持久，有助于支持黄体功能。常在促排卵周期卵泡发育成熟后，一次性注射 5 000~10 000U，模拟内源性 LH 峰值，诱导卵母细胞减数分裂和排卵发生。

5. **促性腺激素释放激素激动剂**（GnRH-agonist，GnRH-a）　GnRH-a 是一种 GnRH 九肽类似物，开始应用时可使 FSH、LH 释放增加，持续应用可使垂体脱敏，抑制内源性促性腺激素释放，抑制 LH 峰出现，避免卵细胞过早黄素化，与 HMG 合用，促使卵泡发育，改善卵细胞质量，提高妊娠率，降低多胎妊娠率和 OHSS 发生率。

6. **促性腺激素释放激素拮抗剂**（GnRH-antagonist）　其作用机制为与垂体的 GnRH 受体结合但不发挥生物学活性，完全阻断内源性 GnRH 作用，使血清中的 FSH、LH 水平迅速下降。与 GnRH 激动剂相比的优点为使 LH 迅速下降，特别在晚卵泡期出现 LH 峰时，不需要进行垂体的降调节，可减少 Gn 的用量，应用 GnRH 拮抗剂的周期中可采用 GnRH 激动剂代替 hCG 诱发排卵，避免应用 hCG 后过多黄体产生和黄素化效应，减少 OHSS 的发生，更适合用于 PCOS 患者的促排卵治疗中。

7. **溴隐亭**　属多巴胺受体激动剂，能抑制垂体分泌催乳素（prolactin，PRL）。适用于高催乳素血症导致的无排卵患者，从 1.25mg 开始，酌情增加到每天 2.5mg。一般 6~9 周后可出现排卵或妊娠。

8. **胰岛素增敏剂（二甲双胍）**　对于胰岛素抵抗或肥胖的 PCOS 患者，可添加二甲双胍，以增加排卵率和提高妊娠率。

9. **生长激素**　可促进胰岛素样生长因子 -1 的产生，间接增强 Gn 的作用，联合应用生长激素和 HMG，可以提高卵巢的反应性，减少 HMG 的用量及缩短用药时间，但对 CC 促排无效的 PCOS 患者，生长激素联合 GnRH-a 或 HMG 并不能改善妊娠率。

二、男性不育药物治疗

1. **Gn**　包括 hCG 和 HMG，主要用于促性腺功能低下型性腺功能减退症。

2. **GnRH**　用于治疗低促性腺激素性性腺功能低下，如 Kallmann 综合征和特发性低促性腺激素性性腺功能低下症，大部分患者产生精子，甚至恢复生育能力。

3. **促进内源性促性腺激素分泌**　CC 通过与下丘脑雌激素受体竞争性结合，反馈性增加下丘脑 GnRH 的脉冲释放，使 LH 和 FSH 增加，从而提高睾酮和雌二醇的水平，改善精液质量。

4. **睾酮反跳疗法**　用于治疗原发和继发性性腺功能低下患者，以促进及维持第二性征发育，改善性功能，此外也用于伴有勃起功能障碍的患者。通过给予外源性雄激素将垂体促性腺激素抑制到正常水平以下，继而抑制睾丸的生精作用，精子数减少，甚至到零；停用雄激素后，反跳性促进 LH 和 FSH 的分泌，而促进生精功能可使精子的数量和质量明显提高。但是应用此方法应谨慎，有些患者可能出现永久性的生精抑制。

5. **高催乳素血症**　主要是由分泌催乳素的垂体腺瘤引起的，干扰 GnRH 的脉冲式释放进而导致性腺功能低下和不育。

第二节　手术治疗

一、输卵管病变的治疗

根据病变部位、粘连程度、累及范围、不孕年限、是否合并其他不孕原因,以及患者意愿选择合适的治疗输卵管性不孕的方法。

(一)双侧输卵管阻塞的治疗

根据输卵管阻塞部位和程度的不同选择不同的治疗方案。

1. 输卵管伞端粘连阻塞可行盆腔粘连松解术和输卵管伞成形术。如轻度输卵管积水可行输卵管造口术,较输卵管切除术对卵巢功能的影响小,但有术后粘连再次形成积水可能。针对积水严重、其功能已完全丧失不能保留的输卵管可行输卵管切除术。切除时应尽量保留其系膜,减少对卵巢血供的可能影响。

2. 输卵管间质部阻塞手术复通难度大,复通率低,建议直接行 IVF-ET 助孕治疗。

3. 单纯的输卵管结扎后峡部阻塞可以考虑行结扎部位切除后的输卵管峡部端 - 端吻合术。

(二)输卵管通而不畅的治疗

如输卵管通而不畅是由伞端部分阻塞和单侧输卵管峡部阻塞引起,可分别按双侧输卵管阻塞的方法进行治疗;输卵管间质部和峡部部分阻塞的患者,腹腔镜可能没有阳性发现,可以行宫腔镜下输卵管插管疏通术治疗。

二、子宫病变的治疗

1. **宫腔或宫颈粘连**　应进行宫腔镜下宫腔粘连松解术,必要时在 B 超引导下,以恢复月经增加受孕概率。

2. **子宫内膜息肉**　宫腔镜下子宫内膜息肉摘除术。

3. **先天性子宫畸形**　影响妊娠时应行矫正术,如子宫纵隔切除术、子宫成形术。

4. **子宫肌瘤**　根据子宫肌瘤的位置、大小及症状,黏膜下子宫肌瘤可行宫腔镜下子宫肌瘤切除术,浆膜下或肌壁间肌瘤可行开腹或腹腔镜下子宫肌瘤剔除术。

三、子宫内膜异位症的治疗

1. 表浅异位病灶可用单极或双极电凝,尽量将病灶提起,以免损伤周围组织。

2. 卵巢子宫内膜异位囊肿占子宫内膜异位症的 50%~70%,可在腹腔镜下行囊肿剔除术,适用于囊肿大、有生育要求的年轻患者,术中尽量保留正常的卵巢组织。

3. 卵巢子宫内膜异位囊肿穿刺术,适用于小的或粘连紧密不能剥离的囊肿,穿刺吸出囊内液体,将囊内或盆腔内冲洗干净,然后电凝破坏囊壁。

4. 卵巢子宫内膜异位囊肿开窗术适用于囊肿大、高龄、卵巢功能欠佳者,切开囊壁,吸出囊内液体,冲洗干净,电凝切口边缘止血,保留切口开放。

四、男方不育

1. **先天性泌尿生殖道畸形**　根据病情,采用不同的手术治疗。如尿道下裂、隐睾症可通过外科手术来矫正,但手术的最佳时期是婴儿期。若此类患者以不孕前来就诊,通过手术矫正来达到其生育目的的可能性就较小,建议结合配偶情况,及时采用辅助生殖技术治疗。

2. **精道梗阻的治疗**　根据不同的梗阻部位给予相应的外科治疗。如输精管 - 输精管吻合术、附睾管 - 附睾管吻合术、输精管 - 附睾吻合术等;如射精管口阻塞,可在尿道镜下尝试扩张或切开射精管口。精索静脉曲张的患者可行精索内静脉高位结扎术,目前对于手术是否改善精液参数仍有争议。

第三节　辅助生殖技术

辅助生殖技术(assisted reproductive techniques,ART)是指将精子、卵子和胚胎在体外进行操作处理后,送入体内以帮助不孕夫妇生育的一系列技术,包括人工授精、配子输卵管内移植和体外受精胚胎移植等。

(一)人工授精

人工授精通过非性交方式将精液放入女性生殖道内的技术,包括使用丈夫精液和使用供精者精液人工授精两种。人工授精在不孕治疗时主要应用于男性少精、弱精、液化异常、性功能障碍、生殖器畸形等不育、宫颈因素不孕、生殖道畸形及心理因素导致性交不能等不孕、免疫性不孕和不明原因不孕。

(二)常规体外受精胚胎移植技术

体外受精胚胎移植术的主要程序包括控制性卵巢刺激(controlled ovarian hyperstimulation,COH)、手术取卵、体外受精、胚胎体外培养、胚胎移植等步骤。主要适应证为输卵管阻塞性不孕、子宫内膜异位症、免疫性不孕、男性因素不孕、不明原因不孕症。

(三)卵细胞质内单精子注射

卵细胞质内单精子注射(ICSI)是指在显微镜下将单个精子直接注射到卵母细胞质内。适用于严重的少、弱、畸精子症,不可逆的梗阻性无精子症、生精功能障碍(排除遗传缺陷疾病所致)、免疫性不孕(有前次常规受精失败史)、精卵结合障碍等。

(四)植入前遗传学检测

植入前遗传学检测(PGT)是指从体外受精形成的胚胎中取部分细胞进行基因检测,排除带致病基因的胚胎后才移植。目前主要用于单基因遗传病、染色体病、性连锁遗传病等高遗传风险人群。

(五)卵母细胞体外成熟

卵母细胞体外成熟(in vitro maturation,IVM)是模拟体内卵母细胞的成熟环境,使从卵巢采集的未成熟卵母细胞在体外达到最后成熟的技术。卵母细胞的体外成熟为解决控制性超排卵的难点如 PCOS 患者的卵巢过度刺激、约 10% 的患者超排卵的反应低下等提供了手段。人类体外成熟的卵母细胞受精率偏低,胚胎继续发育潜能略差,无论在理论上或技术上尚有待进一步完善。

不孕症的临床诊断和治疗路径可参考图 2-3-1。

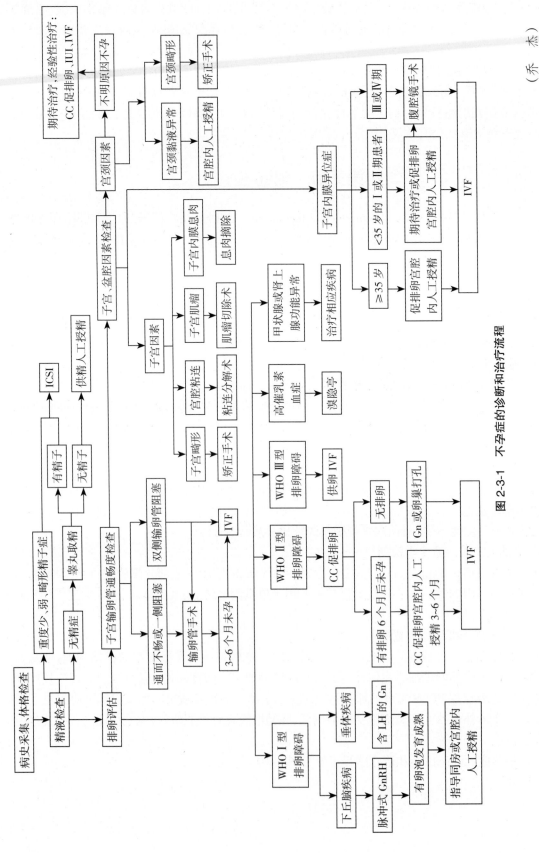

图 2-3-1 不孕症的诊断和治疗流程

（乔 杰）

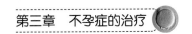

参 考 文 献

1. 谢幸,孔北华,段涛.妇产科学.9版.北京:人民卫生出版社,2018:361.

2. 陈子江.生殖内分泌学.北京:人民卫生出版社,2016:347-356.

3. STRAUSS JF.Yen & Jaffe 生殖内分泌学.乔杰,主译.北京:科学出版社,2019:517-554.

4. INHORN MC,PATRIZIO P. Infertility around the globe:new thinking on gender,reproductive technologies and global movements in the 21st century.Hum Reprod Update,2015,21(4):411-426.

 复习思考题

简述不孕症的治疗措施。

第三篇　辅助生殖临床技术

第一章　人工授精技术

 要点

1. 掌握夫精人工授精的适应证和禁忌证。
2. 熟悉宫腔内人工授精的基本操作流程。
3. 熟悉自然周期或药物诱导排卵方案的选择。
4. 了解人工授精的并发症及处理。

　　人工授精(artificial insemination,AI)是指用人工方式(非性交方式)将精液注入女性生殖道内,便于精子与卵子自然结合,从而达到妊娠目的的一种辅助生殖技术。人工授精包括经阴道、宫颈、宫腔、输卵管、卵泡和腹腔等多种授精方式,除可使用丈夫的精液外,还可使用捐赠者的精液。

　　早在 2 世纪 Talmud 就提出人工授精的概念及可能性,但人工授精的具体实施可追溯到 200 多年前,英国伦敦的 John Hunter 医师应用注射器将一名尿道下裂男性的精液注入其妻子的阴道内,使其获得妊娠,此乃世界上有史可查的夫精人工授精成功的首例报道。1844 年,美国费城的 William Pancoast 利用捐赠的精液进行人工授精并获得成功,从而开创了供精人工授精的先河。1954 年,Bunge 报道应用冷冻精液进行人工授精获得妊娠,此为精液的冷冻保存和精子库的建立奠定了基础。

　　我国人工授精技术的开展始于 20 世纪 40 年代,晚于欧美等国家。1969 年,北京医科大学第三附属医院报道国内首例人工授精成功。1981 年,卢光琇教授率先在湖南医科大学建立我国第一个人类精子库。1983 年,湖南医科大学报道应用冷冻精液进行人工授精并获得妊娠和分娩成功,同年湖南医科大学报道国内首例供精人工授精成功。1984 年,上海第二医学院报道了对精液进行人工洗涤处理,并应用洗涤后的精子施行人工授精,获得成功妊娠。

　　近年来,随着辅助生殖技术的发展,诱发排卵药物、方案和卵泡发育监测技术的改进,精液处理技术的改善与提高,加之人工授精技术操作简单、费用低廉、疗效确切。因此,我国越来越多的医院获得省级卫生行政部门准入开展人工授精技术。

第一节 人工授精的分类

一、按精液来源分类

（一）夫精人工授精

使用丈夫精液进行的人工授精称为夫精人工授精（artificial insemination with husband's semen，AIH），绝大多数人工授精为夫精人工授精。

（二）供精人工授精

使用供精者的精液进行的人工授精称为供精人工授精（artificial insemination with donor's semen，AID），其所占人工授精的比率较小。所用供精者的精液应来源于卫生行政部门批准的人类精子库。

（三）混精人工授精

将丈夫精液与他人精液混合在一起使用进行的人工授精称为混精人工授精（artificial insemination with mixed semen，AIM），适用于少精症患者。由于 AIM 中有使用丈夫精液，可使患者夫妇心理上得到一些安慰，但这样很可能出现他人精子使卵子受精，其与供精人工授精无法区别，也不符合原卫生部《人类辅助生殖技术规范》关于供精人工授精的相关规定。因此，国内各生殖医学中心均不开展混合精液人工授精。对于精液的指标不具备实施 AIH 的少精症患者，建议择情采用体外受精胚胎移植术（in vitro fertilization and embryo transfer，IVF-ET）或卵细胞质内单精子注射（ICSI）。

二、按精液贮存时间长短分类

（一）鲜精人工授精

鲜精人工授精（artificial insemination with fresh semen）系指对射出的精液尽快处理后，及时进行人工授精。其优点为简便，缺点是有发生传染性疾病的可能性，夫精人工授精可采用此方式，供精人工授精不得采用鲜精实施人工授精。

（二）冻精人工授精

冻精人工授精（artificial insemination with frozen semen）系指对射出的精液及时按一定的方案加入冷冻保护剂后，进行超低温冷冻保存（一般保存在 −196℃ 液氮罐中），当需要时可将冷冻保存的精液复温后用于人工授精。其优点是安全，可避免发生传染性疾病；缺点是操作复杂。供精人工授精多采用此方式，以便有足够的时间观察或排除供精者可能存在的传染性疾病。

三、按精液注入部位分类

（一）阴道内人工授精（intravaginal insemination，IVI）

【定义】 指直接将液化的精液或洗涤处理后的精子悬液注入阴道后穹窿内。

【适应证】 适用于女方生育力正常，男方精液参数正常但伴有阳痿、早泄及特殊体形不能性交者。

【操作方法】

1. 女方取膀胱截石位，用生理盐水棉球或纱布清洗外阴，窥阴器扩开阴道，用生理盐水棉球清洗阴道。

2. 用 2ml 无菌注射器直接抽取精液或通过导管输送法（连接人工授精导管）将液化的精液或洗涤处理后的精子悬液注入阴道后穹窿处。

3. 术后适当垫高臀部，平卧休息 15~30 分钟。

（二）宫颈管内人工授精（intracervical insemination，ICI）

【定义】　指将洗涤处理后的精子悬液注入宫颈管内。

【适应证】　适用于宫腔内人工授精困难者，性交困难，性交不能射精，但手淫或使用按摩器能排精者，以及精液不液化或液化不良（经体外处理液化）者。

【操作方法】

1. 女方取膀胱截石位，用生理盐水棉球或纱布清洗外阴，窥阴器扩开阴道，暴露宫颈，用生理盐水棉球清洗阴道、宫颈及宫颈周围。

2. 用 1ml 无菌注射器连接人工授精导管，抽取洗涤处理后的精子悬液。

3. 将人工授精导管缓慢插入宫颈管，然后缓慢注入精子悬液至宫颈管内。

4. 术后适当垫高臀部，平卧休息 15~30 分钟。

（三）宫腔内人工授精（intrauterine insemination，IUI）

【定义】　指将洗涤处理后的精子悬液通过导管注入子宫腔内。

【适应证】　主要适用于少、弱、畸形精子症，精液不液化或液化不良，免疫性不孕症，宫颈因素不孕，原因不明不孕症等。

【操作方法】

1. 女方取膀胱截石位，用生理盐水棉球或纱布清洗外阴，窥阴器扩开阴道，暴露宫颈，用生理盐水棉球清洗阴道、宫颈及宫颈周围。

2. 用 1ml 无菌注射器连接人工授精导管，缓慢抽吸已经处理好的精子悬液 0.3~0.5ml。

3. 将人工授精导管经宫颈外口沿宫腔方向缓慢插入，至宫颈内口上方约 1cm 处，缓慢推注精子悬液至宫腔内（一般无外溢，如有阻力或外溢明显，提示导管顶端可能尚未进入宫腔，应重新调整导管方向后再试或在腹部超声引导下插管）。

4. 术后适当垫高臀部，平卧休息 15~30 分钟。

【注意事项】

1. IUI 是目前临床上最为常用的一种人工授精方法，其操作简单、成功率较高。

2. 操作过程中，动作要小心、轻柔，避免损伤子宫内膜，否则容易引起子宫痉挛及子宫出血，影响助孕结局。

3. 人工授精后，应记录使用的导管类型，插入是否顺利，有无出血和精子悬液外溢等情况。

4. 精液标本应在人工授精前 2 小时收集，并以梯度离心法或上游法等技术去除精液中的细胞碎片、精浆中的免疫物质、前列腺素等，一方面可以防止这些物质进入子宫后引起子宫痉挛性收缩，出现腹痛、恶心，甚至低血压等情况；另一方面，处理后的精液筛选出了高活力的精子直接送到宫腔内，有效地避免了不良宫颈因素对精子游动的影响，缩短了精子游动至卵子受精部位的距离，可望提高宫腔内精子的浓度，利于精子和卵子结合，提高人工授精的妊娠率。

（四）直接腹腔内授精（direct intra peritoneal insemination，DIPI）

【定义】　指用穿刺针穿过阴道后穹窿，将处理后的精子悬液直接注入直肠子宫陷凹内，以便精子和卵子由输卵管伞端拾捡至输卵管内受精。

【适应证】 适用于女性宫颈狭窄、男性因素不育、不明原因性不孕,可作为替代配子输卵管移植的一种治疗方法。

【操作方法】

直接腹腔内授精一般先行诱发排卵及卵泡监测,然后穿刺针在阴道超声引导下经阴道后穹窿刺入腹腔,再将精子悬液注入腹腔。操作也可在腹腔镜引导下进行。现以超声引导下的操作程序为例。

1. 女方取膀胱截石位,消毒外阴,窥阴器扩开阴道,暴露宫颈,擦洗阴道和宫颈。

2. 阴道超声探头套上专用无菌护套,然后行阴道超声引导,将穿刺针沿穿刺线在阴道后穹窿处穿刺进入腹腔。

3. 当穿刺针尖达腹腔液体积存处时,注射器可回抽一下,见部分液体吸入或有液体自穿刺针尾孔滴出,均可确认针尖位于腹腔。

4. 精液准备可采用上游法或密度梯度离心法。用 2ml 注射器抽吸精子悬液 1~2ml,通过穿刺针直接注入直肠子宫陷凹。

5. 拔出穿刺针,取出阴道探头。用窥阴器检查阴道后穹窿处的穿刺点是否有活动性出血。如为针眼处少量渗血,以干纱布压迫片刻后取出即可;如出血过多,则进行相应的止血处理。

6. 术后患者平卧 30~60 分钟,如无不适,可自行离开。

【备注】

1. 精子悬液的准备过程必须严格无菌操作,否则容易导致腹腔感染。

2. 患者离开前,应观察阴道有无流血,同时超声检查一次盆腔情况,排除腹腔内出血,以便及时做出处理。

3. 优点

(1)采用诱发排卵方案,有多个的成熟卵母细胞产生,且腹腔液量增加,局部的高雌激素水平利于精子的存活与获能,故受精机会进一步增加。

(2)直接将处理后的精子悬液注入腹腔,使精子上游距离缩短,从而增加受精机会。

4. 缺点

(1)有潜在的腹腔感染的风险。

(2)治疗前还需用腹腔镜证实盆腔器官及输卵管无异常,以免盆腔脏器损伤。

5. 从理论上讲,直接腹腔内授精有较高的妊娠率,但实际上并不比 IUI 的妊娠率高。此外,该方法是否增加腹腔妊娠的危险性,尚待进一步积累资料和研究。

(五)直接卵泡内授精(direct intra follicular insemination,DIFI)

【定义】 指在阴道超声引导下,穿刺针经阴道后穹窿处刺入发育成熟的卵泡内,然后直接注入处理后的精子悬液。

【适应证】 该方法操作简单,适用于少、弱精子症,宫颈因素不孕症,排卵障碍性不孕症,尤其适用于卵泡成熟但不破裂者。

【操作方法】 操作可在阴道超声的引导下进行,也可在腹腔镜引导下进行。以下为超声引导下的操作程序:

1. 精液准备可采用上游法或密度梯度离心法。

2. 女方取膀胱截石位,消毒外阴,窥阴器扩开阴道,暴露宫颈,擦洗阴道和宫颈。

3. 阴道超声探头套上专用无菌护套,再行阴道超声探测优势卵泡的位置。然后将穿刺针沿穿刺线在后穹隆处进行穿刺。

4. 当穿刺针进入卵泡时,注射器可回抽一下,观察卵泡是否缩小,如缩小,确认穿刺针在卵泡内。

5. 用 1ml 注射器抽吸精子悬液 0.2ml 经穿刺针注入成熟卵泡内,余下的精子悬液可全部注入腹腔。

6. 拔出穿刺针,取出阴道探头。用窥阴器检查阴道后穹隆处的穿刺点是否有活动性出血。如为针眼处少量渗血,以干纱布压迫片刻后取出即可;如出血过多,则进行相应的止血处理。

7. 术后患者平卧 30~60 分钟,如无不适,可自行离开。

【注意事项】

1. 精子的准备过程必须严格无菌操作,否则容易导致腹腔感染。

2. 向卵泡内注入精子悬液速度应缓慢,液体不能外漏,卵泡体积保持不变,授精后超声探查直肠子宫陷凹内有无液体。

3. 患者离开前,应观察阴道有无流血,同时超声检查一次盆腔情况,排除腹腔内出血,以便及时做出处理。

4. 卵泡内人工授精的操作技术难度相对较大,临床上较少应用。

（六）经阴道输卵管内授精（transvaginal intratubal insemination, TITI）

【定义】 指经阴道插管通过子宫腔到达输卵管内,注入处理后的精子悬液。

【适应证】 此法适用于一侧或双侧输卵管通畅或常规人工授精失败、无条件行 IVF-ET 等情况。

【操作方法】

外阴、阴道、宫颈消毒如前述。精液准备可采用上游法或密度梯度离心法。输卵管内授精的方法有凭感觉徒手插管、经阴道超声引导下插管、宫腔镜引导下或腹腔镜监测下插管、灌注法插管等。

1. **徒手插管** 有经验的医师凭感觉徒手操作行输卵管插管,插管成功后直接通过导管将已准备好的精子悬液注入输卵管壶腹部 - 峡部交界处。导管插入时在子宫输卵管交界处和输卵管峡部 - 壶腹部交界处可感到两个阻力,如导管远端无出血或扭曲,表示导管插入成功,直接注入处理后精子悬液 0.1ml。

2. **阴道超声引导下插管** 导管在阴道超声引导下插入宫腔,继而再通过输卵管内口进入输卵管壶腹部 - 峡部交界处,最后直接注入处理后精子悬液 0.1ml。

3. **灌注法插管**

（1）基本原理:利用宫腔压力使输卵管内口张开,进而使宫腔内精子悬液进入输卵管中。

（2）具体操作:将一根装有处理后精子悬液的导管置入宫腔,在导管气囊内注入 1~1.5ml 生理盐水,使其膨胀后向外封闭宫颈口。然后缓慢注入 3~4ml 精子悬液（大约 3 分钟内）,当宫腔压力升高时,可使输卵管开口张开,精子悬液随之进入输卵管内。术后患者平卧 15~30 分钟,无不适方可离开。

灌注法插管方法虽无需麻醉、简便、经济,可预防宫腔内人工授精时精子悬液的外溢,但当输卵管开口痉挛时,常导致插管困难,气囊或大量精子悬液可引起子宫或输卵管黏膜损伤,且大量精子悬液可使卵子冲出输卵管或导致输卵管异常收缩,可能增加异位妊娠发生率。

【注意事项】

1. 输卵管内授精的优点

(1)可使排卵时输卵管内有更高的精子密度。

(2)输卵管内授精环境更符合生理状态。

2. 输卵管内授精的缺点 容易造成输卵管黏膜损伤和感染,异位妊娠发生率也较高,故其应用价值尚存争议。

该方法操作复杂(尤其是徒手插管法),对插管医师的技术操作要求高,且临床妊娠率并不优于 IUI,故临床应用极少。

(七)子宫颈帽人工授精(intracervical insemination with map)

【定义】 指将精液缓慢注入宫颈管内后,放置子宫颈帽在原位保留 6~10 小时,以延长精液与宫颈黏液接触的时间。

【适应证】 此法适用于宫腔内人工授精困难者,以及性交困难或性交不能射精,但手淫或使用按摩器能够排精(精液参数正常)者。

【操作方法】

1. 将 0.5ml 精液通过钝头导管注入子宫颈管内。

2. 剩余精液盛于子宫颈帽内,然后使其套牢在子宫颈上。

3. 术后平卧 30~60 分钟,回家后维持平卧 6~8 小时。

【注意事项】

1. 该方法可使整份精液标本在一个保护性环境中,免受阴道酸性环境的影响。

2. 可使全部精液标本与宫颈黏液充分接触,利于提高精子的效用。

3. 子宫颈帽有线相连取出的装置,便于取出。

第二节 人工授精的适应证与禁忌证

一、人工授精的适应证

(一)夫精人工授精适应证

1. 男性因素 少精、弱精、液化异常、性功能障碍、生殖器官畸形等不育。

(1)参照 WHO《人类精液检查与处理实验室手册》(第 5 版),出现以下少、弱精子症情况建议行人工授精。

1)轻度或中度少精子症:精子总数 $<38 \times 10^6$ 个或精子浓度 $<15 \times 10^6/ml$。

2)弱精子症:前向运动精子比例 $<32\%$。

3)非严重畸形精子症:正常形态精子比例 $>2\%$,但 $<4\%$。

(2)可选择行人工授精的情况

1)存在阻碍正常性交时精子进入阴道的解剖异常因素如严重尿道下裂、逆行射精等。

2)精神、心理和 / 或神经因素导致的阳痿、早泄、不射精或射精困难等。

3)男性免疫不育如感染、创伤、阻塞或突发性因素导致血睾屏障功能损伤,诱发自身免疫抗体产生。

2. 宫颈因素 因宫颈解剖结构、功能、病变,以及黏液异常造成精子无法通过宫颈引起的不孕。

宫颈因素包括子宫颈管狭窄、粘连、炎症，以及子宫颈肌瘤、宫颈黏液少而黏稠、子宫位置异常（过度前屈或后屈）等，宫颈因素都可妨碍精子正常上行游走。

（1）异常宫颈黏液：正常排卵期宫颈黏液表现为稀薄而有弹性、无细胞、偏碱性，利于精子穿透进入宫颈管，并参与精子获能的过程。排卵期异常宫颈黏液则表现为：①宫颈黏液少或不充分，多见于宫颈疾病的电灼治疗或宫颈锥切术后；②部分患者给予雌激素治疗后，宫颈黏液仍黏稠，细胞成分多，不利于精子上行游走；③宫颈黏液 pH 降低，pH<7 时可使得精子生存时间缩短。

（2）性交后试验异常：多见于慢性宫颈炎或重度慢性宫颈炎行深度宫颈锥形切除术后、电熨、微波或冷冻治疗后，以及发生宫颈息肉或肌瘤等情况。量少、黏稠且有异常白细胞的宫颈黏液会阻碍精子上行游走，导致性交后试验异常。因此，精液分析正常但性交后试验异常患者可行 IUI。

3. 生殖道畸形及心理因素导致的性交不能等　存在阻碍精子进入女性生殖道的因素，如生殖道畸形（阴道解剖结构异常）所致的性交障碍，以及女性因心理因素引起的性交时阴道痉挛，导致性交不能，最终使得精液难以进入女性生殖道。

4. 免疫性不孕　免疫性不孕是指因免疫因素导致的不孕，如抗精子抗体引起的免疫性不孕在临床上较为多见，它主要是通过引起精子的凝集反应、抑制精子的运动活力及精子穿透宫颈黏液、干扰精子获能及顶体反应、影响精卵结合，从而导致不孕。

5. 排卵障碍　排卵障碍患者经过处理或纠正有关引起排卵障碍的因素，如多囊卵巢综合征患者经过调整周期和纠正内分泌代谢异常后，2~3 次诱导排卵指导同房仍未妊娠者。

6. 子宫内膜异位症　轻、中度子宫内膜异位症经单纯药物治疗或腹腔镜手术 / 开腹手术治疗后仍不能受孕，且辅助检查证实输卵管通畅者。

7. 特发性 / 原因不明的不育　男女双方经过各种常规检查均未发现异常，如相关检查证实输卵管通畅，两次精液常规 + 形态学分析正常，并有规律的排卵周期，性交后试验阳性，免疫珠试验或混合抗球蛋白反应（mixed antiglobulin reaction，MAR）试验阴性，以及腹腔镜检查盆腔正常，宫腔镜检查排除子宫内膜因素。

（二）供精人工授精适应证

1. 男方有不宜生育的严重遗传性疾病。如精神病、癫痫病、严重的家族性遗传病（如黑蒙性痴呆）。男方患有常染色体病，或男女双方均是同一常染色体隐性杂合子（如白化病）。

2. 不可逆的无精症。绝对性男性不育如各种原因所致的无精子症，特别是非梗阻性无精子症。

3. 严重母儿血型不合，经治疗仍无法获得后代。

4. 严重的少精、弱精及畸形精子症。

5. 逆行射精。

6. 射精障碍。

7. 梗阻性无精子症。

8. 性功能障碍。

依据上述 1 或 3 适应证行供精人工授精助孕的患者，应事先进行充分的遗传咨询和知情告知，使患者充分知晓目前有许多遗传性问题可以通过植入前遗传学检测（PGT）技术选择合适的胚胎移植而避免子代的遗传性疾病的发生或选择合适血型的胚胎移植而避免严重母儿血型不合导致的严重并发症。若 PGT 技术适合患者但双方仍坚持放弃 PGT,而强烈要求采用供精人工授精时,则必须签署知情同意书后,方可施行供精人工授精技术。

依据上述 4~8 适应证行供精人工授精助孕的患者,应进行充分的知情告知,使患者知晓若选择行夫精采用 IVF 或 ICSI 技术助孕,有可能获得与自己有血亲关系的后代;若患者双方仍坚持放弃通过夫精助孕的权益,而强烈要求采用供精人工授精时,则必须在签署知情同意书后,方可施行供精人工授精技术。

二、人工授精的禁忌证

(一)夫精人工授精禁忌证

1. 女方患有严重的遗传、躯体疾病或精神心理疾病。这些疾病不宜妊娠或妊娠后导致疾病加重,严重者威胁母亲的生命安全,以及导致子代出生缺陷的发生。

2. 女方生殖器官严重发育不全或畸形,不具备自己妊娠的条件,如始基子宫。

3. 男女一方患有生殖泌尿系统急性感染或性传播疾病。如急性盆腔炎、急性前列腺炎、艾滋病、梅毒等感染期等。

4. 男女一方接触致畸量的放射线、有毒物质或服用有致畸作用的药品(化疗药物)等,且目前仍处于上述物理、化学物质的作用期。

5. 男女一方具有酗酒、吸毒等严重不良嗜好,且身体正处于酒精、毒品的作用期。

(二)供精人工授精禁忌证

1. 女方患有严重的遗传、躯体疾病或精神心理疾病。这些疾病不宜妊娠或妊娠后导致疾病加重,严重者威胁生命安全。如女方患有严重的心脏病、系统性红斑狼疮、重症肝炎、精神分裂症等。

2. 女方生殖器官严重发育不全或畸形,难以受孕及妊娠维持。

3. 女方患有生殖泌尿系统急性感染或性传播疾病。如急性盆腔炎、急性肾炎、艾滋病和梅毒等。

4. 女方接触致畸量的放射线、有毒物质或服用有致畸作用的药品等,且目前仍处于上述物理、化学物质的作用期。

5. 女方具有酗酒、吸毒等严重不良嗜好,且身体正处于酒精、毒品的作用期。

第三节　人工授精前的准备

一、人工授精技术的管理

1. 医疗机构开展人工授精和供精人工授精必须获得卫生行政部门准入的资质,同时具备完善、健全的规章制度和操作技术,并切实付诸实施。

2. 实施人工授精和供精人工授精前,患者夫妇双方必须签订《人工授精知情同意书》/《供精人工授精知情同意书》和《多胎妊娠减胎术同意书》。

3. 供精人工授精所使用的精液只能从卫生行政部门批准的人类精子库获得,且实施供精人工授精的医疗机构必须与提供精液的人类精子库签署相关协议。

4. 实施供精人工授精的医疗机构,必须及时向人类精子库反馈妊娠、子代,以及受者使用冷冻精液后是否出现性传播疾病的临床信息等情况,记录档案并进行永久保存。

5. 人类精子库应严格控制每一位供精者的冷冻精液最多只能使 5 名施行供精人工授精的妇女受孕。

6. 除司法机关出具公函或相关当事人具有充分理由同意查阅外,一律谢绝其他任何单位和个人查阅供、受精者双方的档案;确因工作需要及其他特殊原因非得查阅档案时,则须经实施供精人工授精的机构负责人批准,并隐去供、受者双方的社会身份资料。

7. 医疗机构必须对每一位实施人工授精和供精人工授精的患者进行随访,按期对人工授精和供精人工授精的情况进行自查,并按要求向准入技术的卫生行政审批部门提供必要的资料和年度报告。

二、人工授精前的准备

在实施人工授精前,必须详细询问男女双方病史、进行相关的体格检查和实验室检查,以确定适应证,排除禁忌证,同时需备齐相关证件。此外,还需与接受人工授精治疗的夫妇进行充分的知情告知,交代人工授精的方法、费用、成功率等情况。

(一)人工授精应具备的基本条件

1. **输卵管条件**　需要经子宫输卵管碘油造影、腹腔镜检查或开腹手术中输卵管通液来诊断至少一侧输卵管通畅,也可采用输卵管超声造影或输卵管镜诊断输卵管通畅性(但该方法较少采用)。

2. **卵巢条件**　月经周期规则,自然周期超声监测有优势卵泡生长并排卵。对于月经周期不规则的排卵障碍患者,在促排卵药物治疗后超声监测有优势卵泡生长并排卵。

3. **子宫条件**　子宫发育正常,子宫轻度异常或中、重度异常经手术矫正后不影响人工授精的操作、胚胎的着床及胎儿的生长发育。

(二)人工授精应具备的证件条件

在实施人工授精前,夫妇双方需提供合法有效的身份证、结婚证,并承诺符合国家生育相关政策。

(三)人工授精治疗前的知情告知

具备人工授精适应证且无禁忌证的患者,在通过证件审核后,医护人员应建立病历档案,告知患者人工授精整个过程、可能出现的并发症、随访要求,以及可以选择的其他治疗方法等。

主要告知内容以下:

1. 人工授精相关医学知识和适应证。

2. 人工授精的治疗程序。

3. 人工授精的成功率。

4. 人工授精的费用。

5. 实施人工授精后可能出现的并发症。

6. 实施人工授精后随访的必要性。

7. 对进行供精人工授精的夫妇,还应向他们介绍供精者筛选、检查的过程,以及其血型必须与男方匹配。

8. 治疗前需对患者进行心理疏导,相关知识和治疗流程的宣教,增强患者对治疗的信心。

9. 签署符合国家生育相关政策的承诺书。

（四）人工授精治疗前的基本检查

1. 男方检查项目

【内容】

包括一般的体格检查、男科检查和实验室检查（男方精液常规及精子形态学分析、精浆生化检查，血型、血常规、肝功能、肾功能、血糖等生化检查，肝炎病毒、艾滋病、梅毒等检测项目）。

【注意事项】

（1）需明确男方的生育能力，排除器质性病变，常规行外生殖器检查，明确是否有精索静脉曲张等疾病。

（2）收集精液标本做精液分析2次，若2次检查结果相差较大，应重复精液分析检查。

2. 女方检查项目

【内容】

（1）基本检查项目：包括一般的体格检查、妇科检查和实验室检查（血型、血常规、尿常规、性激素、甲状腺功能、肝肾功能、肝炎病毒、艾滋病、梅毒、风疹病毒、衣原体等检测项目）。

（2）必要时还可进行基础体温测定、行性交后试验、抗精子抗体、抗心磷脂抗体等检测项目。

（3）针对不同患者可适当增加相应的检测，对于多囊卵巢综合征患者，可增加口服糖耐量试验、胰岛功能测定、游离睾酮等测定；对于高龄患者，可增加心电图、胸透/胸片等检查项目。

【注意事项】

（1）有遗传病家族史的需进行遗传病的基因筛查，如在地中海贫血筛查（血红蛋白电泳或地中海贫血的基因检测）中发现双方或一方有携带地中海贫血基因的应进行遗传咨询。

（2）曾有不良孕产史患者，可考虑行双方外周血染色体核型分析，若发现染色体核型异常应进行遗传咨询。

第四节　人工授精精液准备及处理

一、人工授精精液标本的收集

（一）禁欲时间

3~7天。

（二）取精方法

1. 建议手淫取精（不宜使用避孕套或中断性交法），将精液射入无菌、无毒、广口的取精杯中。

2. 手淫取精失败者可通过性交将精液收集于特制的无毒、无菌避孕套内（不能使用含有润滑油的避孕套）。

（三）取精地点

在生殖医学中心的取精室取精，取精后应在取精杯上标明患者夫妇姓名和取精时间，随即送达人工授精实验室，实验室人员核对证件与取精人是否相符。

（四）取精困难者对策

因取精困难申请院外取精者，需在签订院外取精知情同意书后方可实施，取精后在取精杯上标明患者夫妇姓名和取精时间,并要求取精后 30 分钟内送达人工授精实验室,实验室人员严格核对证件与取精人是否相符。

（五）标本接收

在接收精液标本时,除签署《精液标本来源和精液情况确认书》外,实验室人员还应当着患者(男方)的面,将其精液滴到基因卡上,签名确认、登记编号后进行保存。

（六）注意事项

1. 接收精液标本时实验室人员一旦发现身份可疑的患者,必须停止接收,重新核实患者身份。

2. 不能同时接收 2 份或 2 份以上精液标本,以免精液标本弄混;一旦发现精液标本弄混,则一律弃用。

二、人工授精精液标本的处理

自然妊娠中精浆成分有利于精子穿透宫颈黏液,但是男性不育症患者精浆的某些成分会影响精卵结合,如死亡的、无活力和异常精子产生的超氧化物是活性精子的 10~15 倍,而高浓度的活性氧会损害正常精子的功能。因此,有必要对精液进行处理,去除精浆中的细胞碎片、非精子细胞、死精子等,将分离出高活力及形态正常的精子用于人工授精。

（一）精液处理的目的

1. 达到符合人工授精要求的精子密度,分选出有活力的正常精子。

2. 减少或去除精浆内的前列腺素、免疫活性细胞、抗精子抗体、细菌与碎片等物质。

3. 降低精液的黏稠度,利于精子的游动。

4. 促进精子获能,提高精子受精的能力。

（二）常用的精液处理方法

人工授精的精液处理有多种方法,目前常用的主要是以下三种方法:

1. **直接洗涤法**　直接用人输卵管液(human tubal fluid,hTF)稀释精液后离心。该方法能够最大限度地回收精子,但最终收集的标本中会混杂有非运动、未成熟的精子,以及其他细胞,影响正常精子的受精能力和人工授精的结局。

直接洗涤法具体操作步骤如下:

（1）充分混匀精液标本,把全部精液置于 15ml 离心管中。

（2）按 1∶2 的比例将 hTF 培养液加入装有精液标本的离心管中,混匀。

（3）置入离心机中,以 300~500g 转速离心 10 分钟,弃去上清液。

（4）将 3ml hTF 培养液加入离心管重悬精子,再以 300~500g 转速离心 5 分钟。

（5）弃去上清液,用 0.5ml 的 hTF 培养液重悬精子,用于人工授精。同时取样测定精子浓度和活力。

2. **上游法**　是基于具有活动能力的精子能够游出精浆进入培养液中,故在液化的精液上加入培养液或把液化的精液加至培养液下层,活动精子会游进培养液中,而无活力的精子及细胞碎片不会出现在培养液中,以此将正常活动精子与无活力精子及细胞碎片分离开来。然而,这种方法回收的活动精子总数较直接洗涤法少,故精子活力差的标本通常不建议使用上游法。

上游法具体操作步骤如下:

（1）充分混匀精液标本。

（2）将 1ml 精液加入 15ml 离心管中,然后在精液上方轻轻加入 1.2ml hTF 培养液。

（3）将试管倾斜 45° 置于试管架上,置入 37℃ 孵箱中孵育 1 小时。

（4）1 小时后取出试管,吸取上层 1ml 液体,置入新的 15ml 离心管中。

（5）再加入 2ml hTF 培养液,混匀,以 300g 离心 5 分钟,弃去上清液。

（6）用 0.5ml 的培养液重悬精子,用于人工授精。同时取样测定精子浓度和活力。

3. 非连续密度梯度法　活动精子的密度高于无活力精子及死精子的密度,依据这一原理建立非连续密度梯度法。该方法是将精液置于表面涂有硅烷的胶质制剂组成的密度梯度介质中,然后根据细胞密度的大小不同进行离心,分离出正常的活动精子。非连续密度梯度法不仅可以筛选出正常活动的优质精子,还能够去除其他对精子活力和受精能力有影响的细胞成分和碎片。此外,非连续密度梯度法较直接上游法更易标准化,且结果比较稳定,因此,该方法成为目前最常采用的精液处理方法。

非连续密度梯度法具体步骤如下:

（1）将 1.0ml 的 80% 密度梯度液加入 15ml 的离心管中,再缓慢加入 1.0ml 的 40% 密度梯度液,避免液层混合。

（2）精液充分液化后混匀后,取 1ml 精液缓慢加至密度梯度液上层,避免液面混合。以 500g 转速离心 15 分钟。

（3）弃去上清液,用 5ml hTF 培养液重悬精子,以 200g 转速离心 5 分钟。

（4）弃去上清液,用 0.5ml 的 hTF 培养液重悬精子,用于人工授精。同时取样测定精子浓度和活力。

三、逆行射精精液的收集和处理

1. 患者在取精 24 小时前服用小苏打片,常用的剂量是每天 4 次,每次 4g。

2. 在人工授精的当天早上,嘱患者在起床排尿后,于取精前 2~3 小时,再服用小苏打片 4g,饮 500ml 水。

3. 尿液样本必须立即处理,尿液的体积和 pH 应进行测量并记录在精液处理表上。

4. 充分混匀尿液样本,并收集到离心管中,以 500g 转速离心 20 分钟。

5. 离心后,用 Pasteur 吸管弃去上清液,留下最下层的精子沉淀约 0.2ml。

6. 用一根新 Pasteur 吸管将精子沉淀吸进孵育好的 6ml hTF 离心管中混匀,配平离心管和平衡管,1 000g 转速离心 5 分钟,离心结束后弃上清液,留下最下层的精子沉淀约 0.2ml。然后,重复一次上述处理。

7. 再离心洗涤一次,离心结束后弃上清液,留下最下层的精子沉淀 0.3~0.5ml。

8. 将处理好的样本进行分析并记录精子密度、活率、活力等情况,置入培养箱中孵育备人工授精使用。

四、精液标本的冷冻（仅限于本次夫精人工授精周期内取精困难者）

1. 提前一天消毒 1.5ml 精子冷冻管,同时将配制好的精子冷冻保护剂置于 4℃ 冰箱内保存。

2. 提前 30 分钟开启超净工作台,将精子冷冻保护剂从冰箱中取出,恢复至室温。

3. 取少许精液制备精子玻片,然后人工计数精子密度和活力等,并记录在精子冷冻单。

4. 在精子冷冻管上标注患者夫妇的姓名、编号等相关资料,双人核对并签名。

5. 将所有精液全部吸进 14ml 的锥形试管中,计算精液的体积,用 5ml 的注射器抽取等体积的精子冷冻保护液,缓慢逐滴加进精液中,用干净的 Pasteur 吸管将精液与冷冻液轻轻地混匀。

6. 将混匀液分装到精子冷冻管中,每管 0.5~1.0ml,再用封口膜封口。

7. 将分装好的精子冷冻管放在 4℃冰箱内,放置 30 分钟。

8. 用胶布将冷冻管固定在冷冻支架上,在支架上详细标记患者夫妇的姓名、编号。将冷冻支架放于液氮上方(约 –70℃)放置 30 分钟。

9. 将冷冻支架投进液氮罐中保存,准确标记冷冻支架所放的位置。

10. 填写精子冷冻单,记录精子冷冻情况,最后在精子冷冻记录本上填写患者夫妇的姓名、年龄、冷冻日期、编号、存放位置等相关信息。

五、精液标本的解冻

1. 提前 30 分钟开启超净工作台,将水浴箱温度加热到 37℃。

2. 根据精子冷冻记录本找到需要解冻的冷冻精子所在的冷冻支架及其在冷冻罐中的位置,取出精子冷冻管,双人核对。

3. 将精子冷冻管迅速放入 37℃水浴槽中,直至精子完全融化。

4. 将融化的精液冷冻管取出,用干纱布擦拭干净。

5. 将精液迅速转移至等量的精液洗涤液中,1 000g 离心 5 分钟。

6. 弃上清液,留 0.5~1ml 沉淀,混匀。

7. 滴片观察精子情况,根据精子情况决定处理方法,方法同上述精液标本的处理。

8. 解冻完成后,将解冻情况在精子解冻单和精子冷冻记录本中进行登记,然后置入培养箱中孵育备人工授精使用。

第五节 人工授精的方法

一、人工授精的流程

1. 自然周期或药物诱导排卵周期。
2. 卵泡监测。
3. 人工授精时机的选择。
4. 精液标本的收集和处理(见本章第四节"人工授精精液准备及处理")。
5. 人工授精的操作。
6. 黄体支持。
7. 妊娠确认和随访。

二、卵泡监测和预测排卵的方法

目前常用的方法包括:月经周期史、基础体温测定、宫颈黏液评分、阴道超声监测卵泡发育、血或尿黄体生成素(LH)测定等方法。

(一)月经周期史

生育期妇女平均月经周期一般为 28~30 天,排卵的时间通常发生在下次月经来潮前第

14天左右。但月经周期常受各种因素的影响（如精神因素、环境因素等）导致排卵延迟或不排卵，故仅根据月经周期来推测排卵时间的方法准确性较低。

（二）基础体温测定

基础体温又称静息体温，是指人经过6~8小时的睡眠以后，比如在早晨从熟睡中醒来，体温尚未受到运动、饮食或情绪变化影响时所测出的体温。

在正常月经周期中，随着雌、孕激素分泌量的改变，基础体温呈现周期性变化。在月经期及卵泡期基础体温较低，排卵后受孕激素作用体温升高0.3~0.5℃，持续至经前1~2天或月经第1天，体温又下降至原来水平。因此，将每天测得的基础体温连线，若呈双相曲线则提示有排卵（除外卵泡黄素化不破裂综合征），若无上升改变而呈单相体温则提示无排卵。

由于基础体温的升高是来自于排卵后的黄体所产生的孕酮作用所致，当基础体温上升时已失去最佳受孕时机。因此，该方法很难用来指导人工授精的时机，只能作为预测排卵的指标。

（三）宫颈黏液的观察

宫颈黏液是宫颈腺体的分泌物，其在正常月经周期中，随着雌、孕激素分泌量的改变，宫颈黏液也呈现周期性变化。月经期和增殖早期：宫颈黏液量最少。排卵期：在雌激素作用下，宫颈黏液量增加，稀薄，黏液拉丝度可长达10cm以上，呈典型的羊齿状结晶，此时最利于精子穿过黏液而进入宫腔，为卵子的受精提供良好的条件。排卵后：孕激素作用下，宫颈黏液分泌量减少，变为浑浊、黏稠，拉丝度仅为1~2cm，结晶断裂呈小块或椭圆体。

因此，临床上可根据宫颈黏液量、拉丝度、结晶、宫口情况等，进行宫颈黏液评分，从而为预测排卵时间、选择人工授精时机提供参考，但该方法并不十分准确。

（四）LH测定在监测排卵中的应用

在正常月经周期中，LH由腺垂体促性腺细胞分泌，协同卵泡刺激素，共同作用维持卵巢的月经周期，引起卵泡发育、排卵和黄体生成。排卵前的雌激素高峰通过对下丘脑、垂体的正反馈调节诱导LH峰，LH峰可引起卵泡的破裂、排卵。排卵一般发生在LH值达到基础值2倍以上的24小时内（即LH峰出现后的24小时内）。如果LH峰正处于上升支，排卵可能发生在36小时内。

临床上常常通过测定血或尿LH峰来预测排卵。其中测定尿LH峰因其方法简单、价格低廉，以及患者可在家中自行监测等优点而被广泛应用。

（五）超声检查在监测排卵中的应用

超声检查是评估卵巢储备、卵泡发育、排卵的最常用的方法，其特点准确和客观，早已广泛应用于人工授精技术中。

【超声检查的分类】

1. **腹部超声检查**　腹部超声检查需充盈膀胱，由于女性皮下脂肪厚，卵巢及子宫位置较深，加之肠管内积聚气体导致超声束发生散射，腹部超声难以清晰地显示卵巢结构，因此，其在监测卵泡发育和排卵中较少应用。常用于人工授精操作中插管困难时引导插管。

2. **阴道超声检查**　阴道超声检查不需要充盈膀胱，操作方便，且易于清晰地显示卵巢、子宫和输卵管结构，因此，人工授精中多采用此方法监测卵泡发育及排卵。

【超声检查的技巧】

1. **卵泡径线的测量**　超声测量卵泡径线的方法尚无统一标准。常用的测量方法包括：
（1）从卵泡一侧外缘到达对侧内缘的径线。

（2）测量卵泡两侧内缘之间的径线。

（3）测量卵泡两侧外缘之间的径线。

由于卵泡极少呈球形，测量者应选择最能精确反映实际径线的位置进行测量。值得注意的是，由于测量方法和超声操作者的不同，导致了记录的卵泡径线可能存在1~2mm的差异。

2. 子宫内膜的测量 子宫内膜厚度的测量最常用的方法是在子宫的纵切面上最宽处测量外缘到外缘的距离。超声除了可测量子宫内膜厚度外，还可确定子宫内膜的形态。子宫内膜的形态分为三类：

A型："三线"内膜，包括明显的外侧回声线或回声层、中央高回声线和内侧低回声暗区。

B型：中等强度均质回声，周围是类似回声强度的子宫肌层，中央回声线欠清或缺如。

C型：完全均质回声的内膜，中央线缺如。

【超声检查的应用】

1. 动态观察卵泡发育 月经期卵泡直径较小，随后卵泡在卵泡刺激素作用下生长、发育和成熟，然后发生排卵。卵泡生长、发育及排卵过程均可通过超声来观察。

（1）早卵泡期观察：通常选择月经周期第2~5天进行超声监测，其目的是了解基础状态窦卵泡情况。在卵巢功能正常妇女的早卵泡期，窦卵泡直径一般为3~6mm，每侧卵巢窦卵泡数量因人而异。

（2）优势卵泡观察：通常在月经第6天后超声观察有无优势卵泡发育，其直径为7~8mm。在卵泡期的前半部分，优势卵泡直径每天增长1mm，当直径达到10mm后，其生长速度每天增长约2mm。

（3）排卵前卵泡观察：在月经第12~14天，优势卵泡直径应至少为14~18mm，此时若出现LH峰或注射人绒毛膜促性腺激素（hCG）可诱发排卵。部分自然周期中卵泡径线在排卵期可增大至22~24mm，但在促排卵药物诱发排卵周期中，排卵前卵泡径线一般控制在18~20mm。排卵前卵泡及子宫内膜的B超声像见图3-1-1。

2. 成熟卵泡的观察 由于患者间的个体差异、超声测量方法的差异，以及是否选择促排卵治疗等因素的影响，导致成熟卵泡直径存在较大差异。一般认为卵泡直径达18~20mm提示卵泡成熟，但卵泡直径并非卵泡成熟的唯一指标，还应兼顾血E_2、LH水平。

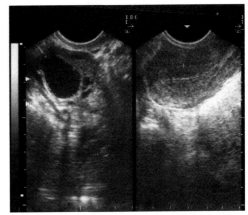

图3-1-1 排卵前卵泡及子宫内膜的B超声像

（1）已排卵的超声波征象

1）成熟卵泡骤然消失。

2）成熟卵泡明显缩小且卵泡内透声减弱。

3）直肠子宫陷凹出现液体积聚。

（2）未排卵的超声波征象

1）卵泡直径<4mm，却不见增长，或达到15~17mm后不再增长反而缩小、自行消退，此为不成熟卵泡黄素化。

2）卵泡直径达 18mm 未破裂,仍在继续增大,基础体温、血孕酮值等却呈排卵样改变,则为卵泡黄素化未破裂综合征。

【注意事项】

临床上超声监测卵泡发育、排卵,一般从月经来潮第 8~10 天或促排卵治疗 5 天后开始。当优势卵泡直径 <10mm 时,可每 3 天监测 1 次;当优势卵泡直径达 10~15mm 者,可每 2 天监测 1 次;当优势卵泡直径 >15mm,应每天监测 1 次,直到排卵。

3. 动态观察子宫内膜厚度和形态 自然周期 LH 峰日或 hCG 注射日子宫内膜的厚度与形态是决定胚胎是否着床的关键因素之一,其中厚度尤为重要。

（1）子宫内膜厚度测定:超声测量的内膜厚度与组织学上内膜成熟度密切相关。通常内膜厚度增加速度每天 <1mm,但增殖晚期速度可达每天 2mm。LH 峰日或 hCG 注射日内膜厚度 8mm 以上者,妊娠率显著升高;内膜厚度 <6mm 者,胚胎着床概率较低,生化妊娠概率增加,持续妊娠率显著降低。

（2）子宫内膜形态观察:卵泡期第 3 天内膜形态通常为 C 型,卵泡期第 6~8 天为 B 型,卵泡期第 12 天为 A 型。在超促排卵中,如果 hCG 日内膜无"三线征"形态,则胚胎着床概率显著下降。此外,超声下还可观察到一些异常内膜形态,如宫腔积液、内膜息肉、宫腔粘连、黏膜下肌瘤等病变。

上述众多监测或预测排卵的方法中,尿 LH 测定法可由患者自行在家中进行,可减少就诊次数,但不能了解卵泡发育情况;超声监测卵泡方法可靠、准确、并能确定是否排卵。因此,临床上人工授精前常采用阴道超声联合 LH 测定来预测排卵,准确把握人工授精时机,提高助孕成功率。

三、自然周期或药物诱导排卵方案的应用

生理情况下,生育期妇女每个月经周期仅有一个优势卵泡发育、排卵,偶有 2 个或 2 个以上优势卵泡发育、排卵。卵巢排卵没有规律,只能依据超声检查加以判定左或右侧卵巢排卵。在药物诱发排卵周期中,可有一个或多个优势卵泡发育、成熟、排卵,从而增加受精机会,以达到最大限度地增加妊娠概率,但也增加了多胎妊娠的风险。人工授精不但可以在自然周期进行,也可在诱发排卵周期实施。

（一）自然周期

【适应证】

适用于月经周期规律,内分泌检查正常,超声检查或其他卵泡监测方法提示有正常排卵的患者。

【卵泡监测】

由于卵泡生长、发育、成熟和排卵存在个体差异和周期差异,因此,通常根据既往月经周期的长短,选择月经周期第 8~10 天或卵泡直径达 14mm 时开始监测卵泡发育,并依据超声监测的卵泡径线大小及测定血中 LH、E_2 水平来预测排卵时间。具体方法见前述。

【人工授精时机】

相对优势卵泡数量和精子质量而言,选择合适的人工授精时机对是否妊娠更为重要。研究显示精子在女性生殖道内存活时间是:在阴道为 2.5 小时,在宫颈为 48 小时,在宫腔为 24 小时,在输卵管为 48 小时,而卵母细胞的受精时间较短,一般在 24 小时内可受精,但在 12 小时内受精能力较强,故人工授精时机以精子在女性生殖道内等待卵子为宜。临床上通

常结合超声监测卵泡径线和测定血 LH 峰值预测排卵时间来决定人工授精时机。

自然周期中,当优势卵泡直径达 16~20mm,同时出现尿 LH 峰或血 LH 达 20~25U/L 时,预示即将发生排卵,24~36 小时可行人工授精。

(二)诱发排卵周期

【适应证】

适用于月经不规律、低促性腺激素性卵巢功能低下、排卵障碍如多囊卵巢综合征、卵泡发育异常、原因不明不孕,以及自然周期人工授精失败的患者。

【预处理】

对于月经不规律、高雄激素血症的多囊卵巢综合征患者,可在诱发排卵前给予短效口服避孕药预处理,建议选择含最低有效雌激素剂量(如 20~30μg 炔雌醇)的短效口服避孕药。

【诱发排卵方案】

1. **芳香化酶抑制剂——来曲唑(letrozole,LE)/hCG**

(1)作用机制:LE 是特异的、可逆的、非甾体类芳香化酶抑制剂,可抑制雄烯二酮和睾酮向雌酮和雌二醇转换,从而促进垂体分泌 FSH 增加和卵泡发育。

(2)用法:月经周期第 3~5 天起,每天口服 2.5~5mg,连续 5 天,停药第 3 天超声监测卵泡发育情况。

(3)hCG 注射及人工授精时机:当优势卵泡直径达 18~22mm 时,并结合血 LH 和 E_2 值,肌内注射 hCG 5 000~10 000U 或重组人 hCG 250μg 或 GnRH 激动剂(醋酸曲普瑞林)0.1~0.2mg 诱发排卵,24~36 小时行人工授精。

(4)注意事项:LE 促排卵是超说明书适应证使用,使用前应做好知情告知并签署同意书。

2. **氯米芬(克罗米芬,clomifene citrate,CC)/hCG**

(1)作用机制:在下丘脑和垂体,CC 与雌激素竞争受体,但不发挥雌激素生物学作用,促进垂体分泌 FSH 增加和卵泡发育。

(2)用法:月经周期第 3~5 天起,每天 50~100mg(个别用到 150mg),口服,连续 5 天,停药第 3 天超声监测卵泡发育情况。

(3)hCG 注射及人工授精时机同来曲唑诱发排卵方案。

3. **促性腺激素(gonadotropin,Gn)/hCG**

(1)适应证:适用于 CC 或 LE 无效患者。

(2)药物种类:常用的 Gn 有人绝经期促性腺激素(hMG)和卵泡刺激素(FSH)。

(3)用法:对于月经周期规则患者,月经第 3~5 天开始,每天注射 Gn 75~150U 至卵泡成熟;对于多囊卵巢综合征患者,为避免多卵泡发育及发生卵巢过度刺激综合征(OHSS),可减低 Gn 剂量,每天注射 Gn 37.5~75U。当有 2 个以上的卵泡直径 >16mm 时,为避免多胎妊娠发生,应取消周期或穿刺掉一个大卵泡。卵泡监测同 LE/CC 诱发排卵方案。

(4)hCG 注射及人工授精时机:当优势卵泡直径达 16~20mm 时,并结合血 LH 和 E_2 值,注射 hCG 5 000~10 000U 或重组人 hCG 250μg 或 GnRH 激动剂(醋酸曲普瑞林)0.1~0.2mg 触发排卵,24~36 小时行人工授精。

【诱发排卵药物选择】

月经不规则、排卵障碍的不孕症患者多选择口服促排卵药物或低剂量促性腺激素诱发排卵进行人工授精,由于患者的情况、个体差异和药物种类的不同等因素影响,诱发排卵效果存在较大差异。与氯米芬比较,来曲唑诱发排卵具有药物抵抗率低、单卵泡发育率较高、排卵率高、子宫内膜容受性影响小、多胎妊娠率低等优势。根据 2018 年关于多囊卵巢综合征的评估和管理的国际循证指南,建议将来曲唑作为 PCOS 患者首选的诱发排卵药物。对于肥胖 PCOS 患者(BMI≥30kg/m²),可考虑使用氯米芬 + 二甲双胍诱发排卵。促性腺激素通常是在其他口服诱发排卵药物无效的情况下使用,对于氯米芬抵抗的患者,促性腺激素 + 二甲双胍优于单独促性腺激素诱发排卵。

【诱发排卵治疗存在的问题】

药物诱发排卵周期行人工授精,在妊娠率提高的同时,需重视以下两个问题:

1. 患者使用诱发排卵药物,使其治疗费用显著增加,排卵正常患者慎用。

2. 使用促排卵药物诱发排卵可能引起潜在的副作用,如发生卵巢过度刺激综合征、多胎妊娠所带来的风险。

【诱发排卵治疗中非需要的卵泡 / 囊肿穿刺】

1. 手术指征

(1)治疗周期中,阴道 B 超发现卵巢内存在平均径线≥20mm 的囊肿。

(2)当成熟卵泡数量≥2 个(2018 年关于《多囊卵巢综合征的评估和管理的国际循证指南》),可视患者情况选择卵泡穿刺,保留 1 个成熟卵泡。

(3)卵泡发育快于内膜发育,必要时可穿刺发育过快的优势卵泡。

(4)其他适合行卵泡 / 囊肿穿刺的情况。

2. 具体操作

(1)术前查血常规、白带常规、测体温、签手术同意书,阴道冲洗。

(2)手术镇痛:必要时应用盐酸哌替啶(度冷丁)注射剂或地佐辛镇痛。

(3)手术步骤:阴道 B 超引导下,沿穿刺线对准卵巢囊肿的液性暗区,以 16G 穿刺针穿刺抽吸至囊肿完全消失。

(4)术后用药:选择口服抗生素预防感染。

四、人工授精操作步骤

详见本章第一节相关内容。

五、黄体支持和妊娠随访

1. **黄体支持**　人工授精后可用 hCG 或黄体酮进行黄体支持,直至 14~16 天验尿或血 hCG,确定是否妊娠。黄体支持可选择如下方案:

(1)自然周期黄体支持多选择 hCG,每 3 天肌内注射 1 次 2 000U(根据 2015 年《黄体支持与孕激素补充共识》,诱发排卵周期可使用 hCG 作为黄体支持,因可能增加卵巢过度刺激综合征的风险,现多数选择黄体酮制剂)。

(2)黄体酮注射剂每天注射 20~40mg。

(3)黄体酮凝胶每天塞阴道 1 次,每次 90mg。

(4)黄体酮栓剂每天塞阴道 2 次,每次 200mg。

(5)地屈孕酮(达芙通)每天口服 2~3 次,每次 10mg。

2. **妊娠随访**

(1)患者人工授精后 14~16 天后若确定妊娠,继续黄体支持并在人工授精 5 周后行 B

超检查确定有无孕囊、孕囊个数、孕囊位置及心管搏动,排除异位妊娠,同时建议患者到产科高危门诊定期进行围产保健。

（2）中期妊娠随访有无流产、是否继续妊娠及有无产科并发症。

（3）分娩期随访是否早产、死胎、畸胎、分娩方式等情况。

（4）随访时应做好记录备案,同时注意保护患者的隐私,并对其资料做到保密。

六、人工授精取消指征

1. 自然周期或促排卵周期卵巢无优势卵泡发育。

2. 卵泡监测中超声检查高度怀疑子宫内膜病变。

3. 超声发现卵泡持续不破裂,同时伴有血中孕酮升高,提示卵泡黄素化。

4. 诱发排卵周期中,出现≥2个以上成熟卵泡,为降低多胎率、防止卵巢过度刺激综合征,建议取消人工授精周期(2018年关于《多囊卵巢综合征的评估和管理的国际循证指南》)。

5. 精液处理后前向运动精子总数低于 1×10^6。

6. 其他因素,如患者出现生殖道感染、发热等情况,应建议取消人工授精周期。

第六节 人工授精的助孕效果

生育力正常夫妇每个排卵周期自然妊娠率可达 22%~27%,而不孕夫妇由于存在各种影响受孕的原因,在人工授精周期中,其周期妊娠率仅为 5%~23%。鉴于各生殖医学中心在不孕患者的选择、诊断标准、精液处理、授精时机、统计方法等方面存在差别,因此,文献报道人工授精的成功率存在较大的差异,多数生殖医学中心的人工授精妊娠率为 10%~20%,诱发排卵周期妊娠率高于自然周期,供精人工授精妊娠率高于夫精人工授精。

人工授精的助孕效果受诸多因素的影响,包括患者年龄、不孕原因、不孕年限、内分泌状态、子宫内膜情况、黄体功能、丈夫的精液情况、是否促排卵、人工授精的时机、授精部位,以及人工授精的技术操作等。

一、患者年龄

妇女的生殖能力随着年龄的增长而逐渐下降,年龄是影响人工授精妊娠率最重要的因素,文献报道 40 岁以上的妇女进行人工授精妊娠率为 0~5%。其可能原因为:

1. 随年龄增大,卵巢储备功能逐渐衰退,基础卵泡数目及优势卵泡减少。

2. 随年龄增大,卵子质量下降,可能与卵子染色体异常的发生率增高、卵子的线粒体数量减少、卵子的细胞凋亡加剧有关。

3. 随年龄增大,子宫内膜在形态和功能上也可发生一系列改变,导致子宫内膜容受性降低。

男性精子的活力及正常形态的精子数是影响男性生育能力的两个重要方面。有研究报道,随着男性年龄的增加,精子的数量、活力及正常形态率下降,导致其生育能力随之降低,影响人工授精的妊娠率。

二、不孕原因

引起不孕的原因多种多样,业已证实不同的不孕原因行人工授精者,其妊娠率也存在较大差异。其中宫颈因素、男性因素、不明原因性不孕行人工授精者,其妊娠率较高,而子宫内膜异位症患者行人工授精者,则妊娠率较低。文献报道宫颈因素人工授精妊娠率为 26.3%,无排卵性不孕为 19.2%,男性因素为 15.8%,子宫内膜异位症仅为 11.9%。与夫精人工授精相比较,供精人工授精的妊娠率较高,文献报道为 24.45%,其主要原因为供精人工授精中的女性患者生育力多为正常,供精的精子质量高于夫精精子质量,且此类患者就诊及接受人工授精助孕治疗较早,患者普遍年轻。

三、排卵方案(自然周期/诱发排卵周期)

临床上通常依据不孕症患者的具体情况选择自然周期或诱发排卵周期进行人工授精,两种排卵方案的妊娠率,文献报道不一,多数生殖医学中心的数据显示诱发排卵周期人工授精的妊娠率高于自然周期人工授精的妊娠率,故有学者认为成熟卵泡的数量是影响人工授精成功的一个因素。meta 分析结果显示 Gn 诱发排卵结合 IUI 可显著提高人工授精的周期妊娠率;另有一大样本随机对照研究报告诱发排卵周期人工授精的妊娠率高达 33%,而同期自然周期人工授精的妊娠率为 18%。但是,也有研究结果显示诱发排卵周期人工授精妊娠率与自然周期无显著差异。此外,有研究报道自然周期人工授精的妊娠率为 13.4%,CC 诱发排卵周期人工授精的妊娠率为 30%,hMG 诱发排卵周期人工授精的妊娠率高达 39.2%。对于不明原因不孕患者,有学者建议将 Gn 诱发排卵的 IUI 治疗限制在 3 个周期内,因为接受这种治疗的患者多数妊娠发生在前 3 个周期中。

四、人工授精方法

人工授精方法因授精部位不同可分为 IUI、ICI、DIFI 等,授精部位不同其妊娠率也有差异;即使相同授精部位的妊娠率文献报道也不尽相同。Carroll 等进行了一项 RCT 研究,比较女方正常的供精人工授精 IUI 和 ICI 临床结局,结果显示供精 IUI 较供精 ICI 妊娠率高。Lucchini 等比较夫精 IUI 和 DIFI 的效果,结果显示临床妊娠率 IUI 周期为 11%,DIFI 周期为 29%,而生化妊娠率 IUI 周期为 11%,DIFI 周期为 38%,故认为 DIFI 优于 IUI。但是 Nuojua-Huttunen 的研究却得出了与此相反的结果,故对可行 IUI 的不孕症患者不推荐选择 DIFI。Tiemessen 选取 207 例不孕患者(包括宫颈因素、男性因素、原因不明性不孕),随机分为 IUI 与 DIPI 两组比较其疗效,结果显示周期妊娠率 IUI 为 24%,DIPI 为 16%,两者有显著性差异;但累积妊娠率 IUI 为 53%,DIPI 为 40%,无统计学差异。总之,IUI 仍是多数生殖医学中心首选且应用最多的人工授精方法。

五、授精次数和授精时机

既往认为在无法准确预测排卵时间时施行人工授精,隔日两次授精可以提高妊娠率,尤其是针对人工授精后次日超声检查仍未排卵的患者。但近期研究发现,以超声监测卵泡发育、预测排卵时间来确定人工授精时机者,进行一次人工授精的妊娠率与两次授精的妊娠率无差异。Alborzi 等的随机、前瞻性研究显示,在诱发排卵周期中行两次 IUI 的妊娠率(9.4%),行 1 次 IUI 的妊娠率为(7.9%),两者相比无显著差异。Osuna 等对 865 例患者 1 156 个 AIH-IUI 周期进行了 *Meta* 分析,结果发现每个周期行 2 次 IUI 的妊娠率(14.9%)高于单次 IUI(11.4%),但两者无统计学差异,故认为 IUI 中进行两次授精临床价值不大。

关于授精时机的选择对妊娠结局的影响,尚存争议。不少研究显示在排卵前行人工授精,可以使大量精子上游至受精部位,等待卵子排出,有助于增加受精机会,若施行人工授精时已排卵,其妊娠率有所下降,但差异性并不显著。国内有学者建议行 AIH 患者若精液优化后未达标,可于排卵后再次行 IUI,可望提高此类患者的妊娠率。同样,国外也有研究支持重复授精可提高因少精症而施行 IUI 的临床妊娠率。

六、人工授精周期数

有文献报道在 AID 治疗第 1~5 周期内,每个 AID 周期妊娠率均接近 20%,无明显差异。然而,在 AIH 治疗第 3 周期以后,每个 AIH 周期的妊娠率呈显著下降趋势,其原因可能由于 AIH 患者不孕的原因较为复杂,如免疫性不孕或不明原因不孕,但也不能排除不孕症患者年龄增长和不孕年限延长对 AIH 助孕效果所产生的影响。因此,有学者建议若不孕症患者施行 3 个 AIH 周期仍未妊娠,可在详细知情告知的情况下,考虑及时改行 IVF-ET 助孕,尤其是对于年龄超过 35 岁的不孕症患者进行人工授精,不应盲目期待通过增加人工授精周期数来提高妊娠率。依据 2018 年中华医学会生殖医学分会《中国高龄不孕女性辅助生殖临床实践指南》,对于 40 岁以上的不孕症患者不建议行人工授精治疗,而应该直接进行 IVF 以提高妊娠机会。

七、冷冻对精子功能的影响

人工授精的妊娠结局与精子的质量密切相关,AIH 多采用新鲜精液,而 AID 则常采用冷冻精液,因此,冷冻复温后的精液质量对 AID 的成功至关重要。有研究显示用冷冻精液人工授精妊娠率比新鲜精液的受孕率低,其原因是由于冷冻和复温过程中可能发生精子顶体酶受损伤、线粒体裂解、精子尾部受损伤,使精子活动力下降,精子穿透宫颈黏液的能力和精子穿入卵母细胞透明带的能力下降。近年来,随着冷冻技术的不断提高,精子冷冻复活率的提高,用冷冻精液与用新鲜精液行人工授精的成功率相近。

第七节　人工授精的并发症

人工授精后部分患者可能出现少量阴道出血、疼痛、感染及休克等情况。尤其值得注意的是在诱发排卵周期施行人工授精还可能引发卵巢过度刺激综合征、多胎妊娠及栓塞性疾病等并发症。

一、卵巢过度刺激综合征

【概述】

卵巢过度刺激综合征(ovarian hyperstimulation syndrome,OHSS)是一种人体对促排卵药物产生的过度反应,以双侧卵巢多卵泡发育、卵巢增大、毛细血管通透性异常、急性体液和蛋白外渗进入第三间隙为特征而引起一系列临床症状的并发症,也是一种常见的医源性疾病。

在诱发排卵周期中进行人工授精,极少数患者可能发生卵巢过度刺激综合征。卵巢过度刺激综合征是一种自限性疾病,轻、中度卵巢过度刺激综合征常无需治疗。有文献报道在诱发排卵周期行人工授精的患者中,重度卵巢过度刺激综合征的发生率为 0.1%~2%,中度卵巢过度刺激综合征的发生率为 3%~6%。

【临床表现】

卵巢增大,毛细血管通透性增加,导致血管内体液渗出引起腹水、胸腔积液等,继而出现血液浓缩、电解质紊乱、肝肾功能受损及血栓形成等。妊娠可以促进卵巢过度刺激综合征的发生或加重卵巢过度刺激综合征的症状或程度。

【分类和分度】

根据发生时间早晚,卵巢过度刺激综合征分为早发型和迟发型两型:前者发生在 hCG 注射后 3~7 天,与排卵前 Gn 对卵巢的刺激引发"过度"反应有关,后者发生在 hCG 注射后 12~17 天,主要依存于妊娠的发生,病情更为严重,但与排卵前卵巢的反应关系不大。根据临床和实验室的表现,卵巢过度刺激综合征分为轻、中和重度。

【高危因素】

卵巢过度刺激综合征的高危因素有年轻、身材瘦小、患有多囊卵巢综合征等,因此,在使用 FSH、hMG 诱发排卵时,需依据患者年龄、体重、病史及卵巢储备功能调整 Gn 剂量,当出现多卵泡发育时,应及时取消人工授精周期,避免卵巢过度刺激综合征的发生。

【预防】

1. 卵巢过度刺激综合征高风险患者采用低剂量或小剂量递增的诱发排卵方案。

2. 在诱发排卵周期中,加强卵泡发育监测,及时调整 Gn 剂量。

3. 多囊卵巢综合征或 E_2 水平高的患者宜使用 GnRH 激动剂(GnRH-a)代替 hCG 进行扳机。

4. 一旦发现有多卵泡发育,可穿刺多个卵泡或取消人工授精治疗周期。

5. 诱发排卵周期人工授精后慎重使用 hCG 作黄体支持,卵巢过度刺激综合征高风险患者宜选用黄体酮。

【治疗措施】

具体参考本书第三篇第十一章。

二、多胎妊娠

【概述】

一次妊娠同时有 2 个或 2 个以上的胎儿称多胎妊娠。人类自然妊娠中多胎妊娠的发生率约为 $1:89^{n-1}$(n 代表一次妊娠中的胎儿数)。人工授精的多胎妊娠多发生在诱发排卵周期中,文献报道在诱发排卵人工授精中多胎妊娠的发生率在不同的生殖医学中心差异较大,多数在 10% 以下。

【风险】

多胎妊娠在妊娠期容易并发流产、妊娠期高血压疾病、羊水过多、胎儿生长受限、早产等并发症,可增加围产儿和孕产妇的风险,也增加了家庭和社会的经济负担。

【诊断要点】

根据使用促排卵药物的病史,结合临床表现、产科检查以及辅助检查,尤其是 B 超检查,一般可准确诊断多胎妊娠。在孕 6~7 周时超声可发现宫内妊娠囊、胎芽的数目及胎芽的原始心管搏动。若发生单卵双胎时,可观察到一个妊娠囊内有 2 个胎芽,应注意尽早诊断出单卵双胎的绒毛膜和羊膜性。

【预防】

1. 规范诱发排卵治疗、减少优势卵泡发育和排卵的个数等方法可降低多胎妊娠的发生率。

2. 诱发排卵周期人工授精时,若出现≥2个以上优势卵泡时,可选择大卵泡穿刺术或取消本次人工授精周期(《2018年关于多囊卵巢综合征的评估和管理的国际循证指南》)或在充分知情告知后改行IVF-ET助孕治疗。

3. 一旦发生多胎妊娠,医师应告知患者多胎妊娠的风险,并建议行多胎减胎术,三胎妊娠必须行选择性多胎减胎术。对于体型瘦小、瘢痕子宫或既往有晚期流产史等患者应减为单胎妊娠,以此降低多胎妊娠的母婴风险,改善预后。

【选择性多胎妊娠减胎术】
具体参考本书第三篇第十章。

三、阴道出血

人工授精后,部分患者可能出现少量阴道出血。

【原因】
可能为操作不细致、子宫颈内口紧、子宫严重前倾前屈或后倾后屈、宫腔插管困难,以及使用宫颈钳等所导致阴道出血,也可能系患者宫颈糜烂人工授精时所致的接触性出血。

【预防】
术前应做好妇科检查详细了解子宫位置,操作时动作应轻柔,可在腹部超声引导下插管,以避免损伤宫颈管、子宫内膜,以及减少触碰宫颈糜烂面,减少阴道出血的发生率。

四、盆腔感染

人工授精的操作可能会增加子宫、输卵管及盆腔感染的机会,文献报道宫腔内人工授精引发的盆腔炎发生率在0.5%以下。

【原因】
由于精液并非无菌,精液处理过程中仅能去除大部分细菌,但无法彻底清除细菌。此外,盆腔感染还可能与术前未全面排查女性生殖道感染或女性处于潜在的生殖道感染状态、精液处理过程和人工授精实施过程中未注意无菌操作等有关。

【预防】
人工授精前注意排除女性生殖道潜在感染,操作过程中严格采取无菌措施,必要时在精液处理的培养液中加入少量青霉素以减少精液中的细菌。

五、疼痛

人工授精过程中可有轻度腹痛等不适,甚至极少患者会因疼痛而放弃治疗。

【原因】
疼痛的原因多为人工授精时注入精子悬液过快、过量(>1ml),诱发子宫张力过大或收缩,引起下腹痉挛性疼痛。另外,精液处理不善致使精子悬液残留一定量的前列腺素,其可导致子宫平滑肌收缩,从而引起下腹部疼痛。

【预防】
1. 实验室人员应严格按照操作规程处理精液,以减少精子悬液中前列腺素的残留。
2. 临床医师操作时应动作轻柔,缓慢注入精子悬液,注入的精子悬液量应少于1ml。
3. 对于情绪较为紧张的患者,可适当给予镇静剂如地西泮10mg。

4. 当需要宫颈钳牵拉宫颈或宫颈狭窄需行扩张时,可适当给予局麻药物利多卡因缓解疼痛。

第八节　供精人工授精

对于不可逆性或无法治疗的男性不育症,以及男性患有严重遗传病可能遗传子代的夫妇来说,供精人工授精是一种有效治疗方法。

一、供精人工授精的指征

供精人工授精的指征主要有两种情况:一是男方精液严重异常,难以使女方受孕,如无精症,严重的少精、弱精及畸形精子症等;二是男方有遗传性疾病,其子代患病概率较高者为避免子代患病而采用供精人工授精(供精人工授精的适应证详见本章第二节)。

二、供精人工授精的精液来源

实施供精人工授精治疗时,供精的来源只能从省级或省级以上卫生行政部门批准的人类精子库获得,供精者的种族和血型与受者丈夫相同。实施供精人工授精的医疗机构也必须获得省级或省级以上卫生行政部门批准开展供精人工授精的资质。

三、供精者的筛查

精子库在选择供精者时,必须对供精者和捐赠的精子进行筛查,基本要求是避免传染性疾病的传播、对供精者进行健康评估,进行遗传病、先天性及感染性疾病的筛查,以防止此类疾病传给子代。

(一)供精者的基本条件

1. 供精者原籍必须为中国公民,并提供真实、有效的个人身份信息。

2. 供精者捐献精液是一种自愿的人道主义行为,供精应避免商业行为。

3. 供精者年龄在 22~45 周岁之间。

4. 供精者应身体健康,不属于性传播疾病的高风险人群。

(二)家系调查

根据原卫生部《人类精子库技术规范》文件,要求供精者及其家族成员不应有染色体病、单基因遗传病和多基因遗传病。家系调查是排除供精者遗传异常的重要环节,因此,对供精者应进行详实的家系调查。并且该调查应由具有医学遗传学临床经验且中级以上职称的技术人员(遗传咨询员)执行。对在调查中发现的遗传病家系,咨询员应给予适当的解释与指导。

(三)体格检查

1. 一般体格检查　身体健康,相貌端正,无畸形体征,心、肺、肝、脾等检查均无异常。

2. 生殖系统检查　生殖器官发育良好,无生殖系统感染等疾患。

此外,应记录供精者的基本特征如民族、身高、体重、体格、肤色、眼睛颜色、头发颜色和发式,甚至包括体育爱好和个人嗜好,同时应记录 ABO 血型和 Rh 血型,以便于受者夫妇选择。

(四)实验室检查

1. 精液分析　是评价男性生育能力的重要实验室检验方法。精液必须在精子库采集,且要求供精者禁欲 3~7 天。

2. 常规实验室检查　乙肝、丙肝、梅毒、淋病、艾滋病、衣原体、支原体、巨细胞病毒、风疹病毒、单纯疱疹病毒和弓形虫等;精液应进行常规细菌培养,以排除致病菌感染。

3. 染色体检查　供精者染色体核型必须正常,故必须对其进行染色体常规核型分析。

四、供精人工授精的精液处理方法

鉴于新鲜精液行人工授精可能带来的安全性问题,美、英、法等国明文禁止使用新鲜精液行供精人工授精。自 1981 年由湖南医科大学卢光琇教授建立我国第一个人类精子库以来,现已建立了一套较系统、完整的供精人工授精的方法、流程和相关工作制度。目前,我国供精人工授精中均采用冻精,要求供精者于禁欲后 3~7 天采集精液冷冻保存,精子的冻存和处理方法详见本章第四节。待供精者的精液冷冻贮藏 6 个月后,复查艾滋病阴性方可使用。为降低供精者与接受供精者后代互相通婚的概率,我国原卫生部颁布的《人类辅助生殖技术规范》中要求同一供精者的精液最多只能使 5 名妇女受孕。

五、供精人工授精的伦理、法律问题

供精人工授精应该重视伦理、法律方面问题,由于不是夫妻双方的精卵结合,可能引起伦理学和法律上的一些争议。

1. 亲子关系的复杂化　一方面供精人工授精解决了男性不育问题,同时避免了一些严重的遗传病垂直传播给后代,起到优生优育的作用;另一方面,供精人工授精使用了"他人"的精子,其所生子女的遗传学父亲是供精者,这就造成了生物学父亲与社会学父亲分离的现象,自然会引起父子(或父女)关系的复杂性。

2. 供精人工授精子女的法律地位　由于供精人工授精父子(或父女)关系非传统婚姻单纯的亲子关系,因此,在认定供精人工授精子女的法律地位上一直存有争议,目前主要有以下几种观点:

(1)将供精人工授精子女视为生母及生母之夫的婚生子女,享有婚生子女的法律地位和权益。

(2)认定供精人工授精子女为其生母之夫的养子女,其子女的法律地位和权益保障应依据有关收养的法律规定。

(3)认定为保护儿童的权益,供精的孩子出生后应有与自然妊娠出生的孩子相同的地位,供精的孩子不应受到歧视,且在知情同意书上应详细写明。

(4)认定供精人工授精子女为一种新型的亲子关系,不能比照传统的亲子关系类型,故应由法律对此做出特别的规定。

我国原卫生部 2003 年新修订的《人类辅助生殖技术和人类精子库伦理原则》规定:医务人员有义务告知受者通过人类辅助生殖技术出生的后代与自然受孕分娩的后代享有同样的法律权利和义务,包括后代的继承权、受教育权、赡养父母的义务、父母离异时对孩子监护权的裁定等;医务人员有义务告知接受人类辅助生殖技术治疗的夫妇,他们对通过该技术出生的孩子(包括对有出生缺陷的孩子)负有伦理、道德和法律上的权利和义务。

3. 孩子的知情权问题　目前,在我国供精人工授精实施过程中要求互盲和保密的原则:凡是利用捐赠精子的辅助生殖技术,捐赠者与受方夫妇、出生的后代须保持互盲,参与实施该项辅助生殖技术的医务人员与捐赠者也须保持互盲。

医疗机构和医务人员须对捐赠者和受者的有关信息保密,以避免不必要的矛盾和纠纷,但也带来一个不能回避的问题:通过这一技术所生孩子的出身知情权问题,如孩子长大后是否有权知道谁是自己的遗传学父亲? 结婚时如何避免近亲结婚?

我国《人类辅助生殖技术和人类精子库伦理原则》规定:受者夫妇以及实施人类辅助生殖技术机构的医务人员均无权查阅供精者真实身份的信息资料,供精者无权查阅受者及其后代的一切身份信息资料。人类精子库应建立完善的供精使用信息化管理体系,今后在匿名的情况下,有义务为接受供精人工授精的后代提供有医学信息的婚姻咨询服务。显然这一规定是一大进步,但仍不能完全解决孩子的知情权问题。

尽管世界各国存在着文化、社会制度、道德标准的差异,但提高出生人口素质,改善生命和生活质量,尊重公民的权益,以及维护个人、家庭和社会利益的准则,无疑是各国共同追求的目的。因此,在实施供精人工授精时,应从伦理、法律、道德、宗教、心理、社会等全方位加以考虑,造福于人类,促进社会和谐发展。

（全 松）

参 考 文 献

1. 中华医学会 . 临床技术操作规范:辅助生殖技术和精子库分册 . 北京:人民军医出版社,2012.

2. 庄广伦 . 现代辅助生育技术 . 北京:人民卫生出版社,2005.

3. 全松,陈雷宁 . 宫腔内人工授精与促排卵 . 北京:人民卫生出版社,2011.

4. 曹泽毅 . 中华妇产科学 .3 版 . 北京:人民卫生出版社,2014.

5. 黄荷凤 . 现代辅助生育技术 . 北京:人民军医出版社,2003.

6. 孙赟,刘平,叶虹,等 . 黄体支持与孕激素补充共识 . 生殖与避孕,2015,35(1):1.

7. 乔杰,马彩虹,刘嘉茵,等 . 辅助生殖促排卵药物治疗专家共识 . 生殖与避孕,2015,35(4):211.

8. 蒋励,陈耀龙,罗旭飞,等 . 中国高龄不孕女性辅助生殖临床实践指南 . 中国循证医学杂志,2019,19(3):253-270.

9. 陈振文 . 辅助生殖男性技术 . 北京:人民卫生出版社,2016.

10. ABDELKADER AM,YEH J.The potential use of intrauterine insemination as a basic option for infertility:a review for technology-limited medical settings.Obstet Gynecol Int,2009,2009:584837.

11. AYELEKE R,ASSELER J,COHLEN B,et al. Intra-uterine insemination for unexplained subfertility.Cochrane Database Syst Rev,2020,3(3):CD001838.

12. BOOMSMA CM,COHLEN BJ,FARQUHAR C. Semen preparation techniques for intrauterine insemination. Cochrane Database Syst Rev,2019,10(10):CD004507.

13. CANTINEAU AE,JANSSEN MJ,COHLEN BJ,et al.Synchronised approach for intrauterine insemination in subfertile couples.Cochrane Database Syst Rev,2014,12:CD006942

14. CISSEN MI,BENSDORP A,COHLEN BJ,et al. Assisted reproductive technologies for male subfertility. Cochrane Database Syst Rev,2016,2:CD000360.

15. FARQUHAR CM,LIU E,ARMSTRONG S,et al. Intrauterine insemination with ovarian stimulation versus expectant management for unexplained infertility(TUI):a pragmatic,open-label,randomised,controlled,two-centre trial. Lancet,2018,391(10119):441-450.

16. HUANG H,HANSEN KR,ACTOR-LITVAK P,et al.Predictors of pregnancy and live birth after insemination in couples with unexplained or male-factor infertility.Fertil Steril,2012,97:959.

17. IBRAHIM E,LYNNE CM,BRACKETT NL. Male fertility following spinal cord injury:an update. Andrology,

2016,4（1）:13-26.

18. KOP PA,MOCHTAR MH,O'BRIEN PA,et al. Intrauterine insemination versus intracervical insemination in donor sperm treatment. Cochrane Database Syst Rev,2018,1（1）:CD000317.

19. LUCCHINI C,VOLPE E,TOCCI A.Comparison of intrafollicular sperm injection and intrauterine insemination in the treatment of subfertility. J Assist Reprod Genet,2012,29:1103.

20. Male Infertility Best Practice Policy Committee of the American Urological Association;Practice Committee of the American Society for Reproductive Medicine.Report on optimal evaluation of the infertile male.Fertil Steril, 2006,86:S202.

21. NUOJUA-HUTTUNEN S,TUOMIVAARA L,JUNTUNEN K,et al.Intrafollicular insemination for the treatment of infertility. Hum Reprod,1995,10:91.

22. Practice Committee of the American Society for Reproductive Medicine. Prevention and treatment of moderate and severe ovarian hyperstimulation syndrome:a guideline. Fertil Steril,2016,106（7）:1634-1647.

23. Rakic L,Kostova E,Cohlen BJ,et al. Double versus single intrauterine insemination（IUI）in stimulated cycles for subfertile couples. Cochrane Database Syst Rev,2021,7:CD003854.

24. REINDOLLAR RH,REGAN MM,NEUMANN PJ,et al. A randomized clinical trial to evaluate optimal treatment for unexplained infertility:the fast track and standard treatment（FASTT）trial. Fertil Steril,2010,94: 888.

25. SOKOL P,DRAKOPOULOS P,POLYZOS NP. The Effect of Ejaculatory Abstinence Interval on Sperm Parameters and Clinical Outcome of ART. A Systematic Review of the Literature. J Clin Med,2021,10（15）: 3213.

26. TEEDE HJ,MISSO ML,COSTELLO MF,et al. Recommendations from the international evidence-based guideline for the assessment and management of polycystic ovary syndrome. Hum Reprod,2018,33（9）:1602-1618.

27. THOMAS S,SEBASTIAN T,KARTHIKEYAN M,et al. Effectiveness of spontaneous ovulation as monitored by urinary luteinising hormone versus induced ovulation by administration of human chorionic gonadotrophin in couples undergoing gonadotrophin-stimulated intrauterine insemination:a randomised controlled trial. BJOG, 2019,126（4）:58-65.

28. VELTMAN-VERHULST SM,COHLEN BJ,HUGHES E,et al. Intrauterine insemination for unexplained subfertility. Cochrane Database Syst Rev,2012,9:CD001838.

 复习思考题

1. 夫精人工授精的适应证和禁忌证有哪些?
2. 宫腔内人工授精的基本操作流程有哪些?
3. 自然周期或药物诱导排卵方案的选择有哪些?
4. 人工授精的并发症有哪些?

第二章 体外受精胚胎移植术及卵细胞质内单精子注射技术

要点

1. 熟悉体外受精胚胎移植及其衍生技术的概念。
2. 掌握各类辅助生殖技术的适应证和禁忌证。
3. 熟悉各种促排卵方案的应用。

在现代人类辅助生殖技术（ART）中，将人卵和精子在体外培养体系中结合形成受精卵，经过一定时间的培养后，把胚胎移植回母体子宫中的技术，称为体外受精胚胎移植术（in vitro fertilization and embryo transfer，IVF-ET）。作为治疗不孕不育的一项医疗手段，IVF-ET技术在临床应用过程中，也得到不断的发展和完善。为了解决新的不孕不育问题，以此为基础，一些新的技术应运而生。例如，针对暂不使用的胚胎的保存问题而发展的胚胎冻融技术，针对男性严重少、弱精甚至睾丸活检才可获得精子的无精子症等问题而发展的卵细胞质内单精子注射（ICSI）技术，以及针对遗传性疾病携带夫妇所带来的生育健康后代的问题而发展的植入前胚胎遗传学检测（PGT）技术等，这些在IVF-ET技术基础上发展的技术统称为人类辅助生殖技术衍生技术。为了便于区别，最初的或传统的IVF-ET技术又被称为常规IVF-ET，它是其他衍生技术的基础和核心或实施平台。

第一节　常规体外受精胚胎移植技术

一、概述

（一）体外受精胚胎移植技术的发展简史

IVF-ET技术是人类辅助生殖技术的基本内容和基础技术，俗称试管婴儿技术。

如果从Schenck尝试在体外完成受精和Heape将供体兔子的胚胎成功地移植到受体兔子体内开始，哺乳类动物的胚胎移植技术已有了一百多年的历史。20世纪60年代初期，家兔卵体外受精科学试验首次成功，激发了胚胎学家Prof. Robert G. Edwards尝试进行人卵体外受精的实验研究的愿望，他与妇产科专家Mr. Patrick Steptoe进行了十多年的合作和努力，历经百余次失败后，最终在腹腔镜下获取了因输卵管因素不育患者Lesley自然周期的一枚卵子，并通过体外受精技术与其丈夫的精子受精后，将形成的胚胎移植回Lesley的子宫内。1978年7月25日，Lesley分娩了世界上第一例试管婴儿Louise Brown。至此，人类IVF-ET技术正式建立。1985年4月和1986年12月，我国台湾、香港先后诞生了两地的首例试管婴儿。1988年3月10日，我国内地的首例试管婴儿也在北京医科大学第三医院张丽珠教授领导的生殖中心诞生。世界首例试管婴儿Louise Brown的诞生，成为20世纪医学史上的里程碑,当今国际上发展的系列辅助生殖技术都是在 IVF-ET 技术的基础上实现的。

2010 年,Robert G. Edwards 获得了诺贝尔生理学或医学奖,按照当年颁奖时估计,全世界已经有约 300 万个家庭通过 IVF-ET 技术得到自己的后代,试管婴儿数量也达到了 400 万个以上。

据世界卫生组织(WHO)评估,世界上每 7 对夫妇中约有 1 对夫妇存在生殖障碍。我国近期调查发现,国内不孕症者约占已婚夫妇人数的 10%,比 1984 年调查的 4.8% 增加 1 倍多,发病率呈上升趋势。据临床统计,不育患者中约 20% 的夫妇需要借助辅助生殖技术生育后代。在不孕病因中,女性因素约占 50%,男性因素约占 30%,双方因素约占 20%。常规的 IVF-ET 技术主要是针对女性因素所致的不孕症,可以采用精卵混合培养方式完成体外受精。对于男性无精子生成功能,女方同时伴有输卵管性不孕时,可以借助精子库以供精进行 IVF-ET。

当评价精子密度、活力或功能等指标后认为不具备常规体外受精的条件时,或尝试常规受精但精卵未能自然结合,这些情况下夫妇女方无法通过常规的 IVF-ET 技术获得妊娠。1992 年,卵细胞质内单精子注射技术在比利时首获成功,为此类问题提供了有效的解决方案。该技术是将精子直接注射到卵细胞质内助其受精,可以实现精卵结合完成受精过程。这项技术得到迅速普及和发展,已成为男性原发性生精低下、严重少、弱、畸精子症和阻塞性无精子症以及精子缺乏受精能力等所致不育的最主要治疗手段。

1983 年,Trounson A 报道首例冻融胚胎移植后成功妊娠分娩的试管婴儿。如今,胚胎冻融技术已成为辅助生殖技术中不可缺少的组成部分,胚胎冻融技术为充分利用促排卵周期形成的多个胚胎提供了保存和再利用的技术保障,避免胚胎浪费,增加累积妊娠机会。另外,近年来冻融胚胎技术还应用于存在卵巢过度刺激高风险、孕酮提前升高和内膜因素等新鲜周期不适宜移植的情况时,将全部胚胎冻存,在以后合适的周期再进行解冻胚胎移植,以期获得更安全及更好的临床结局。

临床上还有一类不一定有不孕问题的夫妇,但其携带有严重影响子代健康的遗传性疾病的基因、染色体的结构或数目异常且较高概率生育遗传性疾病的子代,也有些夫妇在既往的生育史中反复发生自然流产或在采取辅助生殖技术过程中反复的种植失败,为解决此类临床问题,1991 年英国学者开始将植入前胚胎遗传学检测技术用于辅助生殖临床,这项技术主要是活检体外受精后形成的卵裂期胚胎的 1 或 2 个卵裂球细胞或囊胚期胚胎的多个滋养外胚层细胞,然后采用不同的分子生物学方法对之进行相应的遗传分析,根据分析结果选取合适的胚胎进行移植。随着单细胞分子遗传学检测技术的发展,特别是 CGH 和 SNP 芯片技术以及高通量测序技术的发展,PGT 技术的应用近年来得到快速发展,使那些因遗传问题不能顺利生育健康子代的夫妇有望得到正常后代,或避免反复流产的发生。

此外,IVF-ET 技术还成为研究人类生殖过程、遗传病机制、胚胎干细胞相关研究等课题的重要临床资源,而这些课题的深入研究和经验积累,必将推动医学及生命科学的不断发展。

(二)体外受精胚胎移植术(IVF-ET)及其衍生技术简介

将从母体取出的卵母细胞置于培养皿内,利用适合人类卵母细胞生长的培养液进行体外培养,加入经体外分离处理选择出的有活力的精子,这些精子在与培养液接触过程中已经被诱导完成了体外获能过程,精子和卵母细胞在体外共同培养过程中完成精卵结合的受精过程,受精卵继续发育成早期胚胎后,选择受精正常且发育良好的胚胎移植回母体子宫内,胚胎着床并且经历"十月怀胎"后婴儿分娩。由于卵母细胞受精和受精卵及胚胎发育的最初几天(最晚至囊胚期)是在体外培养环境中完成的,故称为体外受精胚胎移植术(IVF-ET),也被俗称为试管婴儿技术。

体外受精胚胎移植术过程主要包括临床和体外受精胚胎培养实验室两个部分,分别承担不同的技术环节,只有两个部分高度默契配合才能有效完成这项技术的临床实施。

临床部分主要任务是从需要接受 IVF-ET 治疗的不孕妇女体内取出成熟的(或经体外培养后能够发育成熟的)卵母细胞,以及把培养所得的胚胎移植回母体子宫内。实验室部分则是把卵子和精子在体外建立的培养环境中实现受精,并把受精卵培养成有活力的早期胚胎。对于男方严重的少、弱精子症导致的不孕,则需要胚胎培养实验室借助卵细胞质内单精子注射技术辅助受精。

体外受精胚胎移植术及其衍生技术主要包括:体外受精胚胎移植术、配子/合子输卵管内移植或宫腔内移植技术、卵细胞质内单精子注射技术、植入前胚胎遗传学检测、卵子赠送、胚胎赠送、代理母亲等,医疗机构必须经过卫生行政管理部门的审批准入后才能开展所准入的技术项目。我国目前禁止实施代理母亲和胚胎赠送技术。

二、常规 IVF-ET 技术的适应证和禁忌证

随着 IVF-ET 技术的不断完善,这项技术目前已经成为不孕症治疗的有效手段,其应用范围也逐步拓展。但 IVF-ET 是一种侵入性的医疗措施,也会导致不同严重程度的并发症,严格掌握适应证是该技术得以合理应用的关键。此外,对于有适应证的患者夫妇还要评估其身体一般状态和生育力状态,当身体健康状态(健康体检和传染病排查)适合并能够承受妊娠和分娩,且生育力评估后认为具备实施 IVF-ET 最基本要求时,可以启动 IVF-ET 助孕治疗及后续流程。

【适应证】

1. **输卵管堵塞或功能障碍引起精卵运输障碍导致的不孕**　在 IVF 技术出现之前,输卵管因素引起的不孕主要通过输卵管成形术复通输卵管或期待治疗,其效果并不理想。IVF 技术为输卵管因素不孕提供了有效的解决不孕问题的手段。

2. **子宫内膜异位症伴不孕**　子宫内膜异位症常常伴有不孕,当输卵管通畅时,期待疗法、促排卵、人工授精,甚至宫腹腔镜手术处理等均为常用的治疗方法。但是,当这些治疗未能显效时,可以选择 IVF-ET 助孕。对Ⅲ、Ⅳ期内膜异位症患者,尽管手术可以尽量清除病灶,但也可能造成卵巢皮质的丢失和卵细胞的损耗,影响 IVF-ET 的成功率。一项对子宫内膜异位症不孕的回顾性研究结果显示,手术治疗后 9 个月内的自然妊娠率为 24%,而在同时期内接受两次 IVF 助孕的累积妊娠率达 70%。

3. **男性少精子、弱精子症**　当女方不孕,男方精液分析呈现一些精液参数不正常或某些指标有轻度下降时,经过体外分离技术处理后,精子总数和活力可达到进行常规 IVF 所需要的标准,这种情况下 IVF 技术可作为一种治疗选择。对严重的少、弱、畸精子症通常采用卵细胞质内单精子注射技术辅助受精。

4. **原因不明的不孕症**　不明原因性不孕是指经过各种不孕症病因检查后仍不能找出不孕症病因的不孕。不同资料显示其在不孕症中占比为 10%~20%。有一些不明原因不孕症夫妇在诊疗或期待过程中可成功自然受孕。部分不明原因不孕症的夫妇在经过其他更简单的治疗措施如诱导排卵或宫腔内人工授精后仍然未孕,会转向采用 IVF-ET 技术助孕。从

整体的临床妊娠率上看,虽然这些夫妇与输卵管因素不孕夫妇助孕结局无异,但其发生卵母细胞完全受精失败的概率高于输卵管因素不孕夫妇,提示个别患者存在精卵结合异常的可能性,对此类患者借助卵细胞质内单精子注射技术有望改善受精率和获得妊娠,说明自然受精障碍是部分夫妇的不孕病因。

5. **排卵功能障碍性不孕**　最常见的排卵障碍是多囊卵巢综合征(polycystic ovary syndrome, PCOS),经过数周期成功诱导排卵结合人工授精技术仍未受孕或诱导排卵困难时,结合采用控制性卵巢刺激和 IVF-ET 技术可作为另一个治疗选择。虽然越来越多的证据证明 IVF-ET 对治疗 PCOS 不孕的有效性,但该类患者同时存在发生 OHSS 的高风险,应给予高度重视。部分 PCOS 妇女还存在促排卵周期卵泡发育不良的倾向,卵泡生长缓慢或在发育过程中发生退化,这些病例可以尝试未成熟卵母细胞体外成熟(in vitro maturation, IVM)技术,从小窦卵泡内取出未成熟卵母细胞,经过体外成熟培养后行常规 IVF 受精或 ICSI 授精,在适应证选择合适、实验室和临床技术成熟稳定的情况下,可期待 20%~30% 的临床妊娠率。

6. **其他因素引起的不孕**　IVF 技术也可适用于如免疫性不孕,因年龄、疾病、手术等因素引起的生育力储备下降等经其他促进生育的技术未能成功妊娠的情况。

【禁忌证】

1. 女方全身健康状态暂时或永久不适合怀孕。

2. 双方或任何一方患有严重的精神疾患或存在急性生殖系统、泌尿系统感染性疾病和性传播性疾病。

3. 任何一方具有吸毒等严重不良嗜好。

4. 任何一方接触致畸量的射线、毒物、药品并处于作用期。

5. 女方不可矫治的子宫性不孕症。

6. 双方或一方为严重的遗传性疾病患者或基因携带者,其生育的后代有明确的致残、致死性遗传风险时,应该在具有进行胚胎植入前遗传学检测技术条件的机构进行助孕治疗。

7. 如存在某些可能涉及婚姻法和母婴保健法等法律问题和生殖伦理问题的情况时,应充分评估夫妇双方具体情况,必要时提交生殖伦理委员会讨论,并进行充分的知情同意,慎重实施辅助生殖技术。

三、临床流程

1. **术前准备**

(1)选择适应证:在经过各项不孕症检查和病因诊断后,根据患者不孕不育病因,根据以上适应证选择辅助生殖技术。

(2)夫妇双方术前常规检查:包括男科和妇产科常规的体格检查,女方主要包括生殖内分泌、甲状腺功能、盆腔 B 超、胸部 X 射线、心电图、血和尿常规、生化肝酶和肝炎、人类免疫缺陷病毒、梅毒,以及生殖道感染病原体的排查。男方由男科医师进行术前准备,主要包括精液常规分析和常规体检,以及重要器官、系统的相关检查。

(3)卵巢功能评估:在启动控制性卵巢刺激前,应该对患者的卵巢功能特别是卵巢储备功能进行评估,预估患者对控制性卵巢刺激的反应性。常用的评估指标是年龄、血 AMH 水平、基础 FSH 水平以及超声下观察基础状态下的小窦卵泡数目(AFC),结合患者的体重、BMI 或患者的其他病理生理状况(如是否存在 PCOS、卵巢手术史等),制订控制性卵巢刺激方案。

2. 常用控制性卵巢刺激方案　　目前常用的控制性卵巢刺激方案分为促性腺激素释放激素（GnRH）激动剂降调节方案和 GnRH 拮抗剂方案。GnRH 激动剂降调节方案又按照使用激动剂起始时间不同分为长方案（前一月经周期黄体中期开始直至 hCG 日）、短方案（从同周期月经第二天开始直至 hCG 日）和超短方案（从同周期月经第二天开始使用降调节药物，3 天后停用）。在月经来潮的第二天测定血基础 FSH、LH、E$_2$ 水平，超声检查卵巢内没有发育中的较大卵泡时，则可以开始使用促性腺激素。年龄在 35 岁以下，超声探测卵巢中基础窦卵泡较多时从低剂量开始使用；年龄在 35 岁以上，基础窦卵泡少，基础 FSH 升高者，可采用较高剂量起始。拮抗剂方案是从月经周期第 2~3 天开始每天用促性腺激素，从使用促性腺激素第 5~8 天起，每天同时使用 GnRH 拮抗剂 0.25mg 直至 hCG 日。

控制性卵巢刺激的促性腺激素药物的剂量一般为每天 150~300U，需结合上述对患者的卵巢储备功能和预估的对促性腺激素药物的反应性确定启动剂量，并且在促排卵过程中根据卵泡发育情况和雌二醇水平调整继续使用的剂量。

【促性腺激素释放激素激动剂降调节方案】　　促性腺激素释放激素激动剂（GnRH-a）与促性腺激素释放激素受体有更高的亲和力，能更为持久占据大部分的受体，使垂体的促性腺激素释放激素受体大量损失并得不到补充，因而垂体不能对内源性或外源性的 GnRH 进一步发生反应。使用 GnRH-a 一段时间后垂体的 LH 和 FSH 分泌显著减少，呈药物去垂体状态，这种现象被称为垂体的降调节。这种垂体抑制作用是可逆的，可随停药而恢复。在超排卵中使用 GnRH-a 可以抑制早发 LH 峰的发生，避免后者提前诱发卵母细胞的减数分裂的恢复，影响卵子的质量；促性腺激素释放激素激动剂有短效制剂和长效制剂，短效制剂剂量为每支 0.1mg，一般每天 1 次，每次 1 支或半支，连续用药 8~10 天垂体达到降调水平，以后每天用药维持至 hCG 日停用。长效制剂剂量为 3.75mg/ 支，为缓释制剂，注射后可维持有效血药浓度 28~30 天，持续发挥垂体降调节作用。经过在实践中的摸索，为了避免垂体功能抑制程度过深，可酌情使用半量，甚至 1/3 或更低的剂量作降调使用。

（1）长方案：全称为促性腺激素释放激素激动剂降调节长方案，从黄体中期开始使用 GnRH-a。此时由于内源性雌二醇和黄体酮水平较高，垂体处于生理抑制状态，此时给 GnRH-a 一般不会造成促性腺激素的短暂升高，但有时仍会使黄体期延长。因此，长方案尽量避免了 GnRH-a 对垂体的短暂激发作用的生物学效应，垂体处于抑制状态后，再用外源性促性腺激素刺激卵巢。一般认为，在降调 14 天或月经来潮 2~4 天即可开始使用促性腺激素（或血 FSH、LH、E$_2$ 测定证明垂体和卵巢处于抑制状态时），外源性促性腺激素的使用直到 1 个或多个主导卵泡的平均径线达到 18mm，次日使用 hCG 扳机，hCG 使用后 34~36 小时取卵。使用 GnRH-a 长方案时，由于长效剂量对垂体抑制作用，需适当略增加促性腺激素的用量。另外，为能完全有计划地安排取卵手术时间，可在用 GnRH-a 两周后的任何时间开始给予外源性促性腺激素。GnRH-a 长方案是目前 IVF-ET 中应用较多的促排卵方案。

（2）短方案：全称为促性腺激素释放激素激动剂降调节短方案。自月经周期第 1~3 天起使用 GnRH-a，利用 GnRH-a 使用初始阶段促进垂体释放内源性促性腺激素的作用促进卵泡发育，使用 2~3 天后开始使用外源性促性腺激素，于注射 hCG 日停止使用 GnRH-a。短方案可减少促性腺激素用量和使用时间，降低治疗费用。

（3）超短方案：全称为促性腺激素释放激素激动剂降调节超短方案。GnRH-a 开始时间与短方案相同，连续使用 3 天止，也有报道认为连续使用 7 天能更有效地抑制 LH 峰提前出现。该方案既利用了 GnRH-a 使用初始阶段促进垂体释放内源性促性腺激素的作用，也可以避免持续使用 GnRH-a 导致垂体持续抑制,因而可以减少促性腺激素用量和使用时间。

【促性腺激素释放激素拮抗剂方案】 GnRH 拮抗剂方案:不需要事先降调节,促排卵周期中卵泡发育到一定大小时应用 GnRH 拮抗剂抑制内源性 LH 峰,避免提前排卵。近十年来拮抗剂方案因简单方便,在 IVF 卵巢刺激中应用越来越多。拮抗剂可与 GnRH 受体结合,但不产生信号的转导,从而阻断 GnRH 对垂体的作用,垂体难以产生诱发排卵的 LH 峰。目前应用于辅助生殖临床的拮抗剂有西曲瑞克和加尼瑞克两种。

GnRH 拮抗剂的作用特点是与垂体 GnRH 受体竞争性结合,使用后立即产生抑制效应,降低促性腺激素和性激素水平,它的抑制效果呈剂量依赖性并且在停药后垂体可迅速恢复对 GnRH 的反应性。

该方案根据开始使用拮抗剂的时间可分为灵活方案(如以卵泡发育的大小或血雌激素的水平动态决定启动拮抗剂的使用)或固定方案(固定在月经周期某天或使用促排卵药物一定的时间开始拮抗剂的使用)。例如,可以从月经周期第 2~3 天开始每天用促性腺激素,从使用促性腺激素第 5~8 天起,每天同时使用 GnRH 拮抗剂直至 hCG 日。

GnRH 拮抗剂每支剂量 250μg,从主导卵泡直径达到 10mm 或 13mm 以后开始,每天注射一次 1 支拮抗剂,直至 hCG 当日。

3. 促性腺激素的应用　生理状态下,每个月经周期卵巢中都有一批卵泡自发地进入早期发育状态,这种卵泡的自然募集过程大约是从前一个周期的最后一周开始,所能募集的卵泡数目与卵巢中剩余的原始卵泡中的卵母细胞数呈正比,后者与妇女的年龄关系密切。受药物刺激后开始发育的卵泡数目与自然募集的卵泡数相关,这些卵泡对 FSH 较敏感。因此,在决定发育卵泡的数目方面,年龄比 FSH 的使用剂量更为重要。个体对 FSH 的反应在一定时期是比较恒定的,可根据刺激周期 E_2 峰值分为高反应和低反应两种类型,高反应者获得卵母细胞的数目和妊娠的机会均高于低反应者。最初的 IVF-ET 是利用自然周期取卵,但每个周期只能得到一个卵子。为了提高妊娠率,目前在实施 IVF-ET 技术中,多采用控制性卵巢刺激法获得多个卵母细胞,使用促性腺激素释放激素激动剂或者拮抗剂避免卵泡成熟时内源性 LH 峰出现造成提前排卵,给予超生理剂量人类促性腺激素,使一次促排卵周期能有多个卵泡发育,获得多个可用于受精的卵母细胞,以获得较多可移植的胚胎。在实施控制性卵巢刺激促超排卵过程中,须每天或间断用阴道 B 超监测发育的卵泡数目、大小,同时监测血中雌二醇水平,血或尿 LH 变化,以便适时调整用药,当双侧卵巢中有 2~3 个较大卵泡直径达到 18mm 时,确定卵泡成熟,给予 5 000~10 000U hCG 或 250μg 的重组人 hCG 一次性注射,hCG 注射后 36 小时,成熟的卵泡中卵母细胞核成熟,此时应该安排取卵。在促排卵技术用于 IVF 治疗的最初阶段,氯米芬和人绝经期促性腺激素(hMG)联合是最常用的方案,应用这种方案比自然周期增加了获卵数。hMG 是从绝经后妇女尿中提取的促性腺激素,每支含有 75U FSH 和 75U LH。人重组促性腺激素 r-FSH 自 1993 年以后陆续开始在世界各地的 IVF 促排卵方案中广泛应用,具有高纯度、不含 LH、剂量和生物活性稳定等特点,利用基因工程工厂化生产,且药品来源充足。

促性腺激素给药剂量因个体卵巢储备状态不同而异,对卵巢储备正常的年轻女性,日用药剂量,特别是起始剂量通常在 150U 或以下;对预估高反应的(如 PCOS)患者,启动剂量则应降低;而对年龄在 38 岁以上,基础 FSH 升高,卵巢储备较差的患者,日用药量或起始剂量可进一步提高,必要时可以达到 300U 或以上。在卵泡监测过程中如果发现被刺激生长的卵泡数不足或生长缓慢时,可适当增加促性腺激素剂量,而当刺激出的卵泡数目过多时,应适当减少用药量,降低发生卵巢过度刺激综合征的风险。

4. 卵母细胞成熟的激发 一般来说,当 B 超监测到两侧卵巢中有 3 个以上卵泡达到 18mm 直径以上时,提示卵泡已发育至排卵前状态,为诱发卵泡中卵母细胞细胞减数分裂的恢复,一次性注射人绒毛膜促性腺激素(hCG)5 000~10 000U 或 250μg 的重组人 hCG,hCG 可替代排卵前内源性 LH 锋,使卵母细胞恢复减数分裂,并迅速进入第二次减数分裂,用药后 36 小时左右处于第二次减数分裂中期,此时的卵母细胞即称为成熟卵母细胞,具备了受精的能力。在拮抗剂方案中,也可使用 GnRH-a 对垂体的激动作用,触发垂体迅速大量释放 LH,诱导卵母细胞成熟。

在拮抗剂方案中,当卵泡数较多,预测卵巢过度刺激综合征风险较大时,可使用短效 GnRH-a 诱导内源性 LH 峰出现,激发卵母细胞减数分裂恢复,从而避免具有更长半衰期和更强生物学作用的 hCG 对卵巢的持续刺激而导致卵巢过度刺激综合征的发生。

5. 促排卵周期卵泡发育的监测

(1)实时超声观察卵泡发育:超声观察在监测卵泡发育过程中起到重要作用,可同时观察卵泡的大小和数目,特别是阴道超声的使用大大方便了医师和患者,具有简单、直观、可靠、无创等特点。从月经周期第 8 天或使用促性腺激素 3~5 天前后根据情况开始数天或隔日或每天观察一次,测定并记录发育卵泡的数目、大小,以及子宫内膜的发育情况。在使用促性腺激素促排卵时,主导卵泡的直径可作为卵泡发育成熟情况的一项重要指标。超声监测作为一种声像学检查,对其结果应当进行鉴别分析,可利用动态观察的办法鉴别小囊肿和发育中的卵泡,但有时小囊肿也随月经周期或受药物刺激而生长,必要时结合雌二醇水平进行鉴别,也可在卵泡早期或前一周期的黄体后期做一次超声检查,排除小囊肿存在。

(2)血清雌二醇测定:血清雌二醇(E_2)水平取决于卵泡发育的成熟和发育卵泡的数目。随着卵泡发育,颗粒细胞产生的雌激素增加,当最大卵泡直径达 18mm,且血清雌二醇水平达到平均每个直径达 15mm 的卵泡为 500pmol/L 时,要考虑注射 hCG 诱导卵母细胞的最后成熟。如果 hCG 日 E_2 水平达 3 000pg/ml 以上时,B 超显示 16mm 以上卵泡发育超过 20 个时,取卵后发生严重的卵巢过度刺激综合征风险增加,应加以警惕,必要时可采取全胚胎冻存措施,避免发生迟发型中重度卵巢过度刺激综合征。

6. 取卵术和精子采集

(1)B 超引导下穿刺抽吸卵泡回收卵母细胞:在阴道超声探头引导下经阴道穿刺抽吸卵泡液,从中回收卵母细胞,通常称为取卵。这项技术是在 1983 年首先由 Gleicher 等开始使用的。目前阴道超声取卵已取代腹腔镜取卵成为常规的取卵方式。取卵术须按无菌操作要求进行,患者采取截石体位,用生理盐水冲洗阴道或先用含碘溶液冲洗,然后再用生理盐水冲洗。必要时可在取卵术前后用抗生素预防感染。

阴道取卵所使用的一般为高频阴道探头,带有穿刺引导支架。穿刺针内径 120~140μm,穿刺针尖部锋利,且在靠近针尖部经过特别加工处理,超声下清晰可见此处回声增强。穿刺针沿着引导支架进入,施加负压 100~120mmHg 抽吸卵泡,当针尖位置在卵泡中心且随着卵泡液吸出卵泡塌陷说明穿刺准确,旋转针头有助于彻底吸空卵泡,如果患者仅有个别卵泡,为提高卵母细胞回收率,必要时可用双腔针取卵,以培养液冲洗卵泡 1~2 次。一个卵泡抽吸完毕后,穿刺针可继续向前穿刺邻近卵泡。每次取出穿刺针后都要用培养液抽吸冲洗穿刺针和管道系统,避免卵子和凝血存留其中。

超声引导下经阴道穿刺取卵具有简便、快捷和并发症少等优点,但仍有可能导致内出血、损伤器官（膀胱、肠管、髂血管等），以及术后感染等危险，因此在穿刺时必须注意规避盆腔卵巢外的其他器官和组织结构。

卵巢和卵泡藏于盆腔内，如何在排卵前将卵取出曾经困扰着这项技术的开展。当已经掌握了哺乳动物体外受精技术的 Edwards 教授遇到了妇科内镜技术专家 Steptoe 教授时，碰撞出利用腹腔镜微创技术取卵的火花，成就了人类历史上的一个医学奇迹，第一个试管婴儿由此诞生。阴道 B 超引导下卵泡穿刺取卵术是目前最常用的取卵方式。取卵术前可使用镇痛剂或采用静脉麻醉让患者在无痛状态下结束穿刺取卵术。一般情况下穿刺两侧卵泡取卵可在约 10 分钟内完成，B 超引导下卵泡穿刺取卵术简便易行、痛苦小、创伤小、易接受、可以多次进行等特点，对 IVF 技术的普及应用起到有力的推动作用。

经阴道超声取卵可采用镇痛、镇静药物或使用静脉麻醉剂下进行。如采用麻醉技术，术中要密切监测生命体征，尽量避免各种麻醉并发症的发生。所谓穿刺取卵手术，实为穿刺抽吸卵泡液，抽出的卵泡内容物送至 IVF 实验室，在显微镜下从卵泡液中收集卵冠丘复合物。取卵手术前，手术室和 IVF 胚胎实验室需要核对患者的身份和其他详细资料，书写采卵记录单，在患者清醒时与患者核对夫妻双方姓名和女方的具体出生日期等。卵泡抽吸取卵时抽出的卵泡液为草黄色清亮液体，当混合少量血液时变为红色，其中悬浮一些细胞团块或有透明状黏液。将卵泡液倒入培养皿中，肉眼可辨认直径 3~5mm 的透明状黏液团，其中针尖大小的白点即为卵冠丘复合体（oocyte-coronacumulus complex，OCCC）。如肉眼未发现 OCCC，需要在低倍显微镜下仔细辨认和寻找。由于卵母细胞很容易受到温度、pH，以及渗透压等变化的影响，外界环境的剧烈变化可损伤卵母细胞，导致受精障碍或影响受精后胚胎的发育。因此，操作时需要快速地将采集到的 OCCC 转移至预先准备好的培养皿中，置于 5% 或 6% CO_2 培养箱培养。

卵母细胞的质量可以通过颗粒细胞、卵丘放射冠形态，以及卵子的形态等方面进行评估。倒置镜下还可以观察到不同时期卵子的特点：生发泡（germinal vesicle，GV）期卵母细胞胞质内可见生发泡，GV 期的卵子不具备受精能力；M I 期卵子生发泡消失，但没有排出第一极体，M I 期卵子如能体外成熟，可以受精；M II 期卵子是卵子的成熟时期，镜下可见第一极体，此期卵子受精率高。

（2）精子采集：女方取卵同时或取卵后 2 小时内安排男方取精，取精前需禁欲 3~5 天。取卵日男方手淫方式取精，精液放入"无菌无毒"的专用取精杯中。取出的精液立即传入相应的精子实验室，实验室人员要认真核对夫妇姓名后接受标本和进行精子分离处理。处理前精液在室温下要液化 30 分钟。处理精液的目的是去除精浆，集中活动的精子并使之获能。常用的精液处理方法有上游法和密度梯度离心法。

处理后的精子调整好密度后，以一定的比例进行受精。正常精液在分离后可得到数百万或千万条以上的活动精子，可用于实施常规体外受精。对于严重少、弱精子症患者或手术获取精子的患者需要通过 ICSI 实施受精过程。

对于阻塞性无精子症或严重生精障碍的、可从睾丸生精小管中分离出精子的患者，借助经皮睾丸穿刺或附睾穿刺法取精，抽出的附睾液或睾丸组织在实验室进行处理，分离出精子。睾丸或附睾中得到的精子一般不足以进行常规受精，需借助卵细胞质内单精子注射受精。体外受精见图 3-2-1。

7. 体外受精和胚胎评估 将吸取的卵泡液倾入培养皿，肉眼快速辨认含卵细胞及其外周的透明带、放射冠的卵冠丘复合体。在解剖镜下确认有卵细胞存在，经洗涤后转移至培养皿中,培养皿内已预置受精培养液并已在 CO_2 培养箱平衡过夜,卵子在 CO_2 培养箱中培养 4~6 小时,按每 1ml 受精培养液含有 10 万左右活动精子的浓度进行受精,经过用培养液洗涤离心上游等过程分离出的精子是已经被诱导完成获能过程的精子,在分离出的精子数量和质量符合常规受精标准时,采取精子和卵子混合培养的受精方式,这种方式受精较之于卵细胞质内单精子注射受精更符合生理状态下精子的自然选择过程。另外,当精液精子分离不满意,或有过常规受精失败史的夫妇,也可选择卵细胞质内单精子注射受精的方式。

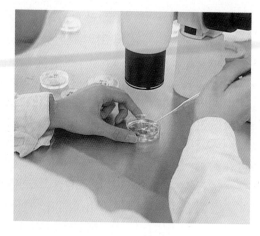

图 3-2-1　体外受精

体外受精后 16~18 小时观察有无原核形成,并更换卵裂期培养液。对于常规受精的卵子需要吹打去除颗粒细胞才能观察到原核。正常受精可以看见卵子中有两个相近大小的圆形结构,即雌、雄原核。同时还可以在卵周隙观察到第二极体。原核的情况可用于评估胚胎的发育潜能。在观察受精时,通常会遇见无原核出现或仅见单个原核或多个原核的情况。无原核出现或出现单原核的情况不一定意味着受精失败,有可能为孤雌激活、延迟受精或者是雌雄原核出现不同步等情况。多精子受精后可以观察到 3 个或 3 个以上原核,这样的胚胎不能用于移植。

目前胚胎的选择仍然以形态学评估应用最为广泛。形态学特征对胚胎质量的评价见表 3-2-1。

表 3-2-1　体外受精人早期胚胎质量评价

分级	形态特征	细胞碎片
1	分裂球大小均等,透亮	无
2	分裂球大小不均	<10%
3	分裂球大小不均	10%~50%
4	分裂球大小不均	>50%

体外受精后胚胎在第 5 天时发育到囊胚期,随着体外培养体系的完善,特别是专供囊胚培养的培养液的使用,囊胚培养和移植受到推崇,囊胚培养有利于进一步行胚胎选择。如果有优质囊胚形成,囊胚移植可得到更高的临床妊娠率。选择性单囊胚移植更能够在最大限度减少多胎的情况下,保持较满意的临床妊娠率,目前越来越收到重视并更多地被采用。

8. 胚胎移植(embryo transfer,ET)　取卵后第 2~3 天卵裂期胚胎和第 5~6 天的囊胚期胚胎都可进行胚胎移植。囊胚移植比较符合自然受精胚胎进入子宫的时间,且在现有体外培养条件下,能发育至囊胚说明胚胎更具有生命力,移植成功率高。一次移植的胚胎数以 1~2 枚为宜。为减少多胎妊娠的发生,应尽量提高胚胎的质量从而减少移植的胚胎数目,又能保证较理想的成功率。目前的技术规范要求同一周期最多只能移植 2 个胚胎。增加胚胎移植数,妊娠率虽略有增加,但多胎率却会随之显著增加。为减少多胎妊娠带来的危害,推荐尽可能选择性单囊胚移植,有较高的妊娠率,又可以有效降低多胎率。

在早期胚胎发育过程中,透明带逐渐变薄;扩张的囊胚使得透明带进一步变薄,进而突破透明带,囊胚孵出,然后完成着床过程。透明带结构或者功能异常时,均会影响卵子受精和胚胎发育以及着床等过程。这种情况下可在胚胎移植前借助透明带打孔或削薄等辅助孵化技术帮助胚胎孵出和着床。辅助孵化技术是否能帮助胚胎孵出或提高胚胎植入率仍存争议,应严格把握辅助孵化适应证。较为公认的适应证有:高龄患者(40岁以上)、透明带增厚、数次胚胎移植未妊娠(3次以上)的患者等。

胚胎移植是用专用移植管装载要移植的胚胎,经阴道从宫颈口送入子宫内的过程,提高移植者的熟练度和技巧有助于获得更好的临床结局,移植管进入子宫腔后释放胚胎的位置应在距宫底至少10~15mm处,B超引导下移植也许有助于更准确地观察移植位置。

IVF-ET的成功最好指标应是获得健康的单胎妊娠并分娩。胚胎能否着床取决于胚胎质量及子宫内膜的容受性。胚胎移植的目的是将胚胎安全地运送到子宫腔内。胚胎移植前,移植医师和实验室人员以及护士都要认真参与核对夫妇姓名,避免因疏忽导致的严重错误。

将移植后剩余的卵裂期或囊胚期可移植胚胎要进行冷冻保存,冻存胚胎的常用方法有程序冷冻和玻璃化冷冻,玻璃化冷冻法越来越多地被采用。胚胎可长时间保存在液氮中。

9. 黄体支持和妊娠随访

(1) 黄体支持:由于控制性卵巢超刺激抑制内源性LH的分泌,特别是采用长效制剂的情况,垂体无法迅速从抑制状态恢复,内源性LH分泌不足。此外,抽吸取卵术时又将一定数量的卵泡颗粒细胞带出,以及多个卵泡发育引起的雌孕激素比值不合理等,在IVF-ET后一般都采用黄体酮添加的方法进行黄体支持。目前可供选择的黄体酮制剂有肌注黄体酮、阴道内使用黄体酮或口服黄体酮等,使用剂量为肌内注射黄体酮60mg/d,或黄体酮凝胶90mg/d。黄体支持可以从取卵日或次日开始,若该周期移植后未怀孕,在移植后2周经过血hCG测定为阴性时可以停药,如诊断怀孕后可黄体支持至移植后8~10周,无出血腹痛等,应逐渐减量至停用。

(2) 妊娠随访:IVF-ET后应多次随访。在移植后12~14天血查血中hCG水平,如诊断妊娠,则继续根据该hCG水平决定再次复查hCG的时间,各次hCG水平及其上升幅度应与自然妊娠的hCG水平变化规律加以比较并作出相应处理。移植后4~6周应进行最少一次的超声检查,此时如超声可看到宫内正常发育的胚胎及原始胎心管搏动,可诊断为活胎宫内妊娠。如果诊断为多胎妊娠,应进一步明确多胎妊娠的性质(多胎的卵性和膜性),是否存在单卵多胎的情况,再根据情况必要时做出处理或择期复查超声。每次超声检查时应特别注意宫内妊娠情况如妊娠囊所在位置、绒毛膜囊和羊膜囊,以及胚体的数目、卵黄囊的情况等。超声检查时应进行全盆腔的扫描,了解卵巢的情况,特别注意排除宫外孕(包括宫角妊娠)、宫内宫外同时妊娠的可能。中期妊娠期还应有一次随访,了解妊娠进展情况,分娩后随访要了解分娩孕周、新生儿健康情况、出生体重、身长、是否存在出生缺陷及其具体情况等,对于孩子出生后健康状态、智力、体能、身体发育等都应该是IVF-ET后出生婴儿的长期观察随访项目。

临床妊娠率或分娩率是目前评估IVF-ET实施后是否获得疗效的最重要的指标。但是,因IVF-ET后是否能够获得生育子女机会受女方年龄、生育力储备等多种因素的影响,治疗后的妊娠率在年轻预后好的病例中可期待40%~50%的活婴率,而在年龄大、不孕原因复杂、卵巢储备差,以及存在子宫容受性差等问题的病例,虽经过严格的调整治疗,临床妊娠率和获得活婴的机会仍然很低。目前技术体系的水平已经有很大的提高,普遍可以实现总体的每移植周期的平均临床妊娠率达 40%~60%。活婴分娩为 30%~50%。IVF-ET 后怀孕的病例中自然流产发生率在 10%~15% 左右,宫外孕的风险较一般自然妊娠人群的为高,特别是会存在宫内宫外同时妊娠或宫外多部位妊娠等复杂情况。因此在妊娠随访检查中,要特别谨慎。IVF-ET 后妊娠是多胎妊娠的高风险因素,鉴于多胎妊娠带给母婴的多重危险,生殖领域近年来越来越多主张进行选择性单胚胎移植。

四、辅助生殖技术中的冷冻保存技术

随着生殖技术的不断发展,配子和胚胎的冷冻保存技术已经成为 IVF-ET 领域中常规技术之一。

1. **人类胚胎冷冻保存和复苏技术**　IVF 治疗过程中,由于应用了促排卵药物,在一个周期内可以获得数个卵母细胞,受精后可以获得数个胚胎;一次移植可以使用 1~2 枚胚胎,那么将剩余的胚胎冻存,可以最大限度地保护患者的利益。随着囊胚培养技术逐渐成熟,囊胚冷冻近年来发展迅速,玻璃化法冻存囊胚的复苏率可达到 95% 以上。

2. **人类配子及性腺组织的冷冻保存技术**　精子冻存包括精液精子冻存、睾丸或附睾精子冻存、睾丸组织冻存等。精液精子冷冻技术简单稳定,对于一些无精症患者来说,在手术活检睾丸或附睾穿刺诊断是否有生精功能的同时,可以将存在精子的组织或精子冻存,待日后的辅助生殖技术治疗时使用;这样既减轻了患者的痛苦,又提高了这些患者的精子利用率。另外,对于一些年轻的恶性肿瘤患者在严重损害生殖功能的放、化疗前冻存精液,可以保存其生育力。

卵子冻融技术已日臻完善。虽然胚胎冻融技术已经十分成熟,但是一些特殊的情况例如取卵日无法获得精子、卵子库建立等均需要冻存卵子。卵子是人类最大的细胞,冻存过程中容易形成冰晶导致细胞损伤而使复苏率降低。目前针对卵子的冻存主要应用玻璃化冻存技术冻存 MⅡ期卵母细胞。

随着肿瘤治疗的进展,许多恶性肿瘤患者生存年限得到了大幅度的提高。但是在恶性肿瘤治疗的过程中,放、化疗都不可避免地会损伤生殖功能。对于男性患者,可以冻存精液保存其生育力;对于年轻女性肿瘤患者,除了可以保存卵子、胚胎,还可以冻存卵巢组织。由于冻存卵巢组织以后的再利用技术比冻存配子或胚胎复杂得多,因而目前临床上尚未获得广泛开展。

第二节　卵细胞质内单精子注射技术

一、概述

卵细胞质内单精子注射(intra cytoplasmic sperm injection,ICSI)技术是以显微操作技术将单个精子直接注射到成熟的卵细胞胞质中以帮助其受精的技术,是体外受精 - 胚胎移植技术的衍生技术。该技术因不需要经历精子与透明带结合及卵膜的融合与穿透的过程,明显降低了对参与受精的精子的各种指标特别是数量的要求。

体外受精胚胎移植技术的成功应用,让以输卵管因素为代表的女性不孕症患者得到了有效的治疗。但是,当男方精子浓度和活力等指标不能达到常规体外受精所需的标准时,这些夫妇如采用常规 IVF,可能面临不受精或较低的受精率和成功率的问题。男性因素所致

的不孕不育约占不孕症的 30% 左右,约 20% 夫妇双方都存在不育因素,严重的男方因素无法采用常规的 IVF 技术。1992 年,世界上第一个借助 ICSI 技术的婴儿在比利时诞生,ICSI卵母细胞受精率达 70% 以上,受精后胚胎发育率和质量与常规自然受精相似,该技术成功地解决了严重男性因素以及其他一些原因造成的精卵结合和受精障碍的问题,使严重的男性因素不育获得了满意的疗效。卵细胞质内单精子注射受精见图 3-2-2A~C。

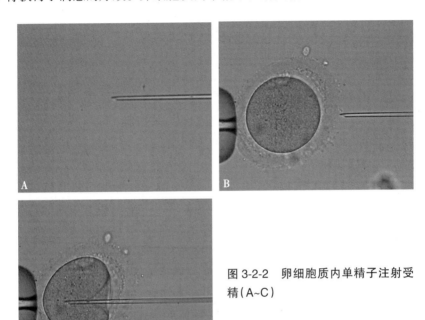

图 3-2-2　卵细胞质内单精子注射受精(A~C)

二、适应证和禁忌证

【适应证】

1. 严重的少、弱、畸形精子症。生精功能低下等造成的严重少、弱精子症,精液中分离的少数精子,可以采用 ICSI 技术解决受精问题。

2. 梗阻性无精子症附睾抽吸或睾丸活检获得的精子,以及生精功能严重低下的男性睾丸组织中分离出的精子均可用于 ICSI,并获得较满意的受精率。

3. 非梗阻性无精子症患者通过睾丸活检或显微活检取精,从生精小管中能分离出精子的情况下,ICSI 技术可得到满意的受精率。

4. 精卵结合障碍特别是以往 IVF 有精卵不结合或低受精率病史的患者,应考虑采用 ICSI 技术。

5. 精子结构或功能异常,如无顶体或顶体功能异常的精子,可通过 ICSI 技术辅助受精。

6. 赠精 IVF 或采用事先冷冻保存的精子时,当解冻的精子密度或者活力方面不能满足常规受精需要时,可以借助 ICSI 技术受精。

7. 采用胚胎植入前遗传学检测技术时,为避免透明带上黏附的精子对后续遗传性检测步骤的污染,影响结果判定,通常采用 ICSI 技术受精。

8. 采用卵母细胞体外成熟（IVM）技术方案时，获得的未成熟卵母细胞需要经过24~48小时的体外培养使其发育成熟。长时间的体外培养可能导致卵母细胞透明带的改变，妨碍精子穿透，为保障受精，可采用ICSI技术辅助受精。

9. 免疫性不孕由于抗精子抗体的存在，有可能阻碍精子顶体释放顶体酶或干扰的精子顶体反应或阻碍精子对透明带的附着与穿透而造成受精失败，可以采用ICSI技术加以克服。

【禁忌证】

1. 女方全身健康状态暂时或永久不适合怀孕。

2. 双方或任何一方患有严重的精神疾患或存在急性生殖系统、泌尿系统感染性疾病和性传播性疾病。

3. 任何一方具有吸毒等严重不良嗜好。

4. 任何一方接触致畸量的射线、毒物、药品并处于作用期。

5. 女方不可矫治的子宫性不孕症。

6. 双方或一方为严重的遗传性疾病患者或基因携带者，其生育的后代有明确的致残致死性遗传风险时，应该在具有进行胚胎植入前遗传学检测技术条件的机构进行助孕治疗。

7. 如存在某些可能涉及婚姻法和母婴保健法等法律问题和生殖伦理问题的情况时，应充分评估夫妇双方具体情况，必要时提交生殖伦理委员会讨论，并进行充分的知情同意，慎重实施辅助生殖技术。

三、临床流程

ICSI技术是在IVF-ET技术的基础上发展的技术，两者最重要的差别主要是受精的技术过程。因此，临床上包括超排卵、受精后的胚胎培养和评估、胚胎的移植，以及黄体支持和患者的追踪复查等均与IVF-ET的相应步骤类同。

1. 术前准备

（1）夫妇双方术前体格检查等准备，与常规IVF术前相同。

（2）染色体核型分析：严重少、弱、畸形精子症的男性，约10%存在常染色体和性染色体异常，因此进行ICSI之前要先进行染色体核型分析，对有染色体异常的患者，应根据具体情况采用植入前胚胎遗传学检测技术。

2. 女方控制性超排卵方案的使用。根据女方年龄和卵巢储备状态选择相应的控制性促排卵方案，因男性因素需要ICSI助孕的夫妇，许多女方卵巢储备状态较好，在使用控制性超排卵方案时，要控制好促性腺激素使用剂量，尽量减少和避免卵巢过度刺激综合征的发生。在方案选择、卵泡监测、hCG扳机等方面，ICSI病例与常规IVF病例基本相同。

3. ICSI技术是借助辅助生殖专用的显微操作设备，逐一将精子注射到成熟的卵母细胞（MⅡ期）细胞质内，在卵母细胞胞质的作用下，形成雌雄原核，完成受精过程。

4. ICSI与子代安全性。迄今，经过20多年的临床应用，在胎儿健康和先天性畸形等方面，没有发现经ICSI技术的子代与常规IVF的子代及自然生育的子代有显著的差别。然而，与常规IVF技术相比，ICSI在注射精子时存在对卵母细胞损伤，有认为可能造成非整倍体胚胎增加的问题；也有个别资料报道认为ICSI子代的性染色体异常率偏高。ICSI过程在精子选择方面存在人为主观选择的问题，缺乏自然受精时精子的自然选择过程；ICSI过程将整个精子注入卵细胞的同时有可能带入了培养液中的成分甚至污染的病毒或其他微生物，有潜在的危害性；此外，可能是目前观察到的最严重影响是通过ICSI技术使一部分因遗传缺陷导致的生精障碍的男性获得了后代,由此过程也同时将他们所携带的遗传缺陷(例如 Y 染色体上的与精子生成相关的基因微缺失等)传给了后代。

(刘 平)

知识链接

黄体期促排卵:近年来,除了经典的长方案和拮抗剂方案之外,逐渐出现了一些新型的促排卵方案如黄体期促排卵等。这种方案适用于卵巢储备功能差的患者,在启动日已经出现卵泡主导化,或者卵巢反应不良,即使使用最大剂量的促排卵药物,卵泡均一性依旧很差,在扳机日仍有数个径线 <10mm 的卵泡。这种情况下可考虑取卵或排卵后第 2 天左右再次启动促排卵,可以为这类患者争取到更多的卵子。目前这一促排卵方案的经验仍在进一步摸索中,而且孕酮升高对卵子、胚胎,以及活产率质量的影响还存在争议。但对于卵巢储备差或卵巢反应不良的患者不失为一种好的选择。

参 考 文 献

1. AL-INANY HG, YOUSSEF MA, AYELEKE RO, et al. Gonadotrophin-releasing hormone antagonists for assisted reproductive technology. Cochrane Database Syst Rev, 2016, 4: CD001750.

2. FISCH B, ABIR R. Female fertility preservation: past, present and future. Reproduction, 2018, 156(1): F11-F27.

3. Society for Assisted Reproductive Technology. American Fertility Society. Assisted Reproductive technology in the United States and Canada: 1991 results from the society for Assisted Reproductive Technology generated from the American Fertility Society Registry. Fertil Steril, 1993, 59: 956.

4. PALERMO G, JORIS H, DEVROEY P, et al. Pregnancies after intra cytoplasmic injection of single spermatozoon into an oocyte. Lancet, 1992, 340: 17.

5. HANDYSIDE AH, KONTOGIANNI EH, HARDY K, et al. Pregnancies from biopsied human preimplantation embryos sexed by Y-specific DNA amplification. Nature, 1990, 344(6268): 768-770.

6. TUFAN E, ELTER K, DURMUSOGLU F. Assessment of reproductive ageing patterns by hormonal and ultrasonographic ovarian reserve tests. Hum Reprod, 2004, 19(11): 2484-2489.

7. DONNEZ J, DOLMANS MM, DEMYLLE D, et al. Live birth after orthotopic transplantation of cryopreserved ovarian tissue. Lancet, 2004, 364: 1405-1410.

8. HERSHLAG A, PAINET, KVAPIL G, et al. In vitro fertilization intracytoplasmic sperm injection split: an insemination method to prevent fertilization failure. Ferlil Steril, 2002, 78: 652-653.

9. DE ZIEGLER D, PIRTEA P, CARBONNEL M, et al. Assisted reproduction in endometriosis. Best Pract Res Clin Endocrinol Metab, 2018, 33(1): 47-59.

10. KAMATH MS, MASCARENHAS M, KIRUBAKARAN R, et al. Number of embryos for transfer following in vitro fertilisation or intra-cytoplasmic sperm injection. Cochrane Database Syst Rev, 2020, 8(8): CD003416.

11. O' NEILL CL, CHOW S, ROSENWAKS Z, et al. Development of ICSI. Reproduction, 2018, 156(1): F51-F58.

12. ROQUE M, HAAHR T, GEBER S, et al. Fresh versus elective frozen embryo transfer in IVF/ICSI cycles: a systematic review and meta-analysis of reproductive outcomes. Hum Reprod Update, 2019, 25(1): 2-14.

13. RUBINO P, VIGANÒ P, LUDDI A, et al. The ICSI procedure from past to future: a systematic review of the more controversial aspects. Hum Reprod Update, 2016, 22(2): 194-227.

14. POLYZOS NP, DRAKOPOULOS P, PARRA J, et al. Cumulative live birth rates according to the number of

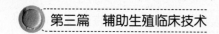

oocytes retrieved after the first ovarian stimulation for in vitro fertilization/intracytoplasmic sperm injection:a multicenter multinational analysis including approximately 15 000 women. Fertil Steril,2018,110(4):661-670.

复习思考题

1. 子宫内膜异位症伴不孕的患者该如何选择辅助生殖技术?
2. 控制性促排卵的方案有哪些?
3. 需要采用 ICSI 技术的情况主要有哪些?

第三章　胚胎植入前遗传学检测技术

要点

1. 掌握胚胎植入前遗传学检测的适应证。
2. 掌握胚胎植入前遗传学检测的临床程序。
3. 熟悉胚胎植入前遗传学检测中的遗传检测技术。
4. 熟悉影响胚胎植入前遗传学检测周期预后的主要因素。
5. 熟悉当今对非整倍体筛查有效性的认识。
6. 了解胚胎自身的染色体嵌合现象及其对胚胎植入前遗传学检测的影响。

第一节　概　　述

胚胎植入前遗传学检测（preimplantation genetic test，PGT）技术是辅助生殖技术与现代的分子遗传学检测技术的有机结合而产生的新技术体系。该项技术通过在配子或胚胎阶段对遗传病进行分子遗传学的诊断，选择没有疾病表型的胚胎移植入子宫，从而避免遗传病胎儿的妊娠。可以说 PGT 是在胚胎的最早期实现的产前诊断技术，从妊娠的源头上实现优生，有效避免了选择性流产，以及伴随的伦理道德观念的冲突，并缩短了由于选择性流产需要恢复的妊娠间隔时间。

1990 年，Handyside 等报道了世界首例应用单细胞 PCR 技术进行胚胎植入前性别诊断婴儿的出生。在相当长一段时间内，该项技术被称为胚胎植入前遗传学诊断（preimplantation genetic diagnosis，PGD）技术。当年的 PGD 技术并不成熟，人们对单细胞 PCR 技术所带来的问题以及疾病遗传背景的认识还非常有限。因此，对单个病种进行 PGD 的研发需要耗费大量的时间和人力、物力，在一定程度上限制了 PGD 的发展。20 世纪 90 年代中期兴起的胚胎植入前遗传学筛查（preimplantation genetic screening，PGS）技术也在没有进行充足临床验证前就广为使用。与此同时，人们开始逐渐认识到人类卵裂期胚胎高比例的染色体嵌合现象及其对 PGD 诊断准确性的影响。

鉴于 PGS 中 "screen" 这个英文单词不能准确反映出其侵入性检测的性质，2016 年国际辅助生殖技术监督委员会（The International Committee for Monitoring Assisted Reproductive Technology，ICMART）和世界卫生组织（WHO）生殖医学词汇表中将 PGD 和 PGS 统称为植入前遗传学检测（PGT）技术，其中包括为染色体非整倍性的植入前遗传学检测（PGT for aneuploidies，PGT-A）、染色体结构重排的植入前遗传学检测（PGT for chromosomal structural rearrangements，PGT-SR），单基因遗传病的植入前遗传学检测（PGT for monogenic defects，PGT-M）。

随着人类基因组计划的完成，人们对各种疾病的遗传定位日益清晰，PGT 的适应范围也显著拓宽。现在人类的基因组中已发现几千个短串联重复（short tandem repeat，STR）序列和数百万个单核苷酸多态性（single nucleotide polymorphism，SNP），它们中有些与邻近的基因紧密连锁，可以应用于基因的分析。基因检测技术和生物信息学的高速发展提高了植入前遗传学检测中单基因遗传病的诊断准确率，并极大地促进了适用于单细胞的高通量诊断技术的研发。

另一方面，人类辅助生殖技术在近 20 年有了很大的进步。囊胚培养体系日益成熟，提高了胚胎活检后的植入率和临床妊娠率，而胚胎玻璃化冷冻技术的高复苏率，保证了活检后囊胚的复苏，同时理论上无限延长了可用于胚胎的遗传学性状检测的时间。

2017 年，欧洲人类生殖和胚胎学会（European Society of Human Reproduction and Embryology，ESHRE）报道：仅 2010—2012 年共有 71 个生殖中心进行了 11 637 个 PGD 取卵周期，诞生了 1 755 个新生儿。2000 年 4 月，中山大学附属第一医院报道了国内首例对性连锁性疾病行植入前性别诊断的正常女婴的诞生。随后，国内 PGT 技术在研发和临床应用上都有了较大的进步。截止到 2012 年 12 月，国内已有 16 个生殖中心可进行胚胎活检和 / 或单细胞诊断，每年可进行 PGT 周期数约 600 个。此后，国内 PGD 中心数和周期数都有了较大变化。据中华医学会生殖医学分会统计，2013—2016 年国内共完成了 6 603 个 PGD 取卵周期和 841 个 PGS 取卵周期，临床妊娠率超过 50%，活产率分别为 41.57% 和 43.58%。

第二节　适应证和禁忌证

一、适应证

一般来说，进行胚胎植入前遗传学检测的适应证主要有以下三大类：①单基因遗传病；②染色体病；③非整倍体检测。PGT 适应证也可分为疾病和非疾病两大类。疾病 PGT 是指由于遗传性疾病因素而进行胚胎的诊断；非疾病 PGT 是指没有明确遗传性疾病基础而对胚胎进行检测，如对高龄患者进行 PGT-A，以及对胚胎进行人类白细胞抗原（human leukocyte antigen，HLA）配型，从而为先证者提供 HLA 配型相符的脐血或骨髓等。另外，PGT 还可对迟发疾病，如亨廷顿病、乳腺癌、卵巢癌等高风险的患者进行胚胎筛查。

（一）单基因遗传病

既往 80% 的 PGT-M 集中于 10 种疾病，包括常染色体隐性遗传性疾病如 β- 地中海贫血、纤维囊性变、脊肌萎缩症、镰状细胞贫血，常染色体显性遗传性疾病如亨廷顿病、强直性肌营养不良和腓骨肌萎缩症，以及性连锁性疾病如脆性 X 染色体综合征、进行性肌营养不良和血友病等。

随着分子诊断学的快速发展，越来越多的单基因疾病的遗传背景被阐明，同时也极大地拓宽了 PGT-M 的适用范围。目前只要遗传背景清晰的单基因遗传病，都可以尝试进行PGT-M。临床上也发现越来越多的患者夫妻双方同时携带一种以上致病突变的可能，例如同时携带地中海贫血基因和耳聋基因，在进行 PGT-M 时都需要进行诊断。

（二）染色体病

染色体病主要指染色体相互易位和罗氏易位，另外还包括染色体倒位和插入等。PGT-SR 可显著降低染色体易位携带者的自然流产率。

（三）非整倍体检测

PGT 的发展中最有争议的是对胚胎进行非整倍体的检测（PGT-A）。理论上，对高龄妇女、反复种植失败以及复发性自然流产患者的胚胎进行染色体的非整倍体检测,选择正常胚胎移植可以提高妊娠率,降低流产率。

PGT-A(既往称 PGS)在 20 世纪 90 年代中开始临床应用。在随后的 10 余年时间内,其应用迅速增加,但一直缺乏随机对照临床试验对其有效性进行评估。直至 2007 年,Mastenbroek 等在《新英格兰医学杂志》上发表多中心双盲随机对照临床试验的结果,证实在卵裂期胚胎应用 FISH 技术进行 PGT-A 并不能提高高龄妇女的临床妊娠率,反而会降低临床妊娠率。该文章的发表引发激烈的争议,主要针对文章中患者人群的选择、胚胎活检的经验,以及诊断经验等。

2008—2009 年先后有 9 篇随机对照临床试验的文章发表,证实 Mastenbroek 等的结论,即在卵裂期胚胎应用荧光原位杂交(fluorescence in-situ hybridization,FISH)技术进行 PGT-A 弊大于利。事实上,人类卵裂期胚胎存在高比例的染色体嵌合现象,进行 PGT-A 的活检时机和检测技术都可能存在问题。国际组织如美国生殖医学协会(American Society for Reproductive Medicine,ASRM)和 ESHRE 也先后否定了在卵裂期胚胎应用 FISH 技术进行 PGT-A 的有效性。

目前 PGT-A 的趋势是在囊胚期活检,再运用高通量的全套染色体分析技术进行胚胎的染色体的检测,但囊胚的染色体嵌合型对检测仍有影响,PGT-A 在各个年龄段的总体有效性还有待证实。2019 年,Munné 等报道在 9 个检测实验室对来自 34 个中心的 25~40 岁女性患者进行的 RCT 临床试验中,仅在 35~40 岁组通过 PGT-A 获益(研究组和对照组的继续妊娠率分别为 51% 和 37%,P=0.034 9)。虽然 <35 岁组整倍体率仅为 48%,却没有获益,说明 PGT-A 带来的益处可能被其耗损所抵消。

2018 年,ASRM 发表共识,尽管有研究证实 PGT-A 有利于选择单个胚胎移植,但目前还不能确定 PGT-A 的价值,不推荐在所有不孕患者中进行囊胚活检和非整倍体检测。

PGT-A 的另外两个适应证复发性流产和反复种植失败的争议可能更大。2012 年美国 ASRM 的共识中强调特发性复发性流产仍有 50%~60% 成功妊娠的机会,PGT-A 是否改善其妊娠结局的证据尚不充分。目前以反复种植失败为适应证的 PGT-A 的临床研究较少,样本量也较小,尚难以得出明确的结论。

二、禁忌证

(一)所有 IVF 和 ICSI 的禁忌证

PGT 以体外受精(IVF)和卵细胞质内单精子注射(ICSI)为基础,因此 PGT 的禁忌证应包括所有 IVF 和 ICSI 的禁忌证。临床上需要特别注意 PGT 的适应证如女方携带的疾病是否会增加并发症的风险,如血液系统疾病加重取卵后的出血风险,以及多囊肾等降低患者对卵巢过度刺激综合征的耐受程度等。

(二)突变基因的致病性未确定

在单基因病突变基因的致病性不明确时,不应贸然进行 PGT-M。

(三)非医学指征的性别筛选

我国禁止进行任何形式的非医学指征的性别筛选,包括有创的囊胚活检,以及无创的培养液或囊腔液检测。

PGT 各类适应证和可选用的诊断方法见表 3-3-1。

表 3-3-1　PGT 各类适应证和可选用的诊断方法

病种	病名	PGT 可选用的诊断方法
常染色体隐性遗传病	β- 地中海贫血	• 聚合酶链反应（polymerase chain reaction，PCR）+ 反向点杂交 • 单体型分析 • 二代测序 / 下一代测序（next generation sequencing，NGS）
	囊性纤维化	• PCR • NGS
	脊髓性肌萎缩	• PCR+ 短串联重复（STR） • NGS • 单体型分析
	多囊肾	• 多重荧光 -PCR • NGS • 单体型分析
	镰状细胞贫血	• PCR • 微测序 • NGS • 单体型分析
	苯丙酮尿症	• PCR • NGS • 单体型分析
常染色体显性遗传病	软骨发育不良	• 微测序 • NGS • 单体型分析
	亨廷顿病	• PCR • NGS • 单体型分析
	α- 地中海贫血	• PCR • NGS
	马方综合征	• PCR • 微测序 • NGS • 单体型分析
	大疱性表皮松解症	• NGS • 单体型分析
X 连锁遗传病	X 连锁慢性肉芽肿病	• 单体型分析 • 微测序 • NGS
	血友病	• 单体型分析 • 微测序 • NGS
	进行性肌营养不良	• NGS • 单体型分析

病种	病名	PGT 可选用的诊断方法
染色体病	罗氏易位 相互易位	• 荧光原位杂交（FISH） • array-CGH • 单核苷酸多态性（SNP）芯片 • NGS
	性染色体结构异常	• FISH • 微阵列比较基因组杂交（Array-based Comparative Genomic Hybridization，aCGH） • SNP 芯片 • NGS
	染色体倒位	• array-CGH • SNP 芯片
多基因遗传病	乳腺癌、卵巢癌遗传易感基因	• 微测序 + 单体型分析 • NGS
线粒体疾病	线粒体 DNA 疾病	• PCR • NGS

第三节　临床流程

胚胎植入前遗传学检测的临床流程中，从遗传病背景的鉴定，到优生遗传咨询，再到辅助生殖技术，最后到分子遗传学检测的过程，需优生遗传学、生殖内分泌、胚胎学，以及分子遗传学等多个学科的支持、配合和参与。

一、胚胎植入前遗传学检测的优生遗传咨询

优生遗传咨询是 PGT 必不可少的环节，也是首先应该进行的步骤。优生遗传咨询可根据遗传病携带者的类型解释其遗传风险，如常染色体显性遗传性疾病子代风险是 50%，常染色体隐性遗传性疾病子代正常纯合子率 25%，携带率 50%；HLA 配型相符的概率是 25%，如果在 β- 地中海贫血家系中地中海贫血基因正常或携带率是 3/4，再乘以 HLA 配型的胚胎 1/4，最后概率是 3/16；理论上，罗氏易位携带者的分离方式产生 6 种配子，其中 1 种正常，1 种携带，相互易位携带者的分离方式产生 18 种配子，其中 1 种正常，1 种携带，但每例患者易位染色体正常 / 平衡率还与易位染色体的片段、位置及携带者性别相关，需具体评估；染色体倒位携带者生育染色体病子代的风险远较理论值低，其生育异常后代的风险与倒位类型、倒位片段长度及携带者性别有关，其中 9 号染色体内倒转可能是染色体正常多态，无需进行PGT。

优生遗传咨询为临床医师解释可移植胚胎率提供指引。在 PGT 中，由于疾病因素，有25%（常染色体隐性单基因遗传病）至 80% 左右（相互易位携带者）的胚胎不能进行移植。

另外，优生遗传还要为患者提供 PGT 之外的其他解决问题途径的咨询，如供卵、供精、孕早期绒毛产前诊断，以及无创母血胎儿游离 DNA 诊断和产前诊断等。

近年来,由于全基因组测序和全外显子组测序技术的发展,在某个患者中可能发现多个致病突变,需要谨慎判断。由于目前缺乏中国人群的基因变异大数据,很多基因突变报告对不明确致病性的变异评估为临床意义未明,并且报告复杂,包含多个可能致病的变异。需要查阅海量文献、生物信息学数据库和相关软件判断其致病性和相关表型,通过家系共分离比对家系成员中基因型和表型的关系。某些变异,比如深度内含子变异,甚至要经过功能学或RNA组学验证其致病性。

二、胚胎植入前遗传学检测周期的促排卵

胚胎植入前遗传学检测的促排卵过程同常规 IVF。以下几点值得临床医师注意:

(一)女方携带的疾病可能影响卵巢储备

PGT 中女方携带的疾病可能会影响其卵巢储备,如脆性 X 染色体综合征 *FMR1* 基因 CGG 重复次数在 55~200 的前突变携带者中 20% 有卵巢早衰的风险,20%~30% 发生卵巢反应不良。女方染色体相互易位和强直性肌营养不良等的卵巢反应性是否较差还有争议。

(二)卵巢刺激程度的控制

如前所述,PGT 中可移植胚胎的比例为 3/4~1/9,跨度很大。临床医师在进行 PGT 周期的促排卵时,通常会有意识地加大剂量以获得足够数量的卵子和胚胎,但增加促排卵药物剂量的同时也增加了卵巢过度刺激的风险。同时,还应考虑患者的基础疾病是否影响其对卵巢过度刺激综合征的耐受力。因此,进行卵巢刺激时,临床医师不但要考虑女方年龄、卵巢窦卵泡数、基础 FSH 水平、有无不孕病因,以及基础疾病等,还应考虑 PGT 的适应证和可移植胚胎的比例,综合来决定药物的启动剂量。在估计患者卵巢反应正常时,单基因遗传病 PGT 周期只需要按正常启动剂量,而染色体易位 PGT 周期需要较常规稍高的剂量以获得相对更多一点的卵子和胚胎。鉴于在拮抗剂方案中可灵活选择 GnRH-a 单扳机或者 GnRH-a 加低剂量 hCG 双扳机以降低卵巢过度刺激综合征的风险,建议在高反应人群首选拮抗剂方案。

PGT 促排卵过程中最困难的是卵巢反应不良的处理。PGT 中究竟获卵数和胚胎数低到多少需要取消 PGT 的标准也未统一。1998 年,Vandervorst 等建议获卵数少于 6 个时需取消取卵,少于 9 个时要告知患者预后不好。2009 年,Verpoest 回顾总结了 1 998 对 PGT 夫妇的临床资料,结果显示获卵数是预测妊娠结局的独立预测因子,但获卵数少不代表没有机会妊娠,特别是年轻的患者,因此作者认为没有必要设定根据获卵数而取消 PGT 周期的截断值。Tur-Kaspa 等分析了芝加哥 560 个 PGT 周期,同样观察到 PGT 的获卵数,以及可移植胚胎数与妊娠结局相关,但少于 7 个卵的患者仍有相当高的机会有胚胎移植和妊娠,特别是年轻的患者。

中山大学附属第一医院的数据分析显示 PGT 周期的妊娠结局与胚胎的质量和数量相关,当有 4 个高质量胚胎供活检时,其妊娠结局显著高于低于 4 个胚胎组。如果高质量胚胎数少于 4 个时,建议冷冻胚胎,待下次 PGT 周期中与新鲜胚胎一起进行胚胎活检和诊断,以减低活检和诊断的费用,并且增加移植的机会。

三、胚胎植入前遗传学检测周期的胚胎移植

胚胎植入前遗传学检测周期的胚胎体外培养同常规 IVF 的囊胚培养,详见实验室部分。PGT 周期的胚胎移植也有几点需要注意。

(一)无可移植胚胎周期的解释

PGT 周期的胚胎移植取消率高于常规 IVF,需向取消移植患者详细解释。取消的原因

主要包括无正常胚胎可供移植,或者诊断为可移植的胚胎发育停滞。2012 年,中山大学附属第一医院行卵裂期胚胎活检的 PGT 周期数为 325 个,取消周期数为 20 个,占 6.2%,其中罗氏易位取消率为 8.5%(4/47),相互易位取消率为 17.0%(16/94),另外 3 个地中海贫血周期因正常胚胎发育停滞而取消移植。

(二)移植胚胎的选择原则

移植胚胎的选择需根据诊断的结果和胚胎的发育情况来决定。在染色体易位的 PGT 中,目前的 PGT 技术在有家系的易位携带者和罗氏易位携带者中能分辨正常与平衡胚胎,但仍有部分没有家系的相互易位携带者中难以区分正常与平衡胚胎,只需按诊断结果选择胚胎进行移植。在常染色体隐性遗传性单基因病的 PGT 中,诊断结果包括正常、携带者和重型三种,需要结合胚胎的发育情况选择移植正常或携带者胚胎,建议移植胚胎中尽量选择诊断为正常的纯合子,移植携带者需要与患者再次说明。在常染色体显性遗传性单基因病的 PGT 中,诊断结果包括正常和重型两种,只能选择正常的胚胎移植。

强烈建议所有 PGT 周期进行单个囊胚移植以利于准确地进行妊娠后的产前诊断。当有超过 1 个可移植胚胎时,应根据胚胎的发育速度和评分进行移植胚胎的选择。在仅有嵌合型胚胎可移植时,需评估移植后的风险,知情告知后再谨慎决定(详见下一节"胚胎染色体嵌合型对诊断准确率的影响"相关内容)。

(三)其他注意事项

由于进行 PGT 的夫妇多半具有受孕的能力,因此在自然周期进行解冻胚胎移植时应交代必须严格避孕,否则可能由于自然受孕导致异常妊娠。另外,在有多次妊娠史的患者中,需要注意宫腔粘连的可能。

四、PGT 周期的预后及妊娠后的处理

PGT 周期的妊娠率与女方的年龄和进行 PGT 的适应证相关。在单基因遗传病,PGT 周期的妊娠率和正常对照相比,没有显著区别。在染色体易位的 PGT 周期中,罗氏易位携带者的妊娠率高于相互易位携带者,最主要的原因是来源于相互易位携带者的可移植胚胎的比例显著降低。临床上也观察到女方有多次清宫或引产史,子宫内膜可能受损,从而降低临床妊娠率。

由于胚胎活检减少了胚胎细胞的数目,在胚胎移植后 14 天验孕时,PGT 周期的 β-hCG 会稍低于未进行胚胎活检的周期,但随后 β-hCG 会追赶上来,因此临床医师可动态观察 PGT 周期的 β-hCG。如果 β-hCG 较低,可选加强黄体支持,并在 3 天后再次测定 β-hCG 决定进一步的处理。

必须特别强调的是,胚胎嵌合型的存在和诊断技术的限制使得 PGT 的诊断准确率不可能达到 100%。因此,PGT 后一旦妊娠必须进行产前诊断。

PGT 妊娠周期的其他临床处理同常规 IVF 的患者。

第四节　胚胎植入前遗传学检测周期的细胞活检和诊断

一、细胞活检

在新鲜周期中,由于必须在内膜种植窗关闭前将胚胎移植入宫腔,因而 PGT 诊断的时

间受严格限制。活检的阶段不同,可用于诊断的时间也有所差别。PGT可活检的遗传物质有:
①卵子的第1和第2极体;②卵裂期胚胎的卵裂球;③囊胚滋养外胚层细胞。每种遗传物质
的活检都有其优缺点。极体活检的最大优越性是不减少胚胎的遗传物质和可供诊断的时间
长,但极体仅能反映母方的遗传规律,不能反映来自父方的遗传规律。囊胚活检可提供更多
的细胞供诊断,但一般囊胚形成率仅40%左右,体外培养时间延长可能对印记基因有一定
的影响,另外可供诊断的时间短,通常需要冷冻胚胎。由于囊胚活检后胚胎发育潜能高于卵
裂期胚胎活检,因此,目前越来越多的PGT中心选择囊胚期活检。但在线粒体病时,应警惕
滋养外胚层细胞能否代表内细胞团细胞线粒体的异质性。

细胞活检在显微操作仪上进行。活检的方法有两种,即透明带打孔后用平口针吸取细胞
和直接用斜口针扎入透明带内吸取细胞。具体透明带打孔的方法又可再分为3种,即化学法、
机械法以及激光法。极体活检时透明带打孔后再用内径20μm细针吸取极体,而卵裂期活检
用30~40μm细针通过透明带的孔吸取卵裂球。囊胚活检时,用30~40μm细针吸住孵出的滋
养外胚层,然后一边向外拉薄滋养外胚层,一边用激光切断拉薄的细胞。如图3-3-1所示。

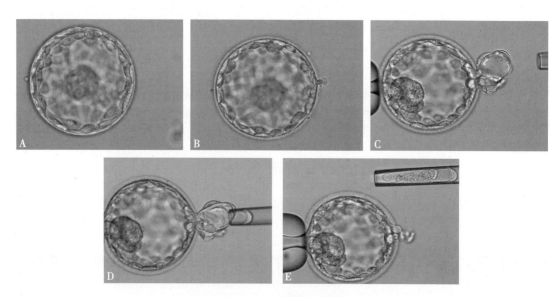

图 3-3-1　囊胚活检过程

由于胚胎活检是有创的操作,可能在一定程度上影响胚胎的发育潜能,以及增加子代的
出生缺陷和疾病风险,因此近年来利用培养液和囊腔液中游离DNA进行无创PGT成为研
究的热点。目前无创PGT还存在技术上的瓶颈,尚未能进行广泛的临床应用。

二、活检细胞的诊断技术

PGT的难点在于可供检测的遗传物质极少,可供检测的时间有限,因此检测方法的敏感
性和特异性非常重要。胚胎自身的染色体嵌合型对诊断准确性也有一定的影响。目前PGT
的检测技术主要包括单细胞PCR、荧光原位杂交技术,以及全基因组扩增基础上衍生的新
技术。

(一)单细胞PCR

1. 单细胞PCR技术的存在问题　与普通PCR相比,单细胞PCR需要更高的敏感性。

一般在 PGD 中应用巢式 PCR 或者荧光 PCR。由于仅有一套 DNA 模板,单细胞 PCR 必然存在一些自身特有的问题,主要包括扩增效率低、污染和等位基因脱扣(allele drop-out,ADO)三方面。首先,单细胞 PCR 的扩增效率比常规 PCR 的扩增效率低 5%~10%,其原因可能与单细胞的转移过程、核的降解,以及细胞的裂解方法等有关,所以胚胎植入前检测的结果判断不能建立在阴性结果上。其次,在扩增过程中,外源性 DNA 包括精子、颗粒细胞和既往巢式 PCR 的扩增产物等,容易污染造成误诊。单细胞 PCR 面临的另一大问题是 ADO。ADO 特指一对等位基因中的一个扩增失败。ADO 的发生率为 5%~15%,其原因还不清楚,可能与细胞裂解不全、DNA 降解、胚胎卵裂球非整倍体,以及单亲二体性染色体等有关。在 PGT 中已有数例由于 ADO 造成误诊的报道。

2. **荧光 PCR 技术的应用**　荧光 PCR 可有效地解决单细胞 PCR 中面临的问题。荧光 PCR 用荧光染料标记引物,敏感性比普通 PCR 高出 1 000 倍以上,可鉴别 1~2bp 的差异。荧光 PCR 中单次扩增的产物已可供检测,因此无需进行巢式 PCR,可避免两次扩增中污染的可能性。

另外,荧光 PCR 还可有效地鉴别 ADO 和优势等位基因扩增。优势等位基因扩增指一对等位基因中的一个扩增效率高于另一个。当两者的差异 >10 倍,通过常规的 PCR 检测方法不能检测出非优势等位基因的情况下,容易判断为 ADO。而荧光 PCR 的高敏感性可以鉴别优势等位基因扩增和真正的 ADO。

尽管荧光 PCR 技术极大地提高了检测的敏感性,单次扩增已经可以通过毛细管电泳得出结果,但 ADO 的问题依然存在。目前一般推荐在单细胞 PCR 中同时扩增与致病基因紧密连锁的 STR 标志,通过分析 STR 位点可鉴别是否发生致病基因的 ADO,另外也可帮助判断是否发生污染。

（二）荧光原位杂交

荧光原位杂交(FISH)是既往最常用于染色体病 PGT 的诊断方法。一般染色体相互易位 PGT 所选用的探针分为断裂点两侧的端粒探针和跨越断裂点探针两种。前者多有商业化供应,但不能鉴别平衡和正常两种情况。后者需特殊制备,往往难以普遍开展。女方染色体平衡易位还可应用染色体涂抹探针对极体进行诊断。

在使用 FISH 技术进行染色体结构异常如易位的诊断时,PGT 可将自然流产率降低 4 倍。FISH 技术的局限性在于仅能检测有限的染色体数目,但事实上染色体易位患者的配子形成过程中,非易位的染色体仍有非整倍体的可能,另外还有染色体片段错误的发生,因此尽管用 FISH 技术诊断了易位染色体是正常或平衡,但患者仍存在一定的流产风险。目前 FISH 技术已被其他能在全染色体层面进行筛查的技术所取代。

（三）全基因组扩增技术及其下游的高通量技术

全基因组扩增(whole genome amplification,WGA)是以最小的扩增偏倚、非选择性扩增整个基因组序列,从而增加微量 DNA 分析的遗传信息量,为实现微量 DNA 多基因位点分析和重复检测提供可能。WGA 克服 PGD 中单个 DNA 模板的瓶颈问题,拓宽了 PGT 的适用范围,使得在单细胞同时进行多个致病位点的检测成为可能,也满足了新技术如比较基因组杂交技术、SNP 芯片技术和基因测序技术对模板的要求。

WGA 在 PGT 中的成功应用催生了一种适用谱广的方法,即胚胎植入前单体型分析(preimplantation genetic haplotyping,PGH)技术。PGH 选择与致病基因在染色体的位置上紧密连锁的 STR 标记或者 SNP,通过鉴别胚胎是否遗传有致病基因的染色体来进行诊断。

诊断的方法一旦建立,适用于同一区域的其他多种遗传病,适用范围广、技术的重复利用率高。

比较基因组杂交(comparative genome hybridization,CGH)技术的原理是将检测 DNA 和参照 DNA 用不同荧光色标记,然后逆向竞争杂交,通过双色荧光强度比分析,可检测全基因组 DNA 的缺失和增加,从而对全套染色体进行遗传学分析。近年来,随着 CGH 芯片技术的发展,诊断的时间缩短至 48 小时内,在国际上陆续有应用 CGH 芯片技术进行 PGT 的临床报道。

单核苷酸多态性(SNP)芯片的原理与 CGH 芯片不同。SNP 芯片诊断中通过与父母 SNP 位点的对比,可以判断胚胎染色体的单体型,而荧光强度也可用于判断染色体的数目。SNP 芯片不仅能同时快速获得全部染色体核型分析,诊断染色体数目是否异常,还能检测染色体结构重排及不平衡染色体畸变。SNP 芯片最大的优越性在于可同时做每个胚胎的 DNA 指纹分析。DNA 指纹分析不仅可以帮助判断妊娠的胎儿从哪一个移植胚胎发育而来,从而可进行植入胚胎的相关研究,同时还孕育着丰富的遗传信息,可用于鉴别胚胎的遗传性状。SNP 芯片约能分辨染色体 4Mb 以上大小的重复和缺失,但存在 Y 染色体诊断准确性低的问题,以及对染色体嵌合型的比例判断不准确。

随着测序成本的降低和数据分析软件的优化,二代测序(NGS)已广泛应用到 PGT 领域中。NGS 的特点是灵敏度高、通量高,以及自动化程度高。NGS 包括对 WGA 扩增产物进行文库构建、加接头测序等步骤,但最主要的难度在于 NGS 数据的生物信息学分析上。PGT-M 中需要靶向测序深度达 1 000×,以确保致病基因序列的单个碱基的分辨率。在染色体分析时,仅需低深度测序。与 SNP 芯片类似,目前 NGS 数据分析能分辨染色体 4Mb 以上大小的重复和缺失,也存在 Y 染色体诊断精度低的问题。NGS 的优越性在于可分辨染色体嵌合的比例,但 NGS 难以诊断单亲二体或无拷贝数变异的杂合性缺失。

三、胚胎染色体嵌合型对诊断准确率的影响

PGT 的进一步临床应用,同时也促进了人们对人类早期胚胎的认识。20 世纪 90 年代 FISH 在 PGT 的应用中已证实了人类早期胚胎嵌合型的存在,即胚胎的不同细胞中的染色体组成有不一致的现象,其发生率为 20%~50%,即使形态好的胚胎同样存在染色体嵌合现象。FISH 所能同时检测的染色体数目局限在 3~10 条染色体。目前应用 CGH 芯片技术的研究中已提示人类胚胎的嵌合型普遍存在,且可发生在任何一条染色体上。近年来进行 DNA 指纹分析的 PGT 研究中也进一步证实胚胎染色体重组现象。有丝分裂错误为染色体嵌合的主要原因,尤其是染色体不分离。

卵裂期胚胎染色体嵌合型细胞的发育定向尚不清楚。在小鼠嵌合型胚胎模型中,内细胞团的异常细胞以凋亡为主,而滋养外胚层的异常细胞多数出现细胞周期延长从而导致发育阻滞,但在人类胚胎中需进一步实验证实。

胚胎嵌合型的发现使人们意识到单个卵裂球并不能完全代表整个胚胎。但目前在胚胎性别诊断中还未发现在 XY 的男性胚胎中有 XX 卵裂球的嵌合,因此胚胎嵌合型不会对胚胎性别诊断造成影响。在常染色体隐性疾病中,如果夫妇双方突变位点相同,检测的染色体增加一、两个拷贝或缺失一个拷贝不会造成致病基因型的漏诊,因此胚胎嵌合型也不会导致误诊;但如果夫妇双方突变位点不相同,则可能会造成复合杂合子的漏诊。在常染色体显性疾病中,缺失一个拷贝即可导致致病基因型的误诊。因此,在单基因遗传病的 PGT 中,尤其是

常染色体显性遗传病,必须增加与致病基因紧密连锁的遗传标志物来鉴别是否发生 ADO,从而降低误诊的风险。

囊胚期胚胎同样存在染色体嵌合型,文献报道其发生率为 4.8%~32%。囊胚的染色体嵌合型有多种表现形式,如不同滋养外胚层部位的嵌合,滋养外胚层和内细胞团的嵌合,整倍体与非整倍体嵌合,整倍体与片段错误嵌合,异常和异常嵌合等。2015 年,Greco 等在《新英格兰杂志》上报道移植 18 个嵌合型囊胚获得 6 例正常活产。随后,业内开始重视移植嵌合型囊胚的预后。目前的有限数据显示,嵌合型囊胚的植入率和临床妊娠率降低,早期流产率升高,但嵌合程度、染色体重复还是缺失等对预后的影响不明显。在移植胚胎的选择策略上,国际胚胎植入前遗传学诊断协会(Preimplantation Genetic Diagnosis International Society,PGDIS)建议应优先选择整倍体胚胎,而不考虑胚胎的形态学评分;当仅有整倍体和非整倍体嵌合胚胎时,优先选择低风险胚胎,如嵌合比例低的胚胎、单条染色体片段错误的胚胎,以及临床妊娠流产、单亲二体和胎儿生长受限等风险低的非整倍体胚胎(即不选择 45,XO,以及 13、14、15、16、18、21、22 号三体)。移植嵌合型胚胎妊娠后必须进行脐带血、绒毛组织或羊水细胞的产前诊断。

第五节　胚胎植入前遗传学检测周期的随访

卵裂球胚胎活检的安全性一直备受关注。正如产前诊断中的绒毛活检或羊水穿刺一样,胚胎活检为 PGT 提供了可检测的遗传物质。然而,PGT 在胚胎活检安全性的研究尚欠缺的时候已经被广泛使用了。临床资料中移植胚胎的选择还受到是否携带致病基因的限制,导致很多情况下形态学评估提示优质的胚胎不能被移植,这也模糊了胚胎活检对胚胎发育潜能影响的临床观察。

目前临床资料中活检单个卵裂球没有明显影响临床妊娠率,也不增加畸形率的发生,囊胚期活检的随访数据较少。2010 年,比利时布鲁塞尔 Ziekenhuis 大学生殖中心报道了对1992—2005 年诞生的 581 名经卵裂球活检的子代队列研究,孕周、出生体重与 2 889 名经ICSI 而未经卵裂球活检的子代没有显著差异。严重畸形的比例在 PGT 和 ICSI 分别为 2.13%和 3.38%,也没有显著差异。因此,该研究认为胚胎活检不会增加单胎的风险,但围产期多胎妊娠的死亡率较高值得进一步关注。2019 年,中信湘雅生殖与遗传专科医院报道 888 名囊胚活检后子代和 833 名 IVF/ICSI 子代的对比分析,结果显示囊胚活检不增加子代风险,活检细胞数≥10 和 <10 之间也没有差异。

在过去的 20 年中,PGT 的进展并非一帆风顺,它的难度超过了人们最初的设想。近年来,单细胞的诊断技术有了更新的飞跃。CGH 和 SNP 等芯片新技术已应用于 PGT;应用二代测序技术,极大拓宽了 PGT 的应用范围;进行 DNA 指纹分析也可在不直接检测突变位点的情况下,通过鉴定胚胎是否含有致病基因的染色体来间接判断胚胎是否有致病基因型;对胚胎某些功能基因表达产物的检测也将突破 PGT 中模板量低的自身限制。此外,活检胚胎玻璃化冷冻技术的日益成熟可无限延长用于诊断的时间。相信随着技术的飞速发展和对人类胚胎认识的逐步加深,PGT 将有更宽、更广的应用范围。同时,也必须加强对 PGT 子代生长发育的观察,选择最佳的胚胎活检时机,以提高子代的安全性。

(徐艳文)

参 考 文 献

1. HANDYSIDE AH,KONTOGIANNI EH,HARDY K,et al. Pregnancies from biopsied human preimplantation embryos sexed by Y specific DNA amplification. Nature,1990,344:768-770.

2. DE RYCKE M,GOOSSENS V,KOKKALI G,et al. ESHRE PGD Consortium data collection XIV-XV:cycles from January 2011 to December 2012 with pregnancy follow-up to October 2013. Hum Reprod,2017,32:1974-1994.

3. 徐艳文,庄广伦,李满,等. 荧光原位杂交技术在胚胎植入前性别诊断中的应用. 中华妇产科杂志,2000,8:465-467.

4. DE RYCKE M,DE VOS A,BELVA F,et al. Preimplantation genetic testing with HLA matching:from counseling to birth and beyond. J Hum Genet,2020,65:445-454.

5. PENZIAS A,BENDIKSON K,BUTTS S,et al. The use of preimplantation genetic testing for aneuploidy(PGT-A):a committee opinion. Fertil Steril,2018,109:429-436.

6. MASTENBROEK S,TWISK M,VAN ECHTEN-ARENDS J,et al. In vitro fertilization with preimplantation genetic screening. N Engl J Med,2007,357(1):9-17.

7. CORNELISSE S,ZAGERS M,KOSTOVA E,et al. Preimplantation genetic testing for aneuploidies(abnormal number of chromosomes)in in vitro fertilisation. Cochrane Database Syst Rev,2020,9:Cd005291.

8. TUR-KASPA I. Clinical management of in vitro fertilization with preimplantation genetic diagnosis. Semin Reprod Med,2012,30(4):309-22.

9. LIU Y,ZHOU CQ,XU YW,et al. Pregnancy outcome in preimplantation genetic diagnosis cycle by blastomere biopsy is related to both quality and quantity of embryos on day 3. Fertil Steril,2009,91(4 Suppl):1355-1357.

10. SHESTAK AG,BUKAEVA AA,SABER S,et al. Allelic Dropout Is a Common Phenomenon That Reduces the Diagnostic Yield of PCR-Based Sequencing of Targeted Gene Panels. Front Genet,2021,12:620337.

11. GIRARDET A,ISHMUKHAMETOVA A,VIART V,et al. Thirteen years' experience of 893 PGD cycles for monogenic disorders in a publicly funded,nationally regulated regional hospital service. Reprod Biomed Online,2018,36:154-163.

12. ZHANG S,LIANG F,LEI C,et al. Long-read sequencing and haplotype linkage analysis enabled preimplantation genetic testing for patients carrying pathogenic inversions. J Med Genet,2019,56:741-749.

13. CHEN S,YIN X,ZHANG S,et al. Comprehensive preimplantation genetic testing by massively parallel sequencing. Hum Reprod,2021,36:236-247.

14. SATO T,SUGIURA-OGASAWARA M,OZAWA F,et al. Preimplantation genetic testing for aneuploidy:a comparison of live birth rates in patients with recurrent pregnancy loss due to embryonic aneuploidy or recurrent implantation failure. Hum Reprod,2019,34:2340-2348.

15. JUNEAU CR,TIEGS AW,FRANASIAK JM,et al. Embryo's Natural Motion(enMotion):a paired randomized controlled trial evaluating a dynamic embryo culture system. Fertil Steril,2020,113:578-586.e571.

16. BOLTON H,GRAHAM SJL,VAN DER AA N,et al. Mouse model of chromosome mosaicism reveals lineage-specific depletion of aneuploid cells and normal developmental potential. Nat Commun,2016,29(7):11165.

17. GRECO E,MINASI MG. Healthy babies after intrauterine transfer of mosaic aneuploid blastocysts. N Engl J Med,2015,373(21):2089-2090.

18. VICTOR AR,TYNDALL JC,BRAKE AJ,et al. One hundred mosaic embryos transferred prospectively in a single clinic:exploring when and why they result in healthy pregnancies. Fertil Steril,2019,111:280-293.

19. ZORE T,KROENER LL,WANG C,et al. Transfer of embryos with segmental mosaicism is associated with a significant reduction in live-birth rate. Fertil Steril,2019,111(1):69-76.

20. CRAM DS,LEIGH D,HANDYSIDE A,et al. PGDIS position statement on the transfer of mosaic embryos 2019. RBMO,2019,39(Suppl 1):e1-e4.

21. LIEBAERS I, DESMYTTERE S, VERPOEST W, et al. Report on a consecutive series of 581 children born after blastomere biopsy for preimplantation genetic diagnosis. Hum Reprod, 2010, 25 (1): 275-282.

22. HE H, JING S, LU CF, et al. Neonatal outcomes of live births after blastocyst biopsy in preimplantation genetic testing cycles: a follow-up of 1 721 children. Fertil Steril, 2019, pii: S0015-0282 (19)30249-3.

23. 中华医学会生殖医学分会关于"高通量基因测序植入前胚胎遗传学诊断和筛查技术规范（试行）". 生殖医学杂志, 2017, 26 (5): 391-398.

24. 中华医学会生殖医学分会关于"胚胎植入前遗传学诊断与筛查实验室技术指南". 生殖医学杂志, 2018, 27 (9): 819-827.

25. 中国妇幼保健会生育保健专业委员会关于"胚胎植入前遗传学诊断 / 筛查技术专家共识". 中华医学遗传学杂志, 2018, 35 (2): 151-155.

26. THORNHILL AR, DEDIE-SMULDERS CE, GERAEDTS JP, et al. ESHRE PGD Consortium 'Best practice guidelines for clinical preimplantation genetic diagnosis (PGD) and preimplantation genetic screening (PGS)'. Hum Reprod, 2005, 20: 35-48.

27. HARTON GL, HARPER JC, COONEN E, et al. ESHRE PGD consortium best practice guidelines for fluorescence in situ hybridization-based PGD. Hum Reprod, 2011, 26: 25-32.

28. HARTON GL, DE RYCKE M, FIORENTINO F, et al. ESHRE PGD consortium best practice guidelines for amplification-based PGD. Hum Reprod, 2011, 26: 33-40.

29. HARTON G, BRAUDE P, LASHWOOD A, et al. ESHRE PGD consortium best practice guidelines for organization of a PGD centre for PGD/preimplantation genetic screening. Hum Reprod, 2011, 26: 14-24.

30. Practice committees of the American Society for Reproductive Medicine and the Society for Assisted Reproductive Technology. The use of preimplantation genetic testing for aneuploidy (PGT-A): a committee opinion. Fertil & Steril, 2018, 109: 429-436.

31. PGDIS position statement on chromosome mosaicism and preimplantation aneuploidy testing at the blastocyst stage. PGDIS Newsletter, 2016.

 复习思考题

    1. PGT 周期的主要适应证有哪些？并举例说明。

    2. PGT 周期活检的时机及各个阶段的优缺点有哪些？

    3. PGT 周期预后的影响因素有哪些？

第四章　卵母细胞体外成熟技术

> **要点**
>
> 1. 掌握 IVM 的临床应用价值。
> 2. 熟悉 IVM 临床方案及实验室培养。
> 3. 了解 IVM 与常规 IVF 的不同之处。

第一节　概　　述

在自然条件下,卵母细胞的减数分裂过程是在体内完成的,经过女性月经周期中卵泡期的生长过程,在月经中期黄体生成素(LH)峰的作用下,卵母细胞完成了由生发泡(GV)期到减数第二次分裂中期(metaphase Ⅱ,MⅡ)的成熟过程。卵母细胞体外成熟(IVM)是指从卵巢上的小卵泡中获取未成熟卵母细胞,在体外经过适宜的条件进行成熟培养,使卵母细胞成熟并具备受精能力,代替体内的成熟过程。通常所说的 IVM 技术就是指卵母细胞体外成熟后再行体外受精胚胎移植术。

Pincus 与 Enzmann 于 1935 年最早提出兔子的卵母细胞从囊状卵泡取出后,可以在体外自发成熟。Edwards 于 1965 年报道了在人类卵巢组织的卵泡中获得的卵母细胞在含有血清的培养基中能够成熟。1991 年,Cha 报道了人类第一例通过卵母细胞体外成熟技术获得的胚胎移植后妊娠并分娩的病例,随后,IVM 技术迅速发展。超声引导下经阴道穿刺小窦卵泡技术的应用为 IVM 在临床的广泛应用奠定了基础。Trounson 于 1994 年利用经阴道穿刺小窦卵泡技术从多囊卵巢综合征(PCOS)妇女的非刺激周期获得未成熟卵母细胞,行 IVM 后成功妊娠。陈子江等报告了中国内地第一例 IVM 婴儿于 2001 年出生。除了自然周期小窦卵泡穿刺,为了适应不同的临床需要,IVM 临床方案也日趋多样化。1999 年,Chian 等首次报道取卵前人绒毛膜促性腺激素(hCG)刺激用于 IVM,Mikkelsen 及 Suikkari 分别于 1999 年和 2000 年报道了促卵泡激素(FSH)刺激用于 IVM。随后,IVM 技术逐渐成为辅助生殖技术治疗不孕症可供选择的方案之一,尤其为 PCOS 患者带来了极大的便利。

卵巢过度刺激综合征(OHSS)是辅助生殖技术中与控制性卵巢刺激密切相关的一种严重并发症,中、重度 OHSS 的发生率约为 5%,常规促排卵方案中 PCOS 患者的 OHSS 发生率更高。此外,对卵巢的反复刺激可能会增加卵巢癌、子宫内膜癌和乳腺癌的患病风险。IVM技术为辅助生殖技术治疗不孕症提供了新的选择,其临床意义主要在于:免除辅助生殖技术超促排卵造成卵巢过度刺激的风险;减少控制性卵巢刺激期间促性腺激素对其靶器官或组织(如卵巢、子宫内膜和乳房)产生的副作用;节省就医时间;帮助解决冻存卵巢组织复苏后临床应用的难题,为"卵母细胞库"的建立提供技术支持等。

在 IVM 技术应用于临床之初,成功率并不理想,只有极少数的活产报告,但在过去的 20年中,IVM 的妊娠率已达到 21%~54%,现在已经有数千例通过 IVM 技术受孕的婴儿出生。

尽管 IVM 技术已经成为临床辅助生殖技术的一部分,但其优质胚胎率及临床妊娠率与常规体外受精胚胎移植术相比仍有一定差距,IVM 技术中卵母细胞核质成熟同步化,以及胚胎发育速度与子宫内膜不同步等问题,一直是困扰 IVM 技术的难题,关于 IVM 的基础研究及临床技术的探索,目前仍然是生殖医学研究的热点。

第二节 适应证和禁忌证

一、适应证

IVM 最初设计主要用于 PCOS 不孕症患者以获得更安全和简单的体外受精(in vitro fertilization,IVF)治疗,以避免 OHSS 的发生。随后,IVM 的适应证才逐渐扩展到其他因素不孕症,列举如下:

(一)PCOS 合并不孕症

在 PCOS 合并不孕症的传统治疗中,常用 FSH 或其他促性腺激素(gonadotropin,Gn),如尿促性素(HMG)促排卵。由于 PCOS 患者 FSH 阈值范围窄、个体内卵泡 FSH 阈值接近的特点,Gn 的剂量并不容易控制,Gn 剂量低时易出现反应不良,高于阈值剂量时出现"爆炸式高反应",从而容易产生卵巢过度反应和 OHSS。OHSS 会对患者健康造成很大的危害,不仅影响妊娠结局,中、重度 OHSS 患者可能出现腹水、胸腔积液、血栓形成,严重者甚至危及生命。而利用 IVM 技术治疗 PCOS 合并不孕症,则无须使用 Gn 或仅使用低剂量 Gn 刺激,可有效地避免 OHSS 的发生。

(二)其他卵巢高反应患者

在已经开始的 IVF 治疗周期,对于卵巢高反应患者,IVM 结合 IVF 可以作为一种安全的替补方案。当优势卵泡直径达到 12~14mm,给予人绒毛膜促性腺激素(hCG)肌内注射,hCG 扳机后 36 小时取卵,并行 IVM,可提高卵母细胞利用率,再根据卵母细胞的成熟状况适时受精,获得优质胚胎再行胚胎移植术。

(三)卵巢反应不良患者

卵巢反应不良在 IVF 治疗过程时有发生,常见原因是年龄因素导致的卵巢储备功能降低,也有少数年轻患者。这些患者往往加大促性腺激素剂量反复行控制性超排卵也不能获得数量足够、质量优良的卵母细胞,IVM 技术的应用为该类患者的治疗提供了新选择。有研究显示,自然周期 IVF 同时行 IVM,可以获得更多可用的卵母细胞,增加可移植胚胎数量,从而增加妊娠的机会。

(四)生育力保存

IVM 可以为患有恶性肿瘤的年轻女性提供卵母细胞冷冻保存的机会,未成熟卵母细胞穿刺可以在月经周期的任何阶段进行,获得的未成熟卵母细胞行 IVM 后冷冻,也可以先行未成熟卵母细胞冷冻保存,等将来使用时再进行 IVM 和体外受精。用穿刺未成熟卵母细胞的方法保存生育力,可以规避促排卵过程对患者本身疾病及其治疗的影响,更适用于激素敏感性肿瘤患者。此外,卵巢组织冷冻和 IVM 技术的结合也代表了一种新的生育力保存策略。

二、禁忌证

目前 IVM 技术尚无明确的 IVM 特异的禁忌证。其一般的禁忌证与 IVF 及其衍生技术的禁忌证类同。

第三节 临 床 流 程

一、不同的临床方案

卵母细胞体外成熟技术在临床治疗方面的应用既往主要针对卵巢高反应及低反应患者。随着生育力保存的兴起和技术发展,IVM在辅助生殖领域发挥了更多的作用。

(一)未刺激周期或自然周期

对于PCOS患者,IVM技术的实施主要是在未刺激周期或自然周期,对于有自然月经周期的患者和无排卵无规律月经的患者都适应。取卵直接在卵泡期进行,通常在超声监测卵泡直径达到5~12mm,无优势卵泡出现时,直接给予hCG 5 000~10 000U肌内注射,hCG扳机后36小时取卵,取卵后加口服的雌二醇(estradiol,E_2)和孕酮使子宫内膜同步化。子宫内膜同步化准备的方法通常为取卵日口服E_2 4mg/d,2天后改为6mg/d。如果取卵日子宫内膜厚度≤4mm,则E_2口服剂量适当增加2mg/d,一直服用至验孕日。卵母细胞受精日开始给予黄体酮40.ng/d肌内注射,2天后改为60mg/d。根据胚胎情况行卵裂期胚胎移植或囊胚移植,孕酮一直用至验孕日。

(二)小剂量刺激周期

在取未成熟卵前行短期Gn刺激方案,有利于未成熟卵的获取和卵母细胞的体外成熟。在月经或撤退性出血第3天,使用Gn 75U/d或者150U/d,不增量用5~10天,超声监测卵泡发育情况。当卵泡直径为5~12mm,无优势卵泡出现时,给予hCG 5 000~10 000U肌内注射,hCG扳机后36小时取卵。内膜准备及黄体支持同上。

IVM形成的胚胎也可以先冷冻保存,在以后的周期解冻后进行胚胎移植。

理论上讲,在早卵泡期应用FSH能够增强未成熟卵母细胞体外成熟和发育的能力。大多数研究者认为,对于PCOS患者,少量应用FSH对卵母细胞体外成熟有促进作用,但是对临床妊娠率的提高作用不大。对于取卵前是否应用hCG,多数学者认为取卵前36小时注射hCG不仅提高了卵母细胞成熟率,而且加快了成熟的进程,对提高IVM的成功率是有帮助的。相对于正常卵巢的患者来说,PCOS和卵巢多囊样改变患者应用hCG后行IVM能够有效提高临床妊娠率。研究还发现hCG可以启动小的窦卵泡在体内的成熟程序,这样更利于卵母细胞在体外完成减数分裂,但还不清楚hCG加速卵母细胞的体外核成熟是否会导致其核质成熟不同步的问题。

(三)未成熟卵母细胞的获取

在超声引导下经阴道穿刺取卵技术已经成为目前普遍使用的取卵技术,未成熟卵母细胞的穿刺与IVF取卵基本相同,但是抽吸负压要降低至7.5kPa,而且取卵针要用特制的未成熟卵取卵针,其特点是其针尖更加锐利,针尖长度缩短,以便穿刺小窦卵泡使用。小窦卵泡穿刺前后最好用IVM专用取卵液或者带有肝素的体外培养液冲洗针管和取卵管,以免取卵过程中带血的卵泡液凝固影响显微镜下回收卵母细胞,取出的卵泡液要尽快送进体外培养实验室。

通常因未成熟卵穿刺获得的卵冠丘复合体(oocyte-coronacumulus complex,OCCC)体积较小、颗粒细胞紧凑,在立体显微镜下较难辨认,除非是很有经验的实验员。目前在临床上通常用细胞过滤网(cell strainer)来辅助收集OCCC,将穿刺获得的卵泡液经过细胞过滤网过滤(70μm),收集到的细胞及组织用 37℃ 预热的取卵液冲洗到一个捡卵培养皿中,在立体显微镜下集中寻找未成熟 OCCC,然后将获得的未成熟 OCCC 在体外成熟培养液中进行培养。

二、实验室培养及受精

IVM 的实验室过程就是未成熟卵母细胞在体外环境下发育至成熟卵母细胞并获得受精和胚胎发育的过程。

(一) 培养环境

卵母细胞 IVM 所需环境条件与一般的胚胎培养大致相同,如有层流净化的实验室,适宜的温度、湿度,必需的培养箱和显微镜等。IVM 可以与常规体外受精共用培养箱,根据培养液要求设置 CO_2 浓度为 5% 或 6%。基础培养基通常选择 TCM-199,其他如 α-MEM、G2、合成的人类输卵管液或 Ham's F-10,也能够维持卵母细胞基本的生长代谢需要,但较少应用。目前人卵母细胞 IVM 还处于研究阶段,对于培养条件和培养液的组分还没有统一认识,其他添加物的选择也在不断地改进和试验中。

人卵 IVM 的常用配方是:基础培养基为 TCM199,添加 10%~20% 小牛血清、0.075U/ml FSH、0.15U/ml hCG、10ng/ml EGF、0.29mM 丙酮酸钠等,并保持颗粒细胞的完整,用该配方进行卵母细胞 IVM,培养 28~32 小时后约 70% 的卵母细胞可以体外成熟。

(二) IVM 培养液中各种添加物的作用

能量代谢物质对卵母细胞体外成熟十分重要,葡萄糖、丙酮酸和乳酸盐是体细胞和卵母细胞能量代谢的主要底物,其中丙酮酸对于卵母细胞核成熟具有重要意义。

蛋白质是 IVM 培养基的必要成分,常用的有胎儿脐带血或胎牛血清,由于担心有血液制品的污染,有些中心也用人血白蛋白或血清代用品作为蛋白来源,也有添加患者自身血清者。必需氨基酸和非必需氨基酸经常被添加到含有血清或不含血清的胚胎体外培养液中,但氨基酸的添加对人卵母细胞 IVM 的必要性尚不完全清楚。

FSH、LH 都是 IVM 培养液中必不可少的成分。FSH 可以诱导 LH 受体的形成,已经有研究证实卵母细胞的体外成熟对 FSH 有依赖性,通常在培养液中要添加一定浓度的 FSH。LH 则是体内诱导卵母细胞最终成熟的重要环节,促使卵母细胞恢复减数分裂。LH 峰可诱导颗粒细胞与卵母细胞之间的缝隙连接减少,从而阻止抑制因子进入卵母细胞,进而使减数分裂恢复。体外成熟培养液中的 LH 通常用商品化的 hCG 代替。

另外,已经证实,各种生长因子对于卵泡的发育和卵母细胞的成熟也发挥一定的作用,胰岛素样生长因子 -1(insulin-like growth factor 1,IGF-1)和胰岛素在卵巢中有许多旁分泌作用,如 IGF-1 可以促进颗粒细胞的有丝分裂,并能够与 FSH 协同作用,IGF-1 对于细胞质的成熟也有促进作用。表皮生长因子(epidermal growth factor,EGF)能够促进卵母细胞的体外成熟,EGF 可以影响卵母细胞在体外培养过程中的蛋白质合成。OCCC 在体外成熟过程中,在颗粒细胞和卵母细胞上都有激活素 A、抑制素、促卵泡激素、激活素受体 -Ⅱ蛋白的表达,表明这些因子可能在卵母细胞的 IVM 过程中起到一定作用。

卵泡液含有卵泡生长所需要的各种激素和生长因子,但卵泡液加入 IVM 培养液的应用目前尚无一致看法。颗粒细胞的存在对于卵母细胞的体外成熟是必需的,颗粒细胞与卵母细胞之间通过缝隙连接传递物质,颗粒细胞在 FSH 和 LH 的刺激下,分泌一些可溶性的营养物质,以及清除一些不利于卵母细胞发育的抑制物质,从而促进卵母细胞的细胞核成熟和细胞质成熟。存在于颗粒细胞之间的透明质酸与 IVM 过程中颗粒细胞扩张、形成卵母细胞外

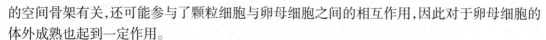

的空间骨架有关,还可能参与了颗粒细胞与卵母细胞之间的相互作用,因此对于卵母细胞的体外成熟也起到一定作用。

(三)培养时间和受精方式

卵母细胞体外成熟培养的时间大多在取卵后 24~48 小时之间,有研究表明体外培养 30 小时之内成熟的 GV 期卵母细胞比那些需要更长培养时间的卵母细胞有更好的发育能力。但与此同时,卵母细胞也需要一定的时间来完成成熟过程,并为今后受精及胚胎发育作好充分的准备。因此,有学者认为在取卵后先在低氧的环境下加入环化酶抑制剂或促成熟因子(MPF)抑制剂培养一段时间,再进行成熟培养,可以获得更好的胚胎,IVM 中卵母细胞的培养时间还是以细胞核的成熟为依据,目前尚没有判断胞质成熟的标准。

对于常规促性腺激素刺激周期的应急方案,培养时间可以适当缩短。目前,在常规的体外受精胚胎移植周期中,剩余的未成熟卵母细胞通常不用于常规治疗。然而,对于获得未成熟卵母细胞比例较高的患者,剩余的未成熟卵母细胞可在体外通过 IVM 培养成熟、受精、发育成胚胎,以增加可利用胚胎数量,这些卵母细胞的体外培养时间就要适当缩短,以免延误受精时机,造成胚胎质量下降。

研究显示卵母细胞 IVM 后行卵细胞质内单精子注射(ICSI)和 IVF 的受精率和卵裂率基本相同,或 ICSI 者略高,报道不一。体外培养时间延长可能会引起透明带变硬,卵母细胞成熟程度的不一致也会导致受精异常,通常 IVM 的受精方式更倾向于 ICSI。有文献报道 IVM 成熟后的卵母细胞在经 ICSI 受精后形成的胚胎的染色体与体内成熟卵母细胞经 ICSI 和 IVF 后得到的胚胎相比,非整倍体率和结构异常的发生都没有增加。由于 IVM 本身也会造成卵母细胞纺锤体和染色体的形态结构异常,无论哪种受精方式获得的胚胎都会有染色体异常的发生。目前认为,对 IVM 成熟的卵母细胞行 ICSI 受精是可行的。

(四)影响胚胎质量的因素

IVM 培养系统差别不大,但结果差异却很大,原因有很多,包括患者年龄、取卵时间、卵母细胞质量和来源都会影响卵母细胞的发育潜能。IVM 周期中,取卵前用或不用促性腺激素对最终得到的胚胎的质量有无影响意见不一,但取卵前用 hCG 能够获得更好的结果已经得到较多人的认可。取卵时卵泡所处的生长状态也很关键,取卵时最大卵泡的直径对将来的胚胎质量影响较大,要尽量避免卵泡优势化以后再取卵。

自 IVM 技术应用于临床治疗以来,如何改善卵母细胞 IVM 后获得的胚胎质量一直是 IVM 基础和临床研究的焦点,而获得优质胚胎的关键是要有一个完善的卵母细胞体外培养体系。因此,深入研究卵母细胞成熟机制,掌握卵母细胞成熟相关的分子生物学变化,进一步完善培养体系,必定可以提高卵母细胞 IVM 后的胚胎质量,提高胚胎着床率。

三、IVM 临床结局

(一)临床妊娠及分娩

目前的资料显示,通过 IVM 技术治疗的 PCOS 不孕症患者的临床妊娠率和着床率可以达到 35%~40% 和 10%~15%,仍低于传统 IVF。还有研究显示在一次取卵周期中,包括新鲜胚胎和冷冻胚胎移植,IVF 获得的分娩率可达到 59%,而 IVM 最高只能达 13%~15%。在 IVM 周期中,能够冷冻的胚胎数目减少,往往一次取卵周期只能得到一次胚胎移植。尽管 IVM 的临床妊娠率尚低,但较低的治疗费同时避免了 OHSS 的发生使得 IVM 成为目前 PCOS 患者安全妊娠的最好选择。IVM 的成功率与窦卵泡的数目、卵巢基质血流速度峰值、获得的未成熟卵母细胞数目、取卵时有无优势卵泡、移植时内膜厚度有关。如何避免各种影响因素的干扰,将 IVM 技术调整到最理想状态仍然是 IVM 研究今后努力的方向。

(二)产科相关结果及出生婴儿健康

IVM 的流产率也较高,文献报道显示为 25%~57%,可能与胚胎质量欠佳或者子宫内膜准备不足有关。有研究显示,IVM 的生化妊娠流产率与常规 IVF/ICSI 比较没有显著性差异,而孕期流产率较高,分析可能与 PCOS 患者在 IVM 中所占比例较高有关。PCOS 患者经过 IVM 的卵母细胞其纺锤体和染色体的异常率显著高于体内成熟的卵母细胞,可能是其部分原因。同时,PCOS 患者的异常内分泌状况也会对妊娠结果产生一定的影响。

辅助生殖技术获得的新生儿的出生体重普遍低于自然妊娠组,但 IVM 技术获得的新生儿与常规 IVF/ICSI 技术获得的新生儿相比,出生体重没有差异,通过 IVM 技术获得的双胞胎与多胞胎率及单胞胎剖宫产率也没有增加。

关于 IVM 技术出生婴儿的健康调查尚无大样本数据,目前的研究结果显示 IVM 技术出生婴儿的先天畸形率与常规 IVF/ICSI 技术出生婴儿比较没有显著性差异。IVM 技术出生婴儿身体生长的物理指标跟自然妊娠出生的婴儿相似。目前现有的报告和数据显示,在通过 IVM 技术产生的婴儿中,并没有出现先天畸形率升高及身体和精神发育滞后的现象。

第四节 体外成熟中的特殊问题

一、IVM 卵泡穿刺时机

目前认为应当在主导卵泡直径达到 10~12mm 时即注射 hCG,36 小时后取卵行 IVM。如果主导卵泡直径 >12mm,甚至 14mm,将对其周围的卵泡产生不良的抑制作用,从而降低 IVM 的成功率。有研究显示,当优势卵泡直径达到 13mm 时,取卵数下降,妊娠率降低。Cobo 认为应当在所有卵泡直径 <10mm 时取卵,能够得到较高的妊娠率。最近有报道显示,在没有 hCG 刺激的周期,从 <6mm 的卵泡中获得的卵子经过 40 小时的体外成熟培养可以正常受精,胚胎移植后获得健康婴儿。不同的观点认为从小卵泡中获得的卵母细胞的体外发育能力不受优势卵泡的影响,自然周期 IVF 同时行 IVM 的技术的应用就是证明。由于目前对卵泡募集和优势化时发生的生理变化尚缺乏足够的认识,因此也就没有特异性的生化指标可以指示取卵的最佳时机,目前对取卵时机的把握仍然要依赖于超声检查的结果和医师的经验。

二、IVM 卵母细胞核质成熟的同步

卵母细胞体外成熟遇到的难题之一就是细胞核与细胞质不能同步成熟的问题,尚不清楚目前所用的培养液是否还缺乏某种卵母细胞成熟所必需的物质。由于 IVM 得到的卵母细胞的细胞核和细胞质不能同步成熟,所得到的已经释放了第一极体的卵母细胞在细胞质方面还没有作好受精及胚胎发育的充分准备,所以胚胎的发育潜能受到影响。

IVM 获得的卵母细胞无论在细胞器的分布及功能方面还是基因的表达方面与体内成熟的卵母细胞均有不同,这可能是卵母细胞胞质成熟不良的生物学表现。山东大学附属生殖医院通过对卵母细胞的线粒体、皮质颗粒等细胞器的分布与卵母细胞体外成熟关系的研究,发现人卵母细胞成熟前后,线粒体的分布发生了变化,IVM 获得的成熟卵母细胞的线粒体

和皮质颗粒的分布与体内成熟组均有不同。另有研究用免疫荧光标记和共聚焦显微镜观察GV 期未成熟卵细胞周期中染色质和微管系统的变化,来对细胞质的成熟过程进行监测,也发现体外成熟的卵母细胞在细胞周期中表现出某些特异性的缺陷。最新研究采用不等位杂交方法行 cDNA 检测进行成熟培养前后卵母细胞基因的研究,发现了一些卵母细胞特异表达基因,可能与卵母细胞成熟过程有关,并且可能将成为卵母细胞胞质成熟程度的标志。

针对卵母细胞核质成熟同步的问题,研究人员通过对卵母细胞成熟机制的理解和掌握,提出了几个可采取的方法:用抑制卵母细胞核成熟的物质减慢核成熟的速度,或者用卵泡壁细胞或颗粒细胞做辅培养,提高细胞质的成熟度;另外,也可用某些物质干预 cAMP 的代谢,采用 pre-MPF 或者抑制 MPF 活性的方法。

已有研究致力于短暂的抑制细胞核的成熟过程,让细胞质先进行一定的蛋白质合成,一段时间后再将抑制因子去除,使卵母细胞恢复减数分裂。6- 二甲基嘌呤(6-dimethylaminopurine,DMAP)和磷酸二酯酶 3- 抑制剂(phosphodiesterase 3-inhibitor,PDE3-I)分别被用于人卵 IVM 体系,获得一定成功。有关促进 IVM 卵母细胞核质成熟同步、改善卵母细胞质量的新探索还在进行中。如何提高 IVM 卵母细胞胞质成熟度、改善受精后胚胎质量,如何优化 IVM 培养体系,将是 IVM 技术面临的最大挑战。

三、IVM 的安全性

最早成为 IVM 安全性研究对象的是牛卵母细胞,实验发现其后代常常出现雄性比例增加、自然流产率升高、体能下降,以及“巨大后代综合征”等问题。虽然已报道的在人类运用IVM 技术出生的婴儿中并无畸形率的升高或“巨大后代综合征”的报道,但是由于 IVM 技术涉及更多的体外操作过程,且其临床妊娠率尚不及常规 IVF/ICSI,现有的 IVM 技术仍然不能完全保证正常发育婴儿的出生。

虽然有研究证实 IVM 卵母细胞在经 ICSI 受精后形成的胚胎的染色体非整倍体率和结构异常的发生都没有增加,但是实验中也发现,取卵妇女年龄过高或培养时间太长均会影响纺锤体的稳定性,而导致染色体部分分离或者过早分离,发生非整倍体的情况。山东大学附属生殖医院研究了人未成熟卵体外成熟对纺锤体和染色体形态的影响,结果发现,体外成熟的卵母细胞其纺锤体及染色体形态异常率明显高于体内成熟者,这可能部分解释了体外成熟卵母细胞的发育潜能不如体内成熟卵母细胞的原因。因此,改善培养环境,优化培养体系,更精确地模拟卵母细胞体内成熟过程成为 IVM 课题研究的关键所在。

综上所述,临床技术的进步依赖于基础研究的突破,从根本上掌握卵母细胞成熟的相关机制,认识卵母细胞胞质成熟的关键因子,将有助于临床 IVM 技术的改进和提高。随着分子生物学研究的进一步深入,如何在分子水平描述 IVM,了解卵母细胞成熟过程中的基因转录及蛋白表达等已成为进一步研究的方向。IVM 的细胞遗传学及受精后的胚胎发育分子生物学方面的研究等也是亟待解决的问题。相信,随着 IVM 基础与临床研究的进一步深入,IVM 技术会有很大的提高,必将会更加高效地服务于临床治疗。

(陈子江)

参 考 文 献

1. CHA KY,KOO JJ,KO JJ,et al. Pregnancy after in vitro fertilization of human follicular oocytes collected from

nonstimulated cycles, their culture in vitro and their transfer in a donor oocyte program. Fertil Steril, 1991, 55 (1): 109-113.

2. CHA KY, CHIAN RC. Maturation in vitro of immature human oocytes for clinical use. Hum Reprod Update, 1998, 4 (2): 103-120.

3. CHA KY, CHUNG HM, LEE DR, et al. Obstetric outcome of patients with polycystic ovary syndrome treated by in vitro maturation and in vitro fertilization-embryo transfer. Fertil Steril, 2005, 83: 1461-1465.

4. CHIAN RC, BUCKETT WM, TAN SL. In-vitro maturation of human oocytes. Reprod Biomed Online, 2004, 8 (2): 148-166.

5. CHIAN RC, BUCKETT WM, ABDUL-JALIL AK, et al. Natural-cycle in vitro fertilization combined with in vitro maturation of immature oocytes is a potential approach in infertility treatment. Fertil Steril, 2004, 82: 1675-1678.

6. COBO AC, REQUENA A, NEUSPILLER F, et al. Maturation in vitro of human oocytes from unstimulated cycles: selection of the optimal day for ovum retrieval based on follicular size. Hum Reprod, 1999, 14: 1864-1868.

7. GUZMAN L, ORTEGA-HREPICH C, ALBUZ FK, et al. Developmental capacity of in vitro-matured human oocytes retrieved from polycystic ovary syndrome ovaries containing no follicles larger than 6mm. Fertil Steril. Fertil Steril, 2012, 98 (2): 503-507.e1-2.

8. MIKKELSEN AL, LINDENBERG S. Benefit of FSH priming of women with PCOS to the in vitro maturation procedure and the outcome: a randomized prospective study. Reproduction, 2001, 122: 587-592.

9. REVELLI A, DELLE PIANE L, CASANO S, et al. Follicular fluid content and oocyte quality: from single biochemical markers to metabolomics. Reprod Biol Endocrinol, 2009, 7: 40.

10. SMITH SD, MIKKELSEN AL, LINDENBERG S. Development of human oocytes matured in vitro for 28 or 36 hours. Fertil Steril, 2000, 3: 541-544.

11. SON WY, LEE SY, LIM JH. Fertilization, cleavage and blastocyst development according to the maturation timing of oocytes in vitro maturation cycles. Hum Reprod, 2005, 20: 3204-3207.

12. SUIKKARI A-M, TULPPALA M, TUURI T, et al. Luteal phase start of low-dose FSH priming of follicles results in an efficient recovery, maturation and fertilization of immature human oocytes. Hum Reprod, 2000, 15: 747-751.

13. TROUNSON A, WOOD C, KAUSCHE A. In vitro maturation and the fertilization and developmental competence of oocytes recovered from untreated polycystic ovarian patients. Fertil Steril, 1994, 62 (2): 353-362.

14. YUAN LI, FENG HL, CAO YJ, et al. Confocal microscopic analysis of the spindle and chromosome configurations of human oocytes matured in vitro. Fertil Steril, 2006, 85 (4): 827-832.

15. 陈子江, 刘嘉茵. 多囊卵巢综合征——基础与临床. 北京: 人民卫生出版社, 2009: 398-424.

16. 黄国宁, 孙海翔. 体外受精 - 胚胎移植实验室技术. 北京: 人民卫生出版社, 2012: 391-401.

17. 李媛, 陈子江, 赵力新, 等. 未成熟卵母细胞体外成熟后体外受精 - 胚胎移植成功分娩 1 例. 中华男科学, 2002, 8 (1): 70-71.

 复习思考题

1. IVM 的适应证有哪些？

2. IVM 最常用哪些临床方案？

3. IVM 与常规 IVF 相比有哪些特殊问题？

第五章　卵子的赠送与接受

要点

1. 熟悉接受赠卵适应证、禁忌证及准备。
2. 了解卵子的来源、赠卵者的筛查及捐赠模式。
3. 了解接受赠卵周期的成功率、影响因素和相关问题。
4. 了解接受赠卵者的产科并发症及围产儿结局。
5. 了解卵子赠送涉及的伦理问题。

第一节　概　　述

卵子赠送是指有生育能力的女性将自身卵子取出后捐赠予他人使用,使他人获得妊娠的行为,常常又被称为卵子捐赠、赠卵或供卵。如女方由于卵巢储备功能衰竭或其他遗传疾病等原因不能获得或使用自身卵子,可接受第三方赠送的卵子,通过辅助生殖技术与接受卵子者的丈夫精子在体外受精,形成胚胎后移植回女方宫腔内以获得生育后代。

1983 年,澳大利亚 Trounson 等首先报道 1 例接受赠卵的患者获得临床妊娠但最终流产。1984 年,澳大利亚 Lutjen 等报道了世界第一例卵巢功能早衰患者接受赠卵和类固醇激素补充治疗获得妊娠并出生正常新生儿。1992 年,我国内地首例赠卵 "试管婴儿" 在北京医科大学附属第三医院诞生。卵子捐赠不仅成功地解决了部分无法正常产生卵子或无法产生正常卵子的女性不孕患者的生育问题,给卵巢功能早衰、严重的遗传性疾病基因携带者、染色体异常、绝经和围绝经期等患者带来了做母亲的希望,有利于通过建立完整的家庭而获得幸福,有利于社会的和谐稳定。近年随着不孕症发病率的增加,社会、经济、环境的变化,女性生育年龄趋向延后,我国高龄(年龄 40 岁以上,尤其是 50 岁以上)夫妇失独人群在 2010 年已有 67 万,2016 年我国全面开放两孩政策,有生育要求的高龄妇女人群对卵子捐赠的需求更为迫切。多方面因素共同导致供卵 IVF-ET 需求逐步上升。我国供卵 IVF-ET 周期由于受卵子来源的限制,其占辅助生殖技术周期的比例较低。据中华医学会生殖医学分会 ART 上报系统的数据显示:我国供卵 IVF-ET 周期仅占所有辅助生殖技术周期的 0.25%,全国每年仅有数百治疗周期。面对我国目前人类卵子捐赠供需差距悬殊的事实,该如何合理规范地缓解卵子来源缺乏的现状,受到辅助生殖技术专家、社会伦理学家和卫生行政部门的高度重视和社会的广泛关注。

由于需要促排卵及采取手术方式获得卵子,卵子获得的医疗风险远远高于精子的获得,因此卵子捐赠涉及的医疗和伦理争议远远多于精子捐赠。为了保证卵子捐赠者的利益,大多数国家对卵子捐赠技术做了不同程度的限制,有些国家则明确禁止开展该技术,我国对该技术的应用实行严格限制,原卫生部《卫生部关于修订人类辅助生殖技术与人类精子库相关技术规范、基本标准和伦理原则的通知》(卫科教发〔2003〕176 号)和《卫生部关于印发人类辅助生殖技术与人类精子库校验实施细则的通知》（卫科教发〔2006〕44号）中明确规定接受卵子赠送的适应证包括：①丧失产生卵子的能力；②女方是严重的遗传性疾病携带者或患者；③具有明显的影响卵子数量和质量的因素。

第二节　卵子的来源及捐卵者的筛查和捐赠模式

一、卵子的来源

卵子赠送的具体实施技术与常规体外受精胚胎移植术无明显差异，卵子来源的稀缺是该技术应用受到限制的关键问题之一。目前国际上卵子捐赠的模式有无偿捐赠模式、商业化模式和卵子分享模式（中国）。在英国，捐赠卵子是无偿的，即"禁止出售配子"，但可以获得如误工费、交通费等合理的补偿；在美国的部分州，付费给专业的供卵者是合法的，因此美国开展供卵体外受精胚胎移植周期较多，仅2009年就开展了17 697个赠卵周期，占全部体外受精胚胎移植周期的12%。2014年美国生殖医学协会发表共识，建议供卵者的卵巢刺激周期不多于6次。俄罗斯、西班牙等国家也允许商业供卵，女性可以通过提供自己的卵子来偿还债务或是支付大学费用。然而，在许多国家卵子捐赠是被禁止的，如奥地利、孟加拉国、埃及、德国、日本、约旦、摩洛哥、挪威、葡萄牙、瑞士和土耳其。我国原卫生部（卫科教发〔2003〕176号）文件明确指出：为安全合理地实施人类辅助生殖技术，保障个人、家庭及后代的健康和利益，我国在医疗实践中禁止商业化供卵模式，允许采用卵子分享的赠卵模式。赠卵只能是以捐赠助人为目的，禁止买卖，但是可以给予捐赠者必要的误工、交通和医疗补偿。

2000年，中国香港《生殖技术及胚胎研究事务守则》规定：年龄在18~35岁的女性，可以自愿进行匿名的赠卵，特殊情况下可以指定赠卵；赠卵行为是无偿的，但有适当的赠卵导致开支的补贴。中国台湾于2007年3月立法实施的《人工生殖法》允许年龄20~40岁的女性自愿进行无偿的匿名赠卵，提供适当的营养费，不需经过配偶书面同意。

我国卫生行政部门在2003年修订的《人类辅助生殖技术规范》中明确规定：赠卵的基本条件是：①赠卵是一种人道主义行为，禁止任何组织和个人以任何形式募集供卵者进行商业化的供卵行为；②赠卵只限于人类辅助生殖治疗周期中剩余的卵子；③对赠卵者必须进行相关的健康检查（参照供精者健康检查标准）；④赠卵者对所赠卵子的用途、权利和义务应完全知情并签署知情同意书；⑤每位赠卵者最多只能使5名妇女妊娠；⑥赠卵的临床随访率必须达100%。2006年又在《人类辅助生殖技术与人类精子库校验实施细则》做了补充：严格掌握接受卵子赠送的适应证；赠卵者仅限于接受人类辅助生殖治疗周期中取卵的妇女；为保障赠卵者的切身利益，应当在其每周期取得成熟卵子20个以上，并在保留15个以上的基础上进行赠卵；应当在赠卵者对所赠卵子的用途、自身权利和义务完全知情同意的基础上进行；对实施赠卵技术而获得的胚胎必须先冷冻保存，6个月后再对赠卵者进行人类免疫缺陷病毒抗体和其他相关疾病的检查，获得确定安全的结果后方可解冻相关胚胎进行移植；对接受赠卵的患者要依据病情和就诊时间进行轮候；严禁任何形式的商业化赠卵行为。未经审批同意，禁止任何机构实施赠卵技术。

二、捐卵者的资格评估

各国对卵子捐赠者都有明确的资格要求，ASRM强调除了关注捐赠者的感染风险，还要包括优生、心理健康和遗传风险。

1. 符合体外受精胚胎移植的适应证,没有禁忌证。

2. 没有多因素来源的严重畸形(如脊柱裂、唇裂/腭裂、先天性心脏病等)。

3. 没有任何具有明确遗传倾向的疾病,如糖尿病、动脉硬化和一些癌症(乳腺癌、卵巢癌、克罗恩病等)。

4. 无遗传病史和遗传病家族史。

5. 符合卫生行政部门人类辅助生殖技术规范或管理规定中的相关规定(如目前仍执行捐卵周期取得成熟卵子 20 个以上,并保留 15 个以上)。

国外文献对赠卵者保留卵子个数及捐赠卵子个数并无一致意见,2003 年 Kolibianakis 等报道了两种卵子分享模式,模式 A:获卵 12 枚以上的卵子分享周期,捐赠 1/2 以上卵子;模式 B:获卵 8 枚以上卵子分享周期,捐赠 1/2 卵子。这两种模式的赠卵者每周期活产率无显著性差异。2009 年,Glujovsky 等通过研究评估最低的有效分享卵子个数,根据受卵者获卵个数分为 5 组:4、5、6、7、≥8 个卵子,平均每个受卵者获卵 5.4 个,临床妊娠率分别为 42.7%、46.6%、50%、46.3%、52.9%,各组间无统计学差异。随着辅助生殖技术的发展,卵子利用率增高,卵子分享周期卵子捐赠者的最低获卵数和保留卵子数也会相应减少,而且目前体外助孕促排卵倾向于卵巢弱(轻)刺激,避免或减少中重度卵巢过度刺激综合征的风险,获卵数超过 20 个的周期越来越少,无形中加重了卵子资源的稀缺,而且获卵数过多者,不少可能是 PCOS 患者,从这部分人群捐赠的卵子获得的后代遗传风险可能增加。随着技术的进步,卵子利用率提高,2018 年发表的《卵子捐赠与供/受卵相关问题的中国专家共识》指出:"获卵数达到 15 枚自用前提下,超出的卵子可建议捐赠"。上述问题亟待更多的临床数据积累并充分权衡捐赠者和接受者的利益,进一步完善相关策略。

三、捐卵者健康评估

1. 为保障卵子及胚胎质量,卵子共享赠卵者年龄建议在 20~35 岁之间。

2. 详细询问现病史、既往史、个人史、家族史,尤其注意有无吸毒等不良嗜好,以及感染性疾病、遗传病病史。

3. 一般体格检查。供卵者无畸形体征,重要系统及心、肺、肝、脾、肾等重要器官检查均无异常,四肢有无多次静脉注射的痕迹。

4. 生殖系统检查。妇科检查及超声检查证实生殖系统发育良好,无畸形,无感染等疾患。

5. 辅助检查。包括乙肝及丙肝抗原及其抗体检测、HIV 及梅毒抗体筛查(并在 6 个月后重新进行 HIV 抗体检查)、全血细胞计数、Rh 因子和 ABO 血型、凝血功能检查、尿常规、肝功能、肾功能、甲状腺功能、血糖等检查、宫颈涂片、阴道微生态等,以及巨细胞病毒和风疹病毒、单纯疱疹病毒,以及弓形虫 IgG 及 IgM 检查、基础性激素水平检查、染色体检查、心电图及胸部 X 射线等。

四、知情同意书与心理咨询

美国医师协会建议对配子供者由合格的心理健康专业人员进行一定的心理咨询和心理评估,包括提供家族史、教育背景、稳定性评估、供卵动机、目前生活压力、人际关系、法律纠纷等社会心理情况。需强调潜在的心理风险,并且需评估非自愿的证据(经济上或情感上);

确认供者明确认识到其相关信息公开的程度以及日后可能存在的联系;供者需知道潜在的胚胎处理方式,以及信息的使用、保存和保密方式等。我国尚未要求对供卵者进行心理评估,但供卵知情同意书需强调自愿和双盲的原则;赠卵完全是自愿行为,不能买卖卵子;需同意并遵守赠卵者与受卵者、赠卵者与受卵者后代互盲原则,不查询受卵者及由受卵出生后代的信息;承诺放弃对所捐赠卵子、受精后形成的胚胎、胎儿及出生子女的所有权,在法律上赠卵者对所赠卵出生的后代没有任何权利和义务。同样,赠卵所出生的后代对赠卵者也没有任何权利和义务;由于赠卵将涉及后代的伦理问题,为防止后代近亲通婚,接受赠卵者有义务接受生殖机构对其妊娠情况及所出生后代的随访,并有义务在通信地址、电话等个人信息变更时及时通知该生殖机构。

五、卵子捐赠的技术方式

从技术角度而言,卵子捐赠可行的方式有:①新鲜卵子捐赠并对受卵者移植新鲜胚胎;②新鲜卵子捐赠,将胚胎冷冻保存6个月后对赠卵者检测 HIV,检测阴性方可解冻移植胚胎;③将捐赠卵子冷冻保存,待意向捐赠者自身完成生育意愿后,检测 HIV 阴性后再将剩余冻存的卵子赠予他人助孕。初期的卵子捐赠大多是采取第 1 种模式,但考虑 HIV 等疾病感染风险,目前我国的卵子捐赠的相关规范,以及专家共识均限于使用第 2 种和第 3 种模式。随着卵母细胞冷冻技术的发展与成熟,推动了新的卵子捐赠模式的发展,即卵子冷冻后捐赠,捐赠者在取卵 6 个月后复查人类免疫缺陷病毒抗体和其他相关疾病的检查,获得确定安全的结果后再解冻卵子进行体外受精胚胎移植。在我国,多数患者因无法确定当次取卵是否能获得妊娠而拒绝新鲜卵子捐赠,冷冻卵子技术在可以为这些患者提供生育力储备的同时,给予她们更充分的选择余地及考虑时间,因此 IVF/ICSI 周期中获卵较多的患者可以建议其通过卵子冷冻技术保存部分卵子,患者可以在将来自己使用这部分卵子,也可以在自己妊娠后或分娩后将这部分卵子捐赠他人使用。而且,临床妊娠或分娩后妇女所捐赠的卵子质量相对较好,可以使受卵者获得更好的妊娠率,因此这种模式有效拓宽了卵子捐赠的途径,而且比较容易实施。玻璃化冻卵技术的发展和成熟,进一步促进了冷冻卵子捐赠的推广。

第三节　受卵者的适应证、禁忌证及准备

一、适应证

1. 丧失产生卵子的能力。①卵巢功能早衰及卵巢功能衰竭;②由于手术切除、化疗、放疗所致的卵巢缺失或功能衰竭。

2. 女方是严重的遗传性疾病基因携带者或患者。

3. 具有明显的影响卵子数量和质量的因素的患者。此指征的具体指标仍存争议,需谨慎考虑,主要适于高龄(40 岁以上)女性。

(1)多周期(3 周期以上)促排卵低反应,无优质胚胎可移植。

(2)因卵子因素导致的受精失败、胚胎异常。

(3)考虑卵子因素导致的反复体外受精相关助孕技术失败。

此外,在我国,受卵者必须为已婚且符合国家生育相关政策的要求,符合受卵者适应证,排除禁忌证并通过健康筛查者。

二、禁忌证

为确保夫妇及其将来后代的体格和社会心理健康,须排除以下禁忌证:

1. 男女任何一方患有严重的精神疾患、泌尿生殖系统急性感染、性传播疾病。

2. 男方患有《母婴保健法》规定的不宜生育的、目前无法进行胚胎植入前遗传学诊断的遗传性疾病。

3. 任何一方具有吸毒等严重不良嗜好。

4. 任何一方接触致畸量的射线、毒物、药品并处于作用期。

5. 女方子宫不具备妊娠功能或严重躯体疾病不能承受妊娠。

三、受卵者年龄的限制

2018 年发表的《卵子捐赠与供 / 受卵相关问题的中国专家共识》建议受卵者胚胎移植时年龄不应超过 52 岁。我国女性平均绝经年龄为 49.5 岁。女性围绝经期面临着不同程度的潮热、多汗、失眠、情绪易波动,甚至心慌、胸闷、头晕等躯体不适及精神压力;绝经后性器官萎缩,第二性征逐渐消失,并且易出现骨质疏松及心血管、泌尿生殖系统等疾病,对其本身的身体和心理压力均是较大的挑战,承受妊娠和分娩过程及其风险的能力下降。故从女性生理的角度考虑,不建议已自然绝经女性接受供卵助孕。

目前已有多个国家和地区对受卵者年龄有相应的限制。ASRM 伦理委员会规定,年龄 >45 岁的受卵者在胚胎移植前必须进行全面彻底的医学评估,若存在增加或加重妊娠期风险的情况,则坚决反对移植。以色列法律允许 18~54 岁的不孕女性申请供卵。在法国,由于卵子来源稀缺,年龄 <43 岁的女性可在法国的生殖中心接受供卵,费用由社保覆盖;年龄 ≥43 岁的女性不能在本国的生殖中心申请供卵,可在法国境内的外国生殖中心进行申请。澳大利亚禁止在自然绝经年龄(通常为 52 岁)后做 IVF。比利时(在医保覆盖下)对年龄 ≥43 岁的女性不再提供 IVF 治疗。西班牙对年龄 ≥50 岁的女性不再施行 IVF-ET。中国香港规定受卵者年龄在 55 岁以下,但须进行严格的健康检查以确保其能承受妊娠并能承担后代抚养。

美国 ASRM 指出:①卵子捐赠已成为治疗高龄不孕的一种可行方法,且有较高妊娠率;②高龄生育增加产科不良事件与结局的发生风险,尤其与手术分娩、妊娠期高血压疾病、妊娠期糖尿病及围产儿死亡相关;③高龄女性在接受卵子捐赠前应当进行全面的医疗检查,尤其是心血管系统及代谢状况,也需进行心理、社会评估以确定是否有足够的条件支持其抚养孩子到成年;④高龄女性妊娠前应对与怀孕有关的医疗风险进行详细咨询,咨询时应当有高危产科医师的参与;⑤不支持有增加产科和新生儿风险的高危因素(如高血压、糖尿病等)妇女行接受赠卵的 IVF-ET;⑥目前关于母体和胎儿安全性的数据有限,且抚养孩子到成年是一个长期过程,需要充分的心理、社会支持,因此 55 岁以上的受卵女性即使没有潜在的自身疾病,也应当进行劝阻;⑦高龄妊娠多胎妊娠风险极高,因此,高龄女性应首选选择性单胚胎移植,2018 年《卵子捐赠与供 / 受卵相关问题的中国专家共识》也强调这一建议;⑧高龄女性及夫妇进行咨询应包括孩子的近期及远期抚养问题,配偶的年龄和健康也应当考虑在内;⑨基于安全及长远的考虑,拒绝为高龄女性提供助孕在伦理上是允许的。

四、受卵者接受卵子捐赠数目

随着辅助生殖技术的发展成熟,2007—2011 年中国回顾性队列研究显示获卵数为 0~5

枚时,平均形成可移植胚胎 2 枚,累积活产率为 35%。2013 年,美国一生殖中心回顾了 1 070 个供卵 IVF 周期发现,当受卵者有多余冻胚时,返回要求再次移植者仅占 40%,其中新鲜周期成功怀孕者要求再次移植率更低,约 25%。供卵 IVF 周期的胚胎利用率低于预期,这不仅造成了胚胎浪费,也增加了供卵者的卵巢过度刺激等并发症的风险。因此,基于辅助生殖技术的发展及成熟,《卵子捐赠与供 / 受卵相关问题的中国专家共识》建议受卵者接受卵子捐赠数目为 3~5 枚。

五、受卵者的检查

为确保受卵者能承受预期的妊娠风险,必须对其进行全面的检查:对受卵者进行的相关检查,主要目的为评估受卵者能否耐受妊娠及预期妊娠后的可能风险。

1. 采集详细的医学病史并进行全面的体格检查。
2. 基础内分泌及子宫附件超声检查,必要时宫腔镜检查。
3. 生化检查和传染性疾病的筛查、胸部 X 射线、心电图等。
4. 如发现受卵者有呼吸、循环系统疾病,代谢疾病、肥胖、血栓性疾病等体征或病史,需建议其咨询相关专业医师,评估其能否耐受妊娠及妊娠后相关风险。

六、受卵者配偶的检查

精液分析、血型、生化检查、传染性疾病的筛查和适当的遗传学筛查等。

七、心理咨询和知情同意

美国要求接受供卵的夫妇进行心理评估,如对可能妊娠的感受、对子代公开或保密的优点与缺点、成为家长的转变、可能成为较年长的家长、非生物学父母等问题进行咨询和心理评估。我国暂无相关规定,但在相关的受卵知情同意书中应强调受卵夫妇对受卵所出生孩子应承担的法律、伦理和道德上的义务及权利,必须承认通过受卵所出生的后代(包括有先天性出生缺陷的孩子)是自己的合法后代,其与自然受孕的后代享有同样的法律权利和义务,包括被抚养权、受教育权、继承权、父母离异时对孩子的监护权和子女赡养父母的义务等。对接受冷冻赠卵的受卵夫妇需告知卵子冷冻技术对出生后代的远期影响尚不完全清楚,截至目前的随访追踪研究尚未发现其对后代健康及行为方面存在与自然受孕分娩孩子有差异的不良影响。2018 年《卵子捐赠与供 / 受卵相关问题的中国专家共识》强调了"受卵者助孕前需进行身体和心理健康的评估"。

八、受卵者的内膜准备与胚胎移植

受卵者在通过上述检查并签署知情同意书后,将择期进入子宫内膜准备方案。如果采用新鲜卵子新鲜胚胎移植,需对受者进行垂体降调节或根据供卵者的卵泡启动时间开始替代周期,以使受者内膜与供者卵泡发育同步,但目前包括我国在内的多数国家已禁止采用该模式。接受新鲜赠卵形成的胚胎应冻存 6 个月以上,或者接受冷冻卵子冻存 6 个月以上,供者接受 HIV 复查确认阴性结果后才能复苏胚胎或复苏卵子与受者丈夫精子体外受精形成胚胎后进行移植。可根据受卵者月经周期情况、基础内分泌状况及以往卵泡发育和子宫内膜情况确定内膜准备方案,包括自然周期、替代周期、降调后替代周期或促排卵周期,胚胎移植时间的确定及胚胎移植、黄体支持,与常规冻融胚胎移植 / 冻融卵子胚胎移植相同(详见

第三篇第八章）。

2018 年《卵子捐赠与供 / 受卵相关问题的中国专家共识》建议受卵助孕周期采取选择性单胚胎移植。已有多项研究显示供卵周期的 PIH 发生风险显著升高,建议将供卵作为PIH 的独立危险因素,加强孕前及孕期监护与管理。2012 年比利时的单中心、回顾性研究显示:供卵周期是妊娠早期阴道流血、PIH 的相关危险因素,且与自体卵周期相比新生儿早产率显著升高。高龄是 PIH 的重要混杂因素,对此 Jeve 等在供卵与自体卵周期中进行了年龄匹配的回顾性队列研究,结果仍然显示接受供卵受孕的女性 PIH 发生率显著增高。相关胎盘病理研究发现:受卵者的慢性绒毛膜炎、不明原因绒毛膜炎发生率增加,绒毛周围纤维蛋白、缺血性改变 / 坏死和绒毛血栓比例升高。这些现象可能与供卵妊娠中的异源性胚胎引起母胎界面免疫活性增加有关。可见与常规 IVF/ICSI 相比,供卵周期的妊娠期并发症增多、新生儿结局较差,尤其是双胎妊娠结局。根据美国疾病控制与预防中心 ART 监控系统2000—2010 年供卵数据显示,足月单胎活产在 <35 岁受卵者与 35~37 岁、38~40 岁、41~42 岁、43~44 岁、≥45 岁各年龄段受卵者获得良好产科结局(出生体重 ≥2 500g)的比例无显著差异。英国大样本队列研究发现女性年龄 ≥48 岁 PIH 风险显著升高,然而对产次、多胎妊娠等混杂因素进行校正后,PIH 风险与 <48 岁女性相比无显著差异。因此,为尽可能减少孕期并发症及潜在风险,建议对高龄受卵者助孕采取选择性单胚胎移植。

第四节 接受赠卵周期的成功率、影响因素和相关问题

一、接受赠卵者周期的妊娠率及分娩率

据文献报道,接受赠卵(冻卵 / 鲜卵)每胚胎移植周期的临床妊娠率为 30%~60%,但早期赠卵周期的单次移植胚胎个数较多。近年来,随着辅助生殖技术的发展,成功率逐渐上升并趋于稳定于 40%~55%。Budak 等(2007)报道了 1995—2005 年 7 186 个赠卵移植周期的临床结局,随着时间的推移,赠卵周期中囊胚移植周期的比例逐渐增加,单次移植胚胎个数减少,胚胎着床率增加,临床妊娠率升高,多胎妊娠率降低。而随着玻璃化冷冻卵子技术的成熟,冻卵捐赠周期数增加,其成功率可以与鲜卵捐赠周期相媲美。Cobo 等(2010)报道 295个玻璃化冷冻赠卵胚胎移植及 289 个鲜卵捐赠胚胎移植周期的临床妊娠率分别为 55.4% 及55.6%。2015 年一项回顾性研究分析了 3 467 个融冻卵 - 赠卵周期,着床率、临床妊娠率分别为 39% 及 48.4%。2018 年美国一项研究回顾了近 3 年的新鲜和冷冻卵子捐赠周期结果,显示单胚胎移植的活产率分别可达 53.7% 和 46.5%。

二、赠卵者年龄及所赠卵子质量的影响

受卵者的妊娠率与供者年龄及其卵子质量有关。Barton 等(2009)发现赠卵者年龄是影响供卵 IVF 周期成功的独立因素。另有报道 130 个预期好的供卵周期(供卵者至少两次取卵供卵均有活胎分娩者)与 61 个其他供卵周期相比,其活产率分别为 24.6% 和 16.6%。在卵子共享周期中,赠卵者的临床妊娠率(33%)与接受其卵子的年龄较大的受卵者相比(40%)无显著性差异,说明影响供卵移植周期胚胎植入的主要因素是卵子质量而非子宫容受性。我国目前仅允许接受人类辅助生殖治疗周期中取卵的妇女进行捐赠,因此尽量选择继发性不孕妇女、当次取卵后已妊娠或已分娩的妇女所捐赠的卵子,可为受卵者带来更好的妊娠结局。

三、玻璃化冷冻技术对卵子和胚胎质量的影响

据 2013 年美国生殖学会（ASRM）成熟卵子冷冻指南报道：多项研究显示卵子玻璃化冷冻复苏成功率为 90%~97%，受精率为 71%~79%，种植率为 17%~41%，临床妊娠率为 36%~61%，每个卵子复苏的临床妊娠率为 4.5%~12%。一项西班牙大型随机对照临床试验纳入 600 例受卵者，对使用冻卵和鲜卵助孕进行了比较，发现两组的受精率（74.2% vs. 73.3%）、种植率（39.9% vs. 40.9%），以及临床妊娠率（50.2% vs.49.8%）差异均无统计学意义。2013 年美国生殖学会颁布的指南中正式将卵母细胞的玻璃化冻融技术纳入辅助生殖技术的临床应用。因此，2018《卵子捐赠与供 / 受卵相关问题的中国专家共识》建议实施卵子捐赠的生殖中心需具备成熟的卵子玻璃化冻融技术。

2015 年《新英格兰杂志》报道年龄是影响卵子冷冻复苏成功率的关键因素，另一项前瞻性研究表明，在年龄 30~36 岁中，卵子复苏后的活产率为 8.2%（12.1 个卵子获得一个活产），而在 36~39 岁中卵子复苏活产率为 3.3%（每 29.6 个卵子可以获得一个活产）。虽然融冻卵的每融解周期或每移植周期的活产率与新鲜卵子捐赠周期近似，但冻卵周期的囊胚形成率显著低于鲜卵周期，在获得同样临床结局时需要更多卵子，存在卵子资源浪费的可能。现有的数据不能有效地排除冷冻卵子对新生儿的影响，因此其安全性和对子代的远 / 近期影响仍不明确，仍需要大量的前瞻性数据提供依据。由于卵子玻璃化冻融技术仍可能存在一定风险，临床应用仍需谨慎。

四、受卵夫妇年龄的影响

年龄无疑是影响卵子质量的主要因素，但子宫及内膜是否随着年龄的增长而功能减退目前尚存争议。Moomjy 等（1999）发现，随着受卵者年龄的增加，着床率下降，流产率增加。然而，此后许多研究表明受者的年龄并不影响妊娠率，子宫的容受性可以扩展到自然绝经后 10~20 年，40~50 岁妇女接受年轻妇女赠卵后，妊娠率可达 25%~50%。Toner 等（2002）在 17 399 个受卵周期的回顾性分析中发现，随着受卵者年龄增高，着床率及妊娠率下降。2013 年，美国生殖学会对高龄妇女接受赠卵或赠胚的意见是：对年龄 >45 岁的妇女要充分评估其整体的身体条件，考虑远期潜在的风险及妊娠期的并发症，并考虑其配偶的身体状况，因此不鼓励 55 岁以上妇女接受赠卵妊娠。2014 年，通过对美国辅助生殖技术协会（Society for Assisted Reproductive Technology，SART）登记 27 959 个受卵周期的回顾性分析提示，45 岁以下妇女接受赠卵的周期妊娠率较稳定，而 45 岁以上妇女接受赠卵周期的着床率、临床妊娠率及活产率均有明显下降。当然，仅回顾性分析并不能提供充分的证据，对于 50 岁以上的超高龄女性周期需要长期、系统的评估，包括妊娠期并发症及社会心理层面。

受卵周期中父亲的年龄也受到关注，目前的研究对父亲年龄对卵子捐赠周期妊娠率的影响仍旧存在争议。Gallardo 等认为男性年龄小于或等于 64 岁并不影响胚胎的体外发育和着床。然而，Campos 等报道当女方及父亲年龄均 >39 岁时卵子捐赠周期的妊娠率明显下降。Frattarelli 评估了 1 023 个匿名卵子捐赠治疗周期，发现男性的年龄 >50 岁时妊娠率明显下降，活产率和流产率在 <50 岁年龄组为 56.0% 和 41.3%；>50 岁父亲年龄组为 24.4% 和 41.5%。一项系统性回顾研究分析 12 438 例卵子捐赠周期后认为男性年龄并不影响妊娠结局。

但由于已有研究证实，高龄父亲与后代的软骨发育不全、孤独症、精神分裂症、双相障碍等发病相关，因此，仍需要更多的设计完善的前瞻性研究，并包括对出生缺陷及远期随访数

据的评估。

五、受卵者不孕病因的影响

多数研究认为受卵者不孕原因不影响受卵周期的妊娠率,但亦有研究发现,无性腺及绝经后妇女受卵周期的妊娠率高于月经周期正常者,提示闭经或子宫内膜静止一段时期有利于子宫内膜容受性的恢复。Turner 综合征者的妊娠率较其他原因卵巢功能早衰者低或相似,但其生化妊娠及早期妊娠流产率均高,原因尚不清楚,可能与其固有的子宫内膜发育异常有关,也可能与其发育不良的子宫血供差有关。Moomjy 等(1999)则认为是对该类患者子宫评价不足所致,如果确定其子宫腔解剖结构正常且子宫内膜对激素补充治疗反应正常,其子宫的接受性与其他患者相似。

六、受卵者子宫内膜准备方案及子宫内膜厚度的影响

对于无卵巢功能者,雌孕激素补充方案准备子宫内膜可以达到近似自然周期的接受性的效果,但对于仍存在卵巢功能者,其接受赠卵子宫内膜的准备方案存在争议。2008 年,Soares 等通过文献综述得出结论,认为赠卵周期胚胎移植中,是否降调节、内膜厚度、移植前雌激素水平、黄体酮给药途径与内膜容受性无关,但在接受赠卵移植前外源性雌激素的持续时间 >7 周将降低临床妊娠率及着床率。2010 年,Glujovsky 等在文献综述中认为供卵周期受卵者以激素替代方案移植胚胎时,是否降调节与临床结局并无关系;但受卵者在(鲜卵捐赠 - 鲜胚移植方式)赠卵周期取卵日前开始加用黄体支持将降低妊娠率。目前国内主要为鲜卵捐赠 - 冻胚移植或冻卵捐赠 - 鲜胚移植两种赠卵途径,不存在供 / 受双方内膜同步化的需求,因此可以根据不同患者的个体情况及医师经验,选择自然周期、激素补充周期、降调节 - 激素补充周期甚至微促排卵周期准备内膜。2012 年,Gupta 等的一项前瞻性分析中提示:供卵周期妊娠率及着床率随内膜厚度增加而增高,但无统计学意义,同时该研究认为在移植前内膜 >8mm 是较理想的状态。

七、接受赠卵者的产科并发症及围产儿结局

卵子赠送技术的应用促使一些特殊的孕产妇的出现,高龄(>45 岁)及卵巢功能异常者占很大的比例,接受赠卵妊娠后其产科并发症,如早孕期出血、妊娠期高血压疾病、先兆子痫、妊娠期糖尿病等的发生率均显著升高。并由于该类患者年龄偏大,其在孕期、产时及产后,甚至在产后数年,患与年龄相关的疾病如冠心病、阻塞性心力衰竭等的风险显著增加。2015 年的一项荟萃分析提示,供卵周期的低体重儿、早产儿发生率较自卵周期高,且供卵是胎盘早剥发生的危险因素,可能与免疫机制相关。由此有少数研究采用 HLA 配型选择供卵以减少胎盘早剥的发生,但样本量较少,缺乏前瞻性、大样本的相关研究。因此对接受赠卵者的高龄患者应向其告知产科并发症,尤其是胎盘早剥的风险,妊娠后进行严密监测。目前为止,有限的对接受赠卵分娩孩子的随访研究表明,其生理、心理及行为发育均在正常范围,接受赠卵家庭的亲子关系和谐正常。

第五节　卵子供 / 受相关伦理

一、技术本身带来的伦理问题

1. 捐赠者的利益与受卵者利益　由于捐赠卵子必须经过手术方式,而且为了获得较多

卵子,需要采用药物促排卵,促排卵及取卵对捐赠者存在一定的医疗风险。出于对捐赠者健康利益的考虑,许多国家(包括我国)和地区不允许实施以卵子捐赠为目的的促排卵和取卵,只允许"卵子分享",即把在辅助生殖技术过程中产生的"多余卵子"捐赠给他人。国家卫生行政部门在 2006 年《人类辅助生殖技术与精子库校验实施细则》中明确规定,"赠卵者仅限于接受人类辅助生殖治疗周期中取卵的妇女;为保障赠卵者的切身利益,应当在其每周期取成熟卵子 20 个以上,并在保留 15 个以上的基础上进行赠卵;应当在赠卵者对所赠卵子的用途、自身权利和义务完全知情同意的基础上进行"。由此产生的直接影响是符合捐赠条件的患者极少,一方面造成卵子稀缺,另一方面符合捐赠条件的多数是有生育障碍的患者,甚至不少是多囊卵巢综合征患者,其存在家族或遗传倾向,其出生子代发病率及其他疾病风险有待调查,由此引发的伦理问题也受到关注。

2. **新鲜卵子、胚胎冷冻的捐赠** 我国 2006 年《人类辅助生殖技术与精子库校验实施细则》规定"对实施赠卵技术而获得的胚胎必须进行冷冻,对赠卵者应在半年后进行人类免疫缺陷病毒抗体和其他相关疾病的检查,获得确定安全的结果后方可解冻相关胚胎"。由此可以发现捐赠卵子的胚胎冷冻除具有胚胎冷冻所共有的伦理问题之外,还存在特有的伦理问题:如果胚胎冷冻半年后捐赠者不按要求复查相关指标,是否可做胚胎复苏移植,我国目前尚无明确相关规定;半年的等待期间,受卵夫妇一方或双方发生意外或离异,如何处置冷冻的胚胎等。ARSM 提出"如果捐赠者被判断为不合格(主要是感染指标),在供/受双方都知道理论上的感染或遗传风险,并同意继续捐赠,是可以捐赠的"。

二、供/受双方选择涉及的伦理问题

1. **赠卵质量问题** 目前国际上最多的捐赠卵子来源为辅助生殖过程中有"剩余卵子"的不孕患者。在我国还明确规定了赠卵者本身也必须是需要接受辅助生殖技术治疗的不孕患者,而且在辅助生殖周期中获得较多的卵子,在保障个人使用的前提下,将多余卵子捐赠。需要接受辅助生殖技术助孕的不孕患者,除单纯因男性因素(如男方无精子症,严重少、弱、畸精子症等)就诊的夫妇外,可能其本身就带有影响生育能力的因素,那么此类妇女捐赠的卵子是否会携带这类因素,并可能将其传递给受者的后代,从而损害受者的权益,降低受者后代的生育能力,无形中扩大了生育相关不利因素的影响范围。同时多数学者认为,经过规范促排卵治疗后,能获得 20 枚以上成熟卵子的妇女不少本身为多囊卵巢综合征的患者,采用其卵子所获得的女性后代是否会有患多囊卵巢综合征的易发风险令人担忧。这些都是此类卵子来源的最大忧患。

2. **受卵者年龄** 卵子捐赠使卵巢功能不良的高龄女性(年龄超过 40 岁),甚至绝经后女性也有了生育的机会。高龄女性妊娠、生育,不但其自身安全风险增加,其后代的抚育、教育问题也应受到关注。由于父母的年龄过大,可能出现经济问题或孩子过早失去父母抚养的情况,对子代的身心健康造成影响,同时也给社会造成一定的负担。我国多数专家主张限制受卵者的年龄,建议一般控制在 52 周岁以内。

3. **亲子关系问题** 传统伦理道德的亲子关系是指父母与子女之间的生物学(遗传学)联系,即血缘关系,而接受赠卵后出生的后代其母亲与子女间的生物学联系发生了分离。孩子有一个血缘关系的母亲(赠卵者),还有一个对之孕育、分娩和将来养育的母亲,赠卵使生物学母亲与社会学母亲发生了分离。同时遗传学的母亲与法律的母亲发生分离,血缘关系和社会人伦关系变得复杂,传统亲子观念的道德受到挑战,并带来社会伦理问题。因此,赠卵所生的孩子的归属问题涉及遗传学、生物学、伦理学和法学等多个方面,应当引起关注。

4. **子代知情权与子代筛查**　与精子捐赠类似,我国在进行卵子捐赠过程中实施双盲与保密原则,这在避免纠纷和矛盾的前提下也带来了不可回避的问题,即子代知情权。因此,关于子代知情权的考虑需顾全社会、家庭和个人的利益,尊重供/受双方及出生子代。我国尚无明确规定赠卵出生子代是否应有知情权,但在《人类辅助生殖技术和人类精子库伦理原则》中有关于供精的相关规定:受者夫妇,以及实施人类辅助生殖技术机构的医务人员均无权查阅供精者真实身份的信息资料,供精者也无权查阅受者及其后代的一切身份信息资料。另一个随之而生的问题是,未来子代发生近亲婚配虽是小概率事件,但也不能绝对避免。目前供精作为相对应用较多的辅助生殖技术,其从供、受到出生后代随访均有成熟的管理模式,那么卵子捐赠也应采取类似的方式,在科学细致的管理下扩大来源,提高服务,从而为更多确实有需要的家庭提供帮助。

卵子捐赠给卵巢功能早衰、遗传性疾病基因携带者、染色体异常、绝经和围绝经期等患者带来了希望,但同时也带来许多伦理、道德及社会甚至法律问题。因此,在卵子捐赠技术实施过程中,我们必须遵守我国的法律法规,坚持"有利于捐赠者、有利于患者、有利于后代"的伦理原则,在捐赠/接受卵子的过程中严格遵循双盲原则、知情同意原则,以使这项技术在造福部分人群的同时,尽可能降低给他人,以及社会和后代带来的负面影响。

(陈子江)

参 考 文 献

1. 中华人民共和国国家卫生和计划生育委员会.卫生部关于修订人类辅助生殖技术与人类精子库相关技术规范、基本标准和伦理原则的通知(卫科教发〔2003〕176号).2003.

2. 陈子江.人类生殖与辅助生殖.北京:科学出版社,2005:593-609.

3. 中华医学会.临床诊疗指南-辅助生殖技术与精子库分册.北京:人民卫生出版社,2009:75-77.

4. Practice Committee of the American Socity. for Reproductive Medicine and the Practice Committee for the Society for Assisted Reproductive Technology. Guidance regarding gamete and embryo donation. Fertil Steril,2021,115(6):1395-1410.

5. 孙赟,黄国宁,孙海翔,等.卵子捐赠与供/受卵相关问题的中国专家共识.生殖医学杂志,2018,10(27):932-939.

6. Practice Committee of the American Society for Reproductive Medicine;Practice Committee of the Society for Assisted Reproductive Technology.2014.Repetitive oocyte donation:a committee opinion.Fertil Steril,2015,102(4):964-966.

7. BRACEWELL T,HOLLAND JC,JONES BP,et al. Exploring the knowledge and attitudes of women of reproductive age from the general public towards egg donation and egg sharing:a UK-based study. Human reproduction(Oxford,England),2021,36(8):2189-2201.

8. GOLDMAN KN,NOYES NL,KNOPMAN JM,et al. Oocyte efficiency:does live birth rate differ when analyzing cryopreserved and fresh oocytes on aper-oocyte basis? Fertil Steril,2013,100:712-717.

9. PEYSER A,BROWNRIDGE S,RAUSCH M,et al. The evolving landscape of donor egg treatment:success, women's choice,and anonymity. Journal of assisted reproduction and genetics,2021,38(9):2327-2332.

10. MADERO S,RODRIGUEZ A,VASSENA R,et al. Endometrial preparation:effect of estrogen dose and administration route on reproductive outcomes in oocyte donation cycles with fresh embryo transfer. Human reproduction(Oxford,England),2016,31(8):1755-1764.

11. HIPP HS, GASKINS AJ, NAGY ZP, et al. Effect of oocyte donor stimulation on recipient outcomes: data from a US national donor oocyte bank. Human reproduction (Oxford, England), 2020, 35 (4): 847-858.

12. KUSHNIR VITALY A, DARMON SARAH K, BARAD DAVID H, et al. New national outcome data on fresh versus cryopreserved donor oocytes. J Ovarian Res, 2018, 11: 2.

13. McCarter K, Setton R, Chung A et al. Is increasing paternal age negatively associated with donor oocyte recipient success? A paired analysis using sibling oocytes. *Fertility and sterility* 2021, 116 (2): 373-379.

14. COBO A, GARRIDO N, PELLICER A, et al. Six years' experience in ovum donation using vitrified oocytes: report of cumulative outcomes, impact of storage time, and development of a predictive model for oocyte survival rate. Fertil Steril, 2015, 04 (6): 1426-1434.

15. Ethics Committee of the American Society for Reproductive Medicine. Oocyte or embryo donation to women of advanced age: a committee opinion. Fertil Steril, 2013.

16. Practice Committee of American Society for Reproductive Medicine; Practice Committee of Society for Assisted Reproductive Technology. Recommendations for gamete and embryo donation: a committee opinion. Fertil Steril, 2013, 99 (1): 47-62.

17. YEH JS, STEWARD RG, DUDE AM, et al. Pregnancy outcomes decline in recipients over age 44: an analysis of 27 959 fresh donor oocyte in vitro fertilization cycles from the Society for Assisted Reproductive Technology. Fertil Steril, 2014, 101 (5): 1331-1336.

18. SAGI-DAIN L, SAGI S, DIRNFELD M. Effect of paternal age on reproductive outcomes in oocyte donation model: a systematic review. Fertil Steril, 2015, 104 (4): 857-865.

19. ADAMS DH, CLARK RA, DAVIES MJ, et al. A meta-analysis of neonatal health outcomes from oocyte donation. J Dev Orig Health Dis, 2015, 27: 1-16.

20. GLUJOVSKY D, PESCE R, SUELDO C, et al. Endometrial preparation for women undergoing embryo transfer with frozen embryos or embryos derived from donor oocytes. The Cochrane database of systematic reviews, 2020, 10 (10): Cd006359.

21. GUPTA P, BANKER M, PATEL P, et al. A study of recipient related predictors of success in oocyte donation program. J Hum Reprod Sci, 2012, 5 (3): 252-257.

22. SCHATTMAN GL. Clinical practice. Cryopreservation of oocyte. N Engl J Med, 2015, 373: 1755-1760.

23. SOLÉ M, SANTALÓ J, BOADA M, et al. How does vitrification affect oocyte viability in oocyte donation cycles? A prospective study to compare outcomes achieved with fresh versus vitrified sibling oocytes. Hum Reprod, 2013, 28: 2087-2092.

24. YOUNIS JS, LAUFER N. Oocyte donation is an independent risk factor for pregnancy complications: the implications for women of advanced age. J Womens Health (Larchmt), 2015, 24 (2): 127-130.

25. BLÁZQUEZ A, GARCÍA D, RODRÍGUEZ A, et al. Is oocyte donation a risk factor for preeclampsia? A systematic review and meta-analysis. J Assist Reprod Genet, 2016, 23.

26. KUSHNIR VA, DARMON SK, BARAD DH, et al. New national outcome data on fresh versus cryopreserved donor oocytes. J Ovarian Res, 2018, 11: 3048-0378.

27. VINCENT-ROHFRITSCH A, MARSZALEK A, SANTULLI P, et al. Risk of perinatal complication and egg donation: Role of resorting to cross-border care? J Gynecol Obstet Biol Reprod (Paris), 2016, 45: 866-875.

28. LUDLOW K. Genes and gestation in Australian regulation of egg donation, surrogacy and mitochondrial donation. J Law Med, 2015, 23: 378-395.

29. ROMEO CASABONA CM, PASLACK R, SIMON JW. Reproductive medicine and the law: egg donation in Germany, Spain and other European countries. Rev Derecho Genoma Hum, 2013, (38): 15-42.

30. 中国香港人类生殖科技管理局. 生殖科技及胚胎研究实务守则. 2013.1.

31. Ethics Committee of the American Society of Reproductive Medicine. Oocyte or embryo donation to women of advanced reproductive age: an Ethics Committee opinion. Fertil Steril, 2016, 106: e3-e7.

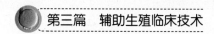

32. SAGI-DAIN L. Effect of paternal age on reproductive outcomes in oocyte donation model：a systematic review. Fertil Steril，2015，104（4）：857-865.

33. KAWWASS JF，MONSOUR M，CRAWFORD S，et al.Trends and outcomes for donor oocyte Cycles in the United states，2000-2010.JAMA，2013，310：2426-2434.

34. Malhotra N，Gupta M，Yadav A et al. Multivariate analysis of oocyte donor and recipient factors affecting cumulative live birth rate in oocyte donor IVF（OD-IVF）cycles. *JBRA assisted reproduction* 2021，25（4）：549-556.

35. JEVE YB，POTDAR N，OPOKU A，et al.Three-arm age-matchedretrospective cohort study of obstetricoutcomes of donor oocytepregnancies.Int J Gynaecol Obstet，2016，33：156-158.

 复习思考题

受卵的适应证是什么？

第六章 诱导排卵和控制性卵巢刺激

要点

1. 掌握促排卵药物的分类和作用机制。
2. 掌握不同促排卵方案的组成及适用范围。
3. 理解促排卵过程中激素的变化及其监测方法和意义。
4. 了解卵泡期孕酮升高的原因及其对策。
5. 了解黄体支持和 LH 补充的意义。

第一节 促排卵药物

一、芳香化酶抑制剂

芳香化酶是一种细胞色素 P450 超家族复合酶,催化雌激素产生的限速步骤即雄烯二酮、睾酮转化为雌酮和雌二醇的 3 个羟化步骤。血液中雌激素主要来源于卵巢(绝经前女性)和脂肪组织(绝经后女性)。而芳香化酶的活性存在于许多组织中,如卵巢、脑、肌肉、肝、脂肪、乳房组织,以及恶性乳腺肿瘤等。

应用于促排卵的主要是来曲唑(letrozole,LE),因其抗雌激素作用原用于乳腺癌的临床治疗。最近芳香化酶抑制剂已成功用于诱导排卵,促进 Gn 分泌从而促进卵泡的发育。来曲唑口服后可完全被吸收,平均终末半衰期大约为 45 小时(范围 30~60 小时),主要在肝脏代谢。

【作用机制】 芳香化酶抑制剂促排卵机制目前尚不十分明确,推测可能分为以下两个方面:阻断雌激素的产生,降低机体雌激素水平,可解除雌激素对下丘脑-垂体-性腺轴的负反馈抑制作用,导致 Gn 的分泌增加而促进卵泡发育;在卵巢水平阻断雄激素转化为雌激素,导致雄激素在卵泡内积聚,从而增强 FSH 受体的表达并促使卵泡发育,刺激胰岛素样生长因子-Ⅰ(IGF-Ⅰ)及其他自分泌和旁分泌因子的表达增多,在外周水平通过 IGF-Ⅰ系统提高卵巢对激素的反应性。由于芳香化酶抑制剂并不拮抗下丘脑上雌激素受体,卵泡的生长就会随着雌二醇和抑制素浓度的增加引起正常的二次负反馈效应,限制 FSH 的继续升高,因此,许多循证医学证据都显示多卵泡继续发育的机会减少,常常表现为 1~2 个卵泡发育成熟,显著降低了卵巢过度刺激和多胎妊娠的风险。只有在使用芳香化酶抑制剂同时添加 FSH 才会产生明显的多个卵泡排卵。

【用法和适应证】 LE 自月经第 2~6 天开始使用,推荐起始剂量为 2.5mg/d,连用 5 天;如卵巢无反应,第二周期逐渐增加剂量(递增剂量 2.5mg/d),最大剂量为 7.5mg/d;其他用法:LE 可合并 Gn,增加卵巢对 Gn 敏感性,降低 Gn 用量。主要用于:①PCOS:现有的 meta 分析和 RCT 研究结果显示,LE 诱导排卵,每患者活产率、排卵率、单卵泡发育率优于枸橼酸氯米芬(clomifene citrate,CC),多胎妊娠率低于 CC,出生缺陷无统计学差异;②其他:对不明原因不孕症、子宫内膜异位症 I 期或 II 期,LE 的疗效尚不明确。

【副作用和安全性】　在临床应用中,LE 的耐受性好,主要的不良反应为胃肠道反应,其他不良反应包括潮热、头痛和背痛。由于不清楚哺乳期间的安全性,芳香化酶抑制剂被归为妊娠 X 类药物。动物模型研究显示芳香化酶抑制剂具有胚胎毒性、胎儿毒性和致畸性。但人类研究表明来曲唑诱导排卵周期流产率、异位妊娠率与自然妊娠相似。通过与年龄匹配的对照组相比,来曲唑诱导排卵组并未发现先天畸形的风险增加。

目前 LE 用于促排卵仍然属于非指征用药,应给予患者必要的知情同意并记录患者的意见。

【LE 与 CC 的比较】　LE 与 CC 相比,使用后没有雌激素受体的下调,故对雌激素靶组织无不利反应,且 LE 的半衰期(45 小时)显著缩短,可以在体内迅速清除,在卵泡早期使用可降低胎儿暴露的风险,同时也降低了对子宫内膜的抗雌激素效应,有较高的妊娠率。LE 因较多的优势已成为一线的口服促排卵药物。

二、氯米芬

枸橼酸氯米芬(CC)于 1956 年合成,1961 年 Greenblatt 等发现 CC 能有效地诱导排卵,1967 年美国食品药品管理局(Food and Drug Administration,FDA)批准了 CC 作为治疗不孕的药物使用。

CC 是一种三苯基氯乙烯衍生物,结构上 CC 与己烯雌酚类似,具有弱雌激素活性,能与雌激素受体有效结合。CC 是两种立体化学异构体即顺式和反式(En,恩氏)氯米芬的消旋混合物。在商业制剂中,这两种异构体比例分别为 38% 和 62%,反式 CC 同时具有抗雌激素和弱雌激素效应,而顺式 CC 则是完全的抗雌激素效应,诱导排卵的效果比反式高 5 倍。实验证实 CC 的有效成分取决于其顺式异构体成分。反式异构体较顺式异构体吸收得更快且清除得更完全,因此尽管 CC 包含了 62% 反式异构体和 38% 顺式异构体,但顺式异构体血清浓度却明显高于反式异构体。因此,靶组织的反应主要取决于不同异构体的浓度及其与雌激素受体结合的亲和力。CC 主要通过粪便排泄,少量也通过尿液排泄。CC 半衰期较长,停药 30 天后仍可以在血清中检测到药物的存在。

【作用机制】　CC 的主要作用机制是通过占据下丘脑和垂体雌激素受体从而阻止内源性雌激素的负反馈,促进下丘脑分泌 GnRH 至下丘脑 - 垂体门脉循环,垂体更多释放促性腺激素,增加卵巢内卵泡的募集,促进卵泡发育和排卵。用药后血清 LH/FSH 的比率有时显著增加,这种改变可能影响卵母细胞成熟,导致排卵的延迟。CC 不具有孕激素、促肾上腺皮质激素、雄激素和抗雄激素作用。

【适应证和禁忌证】　CC 最主要适应证是 WHO II 类无排卵或稀发排卵(如 PCOS 患者)。CC 只有在存在雌激素负反馈效应的前提下才能发挥作用。像 WHO I 和 WHO III 类无排卵女性或者下丘脑 - 垂体 - 性腺轴有缺陷的患者是不适宜用 CC 促排卵的。有正常排卵的不孕女性、单侧输卵管疾病和精子参数正常的低生育患者使用 CC 的目的是增加成熟卵泡的发育,克服明显的生育力低下。在 IVF 中 CC 也常与 Gn 联合使用促排卵。卵巢囊肿、可疑恶性肿瘤和肝病患者不宜使用 CC。

【用法】　在自然或孕酮诱导的月经周期第 2~6 天开始,口服 5 天,研究表明,对于无排卵患者,在月经周期的第 2、3、4 或 5 天开始口服,排卵率、妊娠率和妊娠结局相似。推荐起始剂量为 50mg/d；如卵泡发育没有达到成熟，后续周期可以以每日 50mg 为单位逐周期进行递增。虽然达到排卵所需的剂量与体重相关，但目前还没有可靠的办法来预测每个患者所需的精确剂量。大部分女性在较低剂量时会发生排卵，如 50mg/d 的排卵率为 52%，需要 100mg/d 时的排卵率为 22%，需要更高剂量时排卵率往往更低，如 150mg/d 的排卵率为 12%，200mg/d 的排卵率为 7%，250mg/d 的排卵率为 5%，而且过度刺激和多胎妊娠的风险可能也会增加。因此 CC 150mg/d 无反应的女性最终大部分都需要选择其他治疗方案或联合治疗。CC 的效应剂量一旦建立就没有进一步增加剂量的指征，除非排卵反应消失。CC 治疗的前 3 个周期妊娠率最高，超过 3 个周期妊娠率显著下降，超过 6 个周期的妊娠不常见。换言之，6 个周期的 CC 诱导排卵失败后，需要进一步诊断评估排除其他影响因素和改变治疗策略。

【治疗结果】　CC 能促使大多数妇女排卵，排卵率为 70%~92%，然而妊娠率较低。这种高排卵率和低妊娠率的不一致性可能与以下因素相关：对子宫内膜的抗雌激素作用；对宫颈黏液的抗雌激素效应；子宫内膜血流的减少；胎盘蛋白 14 合成减少；亚临床妊娠流产；影响输卵管的运输；对卵母细胞的有害作用。

【副作用和安全性】　最常见的副作用为潮热（10%）、腹胀、胃胀不适（5%）、乳房不适（2%）、恶心呕吐（2%）、视觉症状和头痛（1.5%）。在 CC 用药 5 天期间，基础体温升高。罕见视觉症状包括出现盲点、闪光或视觉异常，停药后完全消失，无远期影响。多胎妊娠率约为 5%，几乎均为双胎。有报道显示，长期使用 CC（>12 个月）增加卵巢癌患病风险［相对危险度（RR）=1.5~2.5］。英国药品安全局建议医师遵守厂家推荐的治疗时间，即"最长 6 个月"。然而，这一风险并未在此后的报道中获得证实。CC 被归为 X 级妊娠药物，虽然在动物试验的研究中表明：死亡率和某些类型畸形率的增加与剂量有关，但目前为止，在人类尚未发现 CC 与先天缺陷相关。有研究表明，3 751 例 CC 治疗后分娩的儿童中，122 例发生先天畸形，其发生率为 32.5/1 000，与正常人群相同。

三、促性腺激素

促性腺激素（gonadotropin，Gn）包括 FSH、LH、hCG，均为糖蛋白，由两个非共价结合的含糖的亚单位，即 α 和 β 组成。他们的 α 亚单位氨基酸序列相同，由 92 个氨基酸构成，而 β 亚单位氨基酸序列各异。激素的特异生物活性取决于 β 链。糖蛋白的碳水化合物部分由果糖、半乳糖、甘露糖、半乳糖胺、氨基葡萄糖/葡糖胺和唾液酸组成。蛋白部分与特异性的靶组织受体结合，而碳水化合物部分在连接激素受体复合物与腺苷酸环化酶中发挥关键作用。唾液酸是决定生物半衰期的关键因子，促性腺激素的循环半衰期主要与唾液酸含量相关，hCG 的唾液酸含量最高，其次为 FSH、LH，因此它们的半衰期分别为 24 小时、3~4 小时和 20 分钟。去除 hCG、FSH 和 LH 的唾液酸残基，激素从循环中快速清除。

hCG 具有最大的 β 亚单位，由 145 个氨基酸组成，含有较大的碳水化合物部分，还包含一个含有 24 个氨基酸的独特羧基末端，这一独特结构可用于制备高度特异性的抗体，用于高度特异性的免疫分析。β-hCG 羧基末端区延伸的序列中含有 4 个糖基化位点，故糖基化程度大于 LH，因此循环半衰期长。hCG 的 β 亚单位的位点不含有激素反应元件，因此不受性激素的反馈调节。FSH 的 β 亚单位由 118 个氨基酸组成，共有 4 个糖基侧链，每个亚单位各 2 个，半衰期为 3~4 小时。LH 的 β 亚单位由 121 个氨基酸组成，有 3 个糖基侧链、1 个糖基化位点，唾液酸较 FSH 少 1/2，所以半衰期仅 20 分钟。

糖蛋白激素具有异质性，每种激素都是由具有不同免疫和生物活性的异构体组成，异构体具有不同的分子量、循环半衰期和生物活性。在整个月经周期中，血液循环中出现的 FSH 和 LH 的异构体至少有 20~30 种，所以一个糖蛋白激素总的活性是到达并与靶组织结合的各种形式的糖蛋白的综合效应。由于尿源性的制剂也是由不同的异构体组成，因此，批间生物活性可能存在差别。

【促性腺激素药物的发展史】 促性腺激素药物用于促排卵已有 70 年历史之久，随着技术的不断更新，促性腺激素制剂历经了动物来源、人垂体来源、尿源、基因重组药物四个时代，这些药物制剂的发展不仅为临床不孕症患者提供了极其有效的治疗手段，而且为生命科学的基础和临床研究开辟了广阔的天地。

目前临床使用的促性腺激素有尿源性和基因重组的两类，尿源性的 Gn 又有纯 FSH 和含有 FSH、LH 和 hCG 的 hMG 两种。

1. **孕马血清促性腺激素**（pregnant mare serum gonadotropin，PMSG） 促性腺激素的使用历程可追溯至最开始尝试使用孕马血清。1930 年，Cole and Hart 首次在孕马血清中发现 Gn；直至 1937 年，PMSG 才被提纯并应用于无排卵患者。但随后许多临床试验发现 PMSG 诱发排卵的结果不稳定。1942 年，进一步研究发现，接受 PMSG 治疗的患者会产生抗体，导致再次注入 PMSG 后对该药物不敏感，从而标志着 PMSG 时代的结束，目前仅用于动物实验。

2. **人垂体促性腺激素**（human pituitary gonadotropin，HPG） 1958 年，Gemzell 从人垂体中提取出促性腺激素，命名为 HPG，应用于促性腺激素分泌不足的患者，1962 年获得了首例成功妊娠分娩从而被广泛使用。其后的 30 年里全球几个生殖中心已将人垂体促性腺激素制剂成功地用于诱发排卵，但由于人类垂体的来源有限，不能满足不断增长的对促性腺激素制剂的需求。而且，在 1988 年，由于致命的朊病毒感染导致医源性克 - 雅脑病（Creutzfeldt-Jakob disease，CJD）的报道，人们发现这些病例无一例外地使用过垂体制剂。HPG 因此被彻底弃用。

3. **人类绝经期促性腺激素**（human menopausal gonadotropin，hMG） 1947 年，化学家 Piero Donini 从绝经后妇女的尿液中成功提出了 hMG，即人类绝经期促性腺激素，hMG 包含 LH 和 FSH；1959 年 hMG 开始应用于人类诱发排卵；1960 年 Lunenfeld 等首次报道用促性腺激素促排卵获得妊娠。从此开启了应用尿源性促性腺激素制剂的时代。

多年来，hMG 一直是临床上使用的唯一的尿源性促性腺激素。理论上，hMG 含 FSH 和 LH 各 75U，但实际上 FSH/LH 比值却不同，其中 LH 的活性只有 FSH 的 1/3，所以添加了 hCG，使 FSH：LH 活性比为 1：1。hMG 制剂含有 5 种以上的 FSH 异构体以及 9 种以上的 LH 异构体。这些差异偶尔可能造成患者反应的不一致。此外，FSH 作为主要的活性物质，在提取的尿 Gn 产品中含量不到 5%，这些产品的特异性活性通常不超过 150U/mg 蛋白，而 95% 为杂质蛋白。hMG 制剂中所含的其他蛋白成分包括肿瘤坏死因子结合蛋白、转铁蛋白、尿激酶、Tamm-Horsfall 糖蛋白、表皮生长因子和免疫球蛋白相关因子。尽管 hMG 制剂有效、相对安全，但也有局部不良反应，如疼痛和变态反应的报道，这些副作用可能与非促性腺激素杂质蛋白的免疫反应相关。

4. **纯 FSH** 促性腺激素发展历史中重要的焦点是药物的纯度不断提高，LH 的含量和杂质蛋白含量逐渐减少。基于当时高活性的 LH 不利于卵母细胞发育的理念，促进了纯 FSH 制剂的问世。20 世纪 80 年代中期，通过免疫吸附作用将 LH 从 hMG 中分离出来，形成尿源性 FSH。纯 FSH 活性为 100~200U/mg 蛋白，LH 含量减少为 <1%，但仍含有 95% 的

杂质蛋白。促性腺激素的进一步发展是使用单克隆抗体技术生产出高纯 FSH,高纯 FSH 的 FSH 活性达 9 000U/mg 蛋白,LH 含量 <1%,杂质蛋白约 4%,实现了第一个真正意义上的高纯度生物提取物,因而高纯 FSH 的使用方法也由传统的肌内注射改为了可以皮下注射,并于 1993 年投入使用。

5. **重组促性腺激素**　促排卵药物的广泛使用使得对 Gn 的需求量急速增长,来源困难和基因重组技术的发展使得重组人 FSH(rhFSH)产品应运而生。rhFSH 不包含任何 LH 和尿蛋白,实现了最终意义上"纯"的转变,但其生产过程和工艺的要求都非常严格。早期主要通过细菌(常为大肠埃希氏菌)产生,然而人促性腺激素如 FSH 的结构很复杂,需要翻译后水平的加工过程如蛋白折叠和糖基化,使得功能蛋白难以在原核生物中产生。因此,科学家又采用哺乳动物的细胞系,在中国仓鼠卵巢细胞中生产出人 FSH。1988 年,生产第一个重组的 FSH 制剂:促卵泡素 α。1992 年,报道了首例用 rFSH 促排卵后 IVF 出生的婴儿。1996 年,上市了另一种重组 FSH 制剂:促卵泡素 β。这两种促性腺激素和天然 FSH 的化学结构一样,均包含 α 和 β 亚单位。之所以命名为 α 和 β,仅仅是根据其上市时间予以区分,并不表示亚单位有何不同。目前已上市基因重组的制剂还有重组人 LH 和重组人 hCG。基因重组药物的问世解决了药物来源困难、药物纯度等问题,但其结构固定,无法模拟自然产生 FSH 在月经周期中结构和活性的变化。

6. **国产促性腺激素**　1983 年,中国科学院与原卫生部上海生物研究所研制生产了第一批国产 hMG;1986 年,首次应用于下丘脑 - 垂体闭经患者。1992 年,国产 hMG 正式通过原卫生部新药评审。目前,国产尿源促性素 hMG、人绒毛膜促性腺激素(hCG)已在国内广泛应用。国产高纯尿 FSH 于 2006 年上市,活性 >8 500U/mg,前瞻性多中心临床试验证实其促排卵治疗与其他高纯疗效相当,同样具有良好的耐受性。

7. **LH**　在卵泡发育中发挥辅助作用,在卵泡早期刺激卵泡膜细胞产生雄激素,增加颗粒细胞对 FSH 的敏感性,促进卵泡的募集,因此在 HH 患者和少数降调过程中垂体明显被抑制而 LH 水平和 E₂ 极低患者中需要补充 LH,对 LH 水平正常的患者的促排卵不一定需要补充 LH。目前有重组的 LH 可供临床使用,每支含 LH 75U。hMG 含有 LH 或 hCG 成分可发挥 LH 的作用,可根据需要使用。

8. **hCG**　主要用于最后触发卵泡成熟和部分患者黄体支持。目前临床使用的 hCG 也有两种制剂:尿源性 hCG 和基因重组 hCG(rhCG)。研究显示,rhCG 250μg(6 000U)与 5 000U 尿 hCG 效果相同,应用更高剂量的 rhCG(500μg)能获得更多的卵子,但卵巢过度刺激综合征(OHSS)发生风险增加 3 倍。一项综述结果提示,在 IVF/ICSI 中,尿源性 hCG 和重组 hCG 在诱发卵泡最终成熟、妊娠率和 OHSS 发生率并无明显差异,但 rhCG 的耐受性更好。

9. **促性腺激素的标准化定量**　传统 Gn 定量方法是生物活性标称。通过鼠使用 Gn 后卵巢增重来定量,以标准国际单位来表示生物活性。然而,这种测定方法存在一定的局限性:如耗时、麻烦、使用大量的实验动物,并且精确度有限。欧洲药典限定的活性区间范围为 80%~125%,即标示 75U 的 FSH 其生物活性可在 60~90U 之间。

近年来,随着生物制药技术的改进、药物纯度的提高,使得以质量标称(FbM)定量重组促性腺激素成为可能。通过更为精确的高效液相色谱(SE-HPLC)对重组产品进行蛋白定量(μg),变异系数低于 2%,而生物学测定的变异系数为 ±20%。FbM 可反映药物质量与其生物活性之间的恒定关系,从而获得更高的批间稳定性。

10. **促性腺激素的未来与展望**　目前,FSH 需每天给药才能有效地维持药物的作用。

因此,令人关注的问题之一是如何延长 rhFSH 的作用时间从而减少注射次数。对未来新的 FSH 产品的要求是具有更长的半衰期和更长的生物效应时间,通过单次注射即能在一周内以可控和可预测的模式促进卵泡生长。

2001 年,在人体上进行了一项长效改良 FSH 制剂的试验。这种制剂称为 FSH C 肽(FSH-CTP)。FSH-CTP 包含 rhFSHα 亚基、hFSHβ 亚基和 hCG 亚基 C 末端杂交而成的 β 亚基。这种分子结构与 rhFSH 相比具有更长的半衰期。一项对健康妇女志愿者的研究显示,单次剂量 FSH-CTP 能成功诱发多卵泡生长。2003 年报道了使用 FSH-CTP 刺激周期的第一例活产儿出生。最近的一篇纳入 2 335 例患者的综述显示,单剂量长效 FSH 能安全有效地替代 rFSH 制剂诱发排卵。

延长单次使用 rhFSH 作用时间的另一方法是开发缓释型 FSH 产品。通过应用 FSH 三维结构结合生物信息学计算机模型已设计出了一种能抵抗失活和机体清除机制的新分子结构。这种蛋白是含糖成分较多的 FSH,具有较长的半衰期,在给予单剂量皮下注射后可以在一段时间内恒定释放 FSH,从而模拟 ART 中前 5~10 天的注射量。动物试验显示,从小鼠皮下注射直至分娩,其血清循环水平保持为同等剂量 rhFSH 的 6 倍左右。这种 FSH 已应用于 ART 患者的临床研究中。

完全解除患者注射痛苦的另一种方法是研发口服促性腺激素制剂,目前这种药物的筛选正处于临床前研究阶段。

四、GnRH 类似物

促性腺激素释放激素(gonadotropin releasing hormone,GnRH)是下丘脑神经元分泌的肽类激素,由神经突触的末端释放进入垂体门脉系统,刺激腺垂体促性腺细胞合成和分泌 LH 和 FSH,以维持生殖功能。1971 年,Schally 和 Guillemin 等成功地分离出了 GnRH;1978 年,弄清了它的分子结构为 10 肽,一级结构顺序为(焦)谷 - 组 - 色 - 丝 - 酪 - 甘 - 亮 - 精 - 脯 - 甘酰胺,由于 5-6、6-7 和 9-10 位的氨基酸链极易受酶的作用而迅速裂解,因此半寿期仅为 2~4 分钟。通过将不同位置的氨基酸进行置换或去除,可以得到一些化学结构与 GnRH 相似的化合物,称为促性腺激素类似物。依据其对垂体促性腺激素释放激素受体的作用性质分为 GnRH 激动剂(GnRH agonist,GnRH-a)和 GnRH 拮抗剂(GnRH antagonist,GnRH-an)。

(一)GnRH 激动剂

在天然 GnRH 基础上替换第 6 位和第 10 位的氨基酸,可以得到一系列的 GnRH 激动剂(GnRH-a),它们与受体的亲和力增加,不易被酶裂解,半衰期延长,因而效力可增加几十倍甚至 200 倍,目前已合成的 GnRH-a 有数千种,临床一些品规举例如表 3-6-1 所示。

表 3-6-1　促性腺激素释放激素及其激动剂类似物

药物	化学简式	相对生物效应	剂量/支	用药途径	用药间隔时间
促性腺激素释放激素	十肽	1	25 或 100 激素	静脉	脉冲式给药
曲谱瑞林	[D-Trp^6].GnRH	100	3.75mg	长效、缓释肌内注射	28 天
戈舍瑞林	[D-Ser(tBu)^6,Aza.Gly^{10}].GnRH	50	3.6mg	长效、缓释皮下注射	28 天

续表

药物	化学简式	相对生物效应	剂量/支	用药途径	用药间隔时间
亮丙瑞林	[D-Leu^6,Pro^{9}NH]Et.GnRH	50	3.75mg	长效、缓释皮下注射	28天
布舍瑞林	[D-Ser(tBu)^6,Pro^9-NEt].GnRH	100	15mg	分次喷鼻	6~8小时

【GnRH-a 的激发作用】

作为激动剂,GnRH-a 使用后与垂体细胞的受体结合后会促使其释放 FSH 和 LH,引起用药初期的一个短促的血浆促性腺激素高峰,这被称为 GnRH-a 的激发(flare up)作用,用药 12 小时后可使 LH 增加 10 倍,FSH 增加 5 倍,E$_2$ 增加 4 倍。而此后,又由于 GnRH-a 与 GnRH 受体有更高的亲和力,与 GnRH 受体的结合更为持久,当 GnRH-a 持续存在时,大部分的受体被占据并内移至细胞内,使垂体细胞表面缺乏 GnRH 受体,不能对内源性或外源性的促性腺激素释放激素进一步发生反应。此外,持续而非脉冲式兴奋垂体可能增加了垂体的无反应性。其结果就是垂体的 LH 和 FSH 分泌显著减少,在用药 5~7 天后开始下降,14 天之内降低到基础值以下,呈去垂体状态,这种现象被称为垂体的降调节,这种体状态可随停药而恢复。临床上可以设计用药方案利用 GnRH-a 的激发作用,在短方案中可降低 Gn 的用量。这种激发作用也可被用于取代 hCG 触发卵泡最后的成熟,在非降调周期如拮抗剂周期中,垂体保持对 GnRH 敏感,可用 GnRH-a 代替 hCG,激发作用形成的 LH 峰值可触发排卵,同时避免了 hCG 过强和过长时间的作用,因此可降低 OHSS 的发生率,可用于有 OHSS 发生危险的患者。在温和/微刺激周期中如此触发排卵,可以避免 hCG 对下一周期卵泡发育的影响。

【GnRH-a 的降调作用】

1. 定义　降调作用是指持续使用 GnRH-a 期间卵巢的反应性降低,激素通过调节自身受体的数量来控制靶组织对它的反应。GnRH-a 发生激发作用后,由于 GnRH-a 与 GnRH 受体有更高的亲和力,与 GnRH 受体的结合更为持久,当 GnRH-a 持续存在时,大部分的受体被占据并内移至细胞内,使垂体细胞表面缺乏 GnRH 受体,不能对内源性或外源性的促性腺激素释放激素进一步发生反应。此外,持续而非脉冲式兴奋垂体可能增加了垂体的无反应性。其结果就是垂体的 LH 和 FSH 分泌显著减少,在用药 5~7 天后开始下降,14 天之内降低到基础值以下,呈去垂体状态,这种现象被称为垂体的降调节,这种体状态可随停药而恢复。降调的机制包括 3 个环节:①受体胞质部分的自动磷酸化引起脱敏;②受体内在化或内流,引起受体丢失;③腺苷酸环化酶的调节亚单位与催化亚单位脱偶联。

用 GnRH-a 降调平均 14 天~3 周达到降调效果,21 天 E$_2$ 达到绝经期水平。降调抑制 LH 的作用更加明显(90%),抑制 FSH 作用较轻(40%~60%)。在控制性的卵巢刺激方案中,垂体降调达到的标准为 LH<5~10U/L,E$_2$<50pg/ml,子宫内膜 <4~5mm。

2. 目的和优、缺点　降调主要的目的是防止过早 LH 峰和排卵的发生,以及过早黄体化从而降低周期取消率。过早 LH 峰是指卵泡尚未成熟,尚未到达注射 hCG 标准时出现的 LH 峰。LH 峰的标准是连续 2 天 LH 大于基线的 2 倍,第 2 天必须等于或大于第一天(基础 5~10U/ml,峰值一般在 100U/ml 以内)。使用 GnRH-a 后过早 LH 峰的发生率可由 15%~20% 降至 2%。降调的另一优点是增加了获卵数。长方案延长了 FSH 阈值窗时间,使卵泡成熟同步,因此增加获卵数。该效应已经由许多循证医学资料所证实。缺点是 OHSS 发生率较之拮抗剂方案增加、黄体功能不足、Gn 用量增加、Gn 时间延长。

3. 并发症和不良反应

(1)功能性卵巢囊肿的形成:GnRH-a 治疗的不良反应之一是形成功能性卵巢囊肿,发生率为 13%~25%,主要发生在第一次进行长方案治疗时。囊肿发生的原因是 GnRH-a 的激发效应引起的促性腺激素峰对正在生长的卵泡或黄体的刺激作用。有学者认为囊肿形成会降低诱发排卵的效果和妊娠率,但也有学者认为没有影响。卵泡早期开始降调的长方案容易产生囊肿,而黄体中期使用 GnRH-a,垂体脱敏发生的更早,囊肿也消失慢。处理的办法是在用 Gn 诱发排卵前进行穿刺或继续使用 GnRH-a。事先用口服避孕药(oral contraceptive,OC)治疗可以减少囊肿的形成,而且可以避免用 GnRH-a 合并妊娠的发生。但对卵泡发育和妊娠率的影响还有待研究。

(2)合并妊娠:黄体中期开始 GnRH-a 治疗合并妊娠的发生率约为 1%。文献报告早孕接触 GnRH-a 不增加流产率和出生缺陷的发生率。研究报道使用 GnRH-a 合并早期妊娠分娩 282 例,先天异常的发生率为 1.6%,与普通人群相似。用大剂量 GnRH-a 引产,不会发生流产,孕酮和 β-hCG 水平也不下降。口服避孕药可防止拟用 GnRH-a 周期合并妊娠。

(3)黄体功能不足:1987 年,Smitz 报告在 GnRH-a 降调周期,用 hCG 8 天后血中 LH 仍然处于抑制状态,直至黄体期末,血清孕酮和雌二醇水平明显偏低,内膜活检发现,50% 表现为分泌转变延迟。体外试验表明,GnRH-a 能进入生长的卵泡,与颗粒细胞的 GnRH-a 受体相结合,减少了孕酮的产生,造成黄体功能不足。此外,GnRH-a 的溶黄体作用还可能导致黄体过早溶解。因此,使用 GnRH-a 降调节的控制下超排卵方案一般都联用黄体支持。

(4)增加 Gn 用量:由于降调节方案压制了内源性的 Gn,因此,要维持同样的 Gn 效果,需要略高剂量的外源性 Gn。

(二) GnRH 拮抗剂

GnRH 激动剂需要变更天然 GnRH 肽链 1~2 两个氨基酸。而拮抗剂的研发几乎耗时 30 年,需要更换 3 种或更多氨基酸。通过改变天然 GnRH 中 1、2、3、6 和 10 位上的氨基酸序列已经合成了数百种 GnRH 拮抗剂。第一代和第二代 GnRH 拮抗剂因为引起明显的组胺释放导致局部红肿和硬结、全身水肿和过敏反应等副作用而无法在临床使用。第三代制剂则避免了这些副作用。目前在临床使用最普遍的两种拮抗剂是西曲瑞克和加尼瑞克。两种制剂均耐受性好、安全、有效和使用便利,没有因不良反应而终止治疗的报道。主要的不良反应是注射部位的反应或恶心、头痛、疲劳和乏力。

【作用机制】

GnRH 拮抗剂的作用机制完全不同于激动剂,是典型的 GnRH 受体竞争性抑制剂。拮抗剂竞争性占据垂体 GnRH 受体,从而阻断了内源性 GnRH 与受体的结合和刺激作用,能可逆性地直接抑制垂体 Gn 的分泌。因此,与激动剂比较,它们的效应更取决于它们的剂量。GnRH 拮抗剂的抑制作用是直接的,没有激动剂的激发作用,没有垂体细胞表面 GnRH 受体的丢失,因此需要持续用药确保 GnRH 受体被持续占据(表 3-6-2)。与激动剂相比,拮抗剂需要使用更大剂量才能达到有效的垂体抑制。GnRH 拮抗剂以剂量依赖的方式抑制 LH 的分泌,小剂量时对 LH 的抑制作用小,大剂量几乎完全地抑制 LH 的释放。Mannaerts 等在一个多中心的剂量研究中指出,大剂量拮抗剂显著降低 IVF 周期的妊娠率。

表 3-6-2　GnRH 激动剂和拮抗剂的作用机制的比较

GnRH 拮抗剂	GnRH 激动剂
阻断受体(无受体激活)	受体降调
竞争性抑制	垂体脱敏
立即、剂量依赖性抑制	起始"flare up"效应
迅速恢复	缓慢恢复

研究表明,在 30 例健康、有规律排卵的妇女中,皮下注射 3mg GnRH 拮抗剂,用药后 8 小时内 LH 水平开始下降,16 小时后达到最低水平。当停用拮抗剂后,性腺功能在数天内恢复正常,而激动剂在降调后卵巢功能的恢复需要长至 6 周。显然,拮抗剂既没有耗竭促性腺激素细胞的 FSH 和 LH 储存,也不会抑制促性腺激素的合成。

当使用拮抗剂时,垂体仍保持对 GnRH 刺激的敏感性和适当的反应。一项研究表明,20 位患者从周期的第 2 天开始用 Gn 促排卵,从月经的第 7 天开始,15 个患者每天给予西曲瑞克 3mg,5 个患者每天给予西曲瑞克 1mg,在排卵前 3 小时,给予所有患者 25mg GnRH-a,在注射 GnRH-a 前和其后 30、180 分钟测定 LH 水平,结果,使用 GnRH-a 前,这两组患者的平均 LH 水平均明显受到抑制,但在注射 GnRH 后 30 分钟,使用 3mg 西曲瑞克组患者的 LH 平均水平达到 10mU/ml,而用 1mg 西曲瑞克患者组 LH 平均达到 32.5mU/ml。因此,在使用拮抗剂时,仍然可用 GnRH-a 触发排卵。在用拮抗剂治疗的抑制期,用脉冲性的 GnRH 也可恢复排卵周期。

【拮抗剂对内膜的影响】

一项回顾性研究显示,115 例患者,从注射拮抗剂日至 hCG 日,超声检查子宫内膜的厚度和形态,变化在 1.5mm 以内为无变化,结果为内膜厚度和形态变化与 Gn 时间、拮抗剂时间、E$_2$ 水平均无关。使用拮抗剂内膜厚度减少占 50%,37% 内膜较薄,但妊娠均不受影响。移植日内膜三线征与 ART 的妊娠率、着床率和继续妊娠率正相关,与用药时间负相关(Gn 时间 >11 天几乎没有三线征),但与使用拮抗剂时间无关。使用激动剂的患者几乎所有的内膜均增厚,而使用拮抗剂即使 E$_2$ 上升,仍有 50% 内膜变薄。拮抗剂对内膜的影响可能是增加凋亡,降低生长因子的表达,降低子宫内膜的容受性。拮抗剂的半衰期为 30 小时,因此胚胎移植日其作用有可能仍然存在。

【GnRH 拮抗剂联合促性腺激素促排卵的优缺点】

GnRH 拮抗剂几乎可以立即(在几小时内)抑制内源性 LH 和 FSH 的释放,没有 GnRH 激动剂引起的激发效应。由于其迅速的抑制作用,拮抗剂使用的时间短,FSH 的用量少。因此,联合 GnRH 拮抗剂和促性腺激素治疗明显缩短了 IVF 的治疗时间。而且,由于停药后对内源性 LH 分泌抑制的迅速解除,对黄体功能的影响较小。停用拮抗剂后垂体的抑制作用很快逆转,可立即开始其他治疗。为了降低卵巢过度刺激综合征(OHSS)的风险,可用 GnRH 激动剂取代 hCG 触发卵泡最后成熟,从而减少了 OHSS 的风险。如果在自然或微刺激周期中,使用拮抗剂则风险更小。Felberbaum 等提出一种所谓温和的刺激方案,即用氯米芬和 HMG 促排卵,适时加用 GnRH 拮抗剂,该方法可获卵 3~5 个,通过 ICSI 受精,移植 1~2 个囊胚,该方案几乎能将 OHSS 的风险降到零。

第二节 体外受精中的控制性卵巢刺激

控制性卵巢刺激（controlled ovarian hyperstimulation,COH）是用外源性促性腺激素促使多个卵泡发育以提高辅助生殖技术的妊娠率和累积妊娠率。随着辅助生殖技术的发展，对生殖内分泌理解的逐渐深入，控制性卵巢刺激的方案也在不断地变化，呈现出个体化、多样化的趋势。但目前，普遍使用并受肯定的方案仍为降调长方案。

一、控制性卵巢刺激的历史

世界上首例的 IVF-ET 是在自然周期获得卵子而实现的。为获取更多的卵母细胞进而提高成功率，很快便在辅助生殖技术中引入控制性卵巢刺激技术，从单纯促排卵发展到联合 GnRH-a 降调促排卵，随着拮抗剂的问世又产生了相应的方案加以应用，近年来提出了微刺激、自然周期取卵、黄体期超排卵等方案以解决一些卵巢功能储备严重减退等特殊情况。

（一）自然周期或单纯促排卵

第一例试管婴儿来自自然周期。至 20 世纪 70 年代末 80 年代初，英国、澳大利亚和美国一直沿用自然周期，但因为成功率低、过早 LH 峰导致高取消率，促使人们转向用促排卵周期，以获得多个卵母细胞增加成功的机会。

最早的单纯促排卵方案是单用氯米芬或 Gn，或两者合用。1981 年，有研究表明单用 CC 的每移植活产率为 17%（4/23），每腹腔镜取卵妊娠率 11%。序贯或联合使用 CC 加 Gn 平均获卵 3~3.5 个，妊娠率 20%~30%。此后，由于氯米芬对子宫内膜的抗雌激素作用，人们放弃使用 CC，转而单用 Gn 促排卵。文献报道 325 例单用 Gn 的患者，获卵数平均 3.7，妊娠率 25%。单纯促排卵过早 LH 峰发生率高达 15%~25%，逐渐被 GnRH-a 降调方案所取代。

（二）GnRH-a 降调节

为了提高妊娠率、防止 LH 峰、降低周期取消率，1984 年 Porter 首先将 GnRH-a 降调方案应用于 IVF 中。GnRH-a 的应用使过早 LH 峰发生率降至 0.5%~2%，同步发育的卵泡增多，妊娠率明显提高而获得迅速普及，目前妊娠率可提高至 40%~60%，由于获卵多加上冷冻技术的应用又明显增加了每次取卵的累积妊娠率。但长方案明显增加 Gn 用量和时间，继而增加了治疗费用，特别是在联用口服避孕药和 GnRH-a 双重抑制方案时，Gn 的剂量更大；同时，OHSS 发生也有增多，治疗时间长、多次就诊、注射、抽血、超声，给患者造成的紧张和不便，降低患者再次 IVF 的可能性。此外，大剂量 Gn 导致胚胎非整倍体增加。大剂量 Gn 募集了本该闭锁的卵母细胞，使卵母细胞利用率降低，人类 IVF 每受精卵母细胞的活产率极低，平均 2%~4%。上述问题再加上拮抗剂的问世，人们转而寻求更简单方便的促排卵方案。由于 GnRH 拮抗剂可直接抑制过早 LH 峰，因此轻 / 微刺激方案加拮抗剂受到鼓励而获得了发展的空间。但不可否认的是目前降调长方案由于妊娠率高仍然是大多数中心的主要方案。

（三）轻 / 微刺激拮抗剂方案

轻刺激方案是指用低剂量促性腺激素，以获取最多获 10 个卵为目标。用 Gn 100~150U/d，5~7 天后使用拮抗剂 0.25mg/d 防止 LH 峰。微刺激方案目标为获卵 1~5 个。一般用氯米芬加 Gn 促排卵，持续使用氯米芬预防 LH 峰，激动剂触发排卵。实际上轻 / 微刺激与早期的单纯促排卵方案并无明显的不同，只是随着人们观念的改变，对生殖内分泌知识理解的加深，临床经验的积累，监测的手段和方法更多，特别是持续使用氯米芬或拮抗剂预防过早 LH 峰，用前列腺素合成酶抑制剂防止过早排卵,明显地改善了轻/微刺激的结局,因此也逐渐被人们所接受。

二、促排卵方案

（一）口服促排卵药物方案

常用于无排卵患者的诱发排卵或仅需要少数卵泡排卵如人工授精周期的情况。

LE:可自月经第 2~6 天开始使用,推荐起始剂量为 2.5mg/d,连用 5 天,必要时增加至最大剂量为 7.5mg/d,也可根据需要 LE 联合使用 Gn。

氯米芬在相当长时间里是使用最广泛的促排卵药物,1978 年,Lopata 等首先应用于 IVF 中。但很快人们发现氯米芬促排卵的效率低于人绝经促性腺激素,成熟的卵泡数量较 Gn 少。此外,氯米芬与剂量相关的抗雌激素效应会影响内膜和黄体的发育,IVF 的植入率和妊娠率相对较低。因此,在 IVF 周期单用氯米芬越来越少了。

CC:一般在自然或孕酮诱导的月经周期第 2~6 天开始口服,连用 5 天。起始剂量为 50mg/d;视治疗效果必要时可在后续周期以同一周期每天增加 50mg 的方式逐周期进行递增,以寻找个体化的有效剂量。

总体上口服促排卵药价格低廉,但其促进多卵泡发育的效果逊于 Gn。

（二）单用促性腺激素方案

1960 年,Lunenfeld 等首次报道用促性腺激素促排卵获得妊娠。1982 年,促性腺激素促排卵用于 IVF 中,使用外源性 FSH(HMG 或纯 FSH)提高血清 FSH 的水平,诱导多个卵泡生长。

由于优势卵泡的选择发生在周期的第 5~7 天,根据患者的年龄、卵巢储备情况,如需要更多的卵泡发育,促性腺激素的使用应开始足够早(即第 3 天或更早),以确保多个卵泡优势化和持续生长,可使用标准剂量(150U)或更高的剂量。这种启动时间上的调整思路,也适合其他不使用 GnRH-a 的 COH 方案。

如患者卵巢储备较高(如 PCOS 患者),可以适当延后 Gn 开始时间,此时卵泡的选择已经部分发生,部分卵泡的发育会受到抑制,最终成熟的卵泡数目减少。可以使用较低的 Gn 剂量,也可使用递减方案即在周期的第 3~6 天启动使用 Gn,然后逐步减量维持卵泡的正常发育同时减轻对卵巢的刺激;也可使用递增方案即在启动时低剂量(甚至可以从 37.5U 开始,然后根据监测卵巢反应的情况,逐步增加 Gn 直接获得合适的卵泡发育。对于采用该方案的高反应患者,Gn 的加量不宜太快以免发生过度刺激。一般以 7 天以上调整一次剂量为宜。

使用 Gn 进行控制性的卵巢刺激过程中,需要不断跟踪复查了解患者对药物的反应性以调整剂量直至使用 hCG。

这种 Gn 剂量上的调整方法,适合于任何使用 Gn 的方案。

（三）联合口服促排卵药物和促性腺激素方案

为利用口服促排卵药价格低廉的特点,又弥补如 CC 的抗雌激素作用的缺点,有些 IVF 的控制性卵巢刺激仍使用口服促排卵药联合外源性 Gn 的方案。

Trounson 等首次将联合使用氯米芬和促性腺激素用于体外受精,先用抗雌激素药物引起内源性 FSH 释放加上外源性 FSH 的使用,提高了血清 FSH 水平。周期的第 2~5 天开始每天给予氯米芬 100mg 连续 5 天,氯米芬可与促性腺激素部分重叠使用,即用氯米芬最后 1~2 天加用 HMG 1~2 支,然后单用 HMG。也可序贯给药,即用 5 天的氯米芬后,接着每天用 1~2 支 HMG 促排卵,直至卵泡发育达到成熟的标准。

（四）非降调方案促排卵的评价

促排卵增加了 FSH 水平,允许更多的卵泡发育,但由于每个卵泡的 FSH 阈值不同,因此卵泡发育不同步是绝对的,而同步发育是相对的,因此同一周期生长卵泡的数量和成熟度不同。此外,由于不使用 GnRH 类似物方案保留了下丘脑 - 垂体 - 卵巢轴的调节和反馈的功能,多卵泡发育产生过高的雌激素很容易引起过早 LH 峰,即卵泡还未成熟就出现 LH 峰,导致过早黄体化和排卵。因此,过早的 LH 峰和随后的黄体化是不使用 GnRH 类似物的控制性卵巢刺激方案常见的不良反应,而使用 GnRH-a 进行垂体降调节和 GnRH 拮抗剂的方案有效地解决了过早出现 LH 峰的问题。目前出现的持续使用氯米芬的方案抑制了性轴的正、负反馈作用,可减少过早 LH 峰的发生。

（五）GnRH-a 降调方案

Zimmermann 等观察到在下丘脑 - 垂体 - 卵巢功能减退(WHO Ⅰ类,HH)患者中,促性腺激素治疗的效果优于卵巢功能失调(WHO Ⅱ类)和促性腺激素功能正常患者。这一结果启发了 Fleming 等于 1982 年首先联合 GnRH-a 和促性腺激素促排卵,1984 年 Porter 首先将 GnRH-a 降调方案应用于 IVF 中。

利用 GnRH-a 使用时机以及不同的长或短效 GnRH-a 激动剂的特性的巧妙组合,联合 GnRH-a 和促性腺激素促排卵主要有 4 种方案,即长、超长、短和超短方案。此外,人们根据自己的经验,通过改变激动剂的剂量、启动时间、使用时间又衍生出很多其他的方案,使联合激动剂与促性腺激素控制促排卵呈现多样化。

GnRH 激动剂方案特别是使用长效激动剂联合促性腺激素方案的优点为:明显减少或几乎完全抑制了过早 LH 峰的发生、基础血清 LH 水平更低、取消周期数减少、获卵多、可调整取卵时间(如避免周末取卵)。缺点包括 GnRH 激动剂的黄体溶解效应所导致的黄体功能不足、OHSS 的发生率增加,此外,Gn 用量、时间、费用均增加,治疗时间长。

1. 长方案　从刺激周期前一周期的黄体中期或刺激周期的月经第 1~2 天开始使用长效 GnRH-a 降调,剂量为 1~3.7mg,有的资料提示 0.8mg 甚至 0.37mg 即可较好地发挥超排卵周期的垂体降调节作用。也可用短效 GnRH-a 全量 0.1mg/d、半量或 1/3 量。剂量越低,随着卵泡的生长发育和雌激素的上升,出现垂体降调节失效或部分失效而分泌 LH 甚至出现过早 LH 峰的可能性越高。因此,可依据医师的经验和患者具体情况而决定。14~21 天达到降调标准后开始使用促性腺激素。促排卵开始日可酌情减少 GnRH-a 的剂量直至注射 hCG 日。一般认为黄体中期开始 GnRH-a 降调,可较早地达到垂体功能的充分抑制。比周期的第一天开始降调具有较高的受精和妊娠率。降调的标准为 $E_2 \leq 50pg/ml$、LH<5U/L、内膜 <4~5mm、没有直径 ≥10mm 的卵泡、无功能性卵巢囊肿。除达到上述降调标准外,启动促性腺激素时机还要考虑已募集的这批卵泡是否能对 FSH 发生反应,以及这批卵泡发育是否均匀。如卵泡太小,可能还不能对 FSH 发生反应,卵泡直径过大可能已启动凋亡程序,也不能很好地生长。促性腺激素的启动剂量根据患者卵巢贮备即年龄、基础窦卵泡数和基础 FSH 决定,一般 ≥35 岁可以 225U/d 启动,<35 岁 150U/d 或更低剂量启动。用药 5 天后超声监测卵泡发育和 E_2 水平。通常促排卵时间为 10 天左右,根据卵泡直径、E_2 及 P 水平,参考促排卵时间、卵泡生长的规律决定注射 hCG 时间。多数卵泡成熟的标准为直径达到 16~20mm,E_2 水平每成熟卵泡为 200~300pg/ml。注射 hCG 5 000U 或 rhCG 0.25μg,注射 hCG 后 36~38 小时取卵。

2. 超长方案　黄体中期或月经第 2 天注射长效 GnRH-a 全量或半量,28 天后注射第二次全量或半量,14~28 天后根据超声检查及 E_2 水平,卵泡直径及数量启动 Gn 促排卵。由于超长方案可能对 LH 抑制较深,有些患者可能需要补充 LH 或用 hMG 启动。其他监测与长方案相同。主要适用于子宫内膜异位症患者或反复失败患者,但卵巢贮备较少者慎用。

3. **短方案** 利用 GnRH-a 使用初期的激发作用,促使内源性 Gn 上升,接着使用 Gn 促排卵。通常从月经第 2 天开始使用短效激动剂直至注射 hCG 日,第 3 天开始用 Gn 促排卵。由于 GnRH-a 的激发作用,初始几天刺激垂体的内源性 Gn 分泌,Gn 启动剂量可少于长方案,促排卵 4~5 天后以超声、测定 E_2 水平监测卵泡发育,调整 Gn 剂量。须注意由于 GnRH-a 的激发作用,可能出现早期 LH 升高,应测定 LH 防止出现 LH 峰,当卵泡达到成熟标准后注射 hCG,36~38 小时后取卵。有资料显示在卵巢反应正常的人群中,短方案的临床妊娠率低于长方案;短方案多应用于卵巢储备功能较差的患者。

4. **超短方案** 与短方案基本相同,不同的是 GnRH-a 只使用 3 天停药,既利用了开始使用 GnRH-a 时的激发效应,又及时停止 GnRH-a 继续发生降调节效应抑制内源性 Gn 的产生。超短方案亦适用于卵巢反应不良的患者。

前瞻、随机的比较研究结果表明,就卵泡的生长、获卵数及其受精率和可移植的胚胎数而言,长方案可能比短方案略优。

(六)拮抗剂方案

1994 年报道了使用 GnRH 拮抗剂西曲瑞克和促性腺激素促排卵行 IVF 获得首次妊娠,而加尼瑞克的相关报道在 1998 年。

GnRH 拮抗剂方案利用拮抗剂与受体竞争结合直接抑制 GnRH 的作用防止过早 LH 峰,有多次用药和单次用药两种方案。多次用药方案包括固定方案和灵活方案。通常在月经第 2~3 天开始用 Gn 促排卵,固定方案在使用 Gn 的第 5 或 6 天开始每天皮下注射西曲瑞克 0.25mg 直至使用 hCG 当日,灵活方案是出现≥14mm 卵泡时开始每天注射 GnRH-an 直至使用 hCG 当日。单次大剂量方案,即在促排卵的第 7 天给予一次剂量西曲瑞克 3mg,较少应用。

拮抗剂使用次日 E_2 水平可能下降,但很快恢复。适用于卵巢反应不良或 PCOS 患者。由于拮抗剂方案在预防 OHSS 方面具有优势,近来,其使用有增加的趋势,特别是在卵巢高反应患者中。但其临床妊娠率和累积妊娠率仍低于降调方案,随着经验的积累,治疗结局有望改善。一个前瞻、多中心研究包括 531 例患者使用 GnRH 拮抗剂联合促性腺激素控制性超排卵行 IVF,结果表明拮抗剂方案安全、有效,可靠地抑制了过早 LH 峰,每周期和每 ET 的临床妊娠率分别为 22% 和 27%,因 II 度或 III 度 OHSS 而住院的发生率低。荟萃分析提示,与固定方案相比,灵活方案的临床妊娠率略低。

(七)轻/微刺激方案

目前所谓的微刺激和轻刺激方案与 20 世纪 80 年代普遍使用的非降调方案并无明显的不同,仍然是单用氯米芬或 Gn,或两者部分重叠或序贯使用,主要的差别在于微刺激方案持续使用氯米芬或加用拮抗剂抑制过早 LH 峰,再用 GnRH-a 或 hCG 触发最后卵泡成熟。

利用氯米芬在下丘脑水平拮抗雌激素受体,抑制正反馈和负反馈,同时发挥刺激卵泡的发育和抑制 LH 峰的作用,微刺激方案利用了氯米芬的所有优点。

1. **微刺激方案** 微刺激促排方案各中心大同小异,日本加藤报告的方案为月经第 3 天开始氯米芬 50mg,第 8 天开始加用 Gn 150U 隔日一次,当优势卵泡和雌激素浓度达到预期值时用 GnRH-a 触发卵泡成熟,32~35 小时后取卵。由于氯米芬的半衰期较短,约为 24 小时,因此必须持续口服氯米芬直至用 GnRH-a 前一天停药。当最大卵泡达直径 18mm 或以上,每卵泡雌激素水平为 300pg/ml 或以上,300μg GnRH-a 喷鼻促发卵泡成熟,32~35 小时取卵,如怀疑 LH 峰提前出现则 28~30 小时取卵。资料显示在 43 433 个开始治疗周期中,获卵率和卵裂率分别为 83% 和 64%。平均获卵 2.2 个,活产率、流产率和异位妊娠率分别为 11.1%、3.4% 和 0.2%。

在用氯米芬进入周期前可用避孕药预治疗 1 个周期或 2 个周期:

- 1 个周期方案:当卵泡直径 >14mm、E_2>200pg/ml,用 240μg GnRH-a 喷鼻触发排卵和黄体期,次日用 OC14 天停药,D3 开始促排卵治疗。
- 2 个周期方案:当卵泡直径 >14mm、E_2>200pg/ml,用 240μg GnRH-a 喷鼻诱发排卵和黄体期,次日用 OC14 天停药,月经来潮 D2 开始雌激素 6mg/d 共 10 天,再用 OC14 天,D3 开始氯米芬促排卵。

用 GnRH-a 代替 hCG 促排卵的理由为:①防止 OHSS;②维持自然黄体功能;③在内源性 FSH 和 LH 峰下卵母细胞自然成熟;④避免由 hCG 引起的卵泡闭锁不全,因为 hCG 有抑制颗粒细胞凋亡的作用;⑤避免 hCG 过度刺激黄体功能对卵泡发育的不利影响。

在轻 / 微刺激治疗正常反应患者中,3 项 RCT 共包含 592 例首次 IVF,其中 313 例轻刺激,279 例长方案,继续妊娠率轻刺激为 15%,长方案为 29%,如果考虑复苏,长方案累积妊娠率通常增加 10%~15%,两组差异明显。

2. **轻 / 微刺激方案在治疗低反应患者中的应用**　一份综述和荟萃分析 22 个随机对照研究观察在卵巢发育不良患者中的治疗效果显示妊娠率无差别。比较的方案包括:①激动剂短方案与长方案比较;②激动剂短方案与拮抗剂方案比较;③激动剂短方案与自然周期比较;④CC/FSH/ 拮抗剂与激动剂长方案比较;⑤停止与不停止激动剂方案比较。结果提示没有一种方法能明显改善低反应患者的成功率。

支持 CC/Gn/ 拮抗剂轻刺激方法治疗卵巢反应不良患者的证据水平仍然不足,缺乏设计合理、样本量足够的研究。首例报告 CC/Gn/ 拮抗剂轻刺激治疗卵巢反应不良的研究仅 18 例患者,研究结果表明取消率、获卵率和 Gn 量均有轻微改善,但显然样本量和设计均不能达到可接受的证据水平。第二项研究 CC/Gn/ 拮抗剂轻刺激包括 40 例患者,研究表明囊胚形成率明显增加,继续妊娠率达 41.2%,显然试验设计与样本量均不足。第 3 项 CC/Gn/ 拮抗剂轻刺激研究包括 145 例,结果表明取消率降低,E_2 峰值水平升高,获卵率、妊娠率与着床率均增加,虽然妊娠率并不高于降调方案,但减少了 Gn 用量和时间,降低 OHSS 的发生率。

3. **轻 / 微刺激在治疗高反应患者中的应用**　一些文献中对高反应患者的定义为 E_2>3 000pg/ml,获卵 >15 个。促排卵过程中严重 OHSS 发生率低,一般为 2%~3%,但在高反应患者发生率高,特别是 E_2>5 000pg/ml、获卵 >20 个的患者。因此,高反应患者治疗过程中主要关注的是防止 OHSS 的发生。

一项荟萃分析比较拮抗剂方案与长方案治疗 PCOS 的结果,其中包括 5 项研究,分别有 269 周期使用拮抗剂、303 周期使用激动剂,5 项研究评估指标均包括妊娠率和 OHSS 发生率,3 项研究包括流产率。结果:拮抗剂与激动剂的妊娠率分别为 50.9%(137/269)和 56.8%(172/303),OHSS 发生率为 4.8%(13/269)和 11.6%(35/303);流产率为 13%(10/77)和 10.2%(9/88)。因此认为 PCOS 可选择拮抗剂方案。另一个纳入 29 项 RCT、5 417 例患者的荟萃分析结果表明,激动剂平均 OHSS 发生率 6.4%,而拮抗剂较低为 2.7%,危险度仅为激动剂的 50%。其中对 8 项研究共计 783 例 PCOS 患者的分析表明拮抗剂的 OHSS 发生率比激动剂方案低 10%,提示对 OHSS 高危患者可考虑用拮抗剂治疗。

三、Gn 的启动剂量和启动时间

在促排卵过程中,卵泡的发育不仅取决于 FSH 的剂量,还取决于基础窦卵泡数、窦卵泡中颗粒细胞数量、颗粒细胞表面 FSH 受体的质量,以及卵母细胞的质量。当 FSH 水平达到阈值后,卵泡发育的关键就取决于窦卵泡数和卵泡发育的内在因素。窦卵泡数在正常范围内,增加 Gn 剂量可能增加获卵数,但并不增加妊娠率,因此 Gn 剂量只要超过需要卵泡数的阈值即可,一般建议为 150~225U。而对反应不良的患者,由于卵巢内能对 FSH 发生反应的小窦卵泡数减少,而且卵泡颗粒细胞和 FSH 受体数量下降,对 FSH 反应不敏感,因此增加剂量不能增加获卵数。系统综述、前瞻对照研究和回顾性研究结果均提示,FSH 超过 300U/d 不能增加获卵数和妊娠率,因此对卵巢反应不良患者建议的最大 FSH 剂量为 300U/d。

因此,对卵泡多的患者,增加 Gn 剂量虽然增加获卵数,但不增加妊娠率,反而增加 OHSS 发生率,故没有必要使用大剂量。而窦卵泡数减少的患者,即使增加剂量也不能增加获卵数,而大剂量反而降低 FSH 受体,降低颗粒细胞对 FSH 的敏感性。此外,有证据提示大剂量 Gn 卵母细胞的非整倍体增加,或大剂量募集了本该闭锁的卵泡,因此卵母细胞的利用率低,人类 IVF 中每受精卵母细胞的活产率极低,仅为 2%~4%。

在垂体达到降调节标准后,Gn 的启动时机还要综合考虑已募集的窦卵泡大小及其同步性。如果窦卵泡径线过小,还不能对 FSH 发生反应时,可适当推迟启动时机。当窦卵泡径线相差过大时,外源性 Gn 的启动可能加大卵泡间的区别,出现卵泡发育不同步。

四、促排卵方案的选择

促排卵方案的选择主要根据卵巢的贮备、既往促排卵的效果、各中心的经验综合决定。对卵巢贮备功能正常的患者多选用长方案降调。而高反应患者治疗的重点是预防 OHSS 的发生,近来倾向用拮抗剂方案或微刺激方案。而对卵巢贮备下降、卵巢反应不良患者,目前资料显示没有哪一种方案优于另一种。因为卵巢贮备低,即使用长方案获卵数也不会增加,从减少经费的角度,可采用拮抗剂或微刺激方案。

第三节 促排卵过程中卵泡的变化及监测

在促排卵过程中密切监测卵泡的发育、激素水平的变化可以帮助了解卵巢对促排卵药物的反应、内膜发育情况,及时调整药物的剂量、决定注射 hCG 的时间及是否取消移植、估计 OHSS 发生的概率以采取必要的措施。常用的监测方法为超声结合激素测定。

一、超声监测

1. **超声监测卵泡发育** 超声是促排卵过程中重要的监测手段。在促排卵前超声监测基础窦卵泡数以决定治疗方案、Gn 的启动剂量及时间。在长方案降调 14 天后监测卵巢情况,确认卵巢是否已处于抑制状态即有没有 >10mm 的卵泡、卵泡数量多少、是否均匀,从而根据卵泡数量和直径决定 Gn 启动的剂量和时间。如卵泡直径较小,E_2 太低则推迟启动时间,如有大囊肿或卵泡考虑是否穿刺。用 Gn 5 天后超声监测卵巢的反应,一般用药 5 天后卵泡直径应达到 10mm 以上,根据卵泡的数量及其发育情况调整 Gn 的剂量并决定是否需要补充 LH。卵泡快速增长期为每天增长 1.3~2mm,须根据卵泡大小决定超声检查的间隔期。超声监测卵泡的大小参考血 E_2 水平判断卵泡是否成熟,决定注射 hCG 时间。当一群卵泡中一定比例的优势卵泡直径达到 18~20mm 可注射 hCG 或 GnRH-a 触发卵泡最后成熟。超声还可估计卵泡发育是否同步,有的作者提出如 1~2 个卵泡发育过快,可考虑穿刺。

2. 超声检查子宫内膜的厚度、形态、血流估计内膜的容受性　过去认为内膜 9~14mm 妊娠率较高,<6mm 无妊娠,>14mm 妊娠率降低。但越来越多的文献证实内膜越厚妊娠率越高。本作者所在中心的资料显示,妊娠患者移植前最薄的内膜为 3.9mm,最厚为 28.6mm,提示即使内膜 <6mm 仍然可以妊娠,但内膜薄妊娠率低,部分原因与卵巢反应不良、年龄较大有关。

二、激素测定

1. 血 FSH 测定　FSH 分子半衰期较长(30~35 小时),连续使用 FSH 5 天后,体内 FSH 浓度达到一个平台期。即使停用 FSH 数天之后,还可观察"FSH 的蓄积"现象,这可能是最终获得成熟卵泡数量的决定因素。此外,无论肌内注射或者皮下注射 FSH,4~8 小时后均可引起血浆 FSH 短暂轻度上升,但血浆 FSH 浓度并不能确切地反映 FSH 实际的生物活性。Schoemaker 等探讨测定血浆 FSH 浓度在确定 FSH 阈值剂量中的作用,结果表明血浆 FSH 水平和 FSH 阈值剂量之间的相关性差,募集到卵泡与没有募集到卵泡患者间的血 FSH 水平存在交叉和重叠,因此,不能根据测定血浆 FSH 浓度来决定使用外源性 FSH 的剂量。

2. 血 LH　在长方案垂体降调过程中,常规测定血浆 LH 浓度,以确定降调是否达到标准。研究表明,应用 GnRH-a 之后,垂体达到降调需要的时间及 LH 受抑制的程度受多种因素调控:药物种类、降调起始时间、GnRH-a 的剂量和应用时间,以及给药剂型等。一般而言,垂体降调得越深,卵巢的反应性越差。问题的关键是如何准确地评估 LH 的抑制状况。常规的免疫学方法并不能准确反映降调后 LH 的生物学活性。GnRH-a 降调 14 天后,LH 的生物学活性几乎完全受到抑制,但是通过免疫学方法仍然可测出 LH。最近一个大样本研究确实表明,单使用 FSH 就足以获得适当数量高质量的卵子、胚胎,以及高的着床率。但是某些学者持相反态度,在某些患者或在某些 GnRH 激动剂对 LH 抑制过深的情况下,残留的 LH 不足以确保产生足够的雌二醇。Westergaard 和 Fleming 在垂体脱敏后或卵泡中期测定残存的 LH 浓度来评估患者的 ART 结局。结果发现,降调后如果血浆 LH 浓度低于 0.5U/L,hCG 日 E_2 浓度有降低的趋势,同时获卵数和胚胎数也减少,但囊胚形成率不受影响。这些资料证实,血浆 LH 浓度的测定,不能发现需要补充 LH 的患者。Loumaye 等根据以往对下丘脑垂体功能低下的患者的观察发现,E_2/卵的比值直接与使用 LH 的剂量有关。因此,只有少部分患者(少于 6%)需要补充外源性 LH,但通过检测降调后血浆的 LH 浓度并不能发现需要补充 LH 的患者。

综上所述,虽然 LH 低于阈值水平会影响卵泡的生成和发育,但是通过免疫学方法测定血浆 LH 浓度并不能准确地判定 LH 阈值。

最近一个研究表明,使用 GnRH 拮抗剂,当垂体抑制过深,残余的内源性 LH 浓度就非常关键。此时,测定残余 LH 浓度可能有益,特别是对使用单次剂量 GnRH 拮抗剂的患者。

3. 血清 E_2 水平测定　雌激素的测定非常重要,可用于降调后确定是否达到降调水平,促排卵过程中反映卵巢的反应性,注射 hCG 前根据每成熟卵泡 E_2 水平决定注射 hCG 时机,以及是否存在 OHSS 高度危险以便采取相应的预防措施。

在使用 GnRH-a 长方案时,测血清 E_2 水平以确定垂体是否已降调。如前所述,血清 LH 免疫测定不能准确地反映垂体降调的程度。普遍认为,E_2 水平低于 50pg/ml 可确定卵巢的活性已被抑制,这通常在 GnRH-a 用药 2 周后。

在 ART 周期中,常结合血 E_2 水平和 B 超指导 Gn 用量和种类。血浆 E_2 水平是卵巢低或高反应性的有效预测指标。雌激素的合成与优势卵泡的发育密切相关,血浆 E_2 水平是评估卵泡成熟度的有效指标,一个成熟卵泡分泌的 E_2 为 200~300pg/ml。ART 周期中另一个需要关注的是 E_2 分泌的变化,血浆 E_2 水平持续升高 6 天被认为是理想的周期。由于 ART 周期方案的多样性,没有一个普遍的理想 E_2 模式供参考。然而不论采用何种方案,血浆 E_2 水平处于平台期超过 3 天常预示 ART 结局不良。此外,血清 E_2 测定有助于预测 OHSS 的风险,以决定是否减量 Gn、采用中断促性腺激素的使用和取消周期或放弃移植等措施。因此,在 ART 中监测 E_2 是非常重要的。

在使用 GnRH 拮抗剂的 ART 周期中,血清 E_2 水平测定的价值需要进行重新评价。研究显示,血清 E_2 的变化模式与激动剂不同,这种差异是否为 GnRH 拮抗剂妊娠率低的原因仍有争议,因此有必要重新评估 E_2 水平的测定在这种方案中的价值。

4. 血清孕激素的测定 在 GnRH 类似物应用于 ART 周期之前,早发内源性 LH 峰是普遍关注的问题,因为 LH 峰常发生在卵泡发育尚未成熟时,这对卵母细胞质量和着床率均有不利的影响。即使每天测定血 LH 仍不能发现较小或短暂的 LH 峰,但孕酮测定可发现这种短、小的 LH 峰诱导的颗粒细胞部分黄素化。

GnRH 激动剂和拮抗剂能有效阻止 LH 峰的发生,降低了 ART 周期中孕酮水平监测的重要性。

通常在垂体脱敏时检测 P 水平,以确定黄体功能已经失活,没有被 GnRH-a 的激发作用或自然妊娠所挽救。如果此时超声发现囊肿,血清 P 水平的增高提示为功能性卵巢囊肿,在给予 FSH 之前应进行囊肿穿刺,如垂体脱敏时血清 P 水平仍超过卵泡期的正常值,对后续的 ART 周期不利,需要延长 GnRH-a 的给药时间,推迟使用 Gn 促排卵。

尽管 GnRH 类似物能有效抑制内源性 Gn,但有报道约 20% 的刺激周期中可监测到 P 的轻度升高,尽管其对临床结局的潜在影响仍有争议,但目前结论已趋向一致,孕酮升高降低新鲜周期的妊娠率,但不影响复苏周期妊娠率,提示孕酮升高影响子宫内膜而不影响卵母细胞的质量。但确定 P 升高的临界值仍未达成一致意见。晚卵泡期测定孕酮水平决定新鲜周期是否移植,当孕酮超过阈值考虑全胚胎冷冻。此外,晚卵泡期孕酮水平也作为注射 hCG 的参考。

第四节 卵巢对控制性卵巢刺激的反应性

不同的患者由于年龄、背景疾患,甚至某些遗传因素的差异,其卵巢在接受控制性的卵巢刺激时的反应程度可以表现出明显的差异。卵巢的反应性主要表现为控制性卵巢刺激周期中发育的一批卵泡的数量及其发育情况,其最终影响取卵获得卵母细胞数量。因此,卵巢的反应性是影响辅助生殖技术效果的重要因素。

一、卵巢低反应

卵巢低反应(poor ovarian response,POR)也称卵巢反应不良。POR 是卵巢对 Gn 刺激反应不良的状态,主要表现为卵巢刺激周期发育的卵泡少、血雌激素峰值低、Gn 用量多、周期取消率高、获卵少和低临床妊娠率。2011 年,欧洲人类生殖与胚胎学学会(European Society for Human Reproduction and Embryology,ESHRE)组织欧洲对 POR 有较多研究的部分专业人员在意大利的博洛尼亚进行讨论,形成了 POR 诊断的共识标准,至少满足以下 3 条中的 2 条即可诊断为 POR:①高龄(≥40 岁)或存在卵巢反应不良的其他危险因素;②前次 IVF 周期 POR,常规方案获卵≤3 个;③卵巢储备下降(AFC<5~7 个或 AMH<0.5~1.1mg/L)。如果年龄或卵巢储备功能检测正常,患者连续 2 个周期应用最大化的卵巢刺激方案仍出现 POR 也可诊断;若年龄≥40 岁患者,有一项卵巢贮备功能检查异常也可诊断为 POR。

对于以略多的卵泡发育或获卵数目为目标的控制性卵巢刺激,POR 群体是比较棘手的状态,部分临床证据提示有些措施可以一定程度上改善 POR 的治疗效果。POR 常用治疗方案有:①GnRH-a 长方案:对 POR 患者降低 GnRH-a 剂量、使用 Gn 前停用 GnRH-a 的方案,能够降低取消率,提高获卵数和胚胎数,从而使妊娠率有升高的趋势。②GnRH-a 短方案或超短方案:可更有效地提高了早卵泡期的募集作用,减少了垂体的过度抑制,但是大量资料显示其临床结局不优于长方案和拮抗剂方案。③GnRH 拮抗剂方案:此方案可减少 Gn 用量和缩短 Gn 用药时间,但 IVF 结局无统计学意义上的改善。④微刺激方案、改良自然周期和黄体期促排卵方案:对于一般低反应可先尝试常规 COS 方案,失败后再逐步尝试微刺激和自然周期方案;而对于极低反应者,可直接进行微刺激或自然周期。对于 POR 人群需要准确评估卵巢储备功能后选择个体化的促排卵方案。但总体而言,对 POR 患者目前没有绝对有效和最理想的方案,甚至无论使用任何方案,也无法扭转 POR 的状态。

二、卵巢高反应

与反应不良状态相反,卵巢高反应是对控制性卵巢刺激治疗具有比一般人群更高的反应性。常见的诊断标准为:①促排卵周期取卵数目 >15 个或由于卵泡发育过多取消周期;②促排卵后发生中 / 重度 OHSS;③促排卵过程中监测到直径 >12~14mm 的卵泡数 >20 个;④促排卵过程中发生 E_2>5 000ng/L。卵巢高反应的常见人群为 PCOS 患者、年轻且体重指数低的患者。

对于高反应人群,临床上更需要个体化的处理以避免 OHSS 的发生。相对于 POR 而言,治疗方案的调整显得更有收益。对于高反应患者,常用治疗方案:①GnRH-a 方案。通常需要使用更低剂量的 Gn:87.5~125U/d 启动,监测卵泡生长发育情况以调节 Gn 用量,主张逐渐增量方案,一次增量 25U、37.5U 或 50U。对于使用 GnRH 拮抗剂方案的周期,可用 GnRH-a 触发卵泡最后的成熟,也可联合或单独或使用低剂量 hCG 3 000U,例如 GnRH-a+hCG 降量双扳机,可减轻 hCG 的持续刺激作用以防止卵巢过度刺激的发生;②不成熟卵体外成熟(IVM)方案。减少应用 Gn 的天数,卵泡生长至 14mm 即采卵、体外培养成熟后行 ICSI;③微刺激方案:CC+ 小剂量 Gn 或 LE+ 小剂量 Gn 进行促排卵。

已有大量的循证医学证据显示,在高反应特别是 PCOS 患者,采用 GnRH 拮抗剂方案联合 GnRH-a 触发卵泡最后的成熟的方案,可以有效地降低 OHSS 的发生。

第五节 卵泡期孕酮升高的原因和处理

一、正常月经周期中雌激素和孕酮水平

正常月经周期中,血雌激素水平始终低于孕酮水平,因为雌激素 - 受体复合物的半衰期

长,只需要少量即可维持作用,而孕酮-受体复合物的半衰期短,需要高浓度才能维持生理功能。但雌激素和孕激素水平在卵泡期和黄体期有明显的变化,卵泡期雌激素逐渐增加,排卵前达高峰 200~600pg/ml,而诱发 LH 峰,而孕酮始终维持基础低水平(<1ng/ml)。而黄体期孕酮水平明显上升,雌激素反而低于卵泡晚期。但在促卵泡周期中,部分患者晚卵泡期就出现孕酮上升。对晚卵泡期血孕酮上升的来源和临床意义一直存在争议,问题集中在孕酮上升是否意味着过早黄体化、孕酮上升对 ART 结局影响如何、影响 ART 结果的孕酮的阈值、和孕酮上升的原因,以及如何预防和处理等。

二、正常月经周期孕酮的合成

卵泡期与黄体期激素分泌差别的关键在于颗粒细胞与膜细胞含有不同的酶和 LH 对不同的酶的调节不同,以及类固醇的合成有两条途径。

1. **类固醇合成的途径** 27 碳的胆固醇经侧链裂解酶作用形成 21 碳的孕烯醇酮,孕烯醇酮可经两条途径合成雄激素,$\Delta 4$ 途径在经 3β-类甾脱氢酶的作用下合成孕酮,孕酮再通过 17α-羟化酶作用形成雄烯二酮;$\Delta 5$ 途径是在 17α-羟化酶作用下合成脱氢表雄酮,再转变为雄烯二酮。最后雄烯二酮在芳香化酶作用下形成雌激素。卵泡期膜细胞产生的孕烯醇酮可经两条途径分别合成孕酮和雄激素,是卵泡期低水平孕酮和雄激素的来源。

2. **颗粒细胞与膜细胞含有的酶不同** 颗粒细胞没有 17α-羟化酶,不能合成雄激素,在 LH 峰前没有类固醇激素合成急性调控蛋白(steroidogenic acute regulatory protein,StAR),不能将胆固醇运送至线粒体内膜,因此也不能合成孕烯醇酮,但颗粒细胞具有芳香化酶活性,能将膜细胞来源的雄激素转化为雌激素,因此卵泡期颗粒细胞只能合成雌激素,合成雌激素的能力取决于雄激素的量和芳香化酶的活性。但 LH 峰后黄体化颗粒细胞出现 StAR,因此能合成孕烯醇酮,但颗粒细胞没有 17α-羟化酶,不能将孕酮转化为雄激素,因此颗粒黄体细胞只能合成孕酮,而且是黄体期孕酮的主要来源。

膜细胞与颗粒细胞不同,膜细胞有 17α-羟化酶活性和 StAR。因此,无论卵泡期还是黄体期,膜细胞都能合成孕烯醇酮,而孕烯醇酮通过 $\Delta 4$、$\Delta 5$ 两条不同的途径分别合成孕酮和雄激素,但膜细胞不具有芳香化酶活性,不能将雄激素转化为雌激素,因此膜细胞合成的雄激素被运送至颗粒细胞转化为雌激素。

3. **LH 调节颗粒细胞和膜细胞酶的活性** 17α-羟化酶是合成雌激素的限速酶,而胆固醇裂解酶是合成孕酮的限速酶。LH 双相调节 17α-羟化酶的活性,少量 LH 上调 17α-羟化酶活性,因此卵泡期雄激素合成增加,为颗粒细胞合成雌激素提供底物。而大剂量 LH 峰下调 17α-羟化酶和芳香化酶的活性,因此 LH 峰后数小时 E_2 即明显下降。LH 始终上调胆固醇裂解酶活性,因此 LH 峰后胆固醇裂解酶活性明显增加,促进颗粒细胞和膜细胞的孕烯醇酮合成明显增加,为孕酮合成提供丰富的底物。此外,LH 峰刺激颗粒细胞 StAR 产生,因此 LH 峰后颗粒细胞也能合成孕烯醇酮,为孕酮合成提供丰富的来源。

由于上述原因,卵泡期只有卵泡膜细胞能合成孕烯醇酮,而孕烯醇酮分别通过 $\Delta 4$ 途径合成孕酮,$\Delta 5$ 途径合成雄激素,而 LH 上调 17α-羟化酶活性,雄激素合成增加,雄激素必须经颗粒细胞芳香化酶的作用转变为雌激素。

而黄体期最明显的变化是 LH 峰后黄体化颗粒细胞具有 StAR,胆固醇裂解酶活性明显增强,因此黄体化颗粒细胞能合成大量的孕烯醇酮,但颗粒细胞没有 17α-羟化酶活性,只能合成孕酮。黄体化的膜细胞与卵泡期一样,仍然产生雄激素和孕酮,但合成激素的量和比例不同。由于 LH 峰后 17α- 羟化酶活性下降,因此雄激素合成量下降,孕酮的合成增加,导致 E_2 明显下降。故黄体期孕酮来源于颗粒细胞和膜细胞,合成量明显增加。

三、促排卵周期优势卵泡多,雌激素和孕酮水平均高

促排卵晚卵泡期孕酮上升的原因虽然没有直接的证据,基于 17α- 羟化酶是合成雌激素的限速因素,而胆固醇裂解酶是合成孕酮的限速因素,超促排卵孕酮升高的原因可能源于孕烯醇酮来源的增加,而降调导致的 LH 水平低,17α- 羟化酶的活性下降不足以使过多的孕烯醇酮转变为雄激素,反应偏向孕酮合成方向而造成孕酮升高。

研究表明,当血 FSH 高、LH 低时,孕酮水平明显升高。孕酮升高最明显的是高 FSH、低 LH、多卵泡发育 3 种因素结合在一起,但无法解释同样多卵泡发育但仅 20% 发生孕酮轻度升高。

四、高孕酮对 ART 结局的影响

孕酮升高是否影响 ART 结局一直存在争议,但近年来越来越多的资料倾向孕酮升高影响新鲜周期的妊娠率,孕酮越高,妊娠率越低,但不影响复苏周期的妊娠率,提示孕酮升高不影响卵母细胞质量,可能影响子宫内膜的容受性,导致子宫内膜与胚胎发育不同步。这些结果也提示孕酮水平上升来自注射 hCG 前未黄体化的卵泡,而不是过早黄体化,因为没有发生 LH 峰。

虽然孕酮升高影响新鲜周期的妊娠率,但影响妊娠率的 P 阈值没有一致的意见。MERiT 研究将孕酮水平升高定义为 4nmol/L、1.26ng/ml。而 Bosch 于 2010 年报告孕酮水平升高阈值为 1.5ng/ml 或 4.77nmol/L,高于此阈值妊娠率下降。华中科技大学同济医学院附属同济医院回顾 2002—2011 年的 11 055 个新鲜周期、4 021 个复苏周期结果表明,孕酮升高的发生率为 8.56%~27.49%,与获卵数增加、Gn 量增加、E_2 水平升高有关。对 ART 结局的影响是新鲜周期孕酮越高妊娠率越低,而复苏周期孕酮越高妊娠率越高。此外,根据卵巢反应不同孕酮升高诊断的阈值不同,高反应、正常反应和低反应分别为 2.25ng/ml、1.75ng/ml 和 1.5ng/ml。

孕酮升高降低新鲜周期妊娠率而增加复苏周期妊娠率提示,孕酮升高可能影响子宫内膜的容受性。过去认为促排卵内膜发育提前是由于雌激素过高,现在看来,孕激素升高影响内膜的可能性更大。子宫内膜发育不同步表现为基质发育提前,腺体发育延迟,而孕酮水平升高使内膜基质发育提前,另一方面使着床窗提前开启和关闭,影响胚胎的着床。

五、卵泡期黄体酮升高的预防和处理

降低 FSH 剂量,减少募集卵泡数,在垂体降调明显的方案中添加 LH 可能有利于减少孕酮提前上升的发生。如孕酮超过阈值建议全胚冷冻。近来有文献报道,孕酮升高囊胚移植不影响妊娠率。提示囊胚移植时内膜与胚胎的对话已恢复或囊胚移植时内膜的发育已趋于同步。

第六节　辅助生殖技术中黄体生成素的补充

在非降调周期,内源性的 LH 足以维持雌激素的合成和卵泡的发育,而在降调周期中,

由于激动剂主要抑制 LH,因此是否存在 LH 不足,以及是否需要补充 LH 一直存在争议。低促性腺激素性性腺功能减退患者的治疗提示 LH 过低影响卵泡的发育、雌激素合成和胚胎着床,血 LH 低于 1.2~1.5U/L 不足以维持芳香化酶的活性和雌激素的合成。排卵前后 LH 低于 3U/L 会降低受精率,增加早孕流产率。因此卵泡期 LH 水平不能低于 1.2~1.5U/ml。LH 极低的 HH 患者仅用 HMG 或 FSH 卵泡不生长,而用 hCG 预治疗获得妊娠都提示 LH 在早卵泡发育中的重要作用。

在 ART 降调方案中,由于使用 GnRH-a 种类、剂型及方案不同,对卵巢的抑制程度不同。理论上来说,剂量越大,抑制的程度越深,特别是用长效制剂。另一方面,由于个体的差异,卵巢对 GnRH-a 或促性腺激素的反应个体间差异很大,因此,即使用相同的剂量和方案仍然存在部分患者抑制过度的可能性。但是测定血 LH 水平不能发现需要补充 LH 的人群。越来越多的证据表明,免疫分析血中 LH 的浓度不能反映 LH 的生物活性。换言之,血中免疫活性的 LH 不能代表生物活性的 LH,而局部激素的活性与受体状况和旁分泌有关。

临床上对 rFSH 刺激的反应比 LH 的血浓度更能预示是否需要补充 LH,LH 过度表现为降调后卵泡数量减少,卵泡直径偏小,E_2 水平过低,LH 水平过低,反应延迟或称为慢反应,即使大剂量 Gn 卵泡也不能生长或生长缓慢。对这部分患者,早卵泡期使用小剂量 LH 能改善卵母细胞质量,特别是对卵母细胞和胚胎较少的患者非常重要。事实上,卵巢反应不良患者中,促排卵早期使用 LH 对卵母细胞成熟,受精和改善可移植胚胎数均有益处。研究表明,每卵泡的 E_2 水平直接与使用重组 LH 的剂量有关,根据此模式估计,降调后可能不到 6% 的患者需要补充 LH。需要补充 LH 的情况有:

1. 反应延迟(steady response) 发生率为 10%~12%,定义:年龄 <37 岁,D3 天 FSH≤10U/L,开始促排卵时每侧卵巢至少 5 个 2~9mm 卵泡,连用 5 天,Gn D8 天 E_2≤180pg/ml,没有 >10mm 的卵泡。反应正常为雌激素增加 3 倍,4 个卵泡 >10mm。研究表明,慢反应患者补充 LH 比继续单用 FSH 有利,而且剂量需要 150U/d。

2. 高龄妇女促排卵 近来资料表明补充 rLH 能明显改善年龄≥35 岁患者卵巢对 rFSH 的反应,这可能与 LH 功能受体数量和 LH 的生物活性随年龄增长而下降,因而增加了对 LH 的抵抗有关。其他可能的原因是局部旁分泌因子,如生长因子和细胞因子可增强 LH 的活性,因此,即使 LH 水平低也能维持适当的卵泡发育和类固醇的合成。而有证据表明,卵巢的旁分泌作用也随年龄增长而下降,因此高龄妇女可能由于旁分泌作用下降导致间接 LH 不足,需要补充 LH。

3. 在拮抗剂方案中使用 建议在拮抗剂促排卵方案的第一个周期,用拮抗剂日起,即开始补充 LH 或用部分 HMG。

4. LH 的多态性 近来发现,促性腺激素正常的妇女在长方案降调后卵巢对 rFSH 抵抗和 LH 多态性有关,此时 LH 的生物活性较低,需要较大剂量的 Gn。所以,当对 FSH 抵抗,Gn 需要量明显增多时补充 LH 有利。vBLH 是 LH 常见的一种多态形式,这种多态 LH 的半衰期短于天然分子,可能影响它在体内的半衰期。这种变异杂合子形式在人群中的发生率为 5%~41.9%。尽管生育力仍然保留,但变异的携带者排卵和月经障碍的发生率高,卵巢对 FSH 的反应差,在 10 个卵巢低反应中(Gn>3 500U、产生 6 个卵母细胞)发现 3 个携带者,2 个杂合子,1 个纯合子,而在卵巢反应正常 22 例中(Gn<2 000U),未发现变异。

5. 促排卵过程中雌激素过低 此种情况下需要补充 LH,因为 LH 能刺激雌激素合成的限速酶 17a- 羟化酶的活性。

第七节　黄体支持

控制性超排卵可引起黄体功能不足。早在第一例试管婴儿取得成功之前，Edwards 等就发现用 HMG 和 hCG 促排卵，黄体期缩短，尿孕二醇水平降低。此后很多文献报道，在促排卵的 IVF 周期，几乎所有的患者都会出现黄体功能不足，而用 hCG 或孕酮支持黄体可明显地避免黄体期缩短和雌激素和孕激素水平的下降，妊娠率明显增加。1994 年和 2002 年的荟萃分析都提示支持黄体能明显提高妊娠率，使用不同的药物支持黄体，妊娠率有明显的差异也提示促排卵周期存在黄体功能不足，因为如果不存在黄体功能不足，给不同的孕激素妊娠率应该没有差别。

黄体功能不足的可能原因主要是超生理剂量的类固醇激素、大剂量 hCG、GnRH-a 和 GnRH 拮抗剂引起的内源性 LH 不足，因为黄体需要持续的 LH 刺激维持其生理功能。此外，上述因素可引起子宫内膜发育的异常也影响了胚胎的着床。

黄体支持开始的时间应不迟于取卵后的第 3 天，持续的时间目前意见仍不一致，文献报道持续 14 天、30 天或 3 个月对妊娠的结局没有明显差别。

黄体支持的药物有 hCG、肌内注射黄体酮、阴道用微粒化黄体酮和黄体酮凝胶，但 hCG 会增加 OHSS 的危险，而口服微粒化黄体酮效果较差，两者均已较少使用。目前最常用的黄体支持药物为肌内注射黄体酮 50~100mg/d、阴道用黄体酮凝胶 90mg/d、阴道用微粒化黄体酮 200mg t.i.d. 或口服地屈孕酮 10mg b.i.d. 或 t.i.d.。

除用孕酮支持黄体外，近来有黄体期加用雌激素的报道，但大量临床研究及荟萃分析表明，黄体期加用雌激素并未增加临床妊娠率。

（刘　平）

参 考 文 献

1. The Practice Committee of the American Society for Reproductive Medicine. Use of clomiphene citrate in infertile women：a committee opinion. Fertil Steril，2013，100（2）：341-348.

2. HAJISHAFIHA M，DEHGHAN M，KIARANG N，et al. Combined letrozole and clomiphene versus letrozole and clomiphene alone in infertile patients with polycystic ovary syndrome.Drug Des Devel Ther，2013，7：1427-1431.

3. AL-INANY HG，YOUSSEF MA，AYELEKE RO，et al. Gonadotrophin-releasing hormone antagonists for assisted reproductive technology. The Cochrane database of systematic reviews，2016，4：Cd001750.

4. SUNKARA SK，COOMARASAMY A，FARIS R，et al. Effectiveness of the GnRH agonist long，GnRH agonist short and GnRH antagonist regimens in poor responders undergoing IVF treatment：a three arm randomised controlled trial. 29th Annual meeting of the European Society of Human Reproduction and Embryology（ESHRE），London，UK，2013.

5. QUBLAN HS，AMARIN Z，TAHAT YA，et al. Ovarian cyst formation following GnRH agonist administration in IVF cycles：incidence and impact. Hum Reprod，2006，21（3）：640-644.

6. TSO LO，COSTELLO MF，ALBUQUERQUE LET，et al. Metformin treatment before and during IVF or ICSI in women with polycystic ovary syndrome. The Cochrane database of systematic reviews，2020，12（12）：Cd006105.

7. RICE S，ELIA A，JAWAD Z，et al. Metformin inhibits follicle stimulating hormone（FSH）action in human granulosa cells：relevance to polycystic ovary syndrome. J Clin Endocrinol Metab，2013，98（9）：E1491-500.

8. PUNDIR J，CHARLES D，SABATINI L，et al. Overview of systematic reviews of non-pharmacological

interventions in women with polycystic ovary syndrome. Human reproduction update,2019,25（2）:243-256.

9. The Practice Committee of the American Society for Reproductive Medicine. The clinical relevance of luteal phase deficiency:a committee opinion. Fertil Steril,2012,98（5）:1112-1118.

10. DUNSELMAN GA,VERMEULEN N,BECKER C,et al. ESHRE guideline:management of women with endometriosis. Hum Reprod,2014,29（3）:400-412.

11. LEGRO RS,BRZYSKI RG,DIAMOND MP,et al. Letrozole versus clomiphene for infertility in the polycystic ovary syndrome.N Engl J Med,2014,371（2）:119-129.

12. YASMIN E,DAVIES M,CONWAY G,et al. British Fertility Society. ‘Ovulation induction in WHO Type 1 anovulation:Guidelines for practice’. Produced on behalf of the BFS Policy and Practice Committee. Hum Fertil （Camb）,2013,16（4）:228-234.

13. ALBUQUERQUE LE,TSO LO,SACONATO H,et al. Depot versus daily administration of gonadotrophin-releasing hormone agonist protocols for pituitary down regulation in assistedreproduction cycles. Cochrane Database Syst Rev,2013,1:CD002808.

14. SIRISTATIDIS CS,GIBREEL A,BASIOS G,et al. Gonadotrophin-releasing hormone agonist protocols for pituitary suppression in assisted reproduction. The Cochrane database of systematic reviews,2015（11）:Cd006919.

15. KWAN I,BHATTACHARYA S,WOOLNER A.Monitoring of stimulated cycles in assisted reproduction（IVF and ICSI）. The Cochrane database of systematic reviews,2021,4（4）:Cd005289.

16. TU J,LIN G,LU C,et al. A novel modified ultra-long agonist protocol improves the outcome of high body mass index women with polycystic ovary syndrome undergoing IVF/ICSI. Gynecol Endocrinol,2014,30（3）:209-212.

17. ČUŠ M,VLAISAVLJEVIĆ V,REPNIK K,et al.Could polymorphisms of some hormonal receptor genes, involved in folliculogenesis help in predicting patient response to controlled ovarian stimulation? Journal of assisted reproduction and genetics,2019,36（1）:47-55.

18. LUO X,PEI L,LI F,et al. Fixed versus flexible antagonist protocol in women with predicted high ovarian response except PCOS:a randomized controlled trial. BMC Pregnancy and Childbirth,2021,21（1）:348.

19. DEPALO R,JAYAKRISHAN K,GARRUTI G,et al. GnRH agonist versus GnRH antagonist in in vitro fertilization and embryo transfer（IVF/ET）. Reprod Biol Endocrinol,2012,10:26.

20. KUMMER NE,FEINN RS,GRIFFIN DW,et al. Predicting successful induction of oocyte maturation after gonadotropin-releasing hormone agonist（GnRHa）trigger. Hum Reprod,2013,28（1）:152-159.

21. LA MARCA A,SUNKARA SK. Individualization of controlled ovarian stimulation in IVF using ovarian reserve markers:from theory to practice. Hum Reprod Update,2014,20（1）:124-140.

22. 乔杰,马彩虹,刘嘉茵,等.辅助生殖促排卵药物治疗专家共识.生殖与避孕,2015,35（4）:211-223.

 复习思考题

1. 常用的促排卵药物有哪些? 作用机制分别是什么?
2. 什么是卵巢低反应? 应如何选择促排卵方案?
3. 什么是卵巢高反应? 应如何选择促排卵方案?
4. PCOS 患者应如何选择促排卵方案?

第七章　卵母细胞的回收

> **要点**
>
> 1. 熟悉卵母细胞的回收方法。
> 2. 熟悉卵母细胞的回收过程。
> 3. 熟悉卵母细胞回收时的注意事项。

卵母细胞的回收是辅助生殖技术中必不可少的一个重要环节,它是衔接控制性促排卵与体外受精、培养的重要步骤。因此,提高卵母细胞的回收率,减少卵母细胞的丢失,避免卵母细胞在回收过程中受到损伤是胚胎移植乃至最后成功妊娠的前提。

第一节　卵母细胞回收方法的进展

一、剖腹直视下穿刺取卵

Pincus 和 Edwards 等最早开始进行卵子体外成熟的研究时,卵子来源于剖腹手术中所获得的卵巢或部分卵巢组织。北京大学第三医院张丽珠教授等在开展体外受精 - 胚胎移植的初期,也是选用剖腹的方法,除了可以获得近成熟的卵子,还可以通过手术治疗盆腔疾病,包括输卵管复通成形术、卵巢囊肿、结核性包块切除术、盆腔粘连分解术等。

二、经腹腔镜取卵

早在 1968 年 Patrick Steptoe 就发明了腹腔镜下从人排卵前卵泡中抽吸卵子的方法。1976 年腹腔镜下取卵行 IVF 获得一例妊娠,这是有史以来第一例 IVF 妊娠,但后来发现是异位妊娠。Steptoe 和 Webster 首先介绍了这种方法。之后腹腔镜下取卵成为各生殖中心的主要的取卵方法。腹腔镜下取卵需要进行全身或硬膜外麻醉,需要向腹腔充入 CO_2 气体以形成气腹,CO_2 会导致卵泡液的酸化,从而影响卵母细胞的质量。腹腔镜下取卵过程复杂且创伤性大,获卵率相当低,大约只能获得 1/3 成熟卵子。目前基本不用此方法,偶用于卵巢位置较高,经阴道取卵穿刺针难于刺及的病例。

三、B 超引导下经腹壁、尿道、膀胱或阴道取卵

(一)腹部 B 超引导下经腹壁、尿道、膀胱或阴道取卵

1981 年,Lenz 等报道了首例在超声引导下卵泡穿刺取卵(ultrasound-directed oocyte recovery,UDOR)。很快其他中心也成功地开展了腹部超声引导下取卵,并发现取卵率和腹腔镜下一样高,且并发症更少,更易进行卵巢穿刺。此后各中心一段时间内都采用超声引导下经腹经膀胱取卵、经尿道经膀胱取卵、经腹经尿道取卵和经腹经阴道取卵的方法回收卵母细胞。但是,在这些操作过程中患者也需要全身麻醉,痛苦较大,取卵也比较困难。

（二）B 超引导下经阴道取卵术

1986 年，Feitchtinger 及 Kemeter 报道了用阴道 B 超探头，固定针导经阴道取卵。自此以后阴道 B 超下取卵取代了腹腔镜下取卵。

B 超引导下经阴道取卵术是将一个可扫描 240°的阴道超声探头放进阴道，测量好卵泡的准确位置，再用固定好角度的穿刺针穿过阴道穹窿部沿着超声波图像上的引导线直接刺入卵泡内，用负压装置将含有卵母细胞的卵冠丘复合物吸入试管内的方法。在 B 超引导下经阴道取卵时，穿刺针固定在穿刺支架上，针的方向与阴道探头在一条线上，使得穿刺卵泡更直观，方向更准确；由于阴道探头接近盆腔各器官，能清晰地显示子宫、卵巢及盆腔大血管，是一种更方便、简单、易行，而且安全的取卵方式，患者不需要充盈膀胱，术后不需住院，对患者的创伤最小。因此，如果经过一次体外受精胚胎移植后未成功，可以进行第二次、第三次或更多次取卵手术，取卵时间可以间隔几个月，甚至一个月，从而增加一个患者的累积妊娠成功率。因此目前 B 超引导下经阴道取卵已成为全世界所有生殖中心行辅助生殖技术的常规收集卵母细胞的方法。

第二节　卵母细胞的回收过程

一、取卵所需设备及耗材

实时超声显像仪，阴道探头（使用的阴道探头为 5~7.5kHz）及穿刺针固定支架，单腔或双腔取卵针（16~17G），无菌、无毒的一次性试管（14ml），负压吸引器，恒温试管架，已经平衡好的卵泡冲洗液，乳胶薄膜套，无菌无粉手套等。

二、患者的准备

1. 取卵前应向患者及家属详细解释取卵过程，消除患者的恐惧心理，取得患者术中最大的合作。
2. 于注射 hCG 当日及次日用 0.5% 聚维碘液冲洗外阴及阴道，每天 1~2 次；同时使用抗生素预防感染。
3. 嘱患者于手术前一天于晚上 9 点之后即禁食禁饮，手术当天空腹来医院。
4. 取卵前排空大、小便，必要时可以采取灌肠。
5. 术前 30 分钟肌内注射盐酸哌替啶 50~100mg，若患者恐惧、害怕疼痛，可采用静脉麻醉。
6. 取卵日的早上，男方应清洁外阴、阴茎、包皮垢并同患者一同到医院。
7. 交代患者于取卵术前 4~5 天及取卵术后直至早期妊娠阶段应避免性生活。

三、取卵时机

采用一般的促排卵方案，在超声监测下经阴道取卵，应于注射 hCG 后 34~36 小时进行。因此，可根据 hCG 注射时间，预测取卵的准确时间。

四、取卵术前麻醉

根据患者卵泡的数目、患者对疼痛的耐受性、取卵的难易程度等来选择采用镇静剂、局部麻醉或静脉麻醉。

长期以来,在经阴道 B 超引导下取卵一般采用镇痛剂、镇静剂后,多数患者能够忍受取卵时的疼痛。但阴道穿刺取卵手术过程一直以来是患者比较担心和恐惧的问题。尤其是对于卵泡数量较多致手术时间较长、因卵巢位置高或盆腔粘连严重致穿刺困难的,患者常常会感觉到明显疼痛,有时甚至难以忍受。为了减轻患者的疼痛,减少患者的心理负担,目前国外及国内较多中心已经应用在短效麻醉剂静脉麻醉下行卵泡穿刺抽吸术。

若采用静脉麻醉,患者在手术过程中处于无意识的睡眠状态。手术中需要给氧,开放静脉通道,要求麻醉科医师全程监测,手术过程中行动态心电监护、血氧饱和度的监护等,作好急救和复苏准备。麻醉药的用量取决于手术时间的长短。一般在取卵结束 5 分钟后患者恢复意识。

目前国内外常用的短效静脉麻醉药是芬太尼(fentanyl)联合异丙酚(propofol)。具体做法是:患者术前禁食、禁饮 6 小时。进入取卵室后开放上肢静脉,以生理盐水维持,常规鼻导管或面罩吸氧(3L/min)。先静脉注射芬太尼 $1\mu g/kg$,2 分钟后再静脉注射异丙酚 $1\sim2mg/kg$,异丙酚给药速度为 $80\sim100mg/min$。待患者意识消失后 1 分钟,在超声引导下经阴道穿刺取卵。若术中患者出现肢体扭动,单次追加异丙酚 $0.4\sim0.6mg/kg$,以保证适当的麻醉深度,穿刺针拔出后停药。

采用短效麻醉药行全身麻醉时,患者不会感到疼痛,且肌肉松弛,使得阴道穿刺取卵更容易。麻醉药物可很快进入卵泡液,麻醉药物对卵子质量和胚胎质量是否有影响以及影响如何? Alsalili 等的研究发现,只有当异丙酚的浓度为 1 000ng/ml 时,鼠卵的成熟率才会受影响,而受精率、胚胎分裂率与对照组无差异。Vlahos 等对 1972—2008 年美国和欧洲麻醉取卵的病例进行荟萃分析,得出结论,目前所用的麻醉剂量对胚胎质量无不良影响。

目前,国内还有人尝试在针刺麻醉下行阴道穿刺取卵术。

五、取卵步骤

本节仅叙述 B 超引导下经阴道取卵术的步骤。

(一)取卵前的阴道准备

在对取卵患者实施相应的麻醉后,患者以膀胱截石位于手术床上,用生理盐水擦洗外阴、阴道直至干净,用消毒纱布或大棉球擦干;铺上消毒巾。对少数可能存在轻度的阴道感染的患者,可先用 0.5% 聚维碘液擦洗后,再用生理盐水反复冲洗至净,以免残留的消毒液随穿刺针带入卵泡内。

(二)手术操作者的准备

进手术室前手术操作人员均需换清洁手术衣,常规用酒精或消毒液擦洗手臂,戴无菌无粉手套,生理盐水冲洗双手,双手不要接触穿刺针和任何可能与卵泡液接触的器械。

(三)取卵的操作规程

取卵全过程要求无菌操作。

1. 手术前须仔细检查负压吸引器的连接是否正常,负压是否恰当,一般负压保持在 16kPa(120mmHg);进针前通过负压抽吸含肝素 HEPES 的缓冲液或培养液以达到冲洗针管及检查负压抽吸系统是否连接完好,并将此冲洗液弃去;调出 B 超显示屏上的穿刺引导线。

2. 将无菌穿刺针支架固定于 B 超阴道探头上,并在 B 超阴道探头上涂上偶合剂后套上经气体消毒过的乳胶薄膜套后置于阴道内,转动探头,先检查盆腔情况,了解子宫位置、子宫内膜的形态、双卵巢情况,主要是检查双卵巢的位置和可及度,准备抽吸的卵泡数目,是否存在异常排卵的迹象,盆腔是否有异常的暗区,注意区别卵泡和血管的回声。并将需穿刺侧卵巢移至距穹窿最近的位置上,转动超声探头直到卵泡接近穿刺线,选择离探头最近的卵泡,将卵泡固定在 B 超的穿刺引导线上。将 16~17 号单腔或双腔取卵针置于阴道超声探头上方无菌穿刺针支架内,沿超声屏幕上的引导线方向,由阴道后穹窿或侧穹窿进针,进入盆腔并到达卵巢所位置。轻柔、果断、迅速地将穿刺针刺入卵泡中心,监测仪上可见针尖影像。当穿刺针进入卵巢时启动负压对拟穿刺的卵泡进行抽吸。一般从最靠近阴道壁的卵泡开始,对位于同一穿刺线上的卵泡由近及远,逐一穿刺;对不同穿刺线上的卵泡,则退针至卵巢表面(不退出阴道壁),改变穿刺方向再行穿刺。一侧穿刺结束再行穿刺另一侧,尽量穿刺10mm 以上的所有卵泡。在穿刺针抽出卵巢后要以少许含肝素 HEPES 的缓冲液或培养液冲洗以便洗出黏附在针管或抽吸管中的卵冠丘复合体。

3. 穿刺时针尖应沿卵泡的最大径线进入卵泡并保持在卵泡的中央,抽吸时 B 超影像下见到卵泡壁围绕针尖塌陷。抽吸时穿刺针沿长轴方向可以进行各角度的旋转,以较彻底地抽吸卵泡液,直至穿刺卵泡彻底塌陷。如卵泡成熟,是先有浅黄色卵泡液吸出,随后为血性液体,表明颗粒细胞层大都脱落,卵泡膜细胞间血管破裂。若抽吸出的卵泡液一直较清亮,未见血性液体,可转动穿刺针轻刮卵泡四壁,直到抽吸液血染。收集的卵泡液需及时地通过传递窗送体外受精(IVF)实验室找卵母细胞,切勿搁置太长时间,以免影响卵母细胞的质量。在取卵过程中要随时与 IVF 实验室医师交流,以了解实验室所找到的卵母细胞是否与所穿刺的卵泡数目一致或接近,若差异较大时要及时寻找原因,如抽吸过程是否顺利、负压情况等。如果穿刺的卵泡数目与获卵数目相差悬殊,且排除了负压等外界因素,应立即停止穿刺,向患者了解注射扳机药物的情况,并抽血查 LH、E_2 和 P,以排除扳机药物未注射成功或注射不足量的可能。

4. 通常情况下,每个卵巢只须穿刺一次即可进行连续多次的卵泡抽吸,而卵巢穿刺多无困难。但常有一侧或双侧卵巢位置较高或位于子宫后方,穿刺较困难者。这时可以让助手用手按压住腹部调整卵巢位置再进行穿刺;若穿刺仍较困难,穿刺针必须通过子宫时,应尽量避免穿过子宫内膜以免对胚胎移植造成不良影响。个别患者穿刺极困难,有可能改为开腹或腹腔镜下取卵。

5. 双侧卵巢内卵泡穿刺结束后,一定要检查盆腔中是否存在出血情况,一切均正常则结束手术。用无菌纱布或大棉球擦净阴道血污,检查阴道穿刺点是否有出血,若有出血可置棉纱填塞压迫止血,数小时后可取出。术后根据使用麻醉的方式和种类决定患者留院观察时间,并经医师检查无异常后方可离院。

6. 特殊情况下的取卵——经腹及经阴道联合取卵。有学者在促排卵过程中发现右卵巢位于右肝下,经阴道穿刺取卵无法进行,则在穿刺完左卵巢内的卵泡后,消毒腹部皮肤,用B 超阴道探头及与之固定的穿刺针直接从右侧腹壁肝下进针,共穿刺了 6 枚卵泡,获卵 3 枚,移植来源于右卵巢卵子的 3 个优质胚胎后,成功妊娠分娩。因此,对于极少数卵巢位置高的患者,也可以借鉴此方法。

六、未成熟卵母细胞的回收

在自然周期或促排卵周期,当卵泡直径在 10mm 左右时,给予 hCG 10 000U,并在 34~36小时后在阴道 B 超引导下取卵。小卵泡,尤其是未成熟卵与卵泡壁黏附牢固,所用的取卵针应该较细些、短些,常用 18G 或 19G 取卵针,在 -10.67~-7.5kPa(-80~-56mmHg)负压下进行穿刺抽吸取卵术,穿刺时斜面朝下,可以进行卵泡冲洗。

第三节 卵母细胞回收过程中的注意事项

卵母细胞的回收过程是一个非常关键的环节,若不能将应该得到的卵母细胞收回;或在回收过程中不注意细节,则会导致卵母细胞的质量受损,IVF 实验室将不能培养出优质胚胎,致最终不能获得成功的妊娠。因此,在整个手术过程中要严格遵守操作规程,注意避免每一个可能影响卵母细胞质量的环节是至关重要的。

一、卵母细胞的回收率及可能的影响因素

经阴道超声引导下取卵,以穿刺直径 10mm 以上的卵泡数计,获卵率可达 80%~90% 以上。获卵率降低可能与以下因素有关:

1. 注射 hCG 时卵泡径线的大小。卵泡径线过大则卵泡较成熟,容易在穿刺前或穿刺中自然破裂而卵子丢失。笔者就有过这样的经历:经阴道探头进入阴道后穹隆,在探查盆腔的过程中,亲眼见到较大的卵泡自然破裂。卵泡过小时卵母细胞尚未成熟,则卵子不易脱落。

2. hCG 注射至取卵的时间。根据不同的促排卵方案,取卵时间应该在注射 hCG 后 34~39 小时进行。若 hCG 作用时间不足(<34 小时)则获卵率极低,甚至无法获得卵子。

3. 手术者掌握取卵技术的熟练程度,包括穿刺进入卵泡的速度及是否带着有效的负压抽吸都会影响到卵母细胞的回收率;卵巢经常是活动的,易于从针尖滑开;有时卵巢表面及卵泡外有较厚的结缔组织,进针阻力较大,若进针速度较慢,往往不能顺利、准确地刺入卵泡中,获卵率则明显降低。此时可采取短距离迅速进针或通过在耻骨联合上用手按压可减少卵巢的移动。取卵过程中穿刺针在无负压的情况下进入或退出卵泡会使卵泡液及卵子的丢失。一般来说,卵泡压因卵泡的大小、形态、位置而不同,大卵泡存在 3.75~75mmHg 的正压,随着卵泡的增大而增加,当穿刺针刺破卵泡的瞬间,卵泡液的压力高于正常水平,这是由于刺入卵泡壁时引起卵泡的变形,导致卵泡内的压力突然升高,穿刺针越钝则压力越高(可增加 50mmHg),在刺破的瞬间可使卵泡液外溢,部分流入穿刺针内和残留的卵泡腔内,若穿刺时未带着负压,则可能会发生卵子丢失。若在刺入卵泡腔之前,穿刺针内已有负压存在,那么几乎不会有卵泡液的丢失。因此在穿刺取卵的过程中,必须注意进出卵泡时一定要保持有效的负压。

4. 须选择锋利的穿刺针,且在穿刺卵泡时穿刺针应当迅速有力地刺入到卵泡的中央,缓慢、轻柔地进入常常会导致卵巢从针尖滑开,或者穿刺针紧贴卵泡壁进入,影响卵泡液的抽吸。当促排卵后有很多的卵泡,且穿刺阻力较大致穿刺针变钝时,应重新更换新的穿刺针。

5. 注意卵泡液收集管的装置量及更换装有卵泡液试管的时间,收集管内的卵泡液不宜太多,最好当试管内卵泡液达到试管的 1/2(约 7ml 左右)时即可更换收集管,否则液体过多时,容易进入到负压吸引装置的连接管中,造成卵母细胞的丢失;此外须注意尽量在卵泡液抽吸净时再更换收集管,此时可减低负压,否则当更换装有卵泡液试管时由于负压的突然消失,卵泡液会倒流入卵泡腔,甚至倒流在卵泡间隙,造成获卵率的降低。一般回流量取决于进入系统的空气量和卵泡液收集管中所存卵泡液的高度。

6. 卵泡冲洗。当患者通过促排卵后所发育的卵泡较少,有时甚至仅有一个卵泡时,为

保证能够有效地收回卵子,则可以采用卵泡冲洗的方法。做法是:采用双腔取卵针。当卵泡液抽吸尽时通过取卵针向卵泡腔内注入预热的含肝素 HEPES 的培养液,注入量根据卵泡的大小而定。然而是否冲洗卵泡腔一直有争论。当自然周期取卵或发育的卵泡数少时,冲洗卵泡腔有利于提高获卵率(约提高 20%)。然而,当发育卵泡数超过 10 个,冲洗卵泡腔并无益处,因为大多数卵冠丘复合体会在卵泡液即将流尽时被吸入穿刺针内,当冲洗穿刺针时就会被吸入收集管内。冲洗卵泡腔会延长取卵的手术过程,增加患者的不适感。

7. 取卵失败。取卵失败在辅助生殖技术中是一种罕见的情况。是指排除过早排卵、自然周期及赠卵周期后,hCG 注射日 ≥14mm 的卵泡 ≥1 枚,而行卵泡穿刺未获得卵子。有学者发现取卵失败,其常见原因是卵巢反应不良、hCG 剂量不足(<5 000U)或作用时间不足(<34 小时)及卵子发育障碍。发现单纯由 hCG 因素导致的取卵失败预后良好,卵子发育障碍者预后欠佳。取卵失败最常用的处理方法为取卵失败(如穿刺一侧卵巢未取到卵)时中断取卵,重新注射另一批次的 hCG(5 000~10 000U),24~36 小时后再次取卵,则可获得成熟卵子。

二、卵母细胞回收过程中可能损伤卵母细胞质量的因素

1. 取卵过程中要严格强调无菌观念,同时要注意与无毒的关系。因为作为一个手术过程,必须做到无菌,但灭菌剂在杀菌的同时,如有残留就会对胚胎有毒性。例如酒精可能引起受精卵的无性分裂。因此,患者术前必须排除感染性疾病,取卵前 2 天用 0.5% 聚维酮碘液擦洗外阴、阴道,以减少阴道内细菌对穿刺针的污染;但手术当天取卵前用生理盐水擦洗外阴、阴道,以洗净残留的消毒剂。除了手术者的手部消毒以外,整个手术过程均用无菌生理盐水彻底清洗以代替灭菌剂以求尽可能的无菌。消毒液或手套上的滑石粉对卵母细胞有害。虽然所使用的是无菌无粉手套,但是也仍可能会残留有少量粉尘,需要用无菌生理盐水将套有乳胶薄膜套的阴道探头及手套上的微量粉尘冲洗干净。手术者、助手及 IVF 实验室人员均应注意避免用手套直接接触卵泡液、卵泡收集液、试管内壁及取卵针尖,以免污染。

2. 在手术过程中须注意试管、卵泡冲洗液及卵泡液的保温。卵泡冲洗液在使用前需置于培养箱内过夜平衡,取卵过程中需置于 37℃ 恒温试管架中以保持温度;取卵过程中助手需要用手握紧卵泡液收集管,传递卵泡液收集管的距离尽可能短,取出的卵泡液需迅速交给胚胎学家找寻卵子,尽量减少传递过程中温度的波动。因为温度的变化会影响卵母细胞的质量。

3. 吸引器的压力应稳定,太高的压力可能会造成卵母细胞的损伤。

4. 当取卵时发现卵巢子宫内膜异位囊肿或输卵管积水时,可以进行穿刺。但尽量在穿刺完所有卵泡后再行穿刺。若由于卵巢子宫内膜异位囊肿阻碍进行卵泡穿刺时,可以先行穿刺囊肿,但穿刺完卵巢子宫内膜异位囊肿后必须充分冲洗穿刺针;或在卵泡抽吸过程中发现吸出异常的液体如巧克力样物后,也必须充分冲洗穿刺针,更换收集管。如果液体黏稠难以洗净,则应该更换新的取卵针,以免残留的囊肿液对卵子产生毒性作用。术后使用抗生素预防感染。

三、卵母细胞回收过程中应注意避免并发症的发生

手术过程中必须小心谨慎,否则可能发生出血、感染或损伤生殖系统邻近脏器等并发症。随着对盆腔超声影像的熟悉和取卵技术的熟练,并发症的发生逐渐减少。盆腔感染的

发生率为 0.5%~1%。手术者应熟悉盆腔解剖及患者的解剖特点,熟悉盆腔常见疾病的解剖及超声显像图像特征。

(一) 取卵穿刺的损伤与出血

1. 进针时 B 超探头需相对固定或稳定,尽量避开子宫颈、子宫肌层及宫旁血管网。位于子宫体上方的卵巢,常不易穿刺,需改变探头方向并通过用手按压住腹部使卵巢下移后进行穿刺,有时须通过子宫颈组织或子宫体而达到卵巢穿刺并取到卵。这时一定要尽量避免穿过子宫内膜。

2. 穿刺时要认清卵巢的界限,卵巢外的结构特别是管道结构绝对不要穿刺,穿刺前要多转动探头,注意不要将盆腔血管的横断面误认为是卵泡结构,因为在一个平面上见到一个非常漂亮的卵泡影像,当转动探头后则发现是大血管;有时也易将静止状态的肠管认作是卵泡而行穿刺。

3. 穿刺针不宜反复进出,一般一侧卵巢只穿刺一次。取卵过程中要随时注意有无活动性阴道出血。由于取卵时穿刺针必须穿过阴道穹窿及卵巢,如果多次穿过阴道穹窿部,可引起阴道穹窿部损伤或撕裂阴道壁黏膜。若穿刺针损伤阴道穹窿部可引起阴道出血,有时阴道出血量较多。一般在取卵结束取出穿刺针后由于阴道组织的闭合,多数出血会自动止住。若手术中见到较多的活动性出血可暂时停止取卵,将阴道探头取出,仔细检查出血点,以无菌纱布填塞后再行穿刺取卵。若术后经过用无菌纱布按压 2 分钟后仍不能止血,也需要用无菌纱布填塞,所填塞的纱布一般于术后 2~6 小时取出。如果压迫止血难以奏效应暴露出血部位,可在直视下缝合止血。

经阴道取卵时如果损伤卵巢的小血管网或损伤腹腔内或腹膜后血管时,可引起腹腔内或腹膜后出血,严重的腹腔内出血会迅速引起血流动力学的改变,腹腔内出血一般在取卵后 4 小时内出现症状和体征,而腹膜后出血通常症状和体征发生较晚,而且无明显痛觉。取卵结束后如发现进行性贫血症状和体征,尤其是伴有体虚无力、头晕、呼吸急促或持续性心动过速,应考虑有腹腔内出血的存在,应在严密观察生命体征的同时,尽快行阴道 B 超检查,以了解盆腔积液情况及有无腹膜后血肿等。必要时,应立即行腹腔镜或剖腹探查,以发现出血点及时止血,以免患者发生生命危险。

(二) 感染

盆腔炎是经阴道取卵后较常见的并发症。患者可在取卵术后或移植术后发生下腹疼痛,有时可发生尿频、尿痛、排尿困难等泌尿系统症状。引起盆腔感染的原因有:穿刺针经过阴道时,可将污染物带入到卵巢,引起单侧或双侧附件炎;穿刺输卵管积水时可引起输卵管炎;穿刺盆腔子宫内膜异位囊肿时也可能发生感染而引起盆腔炎或输卵管 - 卵巢脓肿;偶尔也可能由于穿刺针损伤肠管而引起感染。因此,取卵术中,切记不要先穿刺可疑的无回声区域,若在卵泡抽吸过程中发现吸出异常的液体如巧克力样物后,也必须充分冲洗穿刺针,更换收集管。进针路径尽量不要经过膀胱,如卵巢位置特殊必须经过膀胱时要争取 1~2 次内完成,嘱术后多解小便,注意血尿,并给予抗生素。

(三) 脏器损伤

包括阴道撕裂伤、膀胱出血、肠管损伤、输尿管损伤、盆腔神经损伤、腰椎损伤等,可根据各脏器功能损伤的临床情况进行诊断和治疗,必要时应该请求相关专科专家协助处理。

(周从容)

参 考 文 献

1. 曹泽毅. 中华妇产科学. 3 版. 北京:人民卫生出版社,2014:2347.

2. STEPTOE PC,EDWARDS RG. Reimplantation of a human embryo with subsequent tubal pregnancy. Lacet, 1976,1:880-882.

3. STEPTOE PC,WEBSTER J. Laparoscopy for oocyte recovery. Ann NY Acad Sci,1985,442:178-181.

4. LENZ S,LAURITSEN JG,KJELLOW M. Collection of human oocytes for in vitro fertilization by ultrasonically guided follicular puncture. Lancet,1981,1:1163-1164.

5. PIROLI A,MARCI R,MARINANGELI F,et al. Comparison of different anaesthetic methodologies for sedation during in vitro fertilization procedures:effects on patient physiology and oocyte competence. Gynecological endocrinology:the official journal of the International Society of Gynecological Endocrinology,2012,28(10): 796-799.

6. KWAN I,WANG R,PEARCE E,et al. Pain relief for women undergoing oocyte retrieval for assisted reproduction. The Cochrane database of systematic reviews,2018,5(5):Cd004829.

7. 吴乙璇,朱桂金. 辅助生殖技术中取卵失败的研究. 生殖与避孕,2010,30:92-97.

8. CHEN ZQ,WANG Y,NG E,et al. A randomized triple blind controlled trial comparing the live birth rate of IVF following brief incubation versus standard incubation of gametes. Hum Reprod,2019,34(1):100-108.

9. AGOSTINI F,MONTI F,ANDREI F,et al. Assisted reproductive technology treatments and quality of life:a longitudinal study among subfertile women and men. J Assist Reprod Genet,2017,34(10):1307-1315.

 复习思考题

1. 简述卵母细胞回收的主要方法。
2. 取卵时机是何时?
3. 简述卵母细胞回收的主要步骤及注意事项。

第八章 胚胎移植

要点

1. 掌握胚胎移植的临床准备。
2. 熟悉胚胎移植的操作程序。
3. 了解影响胚胎移植效果的因素及其注意事项。

　　胚胎移植是将体外培养的胚胎送回母体子宫腔内的过程。胚胎移植是辅助生殖技术中最后也是决定成功与否的关键临床操作步骤。在过去的30余年里,胚胎移植技术本身并无太多进展,人们更多地关注胚胎移植前后,以及胚胎移植过程中的各个环节:包括子宫内膜的准备、子宫内膜厚度、抑制宫缩等多个可能影响胚胎植入或着床的因素。2017年美国生殖医学协会制定了人类胚胎移植操作指南,为生殖医学临床医师在胚胎移植前后如何科学选择使用各种药物、治疗方式以及指导患者生活方式提供了依据。

　　新鲜周期选择移植的胚胎以获卵后第三天为8细胞且前一天为4细胞最佳。复苏胚胎移植首先要准备合适的子宫内膜,且在移植后进行黄体支持。移植困难和宫颈感染会伴随着低妊娠率。移植时应尽量避免不利因素,防止诱发宫缩。超声引导下移植会有较高的妊娠率。移植中尽量采用软管移植管,避免胚胎残留或丢失。移植后卧床休息和性生活均不会影响结局。对于移植前宫颈管口冲洗、移植培养液和患者的最佳体位、是否应用药物抑制子宫收缩或增加血流等来提高种植率及妊娠率的问题仍需要更多研究来评估。Meldrum 等提出,一丝不苟地进行胚胎移植是 IVF 成功的基本保障,我们应该给予胚胎移植足够的重视。IVF 是那些近乎绝望的不孕夫妇的最后希望,从诱导排卵、取卵及实验室培养等一系列冗长的过程中我们已经付出了巨大的努力,胚胎移植也是决定我们前期系列工作结果的重要步骤。

第一节　胚胎移植的临床准备与操作

一、新鲜周期胚胎移植

(一)新鲜胚胎移植选择和胚胎移植前准备

　　子宫内膜容受性、挑选具备进一步发育潜能胚胎进行移植,以及胚胎与子宫内膜发育的同步性是影响体外受精胚胎移植过程临床妊娠率的3个重要因素。取卵当天以及移植当天,临床医师需根据患者获卵数目、血清雌激素水平以及子宫内膜等情况决定是否可以给患者进行新鲜胚胎移植。如患者获卵数目过多或血清雌激素水平过高,为避免患者发生卵巢过度刺激的风险,必要时应该取消移植并进行全部胚胎冷冻保存,在以后的周期解冻胚胎进行移植;如 B 超检查提示患者子宫内膜过薄(≤6mm)或发现存在子宫内膜息肉,可能也需要行全胚冷冻;如患者促排卵扳机日血清孕酮水平≥1.5pg/ml,提前升高的血清孕酮水平会引起子宫内膜提前黄素化使内膜种植窗提前关闭,植入新鲜胚胎的种植率与患者临床妊娠率将明显下降,因此患者需进行全胚冷冻。

临床医师如果判断患者可以进行新鲜胚胎移植,就需适时给予黄体支持,维持取卵后黄体功能,以及子宫内膜的黄素化转变,并与进行胚胎培养的专业人员共同决定选择移植的胚胎。黄体支持将根据患者获卵数目、hCG 日血清雌激素水平来选择具体的黄体支持药物,目前新鲜胚胎移植的黄体支持药物包括 hCG 和各种黄体酮制剂。黄体酮根据不同的给药方式可分为肌注黄体酮、口服黄体酮、阴道用黄体酮。黄体支持药物给药的剂型、时机、剂量和用药组合方式,目前并未有完全统一的标准,有待大量的前瞻性研究加以验证。

新鲜胚胎移植时间通常选择取卵后第 3 天进行卵裂期胚胎移植或取卵后第 5~6 天进行囊胚移植。如何甄别具有优质发育潜能的胚胎用于移植是胚胎移植过程中被关注的热点问题。目前优质胚胎的选择仍然主要依据胚胎的发育速度和一些形态学观察指标。从发育速度角度而言,移植胚胎的选择一般以获卵后第三天胚胎 8 细胞且前一天为 4 细胞最佳,囊胚期移植胚胎以扩张囊胚为宜。目前第三天胚胎的评分标准多采用卵裂期胚胎评分标准,此外也可以结合使用原核评分,根据第 3 天分裂期胚胎的一些形态学表现,如卵裂球的数目与均匀度、碎片的数量及类型、有无多核卵裂球、原核的形态和排列等来判断胚胎优劣,选择优质胚胎移植。囊胚的形态学评分普遍采用 Gardner 评分标准,根据滋养细胞和内细胞团细胞的形态,以及囊胚的扩张程度来评估囊胚质量。Time-Lapse 技术整合了胚胎从受精到囊胚不同发育时间点的多个细胞分裂和形态学改变的关键参数,提高了优质胚胎选择的效率,有助于提高单胚胎移植的种植率与临床妊娠率。

(二)胚胎移植的数目

多胎妊娠,尤其是三胎或三胎以上妊娠被认为是辅助生育技术最常见和最严重的并发症之一。多胎妊娠母婴发生不良妊娠结局的概率显著增加。在辅助生育技术领域中如何选择移植胚胎的数目并在保证成功率的基础上降低多胎妊娠率一直都有争议。英国人类受精与胚胎学管理局(Human Fertilisation and Embryology Authority,HFEA)对移植的胚胎数目做了限定,从 2003 年起,法令规定最多移植 2 个胚胎;偶有例外,即对年龄超过 40 岁的女性允许移植 3 个。美国生殖医学会则建议可根据患者的年龄、胚胎质量和冷冻成功率等具体条件来定移植的胚胎数目,如果患者预后好可移植不超过 3 个胚胎,患者预后一般,可移植不超过 4 个胚胎,40 岁以上或有多次失败史估计预后差的患者可移植不超过 5 个胚胎。我国原卫生部颁发的《人类生殖与辅助技术相关规范》限制了最高移植胚胎数量,对于年龄 <35 岁的第一次行 IVF 周期的妇女已规定只能移植 1~2 枚胚胎,超过 35 岁或为 IVF 第二周期以上治疗的妇女可以移植 3 个胚胎,因此,不允许移植 4 个或以上数目的胚胎。2018 年中华医学会生殖医学分会《关于胚胎移植数目的中国专家共识》中建议每周期胚胎移植数目均 ≤ 2 枚。为了避免多胎妊娠的发生及其带来的系列问题,提倡选择性单胚胎移植(elective single embryo transfer,eSET)已是辅助生殖技术发展至今的必然趋势。

二、冷冻胚胎移植

自从 1983 年澳大利亚 Trounson 获得第一例人类冷冻胚胎移植后临床妊娠以来,冷冻胚胎移植已经成为辅助生殖技术的重要组成部分,据美国 CDC 报道,2014 年辅助生殖过程中产生的胚胎有 1/2 被用于冷冻保存。得益于实验室囊胚培养技术和胚胎玻璃化冻融技术的发展,冷冻胚胎移植妊娠率已从早期的 20% 左右进展到现在的 60%~70%,冷冻胚胎移植的临床妊娠率甚至高于新鲜胚胎移植,因此出现所有的患者进行全胚冷冻、在以后的周期进行解冻胚胎移植,以期获得更高的临床妊娠率的观点。冷冻胚胎移植包括子宫内膜的准备,以及冷冻胚胎移植,而所移植的胚胎包括冻存的卵裂期胚胎或囊胚。

(一)冷冻胚胎移植前的内膜准备

如何做好子宫内膜准备,使子宫内膜处于接纳胚胎的最佳状态并与移植的冷冻胚胎发育期处于同步状态,是目前临床医师所关注的问题。目前有多种子宫内膜准备方案,常见包括:自然周期、人工周期以及超促排卵周期,均是让子宫内膜序贯暴露于雌激素与孕激素下,雌激素刺激子宫内膜增生而孕激素则是在雌激素作用的前提下对子宫内膜进行分泌期转化。将解冻胚胎移植在子宫内膜的种植窗口期是保证冷冻胚胎移植后临床妊娠率与活产率的关键,而子宫内膜的种植窗口开启通常被认为排卵后 3~4 天,种植窗维持时间通常是 4~5天。因此,无论是自然周期患者自发 LH 峰或者是通过 hCG 扳机诱发排卵,还是临床医师使用孕酮直接进行子宫内膜分泌期转变,孕酮升高的时间是决定子宫内膜种植窗的关键时间点。目前已有多篇回顾性研究文献报道,三种方法准备的内膜行冷冻周期移植的种植率、妊娠率和活产率均没有显著差异。冷冻胚胎移植妊娠后出生的胎儿与新鲜周期妊娠后出生的胎儿相比较,其产科结局和先天性发育异常的发生率没有明显差别。但还是需要更大样本量的长期随访来明确冷冻胚胎移植的安全性。

子宫内膜厚度是决定子宫内膜容受性的关键指标,目前普遍认为子宫内膜在分泌期转化前厚度≥7mm 才可以有较好的胚胎移植后临床妊娠率与活产率。因此,无论使用何种方案进行子宫内膜准备,均应尽量争取使患者子宫内膜厚度达到 7mm 及以上。同时需除外子宫附件的器质性病变,除外≥4cm 的子宫肌瘤;除外压迫内膜的肌瘤或肌腺瘤;除外宫腔占位病变,以及除外卵巢非生理性肿物。

1. **自然周期子宫内膜准备** 应用于有规律排卵的患者。患者自主卵泡发育所分泌的雌激素可使其内膜增生,而排卵后黄素化颗粒细胞分泌的孕酮使子宫内膜发生分泌期改变。自然周期中,临床医师根据排卵时间或 hCG 扳机诱发卵泡排卵的时间来决定患者胚胎解冻与移植时间。常常通过超声监测患者的卵泡大小和子宫内膜厚度,结合主导卵泡发育情况、血清或尿 LH 水平的改变和血清雌激素水平的变化和黄体酮水平上升的时间来综合判断排卵时间。通常从排卵当日计算的第 3~4 天或第 5~6 天分别作为解冻的卵裂球胚胎或囊胚胚胎的移植日。

2. **人工周期子宫内膜准备** 相对于自然周期内膜准备,人工周期子宫内膜准备更为方便临床医师和患者,可减少患者 B 超监测和血液检查的次数并且灵活决定患者解冻胚胎和移植的时间。患者通常在月经周期的第 2~3 天开始使用戊酸雌二醇,口服的剂量 4~8mg/d。目前对使用雌激素的时长并未有共识,一般来说 12~14 天是目前常用的时间段。当子宫内膜厚度达到≥8mm 后,给予孕激素并同时决定胚胎解冻以及移植时间。如果冷冻胚胎为卵裂球胚胎,则在给予孕激素处理后第 3~4 天移植,如冷冻胚胎为囊胚,则在给予孕激素处理后第 5~6 天移植。

3. **促排卵周期子宫内膜准备** 可应用于月经周期不规律或子宫内膜厚度偏薄的患者。临床医师可应用来曲唑、hMG、卵泡刺激素等药物促进单个或 2~3 个主导卵泡发育。目前认为氯米芬因抗雌激素作用影响子宫内膜发育的特点,不适用于为冻融胚胎移植准备内膜的诱发排卵周期。主导卵泡所分泌的雌激素可促进子宫内膜增殖,当主导卵泡直径为16~20mm 时,可使用 hCG 进行扳机促进排卵,同时诱发子宫内膜向分泌期转变。临床医师可根据子宫内膜的厚度、卵泡的排卵时间、血清的孕酮升高时间来决定胚胎解冻,以及移植的时间。

（二）冷冻胚胎移植后的黄体支持

冷冻胚胎移植后，卵裂球胚胎在移植后第 14 天，囊胚移植后第 12 天行妊娠检测，血 hCG 值阳性后 3 周行超声检查，见胚囊和胚芽确定为临床妊娠。

自然周期方案妊娠后，根据使用孕激素的剂量，适时减量直至停药。

人工周期方案妊娠后，根据雌激素、孕激素值进行雌激素及孕激素的剂量调整。由于人工周期方案完全依靠外源性雌激素及孕激素支持妊娠，故减药较慢，一般在妊娠 10~12 周，胎盘完全形成后可以分泌足够的雌激素和孕激素支持妊娠的继续时，就可完成减药。

三、胚胎移植的具体方法

移植当日，临床医师、胚胎学专家和护士需要再次仔细核对患者及其丈夫的身份信息如姓名、出生日期、结婚证等生育相关证件信息以及临床编号，并签名确认。临床医师向夫妇双方介绍受精和胚胎分裂情况、胚胎质量、准备移植的胚胎数目、可以冷冻供以后使用的胚胎数，以及因质量原因丢弃的胚胎数目，并由夫妇双方及临床医师签字确认。

（一）超声引导下胚胎移植

腹部超声引导下胚胎移植始于 1985 年。超声引导可以让临床医师清楚地看到移植管顶端的确切位置，也可以证实移植后胚胎连同气泡没有移位。移植管顶端的强回声可以用来帮助即时的超声显影和最小化子宫内操作。腹部超声引导下胚胎移植显著地提高临床妊娠率和继续妊娠率。

另外，移植前超声检查可用来观察子宫内膜的类型及其厚度。文献报道子宫内膜体积可以用三维超声检测，在移植当天子宫内膜体积 <2.5ml，可能会伴随着较差的着床率。另外也常常用二维超声检测内膜厚度，移植当天如果内膜厚度达到 8mm，一般认为不影响移植后的妊娠结局。经阴道彩色多普勒和三维多普勒超声也可以检测内膜 - 亚内膜的血流，已经被用来研究内膜的容受性，但是否带来优势还存在争议。在这个领域需要更多的研究以评价移植前超声的作用。

（二）移植管内胚胎装载及胚胎移植

选择发育良好的种植前早期胚胎集中于同一培养皿中备移植。吸取一段移植液体后，将待移植的胚胎吸入移植管内芯。通常采用的是三段式液体，前后两段为空液柱，中间一段液柱中含有胚胎。总液体量控制在 20μl。

胚胎装载要熟练，从胚胎装载到胚胎置入宫腔的时间长短对成功率是有影响的。较长时间的操作会导致较低的妊娠率和着床率。

1. 胚胎装载方法

（1）试剂与材料：IVF 工作站、气体与培养箱（饱和湿度、6%CO_2、37℃）、预先平衡好的装有胚胎移植液的双池培养皿、1ml 无菌注射器、胚胎移植管。

（2）操作程序

1）将待移植胚胎移至胚胎移植液中，在不同的地方轻轻涮洗几遍，以便洗掉胚胎周围的卵裂培养液。

2）将 1ml 注射器与胚胎移植管连接起来，并旋紧以防漏气。

3）用移植管先吸一段液体（2~3mm 长），再吸一段相同长度的空气。之后吸入少许移植液及胚胎，这段共约 3.5cm 长，将胚胎置于此液段的中央。最后再吸一段空气及少许液体

（2~3mm 长）。总体积 <20μl。

4）将转载好胚胎的移植管小心拿至移植室由医师移植，注意不要晃动。

2. 胚胎移植方法

（1）试剂与材料：IVF 工作站、气体与培养箱（饱和湿度、6%CO$_2$、37℃）、预先平衡好的装有胚胎移植液的双池培养皿、1ml 无菌注射器、胚胎移植管、无菌橡胶手套（无粉）、阴道扩张器、平衡好的培养液、棉签。

（2）操作程序

1）在 IVF 工作站装载好准备移植的胚胎。

2）患者采用膀胱结石位，将脚放在脚踏上，用窥阴器扩张阴道，用无菌的湿棉签擦净宫颈。将带有内芯的移植套管插入宫颈外口，缓慢地经过宫颈并通过宫颈内口。如果有阻力，可以在宫颈钳的牵拉下帮助移植管通过宫颈，撤出内芯。将含有胚胎的内移植管放入套管中，缓慢地送入宫腔。

3）当胚胎移植管的顶端到达距离宫底 0.5mm 以上且内膜最厚的地方时，轻推 1ml 注射器将含有胚胎的培养液一并注入宫腔中。此时在 B 超下可见空气泡的位置，停留 10~30 秒，移植管轻轻旋转缓慢地退出宫颈。

4）迅速在立体显微镜下观察移植管中有无胚胎的残留。

5）将胚胎移植相关事项进行记录。

第二节 胚胎移植的影响因素

胚胎移植是一种简单的手术操作，但是如何保证胚胎能够顺利地移入宫腔并成功植入内膜是保证患者稳定的临床妊娠率的关键。目前已有大量文献证实有多种因素可以影响胚胎移植的临床妊娠率，包括临床医师的移植经验、患者移植胚胎后的焦虑状态、子宫颈管黏液、移植过程中以及移植后子宫的收缩等。

一、临床医师的移植经验

很明显，对于大多数临床医师来说，ET 技术是一个相对简单的过程，似乎只意味着把移植管置入宫腔送入胚胎。但是，事实上这项工作并没有看起来那么简单，ET 技术直接影响 ART 的结果。曾有文献报道，较差的移植技术可以使妊娠成功的机会丢掉 30%。然而，正是这样一个比例使得每年有成千上万的不孕夫妇在 IVF 治疗中以失败而告终。在胚胎移植技术中，医师的因素也许是一个重要的变数。在一项 854 例新鲜胚胎移植的回顾性研究中，发现 10 个临床医师中妊娠率存在显著的差异，相似的结果也得到过验证。但是，如果把 ET 技术标准化，人为的原因就会变得不那么重要。比如经过适当培训的护士可以做得和临床医师一样好，妊娠率和着床率没有显著的差异，这个结果在最近的一项回顾性试验中也得到了证实。先前已经移植过 50 个周期的医师，在移植中可以取得和拥有更多经验年资高的医师相似的临床着床率。

二、宫颈黏液

胚胎移植过程中宫颈黏液会造成严重的影响。黏液会堵住移植管的尖端，造成移植失败。胚胎移植过程中内置管在装载胚胎时用了非常少的培养液，堵塞内置管尖端会造成胚胎滞留、损伤(尤其是孵出的囊胚)或者将胚胎放置在错误的位置;宫颈黏液有可能将胚胎粘在黏液上,从而在内置管撤离时一起被带出宫腔。还有一种情况是把黏液与胚胎一起打入了宫腔,这样会影响胚胎的种植。宫颈黏液还经常是胚胎细菌感染的一个原因,从而导致比较低的妊娠率。

曾有一项临床研究,在移植时运用亚甲蓝证实,如果没有事先将黏液清除,染料会以非常快的速度被排出宫腔内口。另外,在很多 IVF 中心证实,当移植管尖端带有血或黏液,胚胎经常滞留。一项纳入 530 例病例的 RCT 研究证实,去除宫颈黏液组胚胎移植的临床妊娠率(39.2% *vs.* 22.6%;$P<0.001$)和出生率(33.6% *vs.* 17.4%;$P<0.001$)明显地高于未去除宫颈黏液组。2017 年美国生殖医学协会推荐在胚胎移植过程中需要把宫颈黏液去除,临床医师在移植过程中可以使用沾有培养液或生理盐水的细棉棒将宫颈管内的黏液擦掉。至于是否要移植前冲洗宫颈黏液,在一项非随机性试验中揭示了在移植前用培养液充分冲洗子宫颈管可以增加 IVF 术后的临床妊娠率。然而,在一项回顾性试验中,也未证实这些结果。相反,用培养液冲洗宫颈会有一些培养液进入宫腔,可能影响胚胎的着床。

三、子宫收缩

子宫收缩会引起放置后的胚胎立即或不久之后排出,在早期曾经用牛做过一个实验,以松香球做的假胚胎移植入牛的子宫,用放射性核素追踪胚胎,发现 ET 后 1.5 小时,松香球胚胎大部分被排出子宫体。

宫缩与 IVF 成功率有密切的相关性,在人类 IVF,大约有 15% 的胚胎在 ET 后被排出宫外,可能会排出到宫颈外口、移植管尖端或阴道窥具上。在一项研究中发现胚胎向宫颈管移动比向输卵管内移动更容易。有多篇文献均报道了宫缩的频率,以及方式与胚胎移植后的临床妊娠率呈负相关关系。2017 年,有研究指出,胚胎移植术后 5 分钟内出现的宫缩对胚胎移植的妊娠率影响最为明显。许多研究者为了提高胚胎着床率,在胚胎移植术前或术后给予不同的药物以减少宫缩,包括催产素拮抗剂阿托西班、硝酸甘油、吡罗昔康等。

2010 年,Moraloglu 第一次提出了在胚胎移植术前 30 分钟开始进行催产素拮抗剂阿托西班的滴注并持续至胚胎移植术后 2 小时,可以明显地提高胚胎的种植率和临床妊娠率。但是随后几年的多个 RCT 研究和 meta 分析的结果显示,阿托西班对于未经选择的普通 IVF 患者仅提高胚胎种植率和临床妊娠率,并不提高活产率。而对于反复种植失败患者,阿托西班不仅能提高胚胎种植率和临床妊娠率,而且可以明显地提高活产率。因此,阿托西班可能更适合用于反复种植失败的 IVF-ET 患者。

除了阿托西班,临床上还有其他的药物通过不同的药理方式来影响子宫收缩,包括黄体酮、抗胆碱类药物(东莨菪碱)、β 肾上腺素受体拮抗药(吲哚美辛、吡罗昔康、阿司匹林)、一氧化氮供体(硝酸甘油)。

黄体酮不仅仅是胚胎移植的黄体支持药物,在胚胎移植术前使用黄体酮可以明显地降低子宫收缩的频率。在一项 RCT 研究中证实,在取卵当日给予黄体酮患者的子宫收缩频率明显地低于在胚胎移植当晚给予黄体酮的患者。同时在一个纳入 7 个临床研究、841 个治疗周期的 meta 分析中显示使用黄体酮可明显增加胚胎移植妊娠率。有研究发现在移植前舌下给药硝酸甘油,可以使移植过程更顺利,宫颈操作时间更短,妊娠率更高。也有移植前 2 小时口服 10mg 吡罗昔康可以显著地提高妊娠率和着床率的报道。在同一个 meta 分析中分析了使用 β 肾上腺素受体拮抗药、前列腺素合成酶抑制剂均提示不能明显地提高胚胎移植的临床妊娠率。但有关所有的应用抑制宫缩药物来提高胚胎移植的临床妊娠率的临床结论均仍需大样本的前瞻性临床研究数据来证实。

第三节 胚胎移植的注意事项

一、正确评估宫腔

1. **预移植** 预移植对于困难移植的患者是很有必要的。在移植前进行预移植确实能够提高妊娠率和种植率。预移植可以在 IVF 周期前 1~2 个月或者真正的移植前。

预移植的优点：可以帮助医师选择最佳的移植管；可以预先描述进入子宫颈管及子宫腔的走势；可以事先发现移植可能碰到的意想不到的困难，比如宫颈内口极窄，宫颈管息肉、宫颈管的纤维瘤或者手术后导致的或先天存在的解剖异常等。

但现有研究也有对预移植价值提出质疑的，如预移植时后倾的子宫在正式移植时位置可能变动。有认为在实际胚胎移植时超声引导是个更好的方法，用于判断子宫的轴向。也有研究认为超声引导下的预移植可能是对正式移植的更有利的准备。

2. **超声评估子宫** 使用超声来评估子宫的倾、曲及宫颈管和宫腔走向是另外一个非常重要的方法，可以具体测量宫颈管和宫腔的长度，评估两者之间的角度，从而有利于移植时调整移植管的弯曲度，以及送入移植管的方向。超声检查同时还可以发现子宫黏膜下肌瘤等子宫异常情况。

二、胚胎的放置位置

通过 B 超监测胚胎移植术过程中移植管顶端的位置能够让临床医师更清楚掌握被移植胚胎的定位。胚胎在子宫内膜定位的最佳位点已有很多争论，但大多数的研究似乎认为胚胎定位在宫腔中部而远离宫底与更好的着床相关。回顾性研究发现当胚胎定位离宫底 2cm 时其着床率显著高于离宫底 1cm 时。最近的资料通过对 699 例胚胎移植进行多变量逻辑回归分析证实了这些结果，发现当胚胎定位每远离宫底 1mm，临床妊娠率就增加 11%。有其他的研究认为胚胎定位的最好位点是在宫腔的中部。其他的研究也有发现当胚胎定位于宫腔的上半部和下半部时，其临床妊娠率或着床率没有显著差异。后来，同样的研究小组进行了一次前瞻性研究，发现移植管的顶端靠近子宫内膜腔的中间区域，着床率和妊娠率会更高。他们得出结论认为移植管顶端在宫腔里的相对位置比离宫底的确切距离更重要。近来有更多的研究报道胚胎移植至宫腔的中央区，其妊娠率会高于自然怀孕的妊娠率。使用三维超声引导移植，尽量将胚胎定位在最大化着床可能位点，该点被认为是双侧输卵管延长线在宫腔中的交点。同样，将胚胎定位在宫腔的中部，胚胎在移植管中的滞留发生率也降低了。2018 年 ASRM 推荐胚胎移植管顶端应放置在宫腔中部或距宫底 1cm 以上。移植胚胎的过程应尽量避免碰触宫底。

总之，对于胚胎放置在什么位置还要个体化，可以通过预移植或宫腔镜事先评估宫腔状态。

三、选择合适的移植管

理想的移植管首先是要足够软，不至于引起宫腔的创伤。其次，还要有韧性能够适应入路的弯曲而顺利地被置入。外管比较坚硬,当移植管进入宫颈内口时,可能会诱发宫缩,引起前列腺素的释放。其实仅仅是把移植管放在宫颈管内或进入宫腔,都有可能引发宫缩。

有一些研究比较了不同的移植管的效果。对于移植管的选择是有争论的。最近随机研究表明软管与高临床妊娠率有关联。在荟萃分析结果中,持续妊娠和抱婴回家率是有显著提升的。胚胎移植管的品牌和型号众多,多选择软胚胎移植管。行超声引导下胚胎移植时,可选用带有超声引导探头的胚胎移植管。

四、轻柔无创的操作

轻柔和无创、无痛的胚胎移植技术是最大化增加妊娠机会所必需的。轻柔的操作是一条原则,即使是在放置阴道窥具时也尽量避免对宫颈不必要的牵扯。移植过程中除非特殊病例,尽量避免应用宫颈钳夹持宫颈,这样会引起宫缩。随机性研究认为在移植当天的子宫高频率的收缩会影响胚胎移植的结局,因为这样的宫缩可能会将胚胎从宫腔中挤出。

如果遇到移植非常困难的病例,可以在宫颈前唇适当注射局部麻醉剂,这样不会引起患者的不适,也不会影响妊娠结局。针灸和催眠也已经被应用到胚胎移植中。在2002年出版的一项回顾性研究中,Paulus等发现在移植中应用针灸组的妊娠率显著地高于没有应用针灸组。最近有另外两篇回顾性研究,第一篇证实了前面的结果,而第二篇报道了针灸具有提高妊娠率的趋势,但没有统计学意义。

五、保证移植管进入宫腔

IVF周期中最终目标是将胚胎安全地放置在宫腔内。胚胎移植过程细节操作较多。根据已知宫腔的深度将外套管按宫颈、宫腔走向及弯曲度进行调整,然后缓慢将外套管放入子宫内,注意避免子宫颈管及宫腔内膜的损伤。移植外套管顶端设置于能保证内芯通过子宫颈内口的位置,内芯顶端设置于宫腔中的目标位点。将装有胚胎的内芯自外套管置入子宫腔内,将胚胎及少许卵母细胞培养液(少于20μl)注入宫腔内。取出整套移植管。移植后检查移植管,包括检查移植管的设置是否正确,外套管及内芯中是否有胚胎存留(用培养液冲洗后,于立体显微镜下检查冲洗液),移植管顶端有无血迹及血迹多少。移植过程中子宫内膜受创伤而出血会明显影响胚胎移植的效果。

某些患者的胚胎移植非常困难,多是由于宫颈较紧或闭合的原因或是由纤维肌瘤或是先前的外科手术引起的解剖学畸形。对这样的患者可以进行宫颈扩张。研究证实如果在取卵的当天或ET前一两天进行宫颈扩张,结果不满意。实施宫颈扩张的时间最好选在IVF前1~3个月进行宫颈扩张,妊娠率、着床率和出生率显著地提高。对有极端困难移植史且宫颈狭窄的患者可以采用宫腔镜手术进行校正。

对移植管进入宫腔非常困难的病例,还可以尝试经腹部或经阴道子宫肌层的胚胎移植。另外还曾有一例先天性宫颈闭锁行IVF术后,经子宫肌和经输卵管胚胎移植后获得成功妊娠。输卵管内移植或有可能造成宫外孕。

六、防止胚胎被排出

一般认为在移植过程中轻压宫颈可以最大化地防止移植胚胎的流出。Mansour等最近在一项回顾性研究中发现在移植后用阴道窥具施以轻柔的机械力按压宫颈阴道部7分钟,可以显著地提高临床妊娠率和着床率。

七、移植培养液的准备

移植培养液通常已添加高浓度的蛋白,如患者血清、合成血清替代品、人血清白蛋白等。最近的随机对照研究在移植前将胚胎预先放置于纤维蛋白胶中,发现临床妊娠、胚胎种植和持续妊娠结局上的显著提升。

八、移植后残留的胚胎

在移植后发现移植管里有部分枚胚胎残留会使临床医师面临困难选择,如果再次移植可能会移动已经在宫腔中的胚胎。然而,已有回顾性研究中发现残留胚胎立即移植并不会对妊娠结局产生不利影响。有资料提示在同一周期中分裂胚和囊胚的序贯移植可以防止移植失败和增加妊娠机会。

九、移植管的撤出

通常认为在移植后将胚胎移植管在宫腔中停留 30 秒是为了提高妊娠率和着床率。然而,回顾性研究发现在移植后立即撤离移植管和将移植管在宫腔中停留 30 秒,两组的妊娠率没有统计学差异。所以胚胎移植管可以立即撤离。

十、移植后患者休息的体位及其他注意事项

在胚胎移植技术使用初期,移植后要卧床休息,延长卧床休息被认为可以提高妊娠率。后来的研究认为卧床休息并不是必需的。移植后患者卧床休息 1 小时和 24 小时,其临床妊娠率在统计学上没有显著差异。

胚胎移植后性生活的影响已经引起了很大的争议,因为害怕引起子宫收缩或感染。然而回顾性研究发现在围移植期行性生活的女性的妊娠率与在这段期间没有性生活的女性的妊娠率相比,两者没有显著性差异。

在辅助生殖技术中胚胎移植是最重要的临床步骤之一,需轻柔和小心谨慎地完成。预移植有助于减少胚胎移植临时发现问题,使移植更加容易。移植困难和宫颈感染伴随着低妊娠率;对任何残留胚胎的立即再次移植被认为是没有害处的。超声引导下移植会有较高的妊娠率。移植中尽量采用软管的移植管。移植后的卧床休息、移植后的性生活均不会影响结局。对于移植前宫颈管口的冲洗、移植培养液和患者的最佳体位、应用药物减少子宫收缩或增加血流等是否可提高种植率及妊娠率的问题需要更多研究进一步评估。

(何方方)

参 考 文 献

1. VAN WEERING HG,SCHATS R,MCDONNELL J,et al. Ongoing pregnancy rates in in vitro fertilization are not dependent on the physician performing the embryo transfer. Fertil Steril,2005,83:316.
2. PRAPAS N,PRAPAS Y,PANAGIOTIDIS Y,et al. Cervical dilatation has a positive impact on the outcome of IVF in randomly assigned cases having two previous difficult embryo transfers. Hum Reprod,2004,19:1791.
3. SHAMONKI MI,SPANDORFER SD,ROSENWAKS Z. Ultrasound-guided embryo transfer and the accuracy of trial embryo transfer. Hum Reprod,2005,3:709.
4. FRANKFURTER D,TRIMARCHI JB,SILVA CP,et al. Middle to lower uterine segment embryo transfer

improves implantation and pregnancy rates compared with fundal embryo transfer. Fertil Steril,2004,5:1273.

5. OLIVEIRA JB,MARTINS AM,BARUFfi RL,et al. Increased implantation and pregnancy rates obtained by placing the tip of the transfer catheter in the central area of the endometrial cavity. Reprod Biomed Online,2004, 9:435.

6. CHOE JK,NAZARI A,CHECK JH,et al. Marked improvement in clinical pregnancy rates following in vitro fertilization-embryo transfer seen when transfer technique and catheter were changed. Clin Exp Obstet Gynecol, 2001,4:23.

7. ABOU-SETTA AM,AL-INANY HG,MANSOUR RT,et al. Soft vs. firm embryo transfer catheters for assisted reproduction:a systematic review and meta-analysis. Hum Reprod,2005,11:3114.

8. MOON HS,PARK SH,LEE JO,et al. Treatment with piroxicam before embryo transfer increases the pregnancy rate after in vitro fertilization and embryo transfer. Fertil Steril,2004,8:816.

9. AL-INANY HG,WASSEEF M,ABOULGHAR MA,et al. Embryo transfer under propofol anesthesia:the impact on implantation and pregnancy rate. Middle East Fertil Soc J,2003,8:269.

10. NEITHARDT AB,SEGARS JH,HENNESSY S,et al. Embryo afterloading:a refinement in embryo transfer technique that may increase clinical pregnancy. Fertil Steril,2005,83:710.

11. SILBERSTEIN T,WEITZEN S,FRANKFURTER D,et al.Canulation of a resistant internal os with the malleable outer sheath of a coaxial soft embryo transfer catheter does not affect in vitro fertilization embryo transfer outcome. Fertil Steril,2004,5:1402.

12. MANSOUR R.Minimizing embryo expulsion after embryo transfer:a randomized controlled study. Hum Reprod, 2005,1:170.

13. LI R,LU L,HAO G,et al. Abdominal US guided embryo transfer improves clinical pregnancy rates after in vitro fertilization:experiences from 330 clinical investigations. J Assist Reprod Genet,2005,22:3.

14. MORENO V,BALASCH J,VIDAL E,et al. Air in the transfer catheter does not affect the success of embryo transfer. Fertil Steril,2004,5:1366.

15. LEETON HC,SEIFER DB,SHELDEN RM. Impact of retained embryos on the outcome of assisted reproductive technologies. Fertil Steril,2004,2:334.

16. BAR-HAVA I,KERNER R,YOELI R,et al. Immediate ambulation after embryo transfer:a prospective study. Fertil Steril,2005,83:594.

17. POPE CS,COOK EK,ARNY M,et al. Influence of embryo transfer depth on in vitro fertilization and embryo transfer outcomes. Fertil Steril,2004,1:51-58.

18. DAYA S,GUNBY J. Luteal phase support in assisted reproduction cycles.Cochrane Database Syst Rev,2004, (3):CD004830.

19. BOUCKAERT Y,ROBERT F,ENGLERT Y,et al. Acute eosinophilic pneumonia associated with intramuscular administration of progesterone as luteal phase support after IVF:case report. Hum Reprod,2004,19:1806.

20. UNFER V,CASINI ML,GERLI S,et al. Phytoestrogens may improve the pregnancy rate in in vitro fertilization-embryo transfer cycles:a prospective,controlled,randomized trial. Fertil Steril,2004,82:1509.

21. ZEMET R,ORVIETO R,WATAD H,et al. The association between level of physical activity and pregnancy rate after embryo transfer:a prospective study. Reprod Biomed Online,2021,42:930-937.

22. ZHU XL,ZHAO ZM,DU YJ,et al. The optimal number of embryo cells for effective pregnancy and decrease of multiple pregnancy rate in frozen-thawed embryo transfer. Hum Cell,2021,34:836-846.

23. MERVIEL P,MENARD M,CABRY R,et al. Can ratios between prognostic factors predict the clinical pregnancy rate in an IVF/ICSI program with a GnRH agonist-FSH/hMG protocol? an assessment of 2421 embryo transfers,and a review of the literature. Reprod Sci,2021,28:495-509.

24. FRANTZ S,PARINAUD J,KRET M,et al. Decrease in pregnancy rate after endometrial scratch in women undergoing a first or second in vitro fertilization. A multicenter randomized controlled trial. Hum Reprod,2019,

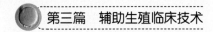

34:92-99.

25. KAVA-BRAVERMAN A,MARTINEZ F,RODRIGUEZ I,et al. What is a difficult transfer? Analysis of 7 714 embryo transfers:the impact of maneuvers during embryo transfers on pregnancy rate and a proposal of objective assessment. Fertil Steril,2017,107:657-663.e1.

 复习思考题

　　1. 人工周期子宫内膜准备的方法是什么？
　　2. 胚胎移植操作中如何避免诱发宫缩？

第九章 黄体支持

要点

1. 掌握黄体支持常用药物及用法。
2. 熟悉控制性卵巢刺激周期中黄体期的特点。
3. 了解黄体支持的意义及时限。

第一节 控制性卵巢刺激周期中黄体期的特点

在非妊娠情况下自然月经周期的黄体期,雌、孕激素峰大约在排卵后4天开始产生,排卵后10天开始下降,峰期大约持续1周。妊娠后,由于人绒毛膜促性腺激素(hCG)刺激黄体并维持其功能,因此持续生成孕激素,在妊娠6~7周,相当于受孕后的4~5周,胎盘逐渐代替妊娠黄体产生孕激素以支持妊娠。

控制性卵巢刺激周期中的黄体期与自然周期不同,如无外源性激素支持,则会存在黄体功能不足。黄体功能不足又称黄体期缺陷,是指排卵后卵泡形成的黄体功能不足,分泌孕激素不足,或黄体过早退化,以致子宫内膜分泌反应性降低;临床上以分泌期子宫内膜发育延迟,内膜发育与孕卵发育不同步为主要特征,与不孕或流产密切相关。控制性卵巢刺激周期中的黄体期特点如下所述。

一、激素水平变化

(一)黄体生成素分泌不足

1. **超促排卵的作用** 在控制性超促排卵周期中,多个卵泡发育导致血清雌孕激素水平过高,负反馈作用于下丘脑 - 垂体,抑制黄体生成素(LH)分泌。超促排卵对黄体功能的影响主要表现在黄体期明显缩短,黄体早期孕酮水平显著升高。在黄体早期,与自然周期相比,超促排卵过高的雌孕激素水平对垂体LH分泌的负反馈抑制作用更大。

2. **GnRH激动剂的作用** GnRH激动剂通过抑制内源性LH峰,避免卵泡的过早黄素化,促进卵泡发育同步化,有利于获取较多的高质量卵子,降低周期取消率。但GnRH-a对垂体LH分泌的抑制作用,直接导致内源性LH分泌不足。有研究报道,停止使用GnRH-a(0.1mg/d)10~14天后LH的浓度仍停留在<1U/L的极低水平;垂体功能在停止使用GnRH-a后16~22天才开始恢复,但此时LH的浓度仍然低于生理水平(<0.09~1.9U/L);即使在卵泡发育早期就停用GnRH-a,虽然黄体期LH的分泌可部分恢复,但是孕激素的生成并未恢复。

3. **GnRH拮抗剂的作用** GnRH拮抗剂对垂体的抑制迅速见效,停药后数小时就能恢复对GnRH的反应。体外研究显示GnRH拮抗剂虽不影响黄体颗粒细胞分泌激素,但减少血管内皮生长因子(vascular endothelial growth factor,VEGF)分泌,而VEGF促进血管生成,对维持正常黄体功能有重要作用。多数研究显示GnRH拮抗剂同样会造成黄体期LH水平低下,黄体功能缺陷,溶黄体提早发生,影响妊娠。有作者研究发现,如果不对 GnRH 拮抗剂周期进行黄体支持,尽管黄体早期雌孕激素水平均高,还是会出现溶黄体过早发生,这可能是由于过高的雌孕激素水平对垂体 LH 分泌的负反馈抑制作用。另有研究者对 23 个赠卵周期采用 GnRH 拮抗剂方案且不给予黄体支持,与自然周期比较,前者黄体期缩短,黄体期 LH 水平下降,以黄体中期最低。

(二)黄体早期雌孕激素水平过高,雌孕激素比例失调

超促排卵周期中,大量卵泡发育导致黄体早期血清雌孕激素水平过高,雌孕激素比例失调。体外试验证明,过量的雌激素明显抑制人黄体细胞基础和 hCG 刺激的孕激素合成,从而产生溶黄体作用。

超促排卵周期中,hCG 注射日或 hCG 注射日之前,孕激素水平的过早升高称为过早黄素化。过早黄素化产生的机制,在 GnRH 激动剂或拮抗剂的运用以前,普遍认为是 LH 峰过早出现所致。现在 GnRH-a 在临床的运用已经能有效地抑制 LH 峰早现,但过早黄素化的发生率仍然高达 13%~71%,所以不能简单地用 LH 峰过早出现解释,其机制有待进一步深入研究。过早黄素化诱导卵母细胞过早恢复减数分裂,影响卵子和胚胎质量,并使子宫内膜过早向分泌期转化,与胚胎发育不同步,影响子宫内膜容受性,从而降低临床妊娠率。

(三)黄体中期雌、孕激素水平下降

LH 分泌的过度抑制会导致黄体中期孕激素分泌不足,水平下降。取卵过程中通过抽吸每个卵泡丢失的颗粒细胞达 $1 \times 10^5 \sim 2 \times 10^6$ 个,导致黄体中期雌、孕激素分泌均下降。

二、黄体功能变化

黄体需要持续的 LH 刺激才能完成正常的生理功能,控制性卵巢刺激周期中 LH 的撤退或不足或抽吸所致的颗粒黄体细胞数量减少可导致黄体功能不足或黄体过早溶解,主要表现为黄体期明显缩短。有作者观察了 hMG/hCG 诱导排卵治疗 126 个周期,98 个排卵周期中有 18 个周期黄体期≤11 天,其中 7 个周期黄体中期血孕激素水平 <10ng/ml。自然月经周期的黄体期持续约 14 天,研究发现超促排卵取卵后未行胚胎移植的患者,其黄体期持续约(10±2)天。其原因可能为 IVF 超排卵周期多个卵泡发育产生高水平的雌二醇,而大剂量雌二醇可加速黄体溶解;同时,由于垂体降调节及颗粒细胞丢失影响黄体的形成及其分泌功能,造成黄体后期孕激素水平过快下降,体内激素水平的波动过大不利于内膜的维持,导致月经提前。

三、子宫内膜变化

黄体功能不足,不仅影响子宫内膜的发育和容受性,而且影响子宫收缩,干扰着床。

研究发现 hMG/hCG 诱导排卵的 30 个周期中,在黄体晚期作子宫内膜活检发现 27% 存在子宫内膜发育延迟。在 GnRH-a 降调节后的黄体中期,子宫内膜活检同样证实子宫内膜发育延迟,腺体基质发育不同步,腺体体积减少,αvβ3 整合素亚单位表达降低,胞饮突出现过早,种植窗提前等现象。孕激素水平下降,以及雌激素水平过高从而抑制子宫内膜孕激素受体的表达,导致子宫内膜分泌功能不足。

超生理剂量的雌孕激素比例失调,影响子宫内膜容受性。黄体早期孕激素水平提前升高使子宫内膜由增生期提前转为分泌期,"种植窗"提前开放和关闭,子宫内膜发育和胚胎发育不同步,子宫内膜容受性降低,胚胎不能种植。有研究表明,子宫内膜发育提前 3 天,则

无妊娠发生。血清雌激素水平过高,使参与调节子宫内膜容受性、与胚胎着床有关的内分泌和旁分泌因子的表达失衡。Zhao 等的研究也显示在 GnRH 拮抗剂方案卵巢刺激周期中,进行黄体支持会改变种植窗期子宫内膜中细胞外基质蛋白和黏附分子的基因表达,改善子宫内膜容受性。

孕激素水平的降低还会影响子宫肌肉的松弛。孕酮有对抗雌激素的作用,降低子宫肌层催产素受体的浓度,抑制羊膜 - 绒毛膜 - 蜕膜产生前列腺素,通过促使蜕膜一氧化氮的合成促使局部血管扩张,使子宫肌肉保持在非紧张的状态。移植时高频率的子宫收缩可影响胚胎定位,干扰着床,降低妊娠率。

第二节 黄体支持意义及支持时限

一、黄体支持的意义

超促排卵过程中多卵泡发育导致过高雌孕激素水平,负反馈作用于下丘脑 - 垂体,抑制 LH 分泌;GnRH-a 和 GnRH 拮抗剂的应用,抑制了垂体 LH 分泌;取卵过程抽吸掉卵泡的颗粒细胞,减少了颗粒黄体细胞的数量;以上因素都会导致黄体功能不足。因此,适当的黄体支持是有必要的,黄体支持可以大大改善 IVF 妊娠结局。虽然黄体支持不能够改变子宫内膜种植窗的提前及内膜的提前成熟,但是它可以改善黄体功能不足,提高种植率和妊娠率,降低早期妊娠流产率。

(一)子宫内膜

分泌型子宫内膜是胚胎着床的前提条件,补充孕激素后可以促进增殖期子宫内膜向分泌期内膜转化更利于胚胎着床。在 IVF-ET 周期中,子宫内膜容受性是影响胚胎着床的重要因素之一。动物实验研究显示,超促排卵黄体期给予雌、孕激素进行黄体支持,与未用激素支持和单用孕激素支持比较,子宫内膜的胞饮突形成和白血病抑制因子的表达明显增加,提示在超促排卵周期中同时应用雌、孕激素进行黄体支持会改善子宫内膜的容受性。

(二)性激素水平

超促排卵周期雌二醇水平显著高于自然周期,高水平的雌二醇会促使子宫内膜种植窗关闭,雌/孕激素比例不协调影响子宫内膜容受性,导致胚胎种植率下降。给予黄体激素支持后有助于维持黄体期雌、孕激素平衡,协调作用于子宫内膜,改善子宫内膜的容受性,提高胚胎种植率。

(三)子宫肌层

孕激素作用于子宫局部,一方面可以促进一氧化氮等因子释放,促使子宫血管及平滑肌舒张;另一方面可以使子宫肌纤维松弛,兴奋性降低,同时降低妊娠子宫对缩宫素的敏感性,减少子宫收缩,有利于受精卵在子宫内生长发育。

二、黄体支持时限

(一)黄体支持的开始时间

早在 20 世纪 70 年代,人和动物实验研究都证明黄体功能需要持续的 LH 刺激来维持。目前诱导卵泡成熟的主要药物是 hCG 或 GnRH-a,前者应用更广泛。hCG 肌内注射的活性维持 7~8 天,也就是胚胎移植后第 2~3 天,再加上垂体降调节抑制内源性 LH 分泌,因此在

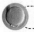

胚胎移植后第 2~3 天到胚胎本身产生内源性 hCG 刺激黄体功能之间存在一个时间间隔,在此期间缺乏刺激黄体物质,若时间间隔过长将会引起黄体的不可逆性损伤,导致妊娠早期黄体功能不足,从而导致早期妊娠的丢失。而在此期或者更早些补充 hCG 可以弥补刺激黄体物质的不足,挽救黄体功能不足,减少流产的发生。

通常在取卵日或胚胎移植日开始黄体支持。研究表明在取卵前给予孕激素会引起血清孕酮水平过高,引起子宫内膜提前向分泌期转化,降低 IVF 周期临床妊娠率。Mochtar 等比较了 385 例首次 IVF 周期不同时间开始一天 2 次阴道用 400mg 微粒化黄体酮进行黄体支持的结局,hCG 日组(130 例)继续妊娠率 20.8%,取卵日组(128 例)继续妊娠率 22.7%,移植日组(127 例)继续妊娠率 23.6%,因此认为黄体支持开始于 hCG 日、取卵日、移植日对继续妊娠率无显著影响。但 Williams 等的研究比较了取卵后第 3 天和第 6 天开始使用黄体酮的结果,发现第 6 天开始使用黄体酮组的临床妊娠率明显低于第 3 天使用组,提示开始黄体支持的时间不应迟于取卵后第 3 天,黄体支持延迟至取卵后第 6 天开始会影响长方案的临床妊娠率,故黄体支持开始时间不宜过晚。

(二)黄体支持的持续时间

对于黄体支持的持续时间,国内外文献观点各不相同,最长至妊娠 12 周,最短至移植后测得血清 hCG 阳性(移植后 8~14 天)。Aboulghar 等统计了 21 个知名 IVF 中心黄体支持情况的问卷调查,所有中心均在取卵日或移植日开始黄体支持。黄体支持结束时间:8 个中心于 hCG 测定日,4 个中心于 hCG 阳性后 2 周,5 个中心于 hCG 阳性后 2~4 周,3 个中心分别于妊娠 9、10、11 周,1 个中心于妊娠 12 周。现介绍几种观点如下。

1. 传统的黄体支持方案 传统的黄体支持方案是用药至妊娠 10~12 周,因为胎盘在妊娠 8~10 周分泌 hCG 达到高峰,胎盘分泌的雌孕激素可以代替妊娠黄体功能维持胎儿生长。

2. 黄体支持至胚胎移植后 2 周 有些研究认为黄体支持的持续时间至少是胚胎移植后 2 周。Schmidt 等认为在外源性 hCG 清除至内源性 hCG 产量增加这段时间给予黄体支持是有必要的,但黄体支持超过 2 周没有理论依据。hCG 是由合体滋养细胞合成的糖蛋白激素,受精后第 6 天受精卵滋养层形成时开始分泌微量 hCG,由于其水溶性特点,易被母体吸收入血,在受精后第 10 天左右可用放射免疫测定(radioimmunoassay,RIA)于母体血清中检测到。随着胎盘滋养细胞 hCG 的合成与分泌,可以刺激卵巢黄体分泌足够的孕酮,黄体支持超过 2 周并不增加分娩率。近期一项 meta 分析也认为 hCG 阳性后继续进行黄体支持是无意义的,并不提高活产率。

Proctor 等认为早孕期内源性 hCG 的产生可以弥补降调过程中内源性 LH 的缺乏,外源性黄体支持应用到妊娠 7 周并不能提高活产率。Schmidt、Nyboe Andersen 等比较了黄体支持于 hCG 阳性日结束和 hCG 阳性 3 周后结束,分娩率无统计学差异。另一项随机对照研究比较了黄体支持 11 天和 6 周结束,其妊娠率和活产率无统计学差异。

3. 黄体支持至移植后 4 周 有研究主张黄体支持至移植后 4 周即妊娠第 6 周左右较安全,其理论依据是卵巢黄体分泌的孕激素为 17α- 羟孕酮,而胎盘滋养层细胞则分泌孕酮,在妊娠第 6 周血清 17α- 羟孕酮升至峰值浓度后随即下降,胎盘功能开始逐渐取代妊娠黄体功能,此时完全可以停用黄体支持。长方案降调节特别是缓释型 GnRH-a 对卵巢的抑制作用有文献报道可长达 2 个月,这点也可在使用 GnRH-a 治疗子宫内膜异位症患者中得到证实。缓释型 GnRH-a 的治疗效果至少可维持 40 天以上,这些患者的更年期症状及血中低激素水平在 GnRH-a 注射后 40 天时大多尚未恢复,最长作用期甚至达 60 天。故移植后 4 周(孕

6周)前停用黄体支持风险较大。

4. **根据孕酮水平决定黄体支持时间** 国外有学者建议可以根据患者血清孕酮水平选择性地缩短黄体支持时间,对于取卵后14天孕酮≥60ng/ml者,减量后1周复测,若孕酮≥30ng/ml则可停药,孕酮较低者持续用至孕12周。

5. **其他参考因素** 确定黄体支持持续时间还应该考虑的因素有:GnRH-a剂量(半量或全量)、GnRH-a剂型(长效缓释或短效)、使用时间(长方案或短方案)、GnRH拮抗剂方案、手术情况(取卵数、冲洗卵泡程度和颗粒细胞丢失情况)、胚胎移植后激素水平等。临床实际操作中应根据不同个体情况适当进行黄体支持,适时减量或停药。

第三节 黄体支持常用药物

黄体支持的药物有多种,主要包括有黄体酮、雌激素、人绒毛膜促性腺激素(hCG)等,另外促性腺激素释放激素激动剂(GnRH-a)用于黄体支持也有一定的效果。

一、黄体酮制剂

孕激素有天然和人工合成两种:天然的孕激素是指体内合成的孕激素,可通过黄体、胎盘和肾上腺皮质产生。因人工合成孕激素具有溶黄体等不利影响,应用于黄体支持的孕激素建议使用天然的或近似天然的孕激素。孕激素制剂中黄体酮为天然结构,从其合成过程看,虽为半合成制剂,但结构与天然孕酮没有差异,故被公认为天然孕酮,是妊娠期安全制剂。

(一)药代动力学特点

黄体酮在体内的作用时间与生物活性因给药途径、在脂肪与其他组织中储存和分布、与血清蛋白结合情况而异。黄体酮口服给药主要经肝脏代谢,会发生首过效应,导致生物利用度降低,经过微粒化处理或油性载体的应用可提高药物的生物利用度。肠道外给药克服了口服给药的缺陷,加速药物吸收。黄体酮蛋白结合率高(96%~99%),主要与白蛋白和皮质激素蛋白结合。经肝脏代谢,主要代谢产物为孕烷二醇及其硫酸盐和葡萄糖醛酸结合物,经肾脏排泄。黄体酮能分泌进入乳汁。

(二)给药途径

包括肌内注射、阴道用药、口服用药、直肠用药。

(三)常用的黄体酮制剂

1. **黄体酮注射液** 早在1985年,就有报道黄体酮肌内注射用于IVF的黄体支持治疗。黄体酮注射液为油溶剂,肌内注射后迅速吸收,在肝内代谢,约12%代谢为孕烷二醇,代谢物与葡萄糖醛酸结合随尿排出。肌内注射后6~8小时达峰值,以后逐渐下降,可持续48小时,72小时消失。其常规的使用剂量为每天20~100mg。

常见的副作用包括:疼痛、皮疹、神经炎、感染及脓肿等,有个案报道严重者发生急性嗜酸性细胞性肺炎。

Cochrane系统评价指出,肌内注射作为黄体支持最经典的途径,在继续妊娠率及活产率方面均优于阴道用药。

2. **口服黄体酮**

1)微粒化黄体酮:微粒化黄体酮1995年在加拿大问世,1998年得到美国食品药品管理局认可。微粒化黄体酮的化学结构与人体卵巢分泌的黄体酮相同,通过微粒化提高了黄体酮的口服生物利用度,但血药浓度仍较低。其药代动力学与天然的黄体酮不同,两者口服后的半衰期分别为 2 小时和 5 分钟。目前临床常用的微粒化黄体酮:黄体酮胶囊、黄体酮软胶囊和黄体酮胶丸。常见不良反应:为达到有效孕酮血药浓度加大口服剂量会导致明显的嗜睡。

2)地屈孕酮:20 世纪 80 年代,地屈孕酮开始被用于 IVF 的黄体支持治疗。地屈孕酮为反式孕酮,是天然黄体酮的立体异构体。在结构上最接近天然孕酮,它表现为高选择性,更特异性的与孕激素受体结合。地屈孕酮口服后被迅速吸收,达峰时间为 0.5 小时,平均最终半衰期为 5~7 小时。地屈孕酮与内源性孕激素不同,在尿中不以孕烷二醇形式排出,因此,根据尿中孕烷二醇的排出量仍可测定内源性孕激素的产生。

3. **阴道用黄体酮**　目前常用的经阴道给药的黄体支持药物有两种,即黄体酮阴道缓释凝胶和微粒化黄体酮软胶囊,均来自天然植物,易于吸收。每粒微粒化黄体酮软胶囊含有 100mg 天然孕酮,最开始被设计开发用于口服。黄体酮阴道缓释凝胶每支含有 90mg 天然黄体酮。阴道用药与肌内注射的孕酮相比,可使子宫吸收增加 10 倍左右,而肌内注射的黄体酮其外周血浓度比阴道用药增加 7 倍多。用于黄体支持时,阴道用两种制剂妊娠率无显著差异,但凝胶使用简单,阴道分泌物少,易被患者接受。

4. **直肠用黄体酮**　有报道将微粒化黄体酮直肠给药,但是这种给药途径目前尚未在 IVF 黄体支持中常规使用,也缺乏相应的前瞻性对照研究。

二、雌激素

雌激素是女性体内最重要的性激素之一,天然存在的雌激素有雌二醇(estradiol,E_2)、雌酮(estrone,E_1)和雌三醇(estriol,E_3)。女性体内大部分雌激素由卵巢分泌,少部分来源于肾上腺皮质分泌和周围组织转化。黄体产生的雌激素是 E_2。

(一)药代动力学特点

雌激素主要在肝脏内代谢,口服 E_2 会发生首过效应。经微粒化的 E_2 口服后 4 小时左右达血药峰值,24 小时内浓度稳定。E_2 的代谢产物为 E_1、硫酸盐及 E_3,前两者有一部分还可以转变为 E_2。E_3 则是不可逆转的代谢产物。E_2 在血中大部分以结合的形式存在,包括 37%~38% 与特异的性激素结合蛋白结合,60% 与白蛋白结合,少部分 2%~3% 是游离的。雌激素大部分由肾脏排出,少部分经肝脏代谢时与胆汁同时排入肠道。肠道内雌激素可被再吸收入血液循环和肝脏,参与肝肠循环,未被肠道吸收的部分与粪便一道排出体外。

(二)常用的雌激素制剂

临床上常用雌激素即外源性雌激素可分为天然类、合成类和半合成类三种。常用的黄体支持的雌激素为戊酸雌二醇。其来源于大豆及薯蓣,是微粒化和酯化的 E_2,利于肠道吸收,吸收后经脱脂酶脱出戊酸,成为雌二醇,与受体结合发挥生物效应,戊酸代谢为二氧化碳和水,排出体外。因与受体结合的是 17β- 雌二醇,而非戊酸雌二醇,故被认为是天然雌激素。口服戊酸雌二醇后,只有约 3% 的 E_2 得到生物利用。食物不影响其生物利用度。通常服药后 4~9 小时 E_2 达到最高血药浓度,约为 30pg/ml。服药后 24 小时内,血 E_2 水平下降至约 15pg/ml。

(三)雌激素用于黄体支持的风险

黄体支持应用雌激素也存在一定风险,包括肝功能损伤、血液浓缩、血栓形成倾向及 OHSS 加重等。目前所有将戊酸雌二醇作为黄体支持的研究中尚未发现其具有胚胎致畸作用,但这一点仍然值得注意。雌激素是否常规用于黄体支持及其安全性仍需要进一步研究。

三、hCG

hCG是一种与LH生物活性十分相似的糖蛋白激素,hCG能够刺激黄体,对黄体产生直接支持,促进雌激素、孕酮持续分泌,延长黄体寿命,改善超促排卵引起的黄体功能不足,其作用机制更符合生理。

临床应用的hCG是从孕妇尿中提取制成的。hCG的半衰期约12小时,较LH半衰期(约30分钟)长,代谢清除率为LH的1/10。肌内注射后吸收完全。肌内注射10 000U后,6小时血浆浓度达峰值,较自然周期排卵LH峰值升高约20倍左右,24小时后约下降至峰值的50%,之后缓慢下降,3~5天后下降到用药前水平。肌内注射5 000U最高血药浓度约为注射10 000U的1/2,每天一次连续注射则出现叠加作用,半衰期延长。

另外,促性腺激素释放激素(GnRH)是下丘脑肽能神经元分泌的10肽激素,是神经、免疫、内分泌三大调节系统相互联系的重要信号分子,对生殖调控具有重要意义。近年来,GnRH-a用于黄体支持收到了一定的效果,有望成为黄体支持的新选择,但尚需进一步研究。

第四节　常用的黄体支持方案

黄体支持(luteal phase support,LPS)是指用药物促进或补充黄体的功能。现普遍认为IVF-ET术后进行黄体支持可以改善患者黄体功能不足的缺陷,相应提高胚胎种植率和妊娠率。IVF术后黄体支持采用的药物种类、剂量、给药途径及持续时间,至今尚无统一、固定的模式。目前黄体支持方案主要有补充孕激素、孕激素加雌激素,以及人绒毛膜促性腺激素(hCG)3种。GnRH-a在黄体支持中的潜在作用近来也开始备受关注。

一、补充孕激素

作为天然的黄体产物,黄体酮是黄体支持治疗的基本用药,给药途径主要有3种:肌内注射、口服和阴道给药。孕酮的最佳给药途径尚未确立。根据个体情况,也可采用两种途径联合用药,如肌内注射加口服,肌内注射加阴道给药,口服加阴道给药。临床应用中可以根据疗效和血清孕酮水平调节治疗剂量、频率和用药持续周期。

(一)肌内注射

肌内注射黄体酮针剂经济高效,是目前临床最常用的给药方式。肌内注射黄体酮能提高黄体期血清孕酮浓度、改善黄体功能,提高胚胎种植率和妊娠率,改善IVF结局,疗效确切。但最小有效剂量至今无统一标准,不同中心黄体支持应用黄体酮的剂量差别很大,从20mg/d到120mg/d,预防早期黄体功能不足。长期肌内注射黄体酮油剂可造成注射部位疼痛、红肿、硬结、炎性反应及变态反应,影响药物吸收。

(二)口服

口服黄体酮是比较简便的方式,并且避免了肌内注射可能引起的红肿及其他局部不良反应。口服孕酮代谢的降解产物会产生嗜睡、头晕目眩、颜面潮红、胃酸分泌增多等副作用。至今口服黄体酮药物毒理实验未发现致畸作用,保胎出生儿尚未有出生缺陷的报道,但仍需大样本的随机对照试验证实口服黄体酮支持黄体的效果和安全性。目前在IVF黄体支持中可供采用的口服黄体酮主要有:

1. **黄体酮软胶囊** 200~300mg/d,1 次或分 3 次服用。每次的用药剂量不得超过 200mg (2 粒)。

2. **地屈孕酮片** 20~30mg/d,1 次或分 2 次服用,每次剂量不超过 20mg(2 粒)。

3. **黄体酮胶囊** 200~300mg/d,1 次或分 2 次服用。每次剂量不得超过 200mg(4 粒)。

4. **黄体酮胶丸** 200~300mg/d,1 次或分 2 次服用。每次剂量不超过 200mg(2 粒)。

（三）阴道给药

经阴道给药后,吸收迅速,无肝脏首过效应,药物作用直接到达子宫,提高子宫内膜组织局部的孕酮浓度,发挥局部内膜效应,全身不良反应最小。绝大多数研究显示,经阴道用孕酮效果优于口服;较多研究显示其与肌内注射比较,也具有一定优势。经阴道给药方便、有效,可能成为未来发展的趋势。可经阴道途径使用的孕酮制剂包括黄体酮凝胶、胶囊、栓剂,以及阴道环。

1. **黄体酮阴道缓释凝胶** 采用专用给药器经阴道给药,每天 1~2 次,每次 1 支(90mg, 8% 孕酮)。

2. **黄体酮胶囊阴道给药** 黄体酮软胶囊、黄体酮胶丸可经阴道给药,使用时置入阴道深处(示指深度)。每天 1~2 次,每次 1~2 粒,每次给药不能超过 200mg(2 粒)。研究显示,黄体酮胶囊或凝胶用于 GnRH-a 长方案辅助生殖周期的黄体支持,妊娠率相似。

3. **天然黄体酮栓(400mg)** 经阴道或经直肠给药,每天 400~1 200mg(1~3 粒)。目前国内尚无进口黄体酮栓剂。

4. **黄体酮阴道环** 每周 1 次放置于阴道,可持续释放稳定剂量的微粉化黄体酮。近期报道的前瞻、随机、单盲、多中心的三期临床试验,对 1 297 例接受 IVF 治疗的不孕患者随机采用每周 1 次黄体酮阴道环或每天 1 次 8% 黄体酮阴道凝胶进行黄体支持;自取卵日的次日开始使用,持续至妊娠 10 周。结果显示每周采用黄体酮阴道环与每天采用 8% 黄体酮阴道凝胶获得相似的妊娠率,安全性方面也无明显差异。

二、在补充孕激素的基础上补充雌激素

在辅助生殖过程中,黄体期补充孕激素能提高妊娠率是目前公认的。在卵巢缺失或功能障碍妇女接受赠卵胚胎移植周期,必须联用雌激素进行黄体支持。除此之外,补充雌激素是否会提高妊娠率仍有争议,黄体期是否应添加雌激素仍在探索中。

有研究显示黄体期添加雌激素可以改善种植率、提高临床妊娠率。有学者认为短方案者可能不需补充雌激素,而长方案者 GnRH-a 对黄体的抑制程度高,导致自身分泌的 E_2 少,需要黄体期 E_2 的支持。另有学者提出,黄体期支持是否补充雌激素,以及补充的剂量应根据移植日与 hCG 注射日 E_2 水平的下降幅度而定:E_2 下降幅度 <30% 可不补充雌激素,E_2 下降幅度 30%~49% 可考虑补充小剂量雌激素,若 E_2 下降幅度 ≥50% 时应加大补充的雌激素剂量以改善 IVF-ET 的结局。另有研究认为,IVF-ET 取卵后雌激素下降最明显应在取卵后 7 天(即黄体中期),而监测其绝对值仍明显高出自然周期数倍,其下降程度并不影响妊娠结局。

较多研究认为 IVF 后补充雌激素是非必需的。更有学者认为黄体期加用 E_2 反而可能有溶黄体作用,会抑制内源性孕酮的分泌、抑制子宫内膜活化,对胚胎着床不利。并且补充过多的激素不仅增加肝脏负担,同时也增加患者的经济负担。荟萃分析结果认为现有的证据尚不足以证明 IVF 术后黄体支持加用雌激素是有益的。有学者提出,在 IVF 周期黄体酮

支持中添加雌激素是否有效可能与 E_2 的剂量、途径和 / 或 IVF 超促排卵的方案有关。

目前可供 IVF 黄体支持采用的雌激素主要有戊酸雌二醇、微粒化 17β- 雌二醇、17β- 雌二醇透皮吸收制剂。目前临床上较常用的是在补充孕激素的基础上添加口服戊酸雌二醇，每天 1~3 次，每次 1~3 粒。

三、补充 hCG

肌内注射 hCG 促进雄激素芳香化转为雌激素并延长黄体寿命，刺激黄体颗粒细胞雌孕激素的持续分泌，其次还可以刺激其他尚未明确的影响种植的黄体产物的分泌，增强黄体功能。Cochrane 系统评价显示：在黄体支持中，hCG 的使用并不能改善临床妊娠率，单用或者与黄体酮联合使用均会增加 OHSS 的风险。因此，hCG 应用受限，目前多用于 E_2 水平较低的卵巢低反应患者。

在 IVF 术后的黄体支持中，较少单独使用 hCG，多与孕激素联合用药或与雌、孕激素联合用药。一般采用剂量为每周 2~3 次，1 次 1 000~3 000U。新近有报道采用短效 GnRH-a（曲普瑞林 0.2mg）诱导卵成熟，并在取卵日和取卵后 4 天分别只肌内注射 1 500U hCG 进行黄体支持。研究显示，对于卵巢正常反应的、采用短效 GnRH-a 诱发卵成熟的患者，两次 1 500U hCG 注射可以有效支持黄体功能，并能有效避免 OHSS 发生。

综上，补充孕激素是目前 IVF 治疗中最常用的黄体支持方案。是否需要在补充孕激素的基础上添加雌激素仍值得探讨。hCG 应用于 IVF 术后的黄体支持，需注意 OHSS 的风险。GnRH-a 作为一种新的黄体支持药物，开始备受关注。IVF 术后的黄体支持治疗，应根据患者的促排卵方案、E_2 水平、卵泡数、年龄等因素综合评估，制订合理的个体化的方案，尽量减少不必要的药物干预，做到更安全、有效的黄体期支持。

（李尚为）

参 考 文 献

1. ZHAO Y, GARCIA J, KOLP L, et al. The impact of luteal phase support on gene expression of extracellular matrix protein and adhesion molecules in the human endometrium during the window of implantation following controlled ovarian stimulation with a GnRH antagonist protocol. Fertil Steril, 2010, 94 (6): 2264-2271.

2. HUBAYTER ZR, MUASHER SJ. Luteal supplementation in in vitro fertilization: more questions than answers. Fertil Steril, 2008, 89 (4): 749-758.

3. FATEMI HM, POPOVIC-TODOROVIC B, PAPANIKOLAOU E, et al. An update of luteal phase support in stimulated IVF cycles. Hum Reprod Update, 2007, 13 (6): 581-590.

4. ABOULGHAR MA, AMIN YM, AL-INANY HG, et al. Prospective randomized study comparing luteal phase support for ICSI patients up to the first ultrasound compared with an additional three weeks. Hum Reprod, 2008, 23 (4): 857-862.

5. LIU XR, MU HQ, SHI Q, et al. The optimal duration of progesterone supplementation in pregnant women after IVF/ICSI: a meta-analysis. Reproductive Biology and Endocrinology, 2012, 10: 107.

6. GOUDGE CS, NAGEL TC, DAMARIO MA. Duration of progesterone-in-oil support after in vitro fertilization and embryo transfer: a randomized, controlled trial. Fertil Steril, 2010, 94 (3): 946-951.

7. VAN DER LINDEN M, BUCKINGHAM K, FARQUHAR C, et al. Luteal phase support for assisted reproduction cycles. Cochrane Database Syst Rev, 2011, 10: CD009154.

8. FATEMI HM. The luteal phase after 3 decades of IVF: what do we know? Reprod Biomed Online, 2009, 19 (Suppl

4）：4331.

9. GEBER S,MOREIRA AC,DE PAULA SO,et al. Comparison between two forms of vaginally administered progesterone for luteal phase support in assisted reproduction cycles. Reprod Biomed Online,2007,14（2）：155-158.

10. STADTMAUER L,SILVERBERG KM,GINSBURG ES,et al. Progesterone vaginal ring versus vaginal gel for luteal support with in vitro fertilization：a randomized comparative study. Fertil Steril,2013 Feb 11. pii：S0015-0282（13）00014-9.

11. FATEMI HM,KOLIBIANAKIS EM,CAMUS M,et al. Addition of estradiol to progesterone for luteal supplementation in patients stimulated with GnRH antagonist/rFSH for IVF：a randomized controlled trial. Hum Reprod,2006,21（10）：2628-2632.

12. LIN H,LI Y,LI L,et al.Oral oestradiol supplementation as luteal support in IVF/ICSI cycles：a prospective, randomized controlled study. Eur J Obstet Gynecol Reprod Biol,2012 Dec 31. pii：S0301-2115（12）00547-7.

13. KOLIBIANAKIS EM,VENETIS CA,PAPANIKOLAOU EG,et al.Estrogen addition to progesterone for luteal phase support in cycles stimulated with GnRH analogues and gonadotrophins for IVF：a systematic review and meta-analysis. Hum Reprod,2008,23（6）：1346-1354.

14. KOL S,HUMAIDAN P,ITSKOVITZ-ELDOR J. GnRH agonist ovulation trigger and hCG-based,progesterone-free luteal support：a proof of concept study. Hum Reprod,2011,26（10）：2874-2877.

15. TOFTAGER M,BOGSTAD J,BRYNDORF T,et al. Risk of severe ovarian hyperstimulation syndrome in GnRH antagonist versus GnRH agonist protocol：RCT including 1050 first IVF/ICSI cycles. Hum Reprod,2016,31（6）：1253-1264.

16. VUONG LN,PHAM TD,LE KTQ,et al. Micronized progesterone plus dydrogesterone versus micronized progesterone alone for luteal phase support in frozen-thawed cycles（MIDRONE）：a prospective cohort study. Hum Reprod,2021,36（7）：1821-1831.

17. WU H,ZHANG S,LIN X,et al. Luteal phase support for in vitro fertilization/intracytoplasmic sperm injection fresh cycles：a systematic review and network meta-analysis. Reprod Biol Endocrinol,2021,19（1）：103.

18. DI GUARDO F,MIDASSI H,RACCA A,et al. Luteal Phase Support in IVF：Comparison Between Evidence-Based Medicine and Real-Life Practices. Front Endocrinol（Lausanne）,2020,11：500.

19. LABARTA E,RODRIGUEZ C. Progesterone use in assisted reproductive technology. Best Pract Res Clin Obstet Gynaecol,2020,69：74-84.

20. GRIESINGER G,TOURNAYE H,MACKLON N,et al. Dydrogesterone：pharmacological profile and mechanism of action as luteal phase support in assisted reproduction. Reprod Biomed Online,2019,38（2）：249-259.

21. NETTER A,MANCINI J,BUFFAT C,et al. Do early luteal serum progesterone levels predict the reproductive outcomes in IVF with oral dydrogesterone for luteal phase support？ Plos One,2019,14（7）：e0220450.

 复习思考题

1. 控制性卵巢刺激周期黄体期与自然周期黄体期有何不同？
2. 控制性卵巢刺激周期黄体支持有何意义？
3. 黄体支持的主要药物是什么？
4. IVF 术后补充黄体酮的主要途径有哪些？

第十章 辅助生殖技术相关的多胎妊娠及减胎术

要点

1. 熟悉双胎的膜性与卵性,高序多胎的组合类型。
2. 熟悉双胎、高序多胎妊娠的膜性诊断。
3. 了解减少辅助生殖技术中双卵双胎、高序多胎发生率的方法与选择。
4. 掌握减胎手术的时机、手技、预后。
5. 与产科医师互动要点。

辅助生殖技术(ART)经过 40 余年的高速发展,已经从单纯追求妊娠率转变到既追求妊娠率,又注重围产期预后的阶段。体外受精胚胎移植和卵细胞质内单精子注射(ICSI)受精需移植多个胚胎,对于年龄 >42 岁、受孕困难的女性,甚至有时移植 3 个或更多的胚胎也不能不说是一种人性化的医疗,可是由于与人类每一个月经周期仅排一个卵子并受精、发育、着床的生殖生理相去甚远,因此双胎妊娠及高序多胎妊娠(high order multiple pregnancy)的增加在所难免。由于在自然妊娠中双胎妊娠比较常见,因此实施和接受辅助生殖技术治疗的医患双方都有重视高序多胎妊娠却低估双胎妊娠风险的倾向。然而,不论是高序多胎妊娠,还是双胎妊娠,都属传统的高危妊娠范畴,特别是单绒毛膜双胎妊娠具有独特的膜性生理病理学特征,其围产期并发症和死亡率更是远远高于单胎妊娠。

生殖医学工作者已经认识到了这一点,中国的许多中心已经主动开始将每次移植胚胎数尽可能地控制在 2 个以内,以期减少高序多胎妊娠的发生。在欧洲,特别是北欧,甚至已经将大多数周期的移植胚胎数控制在 1 个以内,以期减少双胎妊娠的发生。由此可见,与开展辅助生殖技术的早期阶段相比,当今的辅助生殖技术中多胎妊娠问题的重点和瓶颈已经不仅仅在高序多胎妊娠,更在于双胎妊娠。

第一节 多胎妊娠的类型与围产期不良结局的关系

双胎妊娠的膜性和卵性决定了不尽相同的围产期结局,也是高序多胎妊娠的不同组合类型的基础。所谓双胎的膜性是指双胎的绒毛膜腔和羊膜腔的组成形式;所谓双胎的卵性是指双胎形成于单卵受精还是双卵受精的胚胎。双卵分别受精的是双卵双胎,形成双绒毛膜腔双羊膜腔双胎盘,胎儿性别可以相同,也可以不同;单卵受精后分裂成两个胚胎的是单卵双胎,根据胚胎分裂的时期不同可以形成双绒毛膜腔双羊膜腔双胎盘(与双卵双胎相同)、单绒毛膜腔双羊膜腔单胎盘、单绒毛膜腔单羊膜腔单胎盘 3 种形式,胎儿的性别是相同的。

三胎或以上的高序多胎妊娠可有多个组合,例如由 3 个独立单胎组成的三胎妊娠,其具有 3 个独立的绒毛膜腔、羊膜腔和胎盘；也可以是由一个单胎与一个双胎组成的三胎妊娠，其具有由一个独立的绒毛膜腔羊膜腔和胎盘并与一双绒毛膜腔双羊膜腔双胎盘所形成的膜性组合，或具有由一个独立的绒毛膜腔羊膜腔和胎盘并与单绒毛膜腔双羊膜腔单胎盘所形成的膜性组合，或具有由一个独立的绒毛膜腔羊膜腔胎盘并与单绒毛膜腔单羊膜腔单胎盘所形成的膜性组合，胎儿的性别不定。

80%~100% 的单绒毛膜性双胎（单卵性双胎）的胎盘间存在血管吻合。这些血管吻合可引起血液相互分流，但大多数可达成双胎间的血流动力学平衡，对胎儿影响不大。一旦由于某种原因打破了平衡，就会造成单向分流，胎盘深部的动脉 - 静脉吻合造成的分流尤其严重，血液从"供血儿"输给"受血儿"。这是双胎输血综合征等双胎胎儿特殊并发症及高围产期死亡率的主要病理生理基础。单绒毛膜双羊膜双胎的围产期死亡率为 30%~40%，单绒毛膜单羊膜双胎的围产期死亡率可高达 50%~60%，均远高于双绒毛膜双羊膜双胎妊娠。

第二节　辅助生殖技术中多胎妊娠的临床表现

一、多胎妊娠的发生率增加与类型多样化

（一）双卵双胎和单卵双胎的问题

一直认为，多胎妊娠中双卵双胎的发生与人种、遗传、年龄、产次等有关，也与促排卵药物和辅助生殖技术的使用有关，因此 ART 首先明显增加了双卵双胎妊娠的比率。单卵双胎的比例一般在 0.42% 左右，既往认为不受上述这些因素影响。但是许多相关报道显示，自然周期妊娠的单卵双胎比率依然是 0.45%，而促排卵后妊娠的单卵双胎的发生率是 1.2%，单纯的人工辅助孵化、常规体外受精、卵细胞质内单精子注射受精等实施非囊胚移植的发生率是 1.47%，囊胚移植的单卵双胎发生率是 22.2%，所以一般认为囊胚培养和移植会增加单卵双胎的发生率。ART 中单卵双胎比率增加的原因尚不明确，Alikani M 等认为，促排卵以后使透明带局部坚硬，胚胎在做 8 字形扭曲孵出透明带时，内细胞团等被变得坚硬的透明带切割而分裂，形成单卵双胎。辅助生殖技术中单卵双胎妊娠的增加，意味着单绒毛膜性单卵双胎妊娠的增加，围产期的风险性也随之增加了。超声下的单卵双胎见图 3-10-1。

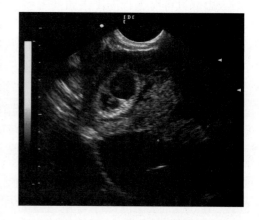

图 3-10-1　超声下的单卵双胎

（二）高序多胎妊娠的问题

Blickstein I 等利用英国人类受精与胚胎管理局的数据，对 1991—1998 年间 68 所机构实施的 15 644 个辅助生殖技术治疗周期进行了研究，发现其中仅移植一个胚胎的有 7 832 周期，分娩 1 104 周期，双胎分娩 20 例，三胎分娩 3 例。当今 ART 推崇仅仅移植一个胚胎，或者最多只移植 2 个胚胎，随着 ART 医师提高了对多胎妊娠的认识，在妊娠早期逐渐常规开展多胎妊娠的膜性超声诊断，现在对于 ART 产生的高序多胎妊娠类型已经越来越清晰。

如果出现胚胎≥3个的高序多胎妊娠，除了常见的3个单卵单胎组合的三胎妊娠之外，还可能是以往未知晓的单卵三胎妊娠、单卵双胎与单卵单胎组合的三胎妊娠、单卵双胎与单卵双胎组合的四胎妊娠等多样化的类型。含有单卵双胎或单卵三胎的高序多胎妊娠给减胎手术等妊娠早期治疗带来困难，其围产期预后也更加复杂。

（三）双胎之一完全性葡萄胎等其他问题

双胎之一完全性葡萄胎（a twin pregnancy consisting of a complete mole and coexisting fetus，CMCF）发生十分罕见，为 1/（22 000~1 000 000）。但随着促排卵药物和辅助生殖技术的广泛应用，增加了多胎妊娠的发生率，也增加了CMCF的机会。CMCF实际为双卵双胎妊娠，其中之一为完全性葡萄胎，另一为正常胎儿，细胞遗传学分析提示葡萄胎和正常胎儿均为二倍体。CMCF发展为持续性滋养细胞疾病（persistent trophoblastic disease，PTD）的概率是15%~20%。Sebire等对77例患者研究发现，在妊娠早期终止妊娠患者中PTD的概率是16%，在中、晚期终止妊娠患者中是17%。其中的正常胎儿如果核型正常，存活率较高，在孕28周以后可以达到69%。Sebire等的上述研究发现，77例CMCF中24例患者选择终止妊娠，在53例继续妊娠患者中，2例（4%）因在妊娠16~18周发生严重妊娠期高血压疾病而终止妊娠，23例（44%）于妊娠15~23周自然流产，28例（53%）胎儿存活到妊娠24周以后，其中7例（25%）于妊娠25周自然分娩，8例（28%）在妊娠32周前分娩，平均妊娠周数是35周（25~41周）。双胎之一完全性葡萄胎导致hCG超高水平，可呈现与卵巢过度刺激类似又不同的临床表现，加之正常胎儿及胎囊挤压完全性葡萄胎组织，超声影像学检查往往将之误认为宫腔内积血，因此应注意鉴别，以免延误治疗。

虽然子宫内妊娠合并异位妊娠并不是传统意义上的多胎妊娠，但是在临床处理中也需要考虑子宫内健存胎儿的保护和预后，与多胎妊娠相同，故而也被视为辅助生殖技术中多胎妊娠的一个问题。子宫内妊娠合并异位妊娠在自然妊娠时的发生率仅为 1/（5 000~15 000），在ART时最高可增加到1.2%。

二、罕见的单绒毛膜型双卵双胎

2003年美国发现1例单绒毛膜双卵双胎（monochorionic dizygotic twins，MCDZ-T），见表3-10-1中的第1例。之后美国和日本又有数例报道。这些病例的共同特点均为ART治疗后妊娠，均在妊娠早中期经超声或/和分娩时病理组织学确诊为单绒毛膜，每对新生儿性别都不同，每对新生儿中均有1个新生儿的血细胞染色体核型呈 46，XX/46，XY 的嵌合体，但皮肤纤维细胞染色体核型却呈非嵌合体，多数利用了PCR-STR技术进行基因STR多型性解析，证明两胎儿来自不同的受精卵。由于都是不同性别的双胎儿，所以是否可认为还应该有相同性别的病例，或者是否可认为相同性别的病例可能并不发病，目前不清楚。双卵性的单绒毛膜双胎的发生机制不明，由于至今所发现的病例都是辅助生殖技术后妊娠的，因此推测可能是胚胎培养、人工辅助孵化、囊胚移植等使胚胎容易黏附或融合，胚胎移植等原因使两个胚胎不自然地过分靠近，所以在着床前胚胎外层组织融合，形成单绒毛膜的双卵双胎。自然状况下，只有单卵双胎可以形成单绒毛膜双胎，由于有胎盘间血管吻合，存在双胎输血综合征的高风险。但是，由于单卵双胎的两个胎儿之间存在性别、血型、遗传特性方面的同一性，所以并没有涉及更复杂、更久远的问题。然而，MCDZ-T由于也是单绒毛膜双胎，有胎盘间血管吻合，也可发生双胎输血综合征。特别是造血干细胞在胚胎形成的早期，即可由供血儿向受血儿方面移行，则在受血儿的骨髓中会移植入供血儿的造血干细胞，假如两个胎儿性

表 3-10-1　单绒毛膜双卵双胎的 chi XX/XY 新生儿的报道

ART	血细胞核型	膜性诊断	双卵依据	胎儿/新生儿	报道人
IVF-ET	chi XX/XY	单绒毛膜 B 超/病理	皮肤细胞 STR 分析	三胎 → 双胎 男/女	Souter
ICSI +AH +LPS	chi XX/XY	单绒毛膜 B 超/病理	皮肤细胞 STR 分析	女孩阴蒂肥大 男/女	Willams
IVF-ET	chi XX/XY	单绒毛膜 B 超/病理	皮肤细胞 STR 分析	胎盘血管吻合+ 男/女	Nisio
TESE +ICSI	chi XX/XY	单绒毛膜 B 超/病理	皮肤细胞 STR 分析	三胎 → 双胎 淤血貌/贫血貌 男/女	Yamaguchi
IVF-ET	chi XX/XY	单绒毛膜 B 超	ABO 血型的 嵌合体	男/女	Miura
IVF-ET	chi XX/XY	单绒毛膜 B 超	?	男/女	Miura
促排卵 +IUI	chi XX/XY	单绒毛膜 B 超/病理	?	男/女	Turuda

注：ICSI为卵细胞质内单精子注射；AH（assisted hatching）：人工辅助孵化；LSP（luteal support in early pregnancy）：妊娠早期黄体支持；TESE（testicular sperm extraction）：睾丸穿刺取精术；IUI（intrauterine insemination）：宫腔内人工授精；chi XX/XY：46,XX/46,XY 嵌合体

别不同，就会出现血细胞嵌合体（confined blood-cell chimera），呈 46,XX / 46,XY。如果基因型混乱发生于 ABO 血型基因上，就会影响 ABO 血型的判断。人类的此种现象在出生后能否长期化、终身化，还不明了。

第三节　辅助生殖技术中多胎妊娠的诊断

目前在 ART 中尚无相应的策略可减少或杜绝单卵双胎妊娠（甚至单卵三胎）的发生，是一个亟待突破的课题。目前只能强调在 ART 治疗后的妊娠早期，作为胎儿诊断的第一步，生殖医学医师必须完成多胎妊娠类型的膜性诊断，筛查出单绒毛膜双胎妊娠。

利用阴道 B 超，在妊娠 4~5 周末，可见到和计数胎囊，也就是绒毛膜腔，但羊膜腔尚无法确认；在妊娠 6 周以后，可见到和计数胎芽、胎心搏动，并判断与胎囊的关系，但羊膜腔往往还是无法明确；在妊娠 8 周以后，可以进而清楚地观察到和计数羊膜腔、卵黄囊。所以，在妊娠 6~12 周利用阴式 B 超，可以作出明确的早期膜性诊断，诊断出单绒毛膜性双胎妊娠、双绒毛膜性双胎妊娠，以及高序多胎妊娠的各种组合类型。

双绒毛膜、单绒毛膜双胎的早期诊断：如果在妊娠早期观察到 2 个胎囊和各自所属的各一个卵黄囊与各一个胚胎，可以诊断为双绒毛膜双羊膜；如果观察到一个胎囊中有 2 个羊膜腔、2 个卵黄囊、2 个胚胎，可以诊断为单绒毛膜双羊膜；如果观察到一个胎囊及一个羊膜腔中有 2 个胚胎，可以诊断为单绒毛膜单羊膜。此诊断标准也适用于鉴别高序多胎妊娠的各种组合类型。

单绒毛膜双卵双胎的诊断:此类病例非常罕见,可以通过以下步骤作出最终诊断:①膜性诊断:包括妊娠早期的超声检查和分娩后胎盘胎膜的病理组织学检查,以确认为单绒毛膜型双胎;②卵性诊断:如果性别相同,利用口腔黏膜细胞或皮肤细胞的 DNA 进行基因 STR 多型性解析,以确认双卵双胎儿;③确认新生儿血细胞的染色体是 chi XX/XY;④确认新生儿皮肤细胞的染色体正常,非 chi XX/XY,且性染色体与生殖器性别一致。

第四节　辅助生殖技术中多胎妊娠的防治

一、减少辅助生殖技术中的多胎妊娠发生率

在 ART 中常用的有单胚胎移植(single embryo transfer,SET)、选择性单胚胎移植(elective single embryo transfer,eSET)、双胚胎移植(double embryo transfer,DET)、选择性双胚胎移植(elective double embryo transfer,eDET)、三胚胎移植(triple embryo transfer,TET)。针对多胎妊娠的高风险人群(既往 ART 妊娠率较高、胚胎良好、年轻患者)预防性地实施单胚胎移植,可以减少 ART 中多胎妊娠的发生率。

(一)eSET 减少多胎妊娠发生率

SET 目标是杜绝高序多胎妊娠、双卵双胎妊娠、单绒毛膜性双卵双胎、双胎之一完全性葡萄胎、子宫内妊娠合并异位妊娠,DET 目标是降低高序多胎妊娠的发生率,但是目前没有降低单卵双胎妊娠发生率的方法。

2001 年我国卫生部规范:"对 35 岁以下、首次 ART 的患者双胚胎移植;其他为三胚胎移植,目前正酝酿改变。许多欧洲国家都以国家法规或学会基准的形式实施 SET"。例如,2003 年比利时制定了防止 ART 多胎妊娠的法律,大致为:①对 42 岁以下的女性全额补偿为其提供 6 个 IVF 周期的治疗。②36 岁以下首次 IVF 时,不论什么情况均实施 SET;第 2 次 IVF 时,原则上是 SET,如果未得到良好胚,允许 DET;第 3 次 IVF 及以后允许 DET。③36~39 岁首次和 2 次 IVF 时无限制条件,允许 DET;第 3 次 IVF 及以后允许最多移植 3 个胚胎。④40 岁以上不限制移植胚胎数。在制定该法律的 2002 年,比利时 SET 占 14%,法律实施后的 2003 年,SET 占 42%;整体 ART 实施该法律前后妊娠率没有下降,妊娠率为 36% 到 35%,着床率为 25.9% 到 23%;双胎妊娠占全体妊娠的比率由 19% 下降至 3%。2007 年日本生殖医学会公布了《为防止多胎妊娠的移植胚胎数量基准》:①严守移植胚胎数在 3 个以内的准则;②35 岁以下首次 ART,原则上应 SET,若有良好囊胚则必须 SET;③35~40 岁以下,原则上 DET,若有良好囊胚则必须 DET。为了推广 SET 方案,针对日本 ART 为自费医疗的现状,日本中央政府的厚生劳动省联合各地方政府,在 2004 年 4 月以"特定的不孕症诊治费用援助事业"之名,对一部分 ART 费用启动了公费医疗,2007 年 4 月援助对象进一步扩大。2008 年日本登录统计 190 613 个 ART 周期,约 62% 的 SET,多胎妊娠率下降到 7%,当年全日本三胎以上的高序多胎妊娠不到 50 例。

当然,尽管 SET 策略在欧洲已经提倡多年,日本和美国也在积极效仿,但为保证妊娠率,目前的技术状况只能将 SET 用于多胎妊娠高风险(妊娠率较高)者,胚胎质量的提高和评估手段改善是日后普遍应用该技术的前提,还没有到大力推荐由 DET 全面向 SET 过渡的阶段。同时,也有报道,通过单胚胎移植策略限制移植胚胎的总体数目,从整体数据上看,可明显减少三胎以上的高序多胎妊娠,但双胎妊娠的减少却不到 12%。这是因为 SET 新鲜移植周期

不妊娠后,再次进行解冻移植周期时,并不一定还是 SET,而且还有大量的患者不适宜 SET,也就是说,SET 策略只能最大限度地减少高序多胎妊娠和双卵双胎妊娠的发生率。

（二）eSET 的技术要求

SET 强调的是 eSET,要求在获得高质量、有种植能力胚胎的基础上,选择一个最好的胚胎进行移植。不论是单卵裂期胚胎移植还是单囊胚移植,关键是能够在超促排卵周期中获得足够的良好卵子和胚胎,如果条件许可,能够提高囊胚培养技术,增加单囊胚移植,则可以最大限度地满足新鲜胚胎 eSET 策略的技术要求。2010 年,Yueping Alex Wang 等对澳大利亚 34 035 个 SET 或 DET 周期的数据统计,可以客观地提供选择性单卵裂期胚胎移植和单囊胚移植的良好效果(表 3-10-2)。

表 3-10-2　澳大利亚 2004—2007 年各年龄组卵裂期胚胎和囊胚移植的结局

胚胎移植周期	卵裂期胚胎			囊胚		
	周期数	临床妊娠率 /%	活产率 /%	周期数	临床妊娠率 /%	活产率 /%
<35 岁						
SSET	6 101	40.2	33.6	3 051	54.2	46.2
USSET	2 076	25.0	20.6	1 110	37.5	31.2
SDET	3 161	49.1	42.4	186	55.9	44.1
USDET	1 471	35.1	30.3	274	37.2	33.2
35~39 岁						
SSET	2 681	32.2	24.4	1 597	45.5	37.1
USSET	1 692	18.8	13.2	862	27.0	21.2
SDET	2 392	38.1	29.8	225	48.9	41.3
USDET	1 659	27.7	21.1	470	32.6	25.3
≥40 岁						
SSET	452	16.2	9.3	203	30.5	22.7
USSET	1 179	7.1	3.8	337	18.7	8.6
SDET	1 027	21.7	14.0	134	42.5	26.1
USDET	1 224	14.4	7.8	471	18.7	13.0

注:SSET(selective single embryo transfer):一个新鲜胚胎移植和至少一个胚胎冷冻;USSET(unselective single embryo transfer):一个新鲜胚胎移植和没有胚胎冷冻;SDET(selective double embryo transfer):2 个新鲜胚胎移植和至少一个胚胎冷冻;USDET(unselective double embryo transfer):2 个新鲜胚胎移植和没有胚胎冷冻

（三）冻融胚胎技术对 eSET 的支持

新鲜胚胎 eSET 策略需要有效的胚胎冷冻与解冻胚胎移植的技术支持,利用冻融胚胎移植可以提高累积妊娠率和分娩率,以弥补单个新鲜胚胎移植带来的妊娠率和活产率的下降。2010 年,Yueping Alex Wang 等通过对 330 个 eSET 周期(对没有妊娠者追加 177 个解冻胚胎移植周期)和 331 个 DET 周期(没有追加解冻胚胎移植周期)的妊娠结局进行比较,发现前者的累积妊娠率、累积分娩率与后者的妊娠率、分娩率无统计学差别(47.9% $vs.$ 52.6%,P=0.24;38.8% $vs.$ 42.9%,P=0.3),然而前者的累积多胎分娩率却显著低于后者(0.8%

*vs.*33.1%，*P*<0.001）。为了更显著降低多胎妊娠率和多胎分娩率，冻融胚胎也可以 eSET。Thurin 等的随机研究结果表明：对 36 岁以下的妇女移植一个新鲜胚胎，如果未能获得活产儿，冻融周期再移植一个冷冻胚胎，其累积妊娠率和分娩率并不低于新鲜胚胎 DET 的妊娠率，却可大幅度降低多胎分娩率。Hyden 等对 775 个冻融周期实施 SET，包括 140 个（18.1%）eSET 周期，可见 eSET 和 DET 的分娩率没有统计学差异（28.6% *vs.* 25.7%，*P*>0.05），eSET 多胎分娩率却显著低于 DET 组（0 *vs.* 21.9%，*P*<0.001）。如果打算在解冻周期实施 SET 计划，则应考虑在新鲜胚胎移植后把每个剩余的良好胚胎分别单独冷冻。第一个解冻周期可做卵裂期移植，从第二个解冻周期开始培养至桑葚胚或囊胚移植为好。如果已经将几个胚胎冷冻在一起，且都被复苏，eSET 后则考虑剩余胚胎或被舍弃或被重新冷冻。已经有一些关于重复冷冻胚胎移植后获得分娩的报道，但是到目前为止，其安全性和有效性还不确定。

二、辅助生殖技术中多胎妊娠的选择性减胎术

（一）时机与适应证

多胎妊娠选择性减胎术（selective multiple pregnancy reduction）分为两种：一是没有进行产前诊断时实施的减胎手术，即选择最易穿刺的胎儿，以减少对保留胎儿的影响。经阴道减胎时选择靠近宫颈的胎儿，应尽量减灭胎囊最小者，不单独减灭单绒毛膜双胎的一个胎儿。二是在产前诊断后减灭异常胎儿、保留正常胎儿，对有高危因素（孕妇年龄 >35 岁，有遗传病家族史或分娩遗传病胎儿的风险）和仅保留一个胎儿的孕妇尤其有意义，技术的关键在于可靠的产前诊断和准确地标记异常胎儿。由于多胎妊娠中的一个胎儿可以自然消失，一般认为将多胎妊娠减胎为双胎妊娠比较合适；对于单角子宫、三胎妊娠中含有单绒毛膜双胎、前次单胎妊娠在妊娠 30 周以前早产等患者，应该减胎为单胎妊娠。减胎越早，操作越容易，因残留的坏死组织越少，所以越安全，因此妊娠 6~10 周是普遍选择的减胎时机。主要以经阴道超声探头穿刺胎囊，或吸出胎芽或心脏穿刺或心内注射 10%~15% 氯化钾溶液。但是，由于在妊娠中期才可以做更细致的超声扫描，进行遗传学检查，从而可以选择性减灭形态异常、染色体数目或结构异常的胎儿，因此对于高危患者在妊娠 13~14 周或者更晚的时期进行减胎手术也许是更好的选择，此时均采用经腹途径的超声穿刺或胎儿镜，方法包括胎儿心脏或胸腔穿刺注药、脐带穿刺注药、胎儿心脏热凝和脐带结扎等。

多胎妊娠选择性减胎术适应证：①三胎及三胎以上的早期多胎妊娠，妊娠时间在 24 周以前；②双胎妊娠，但合并子宫畸形（如单角子宫、双子宫、纵隔子宫等）及子宫发育不良等估计不能承受双胎妊娠者；③双胎妊娠，但孕妇患有内科合并症，为了减少其负担或防止严重并发症的发生；④早期产前诊断确定一个胚胎异常者；⑤患者及其家属同意或要求保留单胎妊娠者，以及其他应尊重患者与家属意见但不违反《中华人民共和国母婴保护法》等法律法规的情况。禁忌证：①无绝对禁忌证；②已有阴道流血的先兆流产者，应慎行减胎术；③患有泌尿生殖系统急性感染或性传播疾病应控制后进行。

（二）操作要点

1. 经阴道超声引导穿刺减胎术　本法适用于妊娠 6~10 周的患者。术前应充分知情同意，勿与《中华人民共和国母婴保护法》等相关法律和法规冲突，可预防性使用对胎儿安全的抗生素，手术日一般不需禁食水，无须麻醉。患者排空膀胱，行膀胱截石位，以 10% 碘仿

轻柔消毒外阴、阴道,注意阴道穹窿部,但要避免刺激子宫颈,再用无菌生理盐水彻底冲洗,擦干。先以无菌的阴道超声探头伸入阴道内,确认多胎的数目、膜性、位置、大小,以及胎心搏动,按前述原则决定减灭的目标胚胎。调整超声探头,在妊娠6~7周时,使目标胚胎位于超声引导线上,在妊娠8~10周时,使目标胎儿的胎心位于超声引导线上。以长35cm的16~22G穿刺针沿引导线进针,穿过阴道穹窿、子宫壁,避开非目标胎儿和胎囊,直达胎儿,或进一步将针尖刺入心脏或心脏附近。在妊娠6~7周时,负压吸引,将胚胎吸出,尽量不吸出羊水。在妊娠8~10周时,仅穿刺胚胎心脏,反复穿刺,直至心搏停止,不抽吸胚胎组织及羊水;或者经穿刺针向胎儿心脏或心脏附近注入10%氯化钾溶液1~2ml,使胎心搏动停止。确认被减灭胚胎被吸除或胎心消失后,取消负压,迅速退出穿刺针。观察5~10分钟,确认无胎心复跳后手术结束。同法处理其他需要减灭的目标胎儿。

2. **经腹超声引导穿刺减胎术**　本法适用于妊娠11~12周及妊娠中期的患者。患者仰卧位,常规碘仿消毒腹部皮肤,干纱布擦干。以无菌腹部超声探头检查胎儿,按前述原则选择决定减灭的目标胎儿。以长22cm的20-22G带有针芯的穿刺针沿引导线进针,穿过腹壁、子宫肌层,避开非目标胎儿和胎囊,直达胎儿胸腔,尽可能穿刺心脏,退出针芯,缓慢注入10%或15%氯化钾溶液1~2ml,或追加几毫升,见心脏收缩停止、确认胎心已消失后,撤出穿刺针。观察20~30分钟,确认无胎心复跳后手术结束。同法处理其他需要减灭的目标胎儿。

3. **经腹脐带穿刺减胎术**　本法适于妊娠中晚期的患者。以超声引导将20G穿刺针刺入胎盘根部的脐静脉,回抽有胎儿血后,先注入2ml Diazemuls使胎儿镇静,以减少胎儿躁动,再缓慢注入15%氯化钾溶液1~2ml,至胎儿心脏收缩停止,确认无心跳后,退出穿刺针。注入液体时,脐静脉内可见湍流(朝向胎儿方向)。观察20分钟后,确认无胎心复跳后手术结束。

4. **其他减胎术**　有报道采用超声引导下胎儿心脏单极电热凝、胎儿胸腹部血管单极电凝、脐带结扎或双极电凝、胎儿镜激光脐带闭锁等方法进行选择性减胎术。主要针对单羊膜囊双胎,甚至连体双胎、含单羊膜性双胎的高序多胎的妊娠中晚期患者。

术后均应住院观察,适当卧床休息,防止流产;妊娠16周复查B超,注意观察子宫颈发育情况及有无内口松弛,必要时进行宫颈内口环扎术,预防晚期流产及早产。

(三) 预后

Fasouliotis等分析了1993—1996年发表的有关减胎的文献,共1 453例,总的妊娠丢失率为12.3%,其中33.3%发生在减胎后4周内,66.7%发生在减胎4周后,但在妊娠24周内;胎儿存活率为87.7%,其中妊娠28周前分娩者占5%,妊娠29~32周分娩者占9.6%;减为双胎者平均妊娠35.8周,减为单胎者平均妊娠36.9周;四胎妊娠减胎术后生存率是88.7%,五胎及五胎以上者为75.2%,显著高于那些未接受减胎手术的多胎妊娠者。Lipitz报道:三胎妊娠总的丢失率为20.7%,而减为双胎之后丢失率为8.7%;三胎减为二胎之后的存活率是93.6%,与原来就是双胎的存活率无明显差异。整体而言,三胎减为双胎是一个非常有效和比较安全的手术方式,四胎或五胎已经不常见,但是一旦遭遇应该由有经验的医师实施操作。

(邵小光)

单卵和双卵双胎类型之外的"半同卵双胎"

在单卵双胎和双卵双胎之外还发现存在第三种形式——半同卵双胎(sesquizygotic twins)。随着辅助生殖技术实验室经验的积累,卵子孤雌受精已被确认为是一种生殖现象,那么,在受精之前,如果一个卵细胞孤雌分裂为2个卵细胞,假设在其未完全分开时,又分别和两条精子完成受精过程的话,则可推测其能够形成"半同卵双胎"。还有"异源细胞分裂"学说,假设一个卵母细胞同时和2条精子结合而形成三倍体受精卵,在"三极纺锤体"的作用下可分裂为3个二倍体细胞。其中1个二倍体细胞只含父系染色体1和父系染色体2的两套父系染色体,不含母系染色体,此种二倍体细胞最终因发育停滞而死亡;另外2个二倍体细胞各自含有父系1或父系2的各一套父系染色体与一套相同的母系染色体,这2个二倍体细胞具备继续发育的条件,则可推测其能够成为2个胚胎,形成"半同卵双胎",此类双胎会伴有46,XX/46,XY嵌合体。见附表。

在12年前的2007年,Souter VL等首次报道了全球第一对罕见的半同卵双胎。直至2019年,Gabbett MT等人在《新英格兰医学杂志》上又报道了第二例性别不同的"半同卵双胎"。妊娠早期的超声膜性诊断为单绒毛膜双羊膜型,妊娠14周后超声显示双胎儿为一男一女。在妊娠33周,因考虑双胎间输血综合征而实施剖宫产,新生儿Apgar评分良好,生后经查体和生殖器官超声确认双胎之一表型为男性,双胎之二表型为女性,没有明显的性别模糊。针对羊水细胞和新生儿脐带组织染色体核型分析显示均为46,XX/46,XY嵌合体,双胎之一(男)的XX/XY核型比例约为50∶50,双胎之二(女)的XX/XY核型比例约为90∶10。2个新生儿的血液淋巴细胞XX/XY嵌合比例是近似的,约为80∶20,这可以用单绒毛膜型双胎共享一个胎盘、一套血液循环系统来解释。针对羊水、新生儿外周血、亲本外周血的SNP array等分子遗传学手段的多形式分析提示,双胎儿都是由3种不同的单倍型组成的嵌合体,包括1个相同的母本单倍型和2个不同的父本单倍型,亦即一些细胞中具有一个父本单倍型,另一些细胞具有另一个父本单倍型,都只具有一个相同的母本单倍型。来自双胎羊水和父母血液的SNP的分析显示,双胎儿所有常染色体中都具有相同的母本基因型(双胎儿具有相同的母本拷贝),但在每个双胎儿中混合相同和不同的父本基因型(双胎儿具有不同的父本拷贝),有265 489个母本和179 205个父本SNP提供了父母的起源信息,这对双胎儿共享265 400个母系SNP(100%母系相同)和139 155个父系SNP(77.7%的父系相同)。出生后不久,双胎之二因出生前即已出现的下腔静脉血栓而引起了右侧肱动脉血栓栓塞,依诺肝素治疗无效,在出生4周时实施了肩关节截肢术,在3岁又发现性腺发育不全,由于担心增加未来罹患癌症的风险,进行了预防性卵巢切除术。除此之外,两个双胎儿都处于正常发育状态。

目前全世界范围内仅有2例报道,其具体的发生率还需要通过大样本的数据调查来进行估计。

附表　双胎卵性、膜性类型及双胎儿之间遗传特性区别的对比

项目	双卵双胎	单卵双胎	半同卵双胎
发生可能性	常见	常见	罕见
受精形式	双卵双精	单卵单精	单卵双精
膜性	双绒毛膜 （罕有单绒毛膜）	双绒毛膜 单绒毛膜	单绒毛膜 其他未知
性别	相同 不同	相同	不同 其他未知
母本单倍型	2个	1个	1个
父本单倍型	2个	1个	2个
嵌合体可能性	低	低	合并
DNA 序列同一性	50%	100%	50%~100%
母本基因型	不同	相同	相同
父本基因型	不同	相同	不同

参 考 文 献

1. 邵小光,王磊,史艳彬,等.在辅助生殖技术中应对双胎妊娠的策略.国际生殖健康/计划生育杂志,2009,4(28):217.

2. 日本生殖医学会(编).多胎妊娠防止のための移植胚数ガイド ライン.生殖医疗ガイドライン.日本：金原出版株式会社,2007:326.

3. ARABIN B,KYVERNITAKIS I. Trends in cesarean delivery for twin births in the United States:1995-2008. Obstet Gynecol,2012,119:657.

4. CHAMBERS GM,ILLINGWORTH PJ. Assisted reproductive technology:public funding and the voluntary shift to single embryo transfer in Australia. Med J Aust,2011,195:594.

5. GEZER A,RASHIDOVA M. Perinatal mortality and morbidity in twin pregnancies:the relation between chorionicity and gestational age at birth. Arch Gynecol Obstet,2012,285:353.

6. HARPER LM,ODIBO AO. Risk of preterm delivery and growth restriction in twins discordant for structural anomalies. Am J Obstet Gynecol,2012,206:70-71.

7. Human Fertility and Embryology Authority. Fertility facts and figures 2007. London:HFEA,2009.

8. JOSHI SR,SABOO B.Prevalence of Diagnosed and Undiagnosed Diabetes and Hypertension in India—Results from the Screening India's Twin Epidemic(SITE)Study. Diabetes Technol Ther,2012,14:8.

9. OLDENBURG A,RODE L. Influence of chorionicity on perinatal outcome in a large cohort of Danish twin pregnancies. Ultrasound Obstet Gynecol,2012,39:69.

10. GABBETT MT,LAPORTE J,SEKAR R,et al. Molecular Support for Heterogonesis Resulting in Sesquizygotic Twinning. N Engl J Med,2019,380(9):842-849.

11. SUKSAI M,SUWANRATH C,KOR-ANANTAKUL O,et al. Complete hydatidiform mole with co-existing fetus: Predictors of live birth. Eur J Obstet Gynecol Reprod Biol,2017,212:1-8.

12. WANG YA,KOVACS G,SULLIVAN EA. Transfer of a selected single blastocyst optimizes the chance of a healthy term baby:a retrospective population based study in Australia 2004-2007. Hum Reprod,2010,25(8):1996-2005.

13. WEI D,LIU JY,SUN Y,et al. Frozen versus fresh single blastocyst transfer in ovulatory women：a multicentre， randomised controlled trial. Lancet,2019,393（10178）：1310-1318.

14. ADAMSON GD,NORMAN RJ. Why are multiple pregnancy rates and single embryo transfer rates so different globally，and what do we do about it？ Fertil Steril,2020,114（4）：680-689.

15. CUTTING R. Single embryo transfer for all. Best Pract Res Clin Obstet Gynaecol,2018,53：30-37.

16. PRACTICE COMMITTEE OF THE AMERICAN SOCIETY FOR REPRODUCTIVE MEDICINE. Guidance on the limits to the number of embryos to transfer：a committee opinion. Fertil Steril,2017,107（4）：901-903.

 复习思考题

1. 什么是多胎妊娠的膜性与卵性？
2. 如何减少 ART 中多胎妊娠的发生？
3. 多胎妊娠的选择性减胎术的时机与适应证有哪些？
4. 经阴道超声引导的多胎妊娠选择性减胎术的操作要点有哪些？

第十一章　辅助生殖技术的并发症及其处理

要点

1. 掌握卵巢过度刺激综合征的临床表现、预防措施及治疗。
2. 熟悉取卵手术相关并发症。
3. 掌握多胎妊娠的诊断和预防。
4. 熟悉宫内、宫外同时妊娠的诊断和治疗。

第一节　卵巢刺激过程相关的并发症

一、卵巢过度刺激综合征

卵巢过度刺激综合征（ovarian hyperstimulation syndrome，OHSS）是辅助生殖技术促排卵治疗引起的常见医源性并发症，卵巢增大、卵巢分泌的激素及血管活性物质增加，引起血管通透性增加，出现以腹胀、腹水、少尿、血液高凝倾向为典型临床表现的综合征。OHSS 发生率为 5%~10%。重度 OHSS 发生率为 0.5%~5%。OHSS 偶见于自然排卵周期，尤其是多胎妊娠、甲状腺功能减退和多囊卵巢综合征的患者。

【**发病机制**】　OHSS 的发生是一个多种因素参与的复杂过程，其确切的发病机制目前尚未完全阐明，但已经明确其发病依赖于 hCG。不使用 hCG 则不会发生早发型 OHSS，早期妊娠持续的 hCG 刺激是持续及重症 OHSS 的危险因素。

1. **卵巢肾素 - 血管紧张素系统**（renin-angiotensin system，RAS）**活性升高**　OHSS 患者黄体期血浆肾素活性（plasma renin activity，PRA）与血管紧张素 Ⅱ（AⅡ）水平显著高于自然周期及促排卵患者，OHSS 患者胸腹水中 AⅡ、RA 水平均比血浆水平升高 1.5~8 倍。患者卵泡液和腹水中有高浓度 RA，与 OHSS 程度相关。

2. **血管内皮生长因子**（vascular endothelial growth factor，VEGF）**水平升高**　hCG 可以诱导人卵巢颗粒细胞 VEGF 表达上调；卵泡液及血液循环中高浓度的 VEGF 使暴露于其中的内皮细胞通透性增加，可能是诱导 OHSS 的关键因素。

3. **炎症介质释放**　除血管活性物质外，肿瘤坏死因子 α，白介素 1、2、6 等均参与了 OHSS 的病理生理变化。上述物质也广泛参与卵泡发育和黄体形成过程。白细胞、炎症介质如 C 反应蛋白、白介素 6 和白介素 8 等在注射 hCG 后显著升高，炎症过程导致毛细血管通透性增加。

4. **高敏体质**　患者个体体质对促性腺激素的敏感性与 OHSS 的发生有紧密相关性，即机体对 hCG 过度敏感引起卵巢内卵泡囊肿的高度黄素化反应。有学者已在 OHSS 家系中发现 FSH 受体突变基因，证明其对 hCG 敏感性增强，可能是家族性 OHSS 的发病原因。但在医源性 OHSS 患者中并未检测到突变的 FSH 受体基因。

【病理生理】　双侧卵巢明显增大伴有间质水肿,散布着多个出血性黄素囊肿、血管增生,血管通透性增加,体液从血管内转移到第三间隙导致腹水、胸腔积液;同时伴有血液浓缩,出现少尿、电解质紊乱,严重者肝肾功能受损、血栓形成和发生低血容量休克。大多数OHSS 患者体液以转移至腹腔为主,导致腹腔内压(intraabdominal pressure,IAP)增加。IAP正常 <5mmHg,如果 >12mmHg 可引起症状,>20mmHg 则引起脏器功能紊乱,称为腹腔筋膜室综合征(abdominal compartment syndrome,ACS)。当 IAP 持续 >20mmHg,持续增加的 IAP导致内脏水肿和缺氧,对器官功能造成恶性影响,可能损害呼吸、心血管、肾脏、胃肠道、肝脏的稳态。IAP 升高导致肾血管和肾实质直接受压,引起肾血流减少,IAP 在 15~20mmHg 时引起尿量减少,IAP>30mmHg 则无尿。IAP>20mmHg 可导致肝动脉和门静脉血流显著减少,加之静脉受压肝实质水肿,肝功能下降。增加的腹内压还可使横膈上抬,增加胸廓内压,导致胸廓和胸膜的顺应性下降。重度 OHSS 患者可合并胸腔积液,少数患者以胸腔积液为主而腹腔积液较少,引起呼吸困难。

【临床表现及分类】　早发型 OHSS 起因于卵巢对药物刺激的反应,是外源性 hCG 的急性效应,多发生于 hCG 注射后 3~7 天、起病不超过取卵后 9 天;晚发型 OHSS 与妊娠相关,常发生于 hCG 注射后 12~17 天。晚发型 OHSS 与卵巢对刺激的反应关系不那么密切,起病在取卵或诱导排卵 10 天之后,常与妊娠后内源性 hCG 增高(特别是多胎妊娠)或使用 hCG 进行黄体支持有关。

按照 OHSS 严重程度分为轻、中、重、极重度。恰当的分类有助于指导临床预防和治疗。

1. **轻度**　超生理水平 E_2、P,伴卵巢体积轻度增大,直径 <5cm,腹部不适。在超排卵患者中常见存在,通常无需处理。

2. **中度**　卵巢体积显著增大(直径 5~12cm),症状明显,如腹痛、移动性浊音,腹泻。大多数症状与卵巢增大及 E_2 水平显著升高有关,需警惕其向重度 OHSS 进展。有学者认为,如果超声可探及腹水,即使临床无体征可见,也需诊断中度 OHSS。

3. **重度**　出现肝功能异常和全身性水肿应诊断重度 OHSS,患者可伴有显著腹胀、呼吸困难、呼吸急促、下腹痛、少尿、低血压、胸腔积液及一系列实验室指标异常,如低钠血症、高钾血症。

4. **极重度**　在前述分类基础上,学者 Navot 等为该综合征危及生命的严重状态追加了此分类。极重度患者存在严重的血管收缩、血液浓缩、多器官功能衰竭及/或血栓形成。

依据中华医学会妇产科学分会内分泌学组《多囊卵巢综合征的诊断和治疗专家共识》附件中 OHSS 分类见表 3-11-1、表 3-11-2。

表 3-11-1　卵巢过度刺激综合征的分类

轻度	中度	重度	危重
Ⅰ:腹胀和不适 Ⅱ:Ⅰ级症状及恶心呕吐和/或腹泻,卵巢增大,直径≤5cm	Ⅲ:轻度 OHSS 症状,B 超检查有腹水,卵巢直径 5~10cm	Ⅳ:重度 OHSS 特征腹水的临床证据 Ⅴ:血细胞比容≥45%(或比基线升高 30%),WBC≥15×10⁹/L,少尿,血肌酐 1.0~1.5mg/dl,肌酐清除率≥50ml/min	Ⅵ:张力性腹水,血细胞比容≥55% WBC≥25×10⁹/L 血肌酐≥1.6mg/dl,肌酐清除率<50ml/min 血栓栓塞 急性呼吸窘迫综合征

表 3-11-2 Navot 重度与极重度分类

项目	重度	极重度
卵巢	不同程度增大	不同程度增大
腹水和 / 或胸腔积液	大量	张力性
血细胞比容	>45% 较基础值增加 >30%	>55%
白细胞计数	$>15 \times 10^9/L$	$>25 \times 10^9/L$
少尿	+	+
肌酐清除率	>50ml/min	<50ml/min
肝、肾功能	肝功能异常	肾功能异常
水肿	全身水肿	血栓征象 多器官功能衰竭、肺衰竭

【临床表现】 本综合征是自限性的,早发型 OHSS 如未妊娠,病程持续约 2 周,其后症状自然缓解;如果发生妊娠,病程延长至 20~40 天,且程度更重。

1. 症状 常始于腹胀,继而可能出现恶心、呕吐、腹泻,严重者完全不能进食,并逐渐出现尿少、气急、呼吸困难。重度 OHSS 危及生命的并发症包括肝肾衰竭、呼吸窘迫综合征、卵巢破裂出血、血栓栓塞。

2. 体征 体重迅速增加、腹围增加,腹水、胸腔积液、移动性浊音阳性,重度患者出现全身性水肿、张力性腹水。

3. 辅助检查 实验室检查常见血液浓缩、血细胞比容升高、白细胞数量增加,严重时出现低蛋白血症、电解质紊乱(低钠、高钾血症)、高凝状态、肝肾功能受损等。超声检查见卵巢多房增大,胸腔积液、腹水等。B 超测量卵巢大小是判断 OHSS 程度的重要依据,但 IVF 的患者由于取卵导致卵巢体积相对缩小,因而卵巢大小的提示作用不足。

【预防】 虽然 OHSS 症状与体征发生在促排卵周期的排卵后,但促排卵周期早期医师即应充分认识 OHSS 高危因素并及时采取预防措施。预防效果好于治疗。

1. 识别 OHSS 高危因素 OHSS 的高危因素分为一级高危因素和次级高危因素。

(1)一级高危因素与个人体质有关。一级高危因素与个体对促排卵治疗的反应有关。已有的个人体质因素有对促排卵治疗发生过度反应的可能,这些一级高危因素包括:①年轻(年龄 <35 岁);②体瘦;③月经稀发;④基础内分泌 LH>FSH;⑤基础窦卵泡数目双侧 >15 个;⑥WHO-Ⅱ型排卵障碍;⑦多囊卵巢综合征或卵巢多囊样改变;⑧既往发生 OHSS 史;⑨既往对促排卵药物高反应(卵泡数发育 >15 个);⑩个体敏感体质。抗米勒管激素(AMH)的预测价值优于年龄和体重指数(body mass index,BMI)。AMH 表达于窦前卵泡和小窦卵泡的颗粒细胞,是衡量卵巢储备功能的较好指标。AMH>3.36ng/ml 提示 OHSS 高风险,其敏感性为90.5%,特异性为 81.3%。

(2)次级高危因素:既往无 OHSS 易感因素和过度反应的患者在促排卵过程中出现预示OHSS 的征象。如卵巢增大明显,雌激素增长过快,卵泡数目尤其是中小卵泡数目过多,高雌激素水平(hCG 日 E_2>4 000pg/ml),卵泡数目 >20 个等。但 E_2 水平、卵泡直径和数量、获卵数均不能作为独立的 OHSS 预测指标,需要综合各项指标判断。

2. 预防措施

（1）预处理：卵巢体积较大（卵巢体积 >15ml）的 PCOS 患者促排卵前口服炔雌醇环丙孕酮 2 个周期或二甲双胍 1.0~1.5g/d，4~6 周，或者采用长效 GnRH-a 超长方案 6~8 周可减少卵巢体积，减轻 OHSS。

（2）调整促排卵方案

1）减少启动的促排卵药物剂量：PCOS 诱导排卵者原则上第一线使用口服药物（CC 或者来曲唑），如果需要用促性腺激素，采用低剂量递增方案。推荐起始剂量为 37.5~50U/d，以起始量应用到 14 天，必要时再增加剂量（每隔 7 天增加前一剂量的 50%）可以降低卵巢过度刺激的风险。这个方案着眼于减少 Gn 暴露，以不超过卵巢 FSH 阈值的 Gn 刺激卵巢，诱导少数几个主导卵泡发育，而避免促成多个卵泡发育。促排卵人工授精采用低剂量启动（HMG 50~75U/d），如果卵泡未发育，5~7 天增加一次剂量，每次剂量增加不超过 37.5~75U。IVF/ICSI 者以 Gn<150U/d 的剂量启动。

2）促排卵方案的选择以及促排卵过程中处理：①减少 Gn 使用量（见上述内容）。②实行微刺激方案。③黄体期不用 hCG 支持。④使用拮抗剂方案，减少 OHSS 发生。如果出现 OHSS 高危，卵泡数目过多，雌激素水平过高，利用 GnRH-a 替代 hCG 扳机，黄体期加强支持。⑤Coasting：促排卵治疗监测卵泡发育过程中，发现雌激素上升过快，达 5 000pg/ml，或者大批卵泡发育，卵巢体积增大，可停用 Gn，继续使用垂体抑制剂治疗，监测血液激素水平和超声检查卵泡发育情况，直至雌激素水平不继续上升，平坦 2~3 天（<2 500pg/ml）时注射 hCG。Coasting 一般 <4 天，≥4 天以上影响卵泡发育和妊娠率。⑥限制性促排卵（limited ovarian stimulation，LOS）方案：对于采用 GnRH-a 长方案促排卵 IVF/ICSI 的 PCOS 患者，如果卵泡数目过多，大小均匀，当最大卵泡直径达到 12.0~14.5mm 时注射 hCG 10 000U，36 小时后取卵。取卵后加强黄体支持。⑦取消促排卵周期，或改取卵 -IVF- 胚胎冷冻。⑧ hCG 用量减少至 3 000~5 000U。

（3）胚胎处理策略：对存在 OHSS 早期表现的患者采取恰当的胚胎处理策略有助于患者病情控制并兼顾助孕治疗目的。

1）取消胚胎移植：全胚冷冻是预防重度 OHSS 的安全措施；临床存在下列因素时选择全胚冷冻：①hCG 日 E_2 峰值≥5 000pg/mL，且获卵数≥20 个；②获卵数≥25 个；③E_2 峰值≥7 000pg/mL。

2）单胚胎移植：E_2 峰值或获卵数未达到上述条件，但是仍存在高危因素，建议单胚胎移植。

3）囊胚培养：将胚胎培养至囊胚期，由于囊胚移植时间为注射 hCG 后第 7 天，此时患者如果未出现中度 OHSS 征象，可以进行单囊胚移植。但也有晚发型 OHSS 发生风险。

（4）预防性治疗：对于卵巢增大，卵泡数过多，雌激素水平过高，发生 OHSS 高风险患者可采用下述预防性治疗措施。

1）hCG 后持续注射 GnRH-a 或 GnRH-ant 5 天抑制黄体功能，减少卵巢血管活性因子的产生，减轻 OHSS 症状。如胚胎移植患者黄体期加强支持治疗。

2）多巴胺受体激动剂：多巴胺受体激动剂可以抑制 VEGF 受体诱导的血管生成和血管通透性增加。自 hCG 日开始溴隐亭 2.5mg 塞阴道，每天 1 次，共 12 天，或者卡角麦林 0.5mg/d 口服，可减少早发型 OHSS 发生，减轻 OHSS 症状，且不影响胚胎种植率和妊娠结局。

3）多巴胺受体激动剂和 GnRH-ant 联合使用：一旦发生 OHSS 症状，卡角麦林不能立即起效，没有足够的时间去改善急剧恶化的临床症状。GnRH-ant 方案和 GnRH-a 长方案相比，

OHSS 发生概率减少,是因为 GnRH 拮抗剂有显著的溶黄体作用。发生 OHSS 时,GnRH 拮抗剂和 0.5mg 卡角麦林联合应用,可迅速缓解症状。为纠正 GnRH-ant 的溶黄体作用,胚胎移植患者需加强黄体期支持。

4) 糖皮质激素及其合成的衍生物:该类药物具有抑制血管平滑肌细胞 VEGF 基因表达的作用。通过抑制血管舒张和预防血管通透性增加,抑制炎症反应、预防水肿形成,为出现早期 OHSS 表现的患者提供了治疗及干预的方法。可于促排卵同时应用或者 hCG 日开始,地塞米松(DXM)每天 0.5~0.75mg,或泼尼松 5mg,2 次 /d,至取卵后 10 天。

5) 预防血栓形成:对于促排卵过程中发现高反应者,或者患者存在血栓形成倾向者,促排卵过程中即可使用低分子肝素钙每天 4 100U 皮下注射或阿司匹林每天 50~75mg,直至 OHSS 症状缓解。

【治疗】　对于中度以下 OHSS 患者无需特殊处理,亦无入院治疗的必要。院外处理的内容包括:每天测量体重、腹围、超声测量腹水的增长和卵巢体积。口服补液每天不少于 1L。避免大幅度运动和性交。无需严格卧床,否则增加血栓风险。可用对乙酰氨基酚或麻醉药缓解不适症状。不推荐使用非甾体抗炎药,因其可能导致 OHSS 患者肾功能受累。如果症状加重,体重持续增长、每天超过 1kg,或尿量减少、每天 <500ml,应再次就诊,进行体格检查、超声、实验室检查,包括血常规、电解质和血肌酐。患者入院后的处理需注意如下方面:

1. 病情监测

(1) 全面体检,每 4 小时测定生命体征及记录出入量。

(2) 每天测定血常规、凝血功能、生化、电解质,测定凝血酶原时间作为基础值,以后定期复查。

(3) 为维持液体平衡,必须监测尿量、口服及静脉补液量、体重、腹围、血细胞比容、电解质。另外,血凝参数及肝肾功能也需要定时监测。

(4) 呼吸困难或有肺功能损害的患者需测氧分压、拍胸片明确诊断(已妊娠者需谨慎)。

2. 液体治疗　提供液体支持、使小动脉床再充盈,维持循环动力学,预防血液浓缩。低血容量及腹腔内压升高是容易导致多器官衰竭的因素。保持足够的血容量是保证组织器官血液灌流、预防多器官衰竭的前提。纠正低血压、低血容量和少尿极为重要,应首先考虑。如果患者每天尿量少于 1 000ml,则必须引起重视。

(1) 口服补液:因患者常伴随低钠血症,建议口服晶体盐溶液;运动员使用的运动饮料尤为适宜患者的补液。

(2) 静脉补液:当口服晶体盐溶液不足以补充血容量时,必须使用静脉补液。对低血容量患者需快速静脉水化以保证足够的尿量和恢复血细胞比容。

1) 晶体溶液:由于低钠血症,含或不含葡萄糖的氯化钠溶液为首选。每天入量需 1.5~3L。尽管有些学者出于减少腹水形成的考虑提出限制补液量,但腹水带来的不适与血栓症及肾衰的风险相比,无疑前者更易于为人接受。静脉补液引起一过性的血液稀释,其目的是改善肾脏血流量,尽管液体随后也会渗入第三体腔、增加机体水含量。治疗之初快速水化可以静脉滴注生理盐水 1L,以期改善尿量、治疗血液浓缩。如果随后尿量充足(>20ml/h),血细胞比容正常化,可改用低分子右旋糖酐静脉滴注,速度 125~150ml/h,每 4 小时监测。首次使用右旋糖酐需要慢速滴注,观察 15 分钟,谨防过敏反应。如果输液后尿量仍不足,血液浓缩不改善,应停用静脉晶体液,改用白蛋白。

2）胶体溶液：当晶体溶液不足以恢复体液平衡时，需使用扩容剂。OHSS 时丢失的蛋白以白蛋白为主，补充人血白蛋白符合生理需要，作为胶体溶液的首选。白蛋白能够提高胶体渗透压、增加肾灌注。白蛋白 50~100g 以 25% 浓度静脉给予，起初 50g 白蛋白滴注时间不小于 4 小时，随后必要时每 4~12 小时重复给药，直至血细胞比容降至 38% 以下、尿量增加。

（3）适时利尿：在血液浓缩及低血压时严禁利尿。当充分扩容（血细胞比容降至 38% 以下）后尿量仍少时，静脉给予呋塞米 10~20mg 常可增加尿量。白蛋白和呋塞米序贯给予可以得到最好的效果。两次静脉滴注白蛋白后（每次 50g），立即静脉给予呋塞米可以有效利尿。在潜在肾衰的 OHSS 危险状态，为解救肾脏应给予多巴胺静滴。

当血容量及电解质失衡得以纠正，患者尿量充足、开始使用利尿剂时，可以改用口服补液；当患者口服补液仍能保持足够的尿量时，可以出院继续观察。

（4）高渗晶体溶液：重度 OHSS 患者入院时常伴随有电解质失衡（低钠血症、高钾血症）。国际运动相关低钠血症共识发展学会 2005 年提出：对有症状的患者可予以 3% 高渗盐溶液、100ml 快速静脉滴注，随后 100ml/h 静脉滴注；或者以 1~2ml/（kg·h）的速度静脉滴注。已经证明，高渗盐溶液能够显著降低 IAP，减少液体需要量，减少继发于高 IAP 的腹部综合征。高渗盐溶液（7.5%）输注的潜在不良反应包括高氯血症酸中毒、高渗性肾衰。目前鲜有连续输入高渗溶液的报道。OHSS 治疗药物的利弊见表 3-11-3。

表 3-11-3　OHSS 治疗药物的利弊

治疗	利益	缺点
静脉滴注晶体溶液	改善血液浓缩 增加肾血流量	促进腹水形成
限制入液量	控制腹水	减少肾灌注，加重血液浓缩
白蛋白	提高胶体渗透压 改善肾灌注	血制品
呋塞米（速尿）	改善全身液体过量	减少血容量
吲哚美辛	阻断前列腺素诱导的血管通透性增加	参与肾衰竭发生
血管紧张素转化酶抑制剂（ACEI）	阻断血管紧张素诱导的高血管通透性	致畸
腹腔穿刺	缓解张力性腹水 改善肾灌注	出血、感染、腹水外渗风险
肝素	降低血栓风险	增加出血风险
腹腔静脉腹水分流术	补偿电解质及蛋白丢失	自身毒性风险 过程复杂、感染风险
静脉滴注多巴胺	改善肾血流	需重症监护

3. **腹腔穿刺抽液术**　腹腔穿刺抽液术是处理重度 OHSS 的重要方法之一。其指征有：张力性腹水需缓解症状，少尿，肌酐升高或肌酐清除率下降，血液浓缩药物治疗无效。有条件进行 IAP 监测时，IAP>20mmHg 需要予以减压。腹腔穿刺术需要在 B 超引导下进行。穿刺前后必须监测血流动力学稳定性。B 超引导下经阴道抽吸腹水也是安全有效的方法。通过向下引流或较大的负压容器引流，最多一次可以抽吸 4L 腹水。有报道对重度 OHSS 患者

经阴道行腹腔穿刺抽液术一次抽吸出 7.5L 腹水,数次抽吸出总量 45L 腹水仍是安全的。对于血流动力学不稳定或可疑腹腔积血的患者应禁止腹腔穿刺抽液术。

很多人曾想将富含蛋白质的腹水再次回输静脉循环使用。但因下述原因难以广泛开展:收集回输的腹水难以去除其中使血管通透性增加的物质,因而可能会加重症状。部分学者提倡液体限制,但这可能加重血液浓缩,促进肾衰竭及血栓症的发生。

4. 高凝倾向的处理 OHSS 伴随高凝倾向或遗传性血栓症患者应该预防性使用抗凝药物。快速改善患者的血液浓缩状态十分必要,肝素在预防性处理中具有一定价值。通常使用低分子肝素 4 100U 皮下注射,每天 1 次。在未妊娠妇女,随 OHSS 症状缓解,预防血栓治疗即应停止。对于妊娠妇女,根据并存的其他高危因素和 OHSS 的病程,低分子肝素可以连续应用直至妊娠第 12 周结束。

发生 OHSS 及血栓并发症的孕妇面临两难的境地。有成功处理妊娠期矢状窦血栓形成的报告。这种情况下,恰当的血栓治疗疗程尚未能确定。静脉血栓通常需要治疗 6 个月。

5. 终止妊娠 在极少数情况下,OHSS 的危急状态并发肾衰竭、血栓形成、急性呼吸窘迫综合征、多脏器衰竭情况下,只能采取终止妊娠的方法来挽救生命。

6. 手术治疗 仅在少数病例如卵巢囊肿破裂、卵巢扭转及内出血的情况需要手术治疗。

二、血栓形成与栓塞

【概况】 IVF 妇女发生静脉血栓形成的概率为 0.08%~0.11%,动脉栓塞再低几倍,静脉血栓形成发生率与妊娠妇女相当,10 倍于普通生育年龄妇女,大多数与血栓形成倾向、卵巢过度刺激综合征,以及妊娠相关。IVF 取卵周期发生 OHSS 及妊娠的患者与自然妊娠相比,妊娠早期发生静脉血栓的风险增加 100 倍。IVF 相关血栓以头颈部、上肢为主。

【病因】 促排卵过程中雌激素水平增高,引起患者凝血因子如范德华因子(von Willebrand factor,vWF)、凝血因子 V 和Ⅷ,纤维蛋白原水平升高,而抗凝血酶、蛋白 C 和 S 水平下降。此外,许多纤溶标志物如组织纤溶酶原激活物(tissue plasminogen activator,tPA)、Ⅰ型纤溶酶原激活抑制物(plasminogen activator inhibitor type Ⅰ,PAI-Ⅰ)水平下降,上述变化均促使血液呈高凝状态。当出现 OHSS 时,血液浓缩,以及血管内皮损伤和消耗进一步促进血栓形成。

【分类】 动脉栓塞患者妊娠率较静脉栓塞者低(46% *vs.* 97%)。动脉栓塞多发生于胚胎移植后 2 周内,平均为胚胎移植后 10.7 天,与 OHSS 同时发生。静脉栓塞多发生在胚胎移植后 1 周 ~ 妊娠 3 个月内,平均发生时间为胚胎移植后 42.4 天,或促排卵周期第 26.6 天。OHSS 临床缓解后仍有发生栓塞的风险(OHSS 缓解后 2 天 ~11 周)。

【诊断】 接受辅助生育治疗的患者表现出神经系统症状,如头痛、颈部疼痛、神经症状,尤其是伴有 OHSS 的患者,应考虑到血栓的可能,并进行必要的检查如 B 超、CT、静脉造影、磁共振诊断。

【预防】 促排卵患者应详细询问病史,有无家族性血栓形成倾向,相关获得性血栓形成倾向的患者促排卵之前应评估有无血液高凝状态。如存在血栓形成倾向者,促排卵治疗过程中应该用肝素或阿司匹林治疗。以下情况为血栓形成的高危因素:

1. 年龄 >35 岁。

2. 遗传性或获得性血栓形成倾向。SLE、类风湿性关节炎、抗心磷脂综合征等自身免疫系统疾病。

3. 恶性肿瘤。

4. 中心静脉置管。

中重度 OHSS 患者应预防血栓形成治疗,持续至 OHSS 症状缓解,或持续到妊娠第 13 周。对 OHSS 高危患者行冻融胚胎移植有助于降低静脉血栓风险。

【治疗】　如确诊栓塞,应将患者转至相关的医学专科进行治疗。一旦确诊血栓栓塞,恰当的治疗和充分抗凝、密切随访至关重要。处理该并发症的一般原则有:

1. **动脉栓塞**　动脉栓塞必然伴发于 OHSS 状态。对中重度 OHSS 的支持治疗也是动脉栓塞患者的基础治疗。对一般人群心肌梗死及脑血管意外的处理措施同样适用。对怀孕的患者需使用阿司匹林、低分子肝素及普通肝素。个体化权衡患者的风险及脑卒中严重性,以决定是否行溶栓药物治疗。

2. **静脉栓塞**　应按患者体重使用低分子肝素或普通肝素,尤其是妊娠的患者。血栓形成患者开始抗凝治疗后仍有 10% 发展为栓塞。大部分病例整个孕期需低分子肝素治疗,至少需治疗 3~6 个月。

三、卵巢扭转和破裂

(一)卵巢扭转

【发病机制】　采用辅助生殖技术助孕时,经常使用促排卵药物,使卵巢体积增大,类似于罹患卵巢囊肿,因此易发生卵巢扭转。常在患者突然改变体位、性生活后,或妊娠期子宫大小位置发生改变时发生。卵巢扭转的蒂由骨盆漏斗韧带、卵巢固有韧带和输卵管组成。发生急性扭转后静脉回流受阻,囊内极度充血或血管破裂囊内出血,致使卵巢迅速增大,后因动脉血流受阻,卵巢发生坏死变为紫黑色,可破裂或继发感染。

【临床表现和诊断】　其典型症状是突然发生下腹剧痛,常伴恶心、呕吐,甚至休克,为腹膜牵引或绞窄引起。妇科检查扪及肿物张力大,压痛,以蒂部最为明显。有时不全扭转可自然复位,腹痛可随之缓解。

【预防】

1. 控制促性腺激素用药量,避免卵巢过度刺激。

2. 做好促排卵前的宣教,让患者了解促排卵治疗后卵巢增大、取卵后卵巢内出血,突然改变体位时可引起卵巢发生扭转,或早起排空膀胱后也可发生卵巢扭转。

3. 指导卵巢明显增大的患者取卵术后避免剧烈活动、2 周内避免性生活。

【治疗】　卵巢扭转不同于卵巢囊肿扭转,因其卵巢本身并无病理变化,处理上也有所不同。卵巢扭转一旦确诊,应根据病史、临床表现、扭转卵巢的血液供应状况和患者的全身情况选择治疗方案。

卵巢扭转若发生于移植前,可将胚胎冻存以待解冻移植;若发生在胚胎移植后,当彩色多普勒提示患侧卵巢血流减少,考虑卵巢不完全扭转时,可以住院密切观察,可让患者改变体位,如下屈腿卧床休息,也可试用手法复位。如复位成功,患者疼痛迅速缓解消失,定期复查彩色多普勒和血象,了解卵巢大小和血流情况,以及血象变化;若患者腹痛无好转,多普勒检测患侧卵巢血流明显减少或无血流,不能排除卵巢完全蒂扭转时,则需立即手术治疗:术中根据扭转卵巢有无坏死决定手术方式,若扭转时间不长,卵巢未坏死应尽量保留卵巢,可以实施穿刺卵巢放液,缩小卵巢体积,恢复扭转卵巢并行卵巢固定术,以防再次发生卵巢扭转;若卵巢变黑坏死,呈紫黑色,可以在直视下或腹腔镜下在蒂部下方钳夹后将输卵管卵巢切除,钳夹前不可将扭转恢复,以防血栓脱落。术后应注意保胎治疗。

（二）卵巢破裂

【发病机制】　卵巢破裂常继发于增大的卵巢扭转后未及时发现或处理,也可因卵泡表面壁薄张力高同时腹部受重击、性交,以及卵泡穿刺后发生卵巢破裂。

【临床表现和诊断】　其症状轻重取决于破裂口大小、内出血量多少。如破裂口小,内出血少,症状轻微,患者仅感轻度腹痛。如破裂口大、内出血多,常致剧烈腹痛、伴恶心、呕吐,甚至腹膜炎,以及休克。

妇科检查可发现腹部压痛,腹肌紧张,移动性浊音阳性。

【预防】　同卵巢扭转,对诊断为卵巢扭转的病例应及时进行适当处理,以免卵巢坏死、破裂发生。

【治疗】

1. **保守治疗**　如症状轻,内出血少,血红蛋白下降不明显,血流动力学正常,尽量保守治疗。卧床休息,避免运动及用力大便,注意生命体征与症状变化,严密监测血常规,必要时B型超声复查。

2. **手术治疗**　如出现内出血多,活动性出血,血红蛋白下降明显或进行性下降,甚至出现休克症状,需要剖腹探查,行卵巢修补术,因卵巢本身无病理变化,故尽量保留卵巢功能。

第二节　盆腔操作相关并发症

辅助生殖技术盆腔操作包括取卵手术、胚胎移植手术、宫腔内人工授精术。这些手术简单、安全,但也有罕见的严重并发症发生。主要并发症由取卵手术引起。

经阴道超声引导下取卵术(transvaginal ultrasound guided oocyte retrieval,TVOA)是目前世界上大多数辅助生殖中心普遍采用的采卵方法。该方法最早报道于1985年,因其操作技术简单易学、患者痛感轻微、不需要全麻、手术时间缩短和降低手术费用等优点迅速得到普及,一经出现就取代了经腹部超声引导或腹腔镜下取卵术。TVOA手术虽然操作简单快速,但是也会带来并发症,有些并发症虽然罕见,但严重者非常凶险,甚至引起生命危险或留有后遗症,需要医师具有早期识别和处理的能力。并发症包括:盆腔出血、感染、损伤卵巢周围脏器等。并发症的发生率各家报道不一,在一系列的大样本病例数的报道中,取卵手术严重并发症发生概率在0.5%~1.5%,包括腹腔内出血、卵巢脓肿、盆腔脓肿、髂血管假性血管瘤、输尿管损伤等,这些严重并发症需要住院治疗或者手术治疗。

一、出血

出血是阴道超声引导下穿刺取卵手术最常见的并发症之一。取卵过程中的出血主要包括阴道出血和腹腔内出血两种情况。国内外文献报道出血发生率的差异比较悬殊,阴道出血较常见,取卵后少量阴道出血的发生率为1.4%~18.4%,但是只有0.8%的患者出血量超过100ml;腹腔内出血文献报道其发生率在0.08%~0.2%,明显低于阴道出血的情况。

（一）阴道出血

【病因】　主要是由于阴道壁或宫颈穿刺点部位针眼出血,或是穿过宫颈阴道壁血管引起,由穿刺针针尖划伤阴道壁或宫颈引起的出血比较少见。

【临床表现和诊断】 大多数患者在经阴道取卵手术结束时阴道穿刺口无活动性出血。也有少数患者取卵手术过程中就有大量阴道出血,或表现为取卵结束后 2 小时内出现阴道鲜红色流血或排出血块。

【预防】 术前评估血凝情况,排除凝血功能异常;穿刺卵泡前超声下仔细观察穿刺线上是否存在血管,进针时避开血管;术中如有阴道血液流出,如出血量不多而且剩余卵泡数目少,短期快速穿刺剩余卵泡,快速结束取卵手术后进行阴道检查;如剩余卵泡数目多,或者还有一侧卵巢未穿刺,则暂时结束手术操作,检查阴道壁,如发现阴道壁血管破裂引起出血,以血管钳钳夹出血点 5~10 分钟多能止血。取卵结束时如发现阴道有活动性出血,可用纱布填塞压迫止血 4~6 小时。少数患者表现为取卵结束后 2 小时内出现阴道鲜红色血液流出或血块排出。术后严密观察有无阴道流血可以早期发现,及时处理术中遗漏的出血情况。

【治疗】

1. **局部压迫止血** 如阴道壁或宫颈穿刺点有活动性出血,可用纱布压迫止血,2~4 小时内取出后多数不会再次出血。

2. **局部钳夹止血** 有时出血量短时较大,阴道检查可见小动脉出血,可用宫颈钳短时钳夹止血,常能解决问题。

3. **局部缝合止血** 文献报道有罕见阴道撕裂伤,可能为针尖在阴道不恰当地横扫同时外加用力紧顶阴道穹窿引起,或者个别年纪偏大患者阴道较脆弱引起撕裂伤。极少数情况需要缝合止血。

（二）腹腔内出血

多数由卵巢穿刺点引起,少数为血管损伤所导致。取卵术后出现持续性腹痛、恶心,超声检查评估腹腔内出血 >300ml 者诊断为术后腹腔内出血,需要引起严密关注。穿刺误入血管造成大出血,严重者可发生休克,甚至死亡。

【病因】 腹腔内出血大多数发生在取卵后 2~12 小时内,主要是由于卵巢表面的穿刺点针眼出血,穿刺针针尖划伤卵巢或盆腹腔内其他脏器或腹膜表层;罕见的情况是误将 B 超显示血管的横切面当成卵泡进行穿刺;盆腔内脏器解剖位置有变异或盆腹腔严重粘连等因素,取卵所用的针头可能损伤血管或其他脏器引起出血。也有在取卵后数天卵巢血体破裂引起出血。此外,严重的腹腔内出血还与不孕症患者自身患有某些血液系统疾病有关。据报道瘦型的 PCOS 取卵后发生卵巢出血的风险增加。

【临床表现与诊断】

1. **症状** 取卵后 2~4 小时患者感到下腹部明显疼痛,并可伴有恶心、呕吐、冷汗等症状,多由卵巢白膜损伤、腹膜刺激,以及血液丢失引起。小动脉破裂后 1 小时内即可出现上述症状。若症状持续 1 小时以上,应特别注意逐渐加重的腹部疼痛及肩背部疼痛、恶心,可有血尿出现,往往提示出血量多,产生横膈刺激症状。某些情况下,卵巢表面少量、持续渗血,可以在术后 4~6 小时后出现症状,并呈现进行性加重。

2. **体征** 出血初期血压往往正常,可能由于年轻人代偿能力强,随着内出血增多,可出现休克症状,临床表现为血压下降、脉搏细弱、加快等。此时提示出血量已超过 750ml(失血量为血容量 15%~30%),须引起高度重视。

腹部检查:为腹膜刺激症状,盆腔器官的损伤和出血,均可出现腹肌紧张、下腹部压痛、反跳痛等征象。

3. 血液检查　血红蛋白、血细胞比容进行性下降,诊断为腹腔内出血者应在取卵后 2~4 小时重复血液检查,根据术前术后血红蛋白差值估计出血量。重复检查血红蛋白和血细胞比容可评估腹腔内出血情况。

4. 超声检查　超声检查可以协助诊断有无内出血的发生,粗略估计出血量的多少。必要时可重复检查评估是否有持续出血情况。腹腔内出血多时 B 超可发现脾肾隐窝或肝肾隐窝有积液。

【治疗】

1. 保守治疗　卵巢表面的穿刺针针眼或针尖划伤引起的少量盆腔内出血,给予止血药、卧床休息,一般可以很快止血,无需特殊处理。中等量的出血,血红蛋白未进行性下降,超声检查提示盆腔少量 - 中量积液,血压稳定,可行输液、输血、止血药物治疗。严密观察血常规、血凝、血压,监测腹腔内出血量。如经过保守治疗,血红蛋白仍出现进行性下降,应手术治疗。

2. 手术治疗　出血严重,速度快,血流动力学不稳定,血红蛋白下降明显,患者症状严重,需要输液或输血同时立即手术治疗。手术可在腹腔镜下进行。大多数患者卵巢表面双极电凝即可止血,严重撕裂伤者需要卵巢楔形切除,但这种情况非常罕见。因血液系统疾病引起的出血,应在术前和术后请血液科配合确定治疗及处理方案。

3. IVF 周期处理　由于腹腔内出血大多发生于取卵 24 小时内,治疗后患者恢复快。大多数患者取卵后 3 天身体已经恢复正常。因此,如果腹腔内出血早发现,早治疗,即使是经过手术治疗无后期并发症者可进行新鲜胚胎移植,而且文献报道不影响胚胎移植妊娠率,也不影响复苏胚胎移植妊娠率。也可将胚胎进行囊胚培养,如患者恢复良好,无并发症,可进行囊胚移植,妊娠率也不受影响。否则,进行全胚冷冻。取卵后腹腔内出血也不影响以后冻融胚胎移植妊娠率。

二、盆腔感染

盆腔感染是经阴道取卵术的并发症之一。文献报道其发生率为 0.4%~1.3%。术后并发感染主要有盆腔炎、输卵管卵巢脓肿、腹膜炎、术后不明原因发热及骨髓炎等。其中输卵管卵巢脓肿最为多见。

【病因】　常与以下高危因素密切相关:卵巢子宫内膜异位囊肿,既往有盆腔炎、盆腔粘连和盆腔手术史等。

经阴道取卵术引起感染的原因有:

1. 穿刺时将阴道的病原菌带入卵巢　穿刺针经过阴道、宫颈时将污染物带入卵巢,引起附件的感染。有学者比较穿刺取卵前用 1% 碘消毒阴道再用生理盐水冲洗阴道与不用消毒剂而只用生理盐水冲洗阴道的妊娠结局,发现使用消毒剂进行阴道准备显著降低了 IVF-ET 治疗的妊娠率。目前各生殖中心都只采用生理盐水术前阴道灌洗,而避免多次经阴道穿刺、尽量减少对卵巢穿刺次数是预防盆腔感染的主要措施。

2. 既往有盆腔炎性疾病　如接受 IVF 的输卵管性不孕患者,存在生殖器官或盆腔慢性炎症,经阴道取卵操作使感染复发的危险升高。此外,盆腔粘连特别是输卵管积水和子宫内膜异位症合并卵巢巧克力样囊肿患者,取卵穿刺后易并发盆腔脓肿,取卵时应避免同时穿刺输卵管积水和卵巢巧克力囊肿,降低盆腔炎的发生率。

3. 直接的肠道穿刺损伤　取卵后盆腔炎偶尔也继发于穿刺损伤肠管。

【临床表现】

严重盆腔感染较少见,容易识别,主要表现为明显的发热、持续性下腹痛、尿频、尿痛、排尿困难或阴道出血等,不适合胚胎移植。

但隐匿性、亚临床型的细菌感染并不少见,这种感染可能会影响 IVF 成功率,尤其是胚胎着床的成功。细菌感染引起局部炎症反应,可以产生特异性的抗体,导致机体免疫反应,破坏生殖系统生态平衡导致妊娠失败;炎症性的发热甚至会引起胚胎细胞损伤、抑制细胞有丝分裂、增殖和迁徙,最终导致胚胎细胞死亡。

取卵后感染者,大多数临床表现有腹痛、发热、白细胞升高,血沉和 C 反应蛋白升高;直肠子宫陷凹或附件区包块;出现急性腹膜炎的症状则考虑已经发生脓肿破裂;伴有无痛性阴道流液可能是脓肿侵入阴道形成瘘管。

【预防】 术前有明显生殖道感染及身体其他部位的明显感染应视为手术禁忌证,应暂缓进行该周期治疗。取卵术前注意外阴、阴道、宫颈的清洁和冲洗。术中应用生理盐水彻底清洗阴道,尤其需注意隐匿部位如阴道穹窿部。手术时尽量减少重复穿刺阴道的次数,避免损伤肠管有助于减少手术后感染的发生。是否预防性应用抗生素尚有争议,有作者认为预防性使用抗生素不仅不能减少盆腔感染率,反而可能产生副作用,甚至造成耐药性。但若存在感染的高危因素,如术中同时行输卵管积水、卵巢囊肿穿刺,围手术期应用抗生素有助于降低术后发生感染的概率。

【治疗】 静脉应用抗生素、注意加强营养支持是取卵术后盆腔感染治疗的关键。34%~87.5% 的患者通过内科保守治疗,病情可得到治愈。当脓肿直径超过 8cm 或对药物治疗不敏感时需要进行脓肿引流,可在超声引导下经阴道或经腹壁穿刺,必要时在腹腔镜下或直接进腹行脓肿切开引流或切除感染的输卵管。有研究表明,穿刺取卵后移植日如发现盆腔炎性疾病征象,患者移植胚胎后往往出现妊娠失败的结局。因此主张对胚胎移植前有感染征象的患者,建议本周期放弃胚胎移植,将胚胎冻存待以后进行移植。

三、脏器损伤

在经阴道超声下,卵巢位于直肠子宫陷凹,紧贴阴道后穹窿,经阴道穿刺卵巢损伤其他脏器并不常见,但是超声引导下穿刺毕竟不是直视下穿刺,有时因为先天因素、盆腔粘连或者卵巢刺激增大等导致卵巢解剖位置改变,或者手术者经验欠缺,B 超技术不熟练,穿刺点把握不准,均可导致卵巢周围脏器的损伤。目前文献报道的因取卵引起损伤的脏器有阴道、输尿管、膀胱,以及阑尾,尚无对于各脏器损伤的发生率大样本的统计资料,多数文献都只涉及个别脏器的损伤,其中除了有膀胱、输尿管损伤的报道外,肠管等脏器受损的报道罕见。

【病因】 在盆腔内脏器解剖位置变异、盆腹腔严重粘连、穿刺针受力后弯曲改变方向、取卵技术操作不熟练等情况下,易发生脏器或者血管的损伤。严重的盆腔子宫内膜异位症、卵巢周围慢性炎症致使卵巢粘连于子宫或者盆腔的某一部位,在取卵穿刺时穿刺针不得不穿过子宫或膀胱才能获取卵子也是引起盆腔脏器损伤,以及伤及输卵管的可能原因。另外,比较罕见的情况是取卵过程中超声仪器故障、针导支架安装不当、引导线指示不确切等因素导致脏器的损伤。结肠或直肠手术史所致盆腔脏器粘连也是并发脏器损伤的高危因素。

【临床表现】 脏器损伤通常与出血同时发生,临床表现也相似,主要为急腹症症状。

脏器损伤中膀胱受损较为常见,手术中发现穿刺路线可疑经过膀胱者,术后立刻导尿,如出现血尿,即为膀胱损伤。膀胱穿刺如无血管损伤也可无明显症状,如同时伤及血管可出现术后血尿,动脉损伤短期内出血多时可堵塞尿道而出现排尿困难。

输尿管损伤极为罕见,可见于严重的子宫内膜异位症。症状为腹痛,有时放射至腰部,发热、排尿困难、血尿、膀胱积血等,严重者出现肾积水、失血性休克。

【预防】

1. 术前评估卵巢穿刺的难易程度,以及卵泡的多少。

2. 术前一天肠道准备,术前排空膀胱,以避免损伤膀胱和肠管;如因手术时间长而出现膀胱充盈,应及时导尿。

3. 对于卵巢位置较高,或与周围组织粘连者,手术应由有经验的医师执行。

4. 术中仔细辨别穿刺部位,以及穿刺线是否有脏器挡住,尽可能避免穿刺针穿过卵巢周围脏器。

5. 对于难以经阴道穿刺获得卵子的高位卵巢,可经腹部穿刺获卵。

【治疗】　一旦确诊有膀胱损伤者,即行导尿,并保持导尿长期开放,输液后尿液变清者膀胱出血较少,6~24 小时可以拔除导尿管。如果术后患者出现为一过性肉眼血尿,或者排尿困难,应该考虑到膀胱穿刺损伤,应嘱患者增加排尿次数,使膀胱处于空虚状态,症状未能控制或者量较多、持续出血者留置导尿管,碱化尿液,止血剂治疗,必要时膀胱镜下止血治疗。

其他脏器损伤发生率极低,应根据相应的临床表现采取保守或手术方式治疗。文献报道输尿管损伤未及时发现将造成输尿管梗阻、肾积水,甚至丧失肾功能,也有输尿管阴道瘘并发症的发生。

对于继发性肾盂积水在输尿管梗阻后 2 小时内超声检查就能发现。因此术后下腹痛伴随腰痛等症状者应该考虑到输尿管损伤的可能性,尽早行肾脏超声检查、尿液检查和泌尿科专家会诊,必要时行静脉肾盂造影。

第三节　妊娠相关并发症

一、多胎妊娠

一次妊娠同时有 2 个或 2 个以上胎儿称多胎妊振。随着促排卵药物的应用,尤其是人类辅助生殖技术的发展,多胎妊娠的发生率也随之增加。IVF-ET 后多胎妊娠率可达 20%~35%。多胎妊娠给孕妇及其家庭带来一系列的心理、社会和经济问题,特别是高序数多胎妊娠的孕产妇并发症及流产率、围产儿发病率、死亡率均增加。常见的孕产妇并发症有妊娠期高血压疾病、妊娠期糖耐量异常、产前贫血、羊水过多、流产、早产、胎盘早剥、分娩中宫缩乏力、产后出血等,胎儿及新生儿并发症如胎儿生长受限、胎儿畸形、双胎输血综合征、胎死宫内、低体重儿、新生儿窒息、新生儿呼吸窘迫综合征、小肠坏死及脑瘫等。此外,双胎妊娠新生儿围产期死亡率比单胎高 3 倍,三胎妊娠比单胎高 5 倍。相对于单胎妊娠,双胎妊娠严重残疾的危险升高 2 倍,三胎妊娠则升高 3 倍。多胎妊娠也使得剖宫产率大大提高。不孕不育治疗的目的不仅仅是为了获得妊娠,更重要的是要获得健康的妊娠和健康的新生儿。因此,多胎妊娠应被视为辅助生殖治疗的不良结局或并发症之一,应采取措施减少多胎妊娠的发生。一旦发生多胎妊娠,应适时施行胚胎减灭术来减少多胎妊娠,降低多胎妊娠的并发症,改善围产期结局。

【病因】　人类自然妊娠时多胎妊娠的发生率约为 $1:89^{n-1}$(n 代表一次妊娠中的胎儿数),因此,自然妊娠多胎发生率极低。而促排卵药物导致的多卵泡发育和体外受精后多个胚胎移植,是多胎妊娠的主要原因。

【诊断】　根据采用促排卵药物或辅助生殖技术的病史,结合临床表现和产科检查,以及辅助检查,特别是 B 型超声检查,一般可以准确诊断多胎妊娠。B 超可以在停经 35 天时发现宫内多个妊娠囊,或一个妊娠囊内有 2 个或以上的胚胎及其原始心管搏动。妊娠中晚期更可清晰显示宫内不同的胎儿。

多胎妊娠减灭术详见第三篇第十章第四节。

【预防】

1. 严格掌握促排卵药物应用的指征,熟悉并谨慎使用超排卵技术,规范促排卵治疗、减少诱导排卵数。

2. 减少 IVF-ET 的移植胚胎数目,降低多胎妊娠的发生率,彻底摒弃通过增加移植胚胎数目而提高妊娠率的做法,提倡开展单胚胎移植。

3. 通过各种形式,把多胎妊娠对母婴双方危害的知识传授给不孕不育患者,以获得治疗对象的理解和配合,医师才能从容地处理妊娠率与多胎妊娠发生率间的关系。

二、异位妊娠

妊娠时,受精卵着床于子宫腔以外,称为异位妊娠(ectopic pregnancy,EP)。根据发生部位不同可分为输卵管妊娠、卵巢妊娠、腹腔妊娠、阔韧带妊娠和宫颈妊娠等。异位妊娠是IVF 的一种危险并发症,其发生率在 IVF 远高于自然妊娠,世界上首例 IVF 后妊娠即是异位妊娠。由于资料来源不同,以及 IVF 的适应证不同,各家报道 EP 的发生率差异极大,根据美国 1992—1998 年的统计报告,IVF 后 EP 的发生率约为 1%~3%,其中男性不育 ICSI 后的 EP发生率最低,为 0.2%~0.6%,而输卵管手术后的 IVF 患者 EP 可达 11%~20%。异位妊娠严重危及妇女的健康和生命,其死亡人数约占妊娠并发症所致死亡的 10%。因此,提高对 IVF-ET 后 EP 发生危险性的认识,对早期识别、诊断、处理 EP 十分重要。近年来,由于对 IVF 前输卵管积水处理的重视,IVF 后异位妊娠的发生率显著降低,据美国 CDC 2012 年年报统计的 2009 年数据,取卵周期异位妊娠发生率为 0.6%。

【病因】　自然妊娠异位妊娠发病的原因主要有:既往有盆腔炎史致使输卵管存在慢性炎症或输卵管周围粘连、输卵管子宫内膜异位症、输卵管手术后、既往有 EP 史和不孕史。IVF 后 EP 的发生率高于自然妊娠者,其发病原因除传统的因素外,还与 IVF 过程的卵巢刺激方案、子宫内膜环境和卵巢的反应、胚胎质量、移植技术、移植的胚胎数和黄体期支持方案有关。

ET 后发生 EP 的机制可能是多方面的:①含有胚胎的移植培养液受流体静力学的作用经子宫的输卵管开口处进入输卵管;②输卵管低于子宫底部时,胚胎受重力的作用而进入输卵管;③由于逆流作用胚胎从宫腔进入输卵管,可以是自发作用或者是由子宫收缩引起;④移植胚胎数目过多,胚胎容易进入输卵管;⑤胚胎移植技术及移植过程本身也与 EP 的发生有关,移植过程困难,或操作粗暴,是异位妊娠的高危因素。胚胎移植时 ET 液的总量一般为 8~70μl,ET 液的容量过大理论上可使胚胎溢入输卵管及腹腔。用碘油试移植,当 ET 液量为 50μl 时,44% 的患者可见试移植液进入输卵管,因此,ET 液 <20μl 为宜。此外,ET 液的黏稠度、ET 管的宫腔插入深度及 ET 的操作技巧,均可对 EP 的发生产生影响,胚胎被放置接近宫底部较放置于子宫中下段位置更容易发生 EP。故 ET 的操作应轻巧以免引起子宫收缩,且 ET 管插入深度为宫腔深度 1/2 为宜。

胚胎移植后的异位妊娠发生存在多种原因。一方面,输卵管病变影响其黏膜功能或者蠕动功能,妨碍了进入输卵管的胚胎回到宫腔;另一方面,也可能是由于胚胎本身发育异常,如染色体分裂异常。

内分泌因素可能参与 EP 发病。输卵管输送卵子或胚胎的机械功能,是通过其平滑肌层节律性收缩引起的蠕动,以及黏膜层纤毛的摆动来完成的,并受输卵管血液循环中局部性激素环境的调节。IVF-ET 周期注射 hCG 前高水平 E_2 能持续抑制输卵管平滑肌的收缩及纤毛活动,但目前尚无证据证明发生异位妊娠的患者注射 hCG 前 E_2 水平低于未发生异位妊娠的患者。而且自然周期行冻融胚胎移植患者 EP 的发生率显著高于自然妊娠者。

输卵管妊娠约占异位妊娠的 90%,其中 80% 位于壶腹部,15% 位于峡部,5% 位于伞端。其他罕见输卵管妊娠包括:①输卵管部分切除术后残端输卵管妊娠;②同一侧输卵管内两个部位同时妊娠;③双侧输卵管管内分别同时妊娠。病理学改变是:①管壁的蜕膜反应;②黏膜层及肌层有滋养细胞种植、浸润;③肌层断裂出血。

卵巢妊娠在异位妊娠中少见,病理学改变是:①患侧输卵管正常且无妊娠证据;②胚囊在卵巢组织内;③胚囊壁上多处存在卵巢组织;④卵巢和胚囊是以子宫卵巢韧带与子宫相连。

EP 的宫角妊娠病理学改变是:①常有同侧输卵管的手术性缺如;②子宫不对称性增大;③破裂口为肥厚的子宫平滑肌层;④绒毛组织上存在子宫的内膜组织。

EP 的宫颈妊娠罕见,病理学改变是:①全部或部分胎盘组织位于子宫血管进入子宫的水平以下,或在子宫前腹膜反折水平以下;②胎盘种植处有宫颈腺体存在;③宫颈内口关闭且胎盘与宫颈紧密接触;④宫腔内同时存在妊娠产物。发生以上两种子宫性 EP 时,在病理上须与单纯的宫内双胎妊娠鉴别。

EP 的腹腔妊娠病理学改变是:①双侧输卵管及卵巢上均无妊娠证据;②无子宫腹膜瘘;③妊娠产物上有受累脏器的组织结构。

【临床表现】　输卵管妊娠和卵巢妊娠典型的临床表现特征,包括其四联症:①腹痛;②附件包块;③腹膜刺激症状;④子宫增大。腹痛为 EP 最常见症状,发生率约 83%。少数患者可表现突发性休克或慢性贫血。阴道流血也为 EP 的常见症状,出现较早。

宫角妊娠出现症状较迟,常缺乏典型的临床表现,孕早期多无明显症状,但一旦妊娠宫角破裂则病情极为凶险,可在短期内发生失血性休克。

腹腔妊娠患者往往于停经后,在无外伤的情况下有难以忍受的下腹疼痛,有时伴有少量阴道流血,随后感下腹不适,甚至疼痛,胎动时下腹疼痛加剧。有的经常出现腹胀、腹泻及便秘,足月时可有假宫缩发生。

宫颈妊娠可在停经后无明显症状,但一旦发生出血往往较为凶险,表现为阴道大量流血,短期内可出现休克症状。

【诊断】　输卵管妊娠流产或破裂后,多数有典型的临床表现。促排卵史或胚胎移植史、移植后 2 周后可伴有点滴阴道流血或腹痛。

胚胎移植后 2 周血 hCG 值低且无对数增长,倍增在 48 小时内不足 66%。但 β-hCG 倍增正常,也不能排除异位妊娠。β-hCG 阴性,亦不能完全排除异位妊娠。疑难病例可以连续测定 β-hCG 随访。

移植后 3~4 周经阴道超声检查,输卵管妊娠的典型声像图为:①子宫内未见孕囊、内膜增厚;②宫旁一侧见边界不清、回声不均的混合性包块,有时包块内可见妊娠囊、胚芽及原始心管搏动,为输卵管妊娠的直接证据;③直肠子宫陷凹处有积液。超声检查发现宫内妊娠囊后,认真扫查附件区是非常必要的。对于其他特殊部位的异位妊娠,移植后 3~4 周经阴道超声检查,于宫角部、子宫峡部、宫颈管内见妊娠囊或混合型回声区。

而且,由于 IVF-ET 的及时随访,大多数 EP 可以通过非侵入性手段的超声检查在典型的临床症状出现前得到早期诊断,及时处理,大大降低 EP 的死亡率。值得注意的是 IVF-ET 后由于黄体支持,异位妊娠的胚胎常常继续存活,因此,从 hCG 的变化难以作出诊断,而必须结合超声检查,在 ET 后 5 周可以作出准确判断。

可疑异位妊娠破裂者,经后穹窿穿刺和经腹穿刺为简单可靠诊断方法。内出血时,血液积聚于直肠子宫陷凹,后穹窿穿刺可抽出陈旧性不凝血。如抽出血液较红,放置 10 分钟内凝固,表明误入血管。当有血肿形成或粘连时,抽不出血液也不能否定异位妊娠的存在。当出血多、移动性浊音阳性时,可直接经下腹壁一侧穿刺。但目前临床表现结合 B 型超声和β-hCG 监测,诊断异位妊娠已无困难,且腹腔穿刺为有创操作,故现基本废弃不用。

腹腔镜检查:由于腹腔镜可在直视下检查,且有创伤小、术后恢复快的特点,适用于异位妊娠未流产未破裂时的早期确诊及治疗。出血量多或严重休克时不宜作腹腔镜检查。

子宫内膜病理检查:诊断性刮宫见到蜕膜而无绒毛时可排除宫内妊娠。

【治疗】　异位妊娠的处理根据胚胎发育及绒毛的活性而选择不同的治疗方法。

1. **期待治疗**　输卵管妊娠期待治疗的标准尚不能非常明确,但对无症状或症状轻微患者,血流动力学稳定,输卵管包块 <4cm,初次血 β-hCG<1 000U/L 并呈下降趋势,或在 2 天内上升 <50%,愿意接受输卵管破裂的风险,可以适当等待和观察,同时需告知患者需较长时间的住院和随访,并随时有可能由于病情变化更改治疗方案。

下列情况下需放弃期待治疗:①顽固性的腹痛或腹痛加剧;②血 β-hCG 水平不下降;③输卵管破裂合并腹腔内出血。

2. **药物治疗**　异位妊娠胚胎存活,而无腹腔内大出血,可采用药物保守治疗。适应证:①一般情况良好,无活动性腹腔内出血;②盆腔包块 <3cm;③β-hCG<2 000U/L;④肝肾功能及红细胞、白细胞、血小板计数正常。但是目前国内外很多文献报道只要符合下列条件都可采用保守治疗:血流动力学稳定,无腹痛,不愿手术且随访方便。而不论包块大小,β-hCG 水平,只要符合上述条件仍可采用保守治疗。治疗方法分为全身给药和局部注射给药。

(1)全身给药:以甲氨蝶呤(MTX)为首选。MTX 是叶酸拮抗剂,能抑制四氢叶酸合成从而干扰 DNA 的合成,使滋养细胞分裂受阻,胚胎停止发育而死亡。MTX 杀胚迅速,疗效确切,副作用小,也不增加以后妊娠的流产率和畸胎率,是治疗早期输卵管妊娠安全可靠的方法。

治疗方案:①单次给药:计量为 50mg/m^2,肌内注射 1 次,不加用四氢叶酸,成功率达 87%以上;②分次给药:0.4mg/kg 肌内注射,每天 1 次,共 5 次。应用期间严密监测 hCG 及 B 型超声,并注意患者症状,是否出现腹痛等症状。如用药后 2 周,hCG 呈下降趋势并 3 次阴性,症状缓解或消失,包块缩小为有效。若 hCG 不降或反而升高,症状不缓解或反而加重,或有内出血,应考虑手术治疗。

（2）局部用药：采用在 B 型超声引导下穿刺，将 MTX 直接注入妊娠囊内；也可在腹腔镜下局部药物注射，如甲氨蝶呤、氟尿嘧啶、前列腺素类、氯化钾等；或局部病灶切除。异位妊娠胚胎已经死亡且 hCG 水平低下，并呈下降趋势，可以观察或药物保守治疗。此外，中医采用活血化瘀、消症杀胚药物，有一定疗效。

值得注意的是，虽然使用的化疗类药物剂量有限，但对卵巢功能的伤害，以及此后妊娠的胚胎是否存在影响，或需要用药后相隔多长时间可以再次妊娠，都是应该重视的问题。

3. 手术治疗　一旦异位妊娠破裂发生腹腔内大出血，多出现休克症状，应快速备血、建立静脉通道、输血、吸氧等抗休克治疗，并立即进行手术。快速开腹后，迅速以卵圆钳钳夹患侧输卵管病灶，暂时控制出血，同时快速输血输液，纠正休克。清除腹腔积血后，视病变情况采取以下手术方式：

（1）输卵管切除术：适用于腹腔大量出血，伴有休克的患者。一般施行患侧输卵管切除术。输卵管间质部妊娠时可行子宫角部切除及患侧输卵管切除。对侧输卵管有粘连闭锁时可行输卵管分离术及造口术。

（2）保守性手术：伞部妊娠可行胚胎挤出术；壶腹部妊娠可纵行切开壶腹部，取出血块和胚胎，切口不缝合，称为造口术或开窗术；峡部妊娠可切除病灶，两侧断端行端端吻合术。以上手术也可在腹腔镜下进行。但对患侧输卵管病变严重或之前已经行造口术或修复整形术等，建议尽量切除患侧输卵管，减少术后输卵管积水形成机会，以及重复性异位妊娠可能。

三、宫内、宫外同时妊娠

宫内、宫外同时妊娠也叫做复合妊娠（heterotopic pregnancy，HP），在 ART 中已并非偶见，IVF-ET 后的发生率约为 1%，是自然妊娠[1∶（15 000~30 000）]的 100 倍。

【病因】　宫内、宫外同时妊娠的发病原因除输卵管病变及移植胚胎数≥4 个外，主要与促排卵时过高水平的 E_2、P 有关：①正常月经周期中，输卵管黏膜结构及平滑肌收缩节律均随性激素水平呈现周期性变化；②EP 患者，绒毛在输卵管内发育不良，其血雌、孕激素水平低于宫内妊娠（intrauterine pregnancy，IUP）者，输卵管内低下的局部性激素环境进一步延缓孕卵在输卵管内的移行过程，形成不良循环；③高雌激素水平可诱导输卵管“假性堵塞”，使单纯卵巢过度刺激综合征患者 EP 的发生率增加 3 倍以上。以上现象均提示了输卵管局部性激素环境对输卵管机械运动的调节作用。HP 的性激素环境不同于 IUP 及 EP，主要表现是超生理状态。自发 HP 中宫内妊娠的胚胎发育良好，为其 EP 提供生理性内分泌环境。临床超促排卵治疗及辅助生育治疗后的黄体支持，使卵巢处于多卵泡、多黄体发育状态，甚至卵巢过度刺激状态，雌、孕激素浓度均为超生理水平。辅助生育治疗后的 HP 病例，其排卵前的 E_2 水平 90% 以上 >3 670pmol/L，且 E_2 水平与 HP 发生率具有相关性。

【临床表现】　HP 临床表现相当复杂，易与先兆流产相混淆，约 1/2 以上的患者无阴道流血症状，故应注意如下临床诊断线索：①子宫增大符合停经月份；②EP 手术治疗后无撤退性阴道出血，而妊娠症状持续存在；③IUP 伴不明原因腹腔内出血，甚至休克；④具备上述四联症者。

【诊断】　依靠临床病史、症状、体征结合超声检查，以及手术。

HP 的 EP 超声表现有妊娠直接征象和间接征象，直接妊娠征象包括宫腔内及异位妊娠的孕囊、胎体和胎心搏动，间接妊娠征象包括附件包块和盆腔积液。约 90% 的 HP 患者是经超声检查而确诊，超声诊断线索：①宫腔内外皆有超声直接妊娠征象；②宫腔内超声直接妊娠征象,以及宫腔外超声间接妊娠征象伴临床症状;③宫腔内超声直接征象伴 EP 的临床表现而无阴道流血;④超声检查示宫腔内妊娠流产,而阴道流血与全身失血症状不成比例。此外,因 IUP 的存在和避免对 IUP 的损害,以下适用于单纯性 EP 诊断的一些辅助检查不适用于 HP 的诊断:①β-hCG 的动态测定,由于有多个胚胎存在,特别是宫腔内的胚胎存活时,难以根据 β-hCG 的变化作出判断;②诊断性刮宫或子宫碘油造影;③腹部 X 线摄片;④催产素激素试验。

手术探查及超声检查仍然是目前 HP 诊断的主要手段。根据临床表现及超声征象,60% HP 患者是经剖腹手术或腹腔镜检查方能确诊,70% 的 HP 病例在孕 5~8 周被诊断,20% 在孕 9~10 周,10% 在孕 11 周以后。

HP 误诊、漏诊的原因有如下三个方面:①对 HP 发病的认识不足,即这是一种罕见病;②临床超促排卵治疗及辅助生育治疗后,对患者随诊不密切,四联症未发现或未重视;③超声检查技术欠熟练,或异位妊娠部位特殊、超声诊断价值难以发挥。HP 的确诊除临床四联症和超声征象外,最后还取决于病理学证据。

【治疗】　HP 处理原则是:①一旦确诊,立即治疗其 EP;②避免对其 IUP 的机械性干扰或化学性损伤。对 HP 的 EP 治疗方法根据其部位不同方法也不同,一般包括手术治疗及药物治疗。

1. 手术治疗　对 HP 的输卵管妊娠生命体征危重者,宜行手术治疗,包括根治性的输卵管切除术或保守性的输卵管切开术。HP 卵巢妊娠者,一般行卵巢部分切除、术后重建术,并保留黄体。对 HP 的宫角妊娠而孕周 <12 周或 EP 未破者,其 IUP 预后好,宜行宫角妊娠剜除术;孕周 >12 周或 EP 破裂者,其 IUP 预后差,宜行子宫切除术,如生育愿望强烈且 EP 破裂损伤轻微者,也可考虑行宫角修补术。对 HP 的宫颈妊娠者,应行颈管搔刮术及宫颈结扎术,如出血严重应行 Foley 导尿管的气囊压迫法,必要时子宫切除。

2. 药物治疗　对 HP 的输卵管妊娠生命体征稳定者,可行药物治疗,以局部用药为主,而不用全身性方案,以免对 IUP 产生损害。局部性用药方案源于宫内多胎妊娠的选择性减胎术,具体操作是:在超声引导下,以 17 号特制减胎针或 21 号 20cm 长的腰穿针穿刺 EP 的孕囊,然后注入药物:①单纯的 1~3mmol/L 的氯化钾溶液 0.2~1.5ml;②12.5mg 甲氨蝶呤溶入上述用量的氯化钾溶液内;③在上述用量的氯化钾注入前、后加行负压吸引孕囊术等方法,随即观察 EP 内胎心搏动至消失。我们的经验是特制减胎针对准胚芽处刺入孕囊、抽吸胚芽,并以含 25mg 甲氨蝶呤的生理盐水 1.5~2ml 注入孕囊,以及绒毛附着处。同时术后超声动态观察 EP 和 IUP 情况,以判断疗效和发现并发症。该方法的并发症是输卵管破裂、治疗失败和输卵管血肿,一旦发现宜手术治疗。局部用药方案的制剂以氯化钾为主,近年来小剂量甲氨蝶呤也有应用的报道,氟尿嘧啶、前列腺素类及米非司酮等一般不用,此与单纯性 EP 的处理不同。

HP 的其他罕见 EP 如宫角妊娠、宫颈妊娠和腹腔妊娠等,其治疗方法应考虑孕周大小、病情缓急和术中情况等因素。HP 的腹腔妊娠其胎盘处理原则同单纯腹腔妊娠者。对所有 HP 的 EP 手术治疗后,均应行安胎治疗。HP 的 EP 治疗后,约 2/3 的 IUP 继续妊娠至足月;约 1/3 的 IUP 妊娠中止,其中 90% 为早期流产,10% 为晚期流产,其胎心搏动的消失时间可在术中或术后的 2~4 周。HP 的 EP 破裂致内出血患者,约 80% 的 IUP 至妊娠足月,且新生儿畸形率并不高于普通人群。因此,HP 的 EP 破裂导致失血和缺氧并不进一步增加其 IUP 的流产率和胎儿的畸形率。

四、流产

自然流产的定义:妊娠 20 周前非意愿终止称为自然流产。国际上自然流产的孕周界定于 20 周,中国为 28 周。8%~20% 已知妊娠终止于自然流产,其中 80% 自然流产发生于妊娠前 3 个月。为了大家认识上的统一,辅助生殖技术后的早期妊娠状态定义为以下几个方面:

1. **生化妊娠(biochemical pregnancy)**　取卵后 12 天血液 hCG 检测超过 10U/L,但取卵后 28 天(相当于停经 6 周)阴道 B 超下未见妊娠囊等临床妊娠依据,也称为早期妊娠丢失(early pregnancy loss,EPL),发生率为 18%~22%。在辅助生殖技术后妊娠者也称为生化妊娠。

2. **临床妊娠(clinical pregnancy)**　停经 6~7 周在超声下见到妊娠囊或者流产物或手术获得标本病理检查可见绒毛结构。

3. **持续妊娠(ongoing pregnancies)**　持续活胎妊娠至 20 周。

流产(miscarriage):经诊断为临床妊娠,但妊娠在 20 周前非意愿终止。

【病因】

流产与年龄直接相关。随着孕周增大,流产率逐渐下降,胎心出现后,36 岁以内妇女流产率 <4.5%,36 岁以上妇女流产率 <10%,40 岁以上妇女流产率大约为 30%。学者把 IVF-ET 妊娠后的流产分为生化妊娠(又名临床前流产)和临床流产两种。正常人群流产率一般只统计临床流产,相对于自然妊娠而言,IVF-ET 后的妊娠有更为严密的连续检测机制,可发现极早期的流产,所以 IVF-ET 治疗后流产率统计时常包括生化妊娠和临床流产两类。Yovich 等在对生化妊娠的讨论中指出,许多作者报道 IVF-ET 后流产率达 63%,其中部分为生化妊娠,并认为生化妊娠反映受精及胚胎移植过程中,因配子及胚胎在体内中遇到不良环境如黄体不足及子宫内膜不同步等使其质量下降,导致胚胎植入失败。目前认为辅助生殖技术后流产率比自然妊娠偏高,一方面,由于辅助生殖技术后检测 hCG 比自然妊娠早,发现了许多临床前妊娠。另一方面,因为采用辅助生殖技术妇女年龄偏大;还有一些妇女流产原因可能与不孕夫妇本身不孕的原因有关,许多不孕病因和自然流产病因是相同的。有些学者认为校正年龄因素后,辅助生殖技术并未增加流产率。

辅助生殖技术后流产和自然妊娠流产一样,将近 1/2 原因为胚胎本身染色体异常。最常见的染色体异常是常染色体三体,其次为性染色体非整倍体畸变。因 IVF 和 ICSI 导致的染色体异常与自然流产发生率无显著差异。但是在 ICSI 后流产妇女,因男性因素行 ICSI 者胎儿染色体异常比非男性因素显著增加。另外流产还与以下因素相关:年龄、有自然流产历史、母亲糖尿病、妊娠期间吸烟、生殖道感染、子宫因素、免疫异常、血栓形成倾向等。辅助生育技术者还与胚胎低质量、多胎妊娠、肥胖、不孕原因(PCOS、输卵管积水等)等有关。

【临床表现】　排卵后或胚胎移植后 14~16 天,检测尿或血液 hCG 值阳性,或者 hCG 动态监测异常,阴道超声检查孕囊或胎心异常,可以伴随阴道出血、腹痛腰酸等。注意阴道出血量,有无组织物排出,腹痛的位置和性状,注意与异位妊娠相鉴别。

【辅助检查】

1. **血清 hCG 动态检测**　在妊娠早期,血清 hCG 分泌有一定的规律,血清 hCG 动态监测结合超声检查可以预测妊娠预后。排卵后 14~16 天,或者胚胎移植后 12~14 天开始检测 hCG,在取卵后 28 天内(胚胎着床后 21 天内),血清 β-hCG 隔天增加 1 倍。停经 6 周内 hCG

倍增,不管起始 hCG 有多高,48 小时倍增 66%(85% 可信区间)代表活性妊娠,另外 15% 的活性妊娠 β-hCG 倍增 <66%,有 15% 的异位妊娠 β-hCG 倍增时间是 48 小时。动态监测 β-hCG 判断妊娠预后要注意一些特殊情况,比如多个胚胎着床时,其中一个或几个胚胎出现停育而其他胚胎正常发育,这时超声检查还没能看见胚囊(窗口期),就会出现 hCG 下降后又上升,或者 β-hCG 不倍增的现象。当 hCG 倍增至在 6 000~10 000U/L 之间或妊娠 6 周后 hCG 倍增时间延缓,在停经 6 周后用超声替代 β-hCG 来监测妊娠状态。hCG 预测的绝对值因为每个实验室检测的差异而不同。有学者报道 ET 后 14 天 β-hCG 180U/L 作为早期流产和正常妊娠的分界点,其阳性预测值为 77.8%,阴性预测值为 93.8%;以 β-hCG>650U/L 界定为双胎妊娠,其阳性预测值为 90.9%、阴性预测值为 95.2%。

2. **孕酮水平检测**　孕酮分泌呈现脉冲性,孕酮低值不能代表无活性妊娠。但是孕酮水平可以预测妊娠状态,孕酮水平在 70% 活胎妊娠中 >25ng/ml。仅 1.5% 异位妊娠 >25ng/ml,且多为活胎异位妊娠。在妊娠 7~9 周因妊娠黄体萎缩,胎盘功能未完全取代妊娠黄体可出现暂时性的孕酮轻度下降。但是孕酮特别低值预后不良,如果孕酮低于 5ng/ml 时,仅低于 1/1 500 的妊娠是正常的。

3. **超声检查**　ET 后 28~35 天阴道超声检查显示胚囊、胚芽,以及原始心管搏动。如果胚囊直径 >2cm,未出现胚芽;或胚芽 5mm 以上仍无原始心搏可能胚胎停育。

【诊断】　分类如下:

1. **流产(miscarriage)**　孕 28 周前妊娠丢失称为流产。

2. **早期妊娠丢失(early pregnancy loss,EPL)**　停经 6 周以内妊娠丢失,停经后尿液和血液 hCG 阳性,但在妊娠 6~7 周超声下未见胚囊或胎心者。

3. **胚胎停育(blighted ovum)**　无胚胎妊娠。阴道超声下有孕囊,但是一直无胚芽。可能是由于早期胚胎死亡而滋养细胞持续发育。

4. **稽留流产(missed abortion)**　宫内无活性妊娠,但未流产,无宫缩。阴道超声显示妊娠囊内未见胎心搏动,可能是由于胎停或检查到胎心后又出现早期胚胎死亡;宫颈闭合。

5. **先兆流产(threatened abortion)**　阴道出血伴有腹痛,宫颈闭合,没有组织物排出,超声检查仍可见胎心搏动。

6. **难免流产(inevitable abortion)**　阴道出血伴随腹痛,胎心搏动消失。宫颈口开放,无组织物排出。通常进展为完全流产。

7. **不全流产(incomplete abortion)**　阴道较多量出血伴随组织物从宫颈口排出,但妊娠物还有部分留在宫腔内。

8. **完全流产(complete abortion)**　经过腹痛,阴道出血,所有组织物都从子宫腔排出。超声显示宫腔内无妊娠物。

9. **复发性流产(recurrent abortion,RA)**　2 次以上自然流产史。

【鉴别诊断】

异位妊娠:辅助生殖技术后妊娠患者排卵时间确定,早期动态监测 β-hCG 和血清雌孕激素水平,对早期妊娠诊断比较明确。β-hCG 倍增正常,激素分泌正常,妊娠 5~6 周超声见宫内孕囊,则宫内妊娠诊断明确。如果 β-hCG 倍增缓慢,当 β-hCG 值 >2 000U/L 时阴道超声宫内未见孕囊,或者内膜较薄,宫外出现不均质包块,包块伴有小暗区应该考虑异位妊娠。如果出现阴道出血、腹痛伴随肛门坠胀感等典型异位妊娠症状和体征诊断异位妊娠诊断不难。特别要注意宫内合并异位妊娠的各种组合,此时不能仅凭借 hCG 来诊断,要综合分析,动态监测超声宫内孕囊和宫外包块的情况,动态观察患者的症状。

【治疗】 根据胎儿发育情况分别作出不同处理:保胎或终止妊娠。终止妊娠原则上采用对子宫内膜损伤少的方式,药物流产或清宫。

1. **生化妊娠** 胚胎移植后 10~12 天或 β-hCG 注射后 14~16 天开始检查血 β-hCG,如果 β-hCG 超过正常值范围,则隔天或隔数天重复血清 hCG 检查 2~3 次和血清孕酮水平。如果 β-hCG 正常倍增,孕酮正常,有阴道出血者适当休息,必要时适当增加孕酮制剂量,取卵后 28 天超声检查孕囊情况;血清 hCG 上升缓慢,继续黄体支持,监测阴道出血和腹痛等症状,取卵后 25~28 天超声检查孕囊情况;血清 β-hCG 在低水平上不上升或者反而下降或者异常低值,停止黄体支持药物,每周监测 hCG 以及阴道流血、腹痛等症状直至 β-hCG<5U/L,注意与异位妊娠的鉴别,在与患者充分沟通的情况下,必要时用米非司酮 25mg,2 次 /d × 3 天口服。

2. **先兆流产** IVF 妊娠者阴道出血较为常见,阴道出血较少者适当休息,无需特殊处理。阴道出血较多者嘱患者卧床休息,适当加大黄体酮剂量,阴道出血较多者停止阴道用栓剂,改黄体酮肌注,地曲孕酮 40mg 顿服,之后改为 10mg,一天 3 次,出血停止后改为一天 2 次。伴有感染者抗生素治疗。

3. **难免流产** 出血较多者需急诊清宫。否则可予药物流产减少宫腔操纵手术带来宫腔粘连等并发症风险,可用米索前列醇 600μg,塞阴道,观察流产情况。抗生素预防感染。

4. **稽留流产** 药物流产,必要时清宫。

五、ART 子代安全性

(一)分子遗传风险

1. **遗传学异常** 既往的研究对 ART 子代的遗传学及表观遗传学高风险已经有所涉及,但研究仍较少。大样本研究羊水穿刺或绒毛活检产前诊断显示,ICSI 子代新发常染色体及性染色体异常发生率为 1.66%,而遗传自亲代的染色体异常发生率为 1.4%。新发性染色体数量异常的发生率在 ICSI 子代中为 0.23%~0.83%,较之普通人群中(0.19%)略有升高。新发常染色体数量异常在 ICSI 子代中为 0.5%~1.4%,为正常人群(0.14%)的 3~10 倍。新发染色体结构重组的发生率(0.23%~0.27%)为普通人群(0.07%)的 3~4 倍,而 ICSI 与 IVF 的结局相似。在 ICSI 子代中这些重组大部分是可代偿的,因此携带者中不出现表型异常,然而,这些重组可能在减数分裂后导致异常男性配子的产生,从而导致子代染色体异常。染色体数量或结构异常的男性携带者的 ICSI 子代在生育年龄后可能产生异常的减数分裂细胞系。

ICSI 子代中染色体异常发生率增加可能是由于亲代染色体异常的遗传,也可能与精子的选择有关,在自然情况下这些精子可能是无法使卵子受精的。在 ICSI 妊娠的亲代研究中,存在 6 倍的性染色体异常和 2 倍的常染色体异常。有报道羊水穿刺中 ICSI 子代的新发染色体异常发生率明显增加,其发生率与精子浓度和活力相关,与父亲结构性染色体异常高发相关,还可能与 ICSI 后染色体非随机定位、未发生顶体反应的男性配子注射进入卵母细胞后核浓缩障碍相关。

研究报道在 ICSI 男性子代中 Y 染色体长臂无精子因子(AZF)de novo 微缺失发生率较高,ICSI 可导致 Y 染色体微缺失的垂直传递、扩大及 de novo 缺失。这些与 ART 技术相关的高风险不仅与技术本身相关,同样也可能与不孕的潜在健康风险相关。笔者中心以父代精液分析正常的 ART 男性子代为对象,自然妊娠男性子代为对照,选取 Y 染色体连锁的 13 个序列标记位点进行 Y 染色体上 AZFa、AZFb、AZFc、AZFd 区微缺失的检测,发现 Y 染色体微缺失发生率显著高于自然妊娠子代,证实了在遗传背景相似的情况下,ART 子代基因突变的发生率仍高于自然妊娠子代,可能与 ART 技术相关。

2. 表观遗传异常　ART 作用于配子发生/成熟、胚胎早期发育等敏感时期,特别是排卵前的卵子成熟阶段、受精、围着床期、胚胎发育早期(受精 6 周内)及胎儿生殖细胞发生(生殖嵴发育)阶段。这些时期胚胎经历广泛重编程阶段,任何不良干扰都可能引起表观遗传修饰改变,从而导致基因印记异常和非印记基因表达异常,引发健康问题。研究一致指出,在 ART 妊娠子代中印记异常发生率增加。1 例 AS 综合征患者中甲基化嵌合且印记中心区域无突变的状态提示这是一种合子后的表观遗传缺陷。在 BWS 和 AS 患者中,表观遗传缺陷位于母源性等位基因上,提示异常可能与精子关系不大,印记缺陷是否与培养条件、超促排卵方案等相关需进一步研究。

动物实验研究提示 ART 的许多环节可以影响相应子代的印记基因表达,如配子或胚胎体外操作或培养可以影响 DNA 甲基化状态和印记基因的表达;可能与胚胎内甲基化酶表达水平的改变相关;胚胎体外培养对胎盘组织印记基因表达的影响似乎大于对胚体的相应影响。胚胎发育过程中不同组织(胚体或胎盘)、不同类别的基因印记表达受影响则会出现不同特征的胚胎发育问题。

(二)出生子代风险

1. 围产期结局　meta 分析结果提示,与自然妊娠相比,ART 子代围产期死亡率、新生儿死亡率和 NICU 收住率增加。备孕时间长短对围产期结果有重要影响,不孕历史与围产期死亡高风险相关。

(1)孕周和出生体重:3 个研究 ART 子代孕周及出生体重相关性的 meta 分析得出了相似结论,明确指出 ART 后单胎妊娠早产风险约为自然妊娠的 2 倍,低体重及极低体重风险增加(1.70~1.77 倍,2.70~3.00 倍),且往往为小于胎龄儿(1.40~1.60 倍)。早产、低体重和胎儿生长受限风险与备孕时间长短直接相关,提示这些风险与不孕的潜在风险相关。丹麦的两个研究发现,即使未采用不孕治疗,如果备孕 >12 个月则早产风险增加(OR 值分别为 1.6及 1.8)。瑞典的研究发现,随着备孕时间的延长,早产风险自 5.4%(备孕时间 <12 个月)增加至 7.1%(备孕时间 <4 年)。这些研究者指出在低出生体重(<2.5kg)和备孕 1~5 年间存在强相关性,美国的研究者也发现备孕时间 >12 个月低出生体重风险增加(相对风险 1.9)。

为进一步研究 ART 具体步骤对出生体重的影响,研究比较了促排卵后体外受精和非体外受精组的差异。在 1999 年的一项研究中,人工授精治疗 111 例不孕患者中未发现异常,但是其他研究者对 97 例促排卵后人工授精患者的回顾性研究中发现低体重风险增加(OR 值 4.85)。在比利时的一项研究中,126 例 IVF 妊娠和人工授精配对分析未发现低出生体重发生率差异,作者总结 IVF 的不良妊娠结局并非由于体外培养所致。美国一个大样本多中心前瞻性研究发现 IVF 妊娠较自然妊娠胎盘早剥(OR 值 2.4)、低出生体重(OR 值 1.3)及 24 周后流产(OR 值 2.1)风险增加。小鼠研究显示促排卵后种植失败和低体重风险增加,人类研究发现自然周期 IVF 子代出生体重高于传统促排卵 IVF 子代,且在 IVF 子代中雌激素峰值与子代出生体重强相关。以上结果均提示,超促排卵尤其是超促排卵所致的非生理的高雌激素状态可能与出生低体重相关。

(2)严重出生缺陷:meta 分析结果显示 IVF 或 ICSI 子代严重畸形风险较自然妊娠子代

增加约 30%,IVF 与 ICSI 之间无差异。有大样本前瞻性对照试验比较了约 3 000 例 IVF 和 3 000 例 ICSI 小孩,两者无差异。然而,之后一个大样本前瞻性对照研究比较 ICSI 小孩与自然妊娠小孩后发现 ICSI 小孩中严重畸形风险增加(相对风险 1.24)。2012 年澳大利亚的一项研究调查了 308 974 例子代,其中 6 163 例为 ART 妊娠,结果发现与自然妊娠相比,ART 子代出生缺陷儿未调整的 OR 值为 1.47(95% 置信区间 1.33-1.62),多变量调整 OR 值为 1.28(95% 置信区间 1.16-1.41)。其中增加的与 IVF 相关的出生缺陷在根据父母因素调整后不再显著,与 ICSI 相关的出生缺陷风险在多变量调整后仍有所增加。

基因印记异常可引发多种疾病,包括 Bechwith-Wiedemann 综合征、Angelman 综合征、Prader-Willi 综合征等。与 IVF 和 ICSI 妊娠相关的印迹异常疾病主要为 Angelman 综合征和 Bechwith-Wiedemann 综合征。早在 20 世纪 90 年代就有印记疾病与 IVF、ICSI 或冻存相关的个例报道,2003 年英、法、美三国几乎同时报道 ART 子代 Bechwith-Wiedemann 综合征发病率增高,美国和欧洲两项独立的研究报道了 ICSI 后 Angelman 综合征,存在印迹缺陷,研究一致指出在 ART 妊娠子代中印记异常发生率增加。有学者发现备孕时间 >24 个月与 Angelman 综合征印记缺陷风险相关,提示不孕背景可能与印记异常发生率增加相关。

2. **新生儿期后结局**

(1) 神经系统发育与健康:ART 技术子代神经系统发育情况的研究一致提示 ART 足月单胎与自然妊娠单胎间神经系统发育无差异,这些数据包括了 2 岁及以下的 IVF、胚胎冻融和 ICSI 子代及 5 岁的 ICSI 婴儿。一个大样本的包括 5 个欧洲国家的研究分析了 ICSI、IVF 及自然妊娠的单胎 5 岁儿童各 500 例,神经系统异常发生率在三组间无统计学差异,该研究排除了孕龄 <32 周儿童,因此很多脑瘫高风险的儿童没有包括进来。

有 3 个基于注册资料的人群研究报道在 IVF 子代中脑瘫发生率增加。第一个,瑞士的回顾性人群研究比较了 5 680 例 IVF 子代和 11 316 例对照的神经系统后遗症。发现 IVF 子代需要比对照组更多的发展投入,在单胎中脑瘫的相对风险为 2.8(95% 置信区间 1.3-5.8),发育迟缓的发生率增加 4 倍,这些风险很大程度上与双胎、低出生体重和早产相关。第二个,研究了 1984—1997 年的全国性的注册资料,包括 9 056 例 IVF 子代和 1 417 166 例非 IVF 子代,脑瘫风险(1.7 倍)和癫痫(1.5 倍)风险都增加。第三个,丹麦一项持续 7 年的研究,包括 6 052 例 IVF 子代和 442 349 例自然妊娠子代,在 IVF 子代中脑瘫发生率增加(OR 值 1.8,95% 置信区间 1.2-2.8)。

(2) 体格健康:澳大利亚和欧洲的新生儿期的证据都提示 ART 子代至医院就诊率高于自然妊娠子代。当然,这一发现一部分与脑瘫风险增加有关。欧洲的一个研究发现 IVF 或 ICSI 子代的父母更倾向于带孩子就诊于理疗专家、语言专家、职业专家、芳香治疗专家,但与配对的自然妊娠相比未发现有发育差异,这一发现说明 ART 子代的父母更关心孩子的健康。在 ICSI 男性子代中,泌尿系统手术的需求增加。这些男孩子泌尿生殖系统缺陷的风险增加,这可能与男性不育相关。

3. **成年期风险** 胚胎源性疾病是因配子发生和胚胎发育异常引发的子代出生后不良健康状态,既可表现为发育迟缓和出生缺陷,也可表现为儿童和成人期糖尿病、心血管病等慢性疾病,甚至可能影响生育及出现隔代不良遗传风险。已有动物实验证实,体外受精、胚胎培养,以及胚胎体外操作可以诱发成年后小鼠高血压和糖代谢异常。小鼠 ART 模型研究也发现体外胚胎培养、配子/胚胎操作或胚胎移植诱发出生子代调节心血管和代谢过程相关酶类调节因子的改变,如血管紧张素转化酶、磷酸烯醇式丙酮酸羧激酶;与自然妊娠子代

相比,体内受精异体胚胎移植的小鼠子代上述酶的表达轻度增加,体外受精胚胎移植子代显
著增加,并伴有收缩压的异常,提示 ART 胚胎培养和体外操作可导致子代成年后心血管与
代谢的异常改变。人类研究也提示 ART 子代收缩压及舒张压、空腹血糖、甘油三酯及促甲
状腺素(TSH)水平显著高于自然妊娠的子代,早产和低体重的 ART 子代日后发生心血管疾
病和糖尿病风险增加,女性子代脱氢表雄酮(DHEA-S)及黄体生成素(LH)水平显著增加。
同时,某些 Y 染色体异常男性通过 ICSI 妊娠将不可避免地传递这些缺陷。其余长期风险如
ART 技术后可能的癌症风险,目前尚无充分数据。

(黄荷凤　朱依敏　胡燕军)

参 考 文 献

1. HENRIKSSON P. Cardiovascular problems associated with IVF therapy. J Intern Med,2021,289:2-11.

2. LUDWIG AK,GLAWATZ M,GRIESINGER G,et al. Perioperative and post-operative complications of transvaginal ultrasound-guided oocyte retrieval:prospective study of >1 000 oocyte retrievals. Hum Reprod, 2006,21:3235-3240.

3. ASEMOTA OA,GIRDA E,DUENAS O,et al. Actinomycosis pelvic abscess after in vitro fertilization. Fertil Steril,2013,100:408-411.

4. TANG H,MOURAD S,ZHAI SD,et al. Dopamine agonists for preventing ovarian hyperstimulation syndrome. Cochrane Database Syst Rev,2016,11:CD008605.

5. CHOUX C,BINQUET C,CARMIGNAC V,et al. The epigenetic control of transposable elements and imprinted genes in newborns is affected by the mode of conception:ART versus spontaneous conception without underlying infertility. Hum Reprod,2018,33:331-340.

6. GRANDONE E,DI MICCO PP,VILLANI M,et al. Venous Thromboembolism in Women Undergoing Assisted Reproductive Technologies:Data from the RIETE Registry. Thromb Haemost,2018,118:1962-1968.

7. HATTORI H,HIURA H,KITAMURA A,et al. Association of four imprinting disorders and ART. Clin Epigenetics,2019,11:21.

8. JAMES AH. Case-based discussion on the implications of exogenous estrogens in hemostasis and thrombosis:the obstetrician's view. Hematol-Am Soc Hemat,2019:148-151.

9. PISARSKA MD,CHAN JL,LAWRENSON K,et al. Genetics and Epigenetics of Infertility and Treatments on Outcomes. J Clin Endocrinol Metab,2019,104:1871-1886.

10. RAHIMI S,MARTEL J,KARAHAN G,et al. Moderate maternal folic acid supplementation ameliorates adverse embryonic and epigenetic outcomes associated with assisted reproduction in a mouse model. Hum Reprod, 2019,34:851-862.

11. SPECTOR LG,BROWN MB,WANTMAN E,et al. Association of In Vitro Fertilization With Childhood Cancer in the United States. JAMA Pediatr,2019,173:e190392.

12. OLAUSSON N,DISCACCIATI A,NYMAN AI,et al. Incidence of pulmonary and venous thromboembolism in pregnancies after in vitro fertilization with fresh respectively frozen-thawed embryo transfer:Nationwide cohort study. J Thromb Haemost,2020,18:1965-1973.

13. SUN B,MA Y,LI L,et al. Factors Associated with Ovarian Hyperstimulation Syndrome(OHSS)Severity in Women With Polycystic Ovary Syndrome Undergoing IVF/ICSI. Front Endocrinol(Lausanne),2020,11: 615957.

14. BAL MH,HARLEV A,SERGIENKO R,et al. Possible association between in vitro fertilization technologies and offspring neoplasm. Fertil Steril,2021,116:105-113.

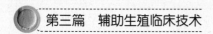
15. CARSON SA,KALLEN AN. Diagnosis and Management of Infertility：A Review. JAMA,2021,326：65-76.

16. CHIH HJ,ELIAS FTS,GAUDET L,et al. Assisted reproductive technology and hypertensive disorders of pregnancy：systematic review and meta-analyses. BMC Pregnancy Childbirth,2021,21：449.

17. KURODA K,NAGAI S,IKEMOTO Y,et al. Incidences and risk factors of moderate-to-severe ovarian hyperstimulation syndrome and severe hemoperitoneum in 1 435 108 oocyte retrievals. Reprod Biomed Online,2021,42：125-132.

18. LEMARDELEY G,PIRRELLO O,DIETERLE S,et al. Overview of hospitalizations in women undergoing oocyte retrieval for ART in the French national health data system. Hum Reprod,2021.

19. MARTINEZ F,RACCA A,RODRIGUEZ I,et al. Ovarian stimulation for oocyte donation：a systematic review and meta-analysis. Hum Reprod Update,2021,27：673-696.

20. SHAH JS,VAUGHAN DA,LEUNG A,et al. Perinatal outcomes in singleton pregnancies after in vitro fertilization cycles over 24 years. Fertil Steril,2021,116：27-35.

21. STROWITZKI T,BRUCKNER T,ROESNER S. Maternal and neonatal outcome and children's development after medically assisted reproduction with in-vitro matured oocytes-a systematic review and meta-analysis. Hum Reprod Update,2021,27：460-473.

 复习思考题

1. 简述 OHSS 患者为何出现胃肠道症状？

2. 何种程度的 OHSS 需要治疗及治疗要点有哪些？

3. 对于 OHSS 高危患者促排卵过程使用 GnRH-a 扳机的原理是什么、有何注意事项？

4. 简述取卵后盆腔出血的诊断和处理。

5. 经阴道取卵术引起感染的原因有哪些？

6. 如何预防经阴道取卵引起的脏器损伤？

7. 输卵管妊娠 MTX 治疗的适应证。

8. 如输卵管妊娠（ART 后）手术治疗后 β-hCG 不降反升或下降后又上升,需警惕哪几种情况？

9. 简述 ART 后早期妊娠的预测和诊断。

10. ART 子代的安全性问题主要包括哪些方面？

第十二章 辅助生殖技术后妊娠的管理

要点

1. 掌握早中晚孕期的管理要点。
2. 掌握常见妊娠合并症的症状及治疗方案。
3. 掌握辅助生殖妊娠分娩方式指征。

在实施辅助生殖技术中,一般在胚胎移植术后 14 天查晨尿 hCG 及血 β-hCG,若阳性则为妊娠。胚胎移植术后 4 周经阴道 B 超检查,见孕囊及胎心搏动可确定临床妊娠,进入孕产妇管理体系。医院必须对接受辅助生殖技术的患者进行随访,通过对妊娠的追踪、随访和对大量资料分析可以了解孕产妇及子代的健康情况。辅助生殖机构应由专人在孕 11~14 周、孕 15~20 周、孕 22~24 周、孕 28 周、孕 34 周、孕 37 周、分娩时,以及产后等时间段进行随访,并指导患者来院进行相关检查,医师应积极通过随访信息获取母婴相关信息、产时情况、新生儿发育、母体并发症等情况,并辅助急诊和进行妊娠管理。国家卫生健康委员会规定辅助生殖技术应随访至产后,但建议最好随访至新生儿 1 岁后。

第一节 早、中、晚孕期管理

一、孕早期管理

孕早期指的是怀孕第 1~13^{+6} 周期间。这一时期是胚胎发育至关重要的时期,各种有害因素均会对胎儿的生长发育造成影响。在妊娠早期进行第一次产前检查时,即应建立孕期保健手册,辅助生殖妊娠因其特殊性,在建档时就应向患者询问清楚,当发现高危孕妇时,应进行专案管理。

辅助生殖妊娠者由于在促排卵时多使用降调节方案,停药后垂体分泌 Gn 的能力未能迅速从降调节中恢复,同时促排卵周期中多卵泡的发育导致高雌激素水平,而吸取卵泡液的时候可能使颗粒黄体细胞减少,因此易出现黄体功能不足,需进行黄体支持。一般采用孕激素、人绒毛膜促性腺激素、雌激素或各种激素的联合使用来进行黄体支持。而目前普遍认为,孕激素是黄体支持的首选药物。在胚胎移植前开始黄体支持能减少子宫收缩,平衡雌孕激素比例,帮助子宫内膜向分泌期转变,改善内膜环境,有助于提高种植率。研究显示,在取卵前给予补充黄体酮较取卵日开始补充的着床率及临床妊娠率均明显下降。因此,黄体支持开始的时间应为取卵日至移植日之间。妊娠 12 周前由妊娠黄体发挥支持作用,妊娠 12 周后由胎盘取代此功能,因此黄体支持方案应持续至妊娠的 10~12 周。临床上一般在妊娠 4~6 周开始逐渐减量,至 10~12 周停药。

建档时同正常妊娠一样询问移植时间,确定孕周,推算预产期,并评估孕期高危因素。孕产史,特别是不良孕产史如手术史、流产、早产、死胎、死产史,有无胎儿畸形或幼儿智力低下,本人及配偶家族史和遗传病病史。特别需注意有无如心脏病、高血压、糖尿病、肝肾疾病、血液病、精神疾病等妊娠合并症,如发现需及时请相关学科医师会诊。要注意子宫增大与孕周数是否相符,可为以后判断有无胎儿生长受限(fetal growth restriction,FGR)、过大或早产,以及过期妊娠提供依据。

体格检查:身高、体重,计算体重指数(BMI);血压;胎心率测定(妊娠 12 周左右)。

此外,必查项目包括血常规、尿常规、血型、肝功能、肾功能、空腹血糖、HBsAg、梅毒螺旋体、HIV 筛查。

辅助生殖妊娠者在助孕技术实施过程中上述很多检查都已完成,无相关特殊表现者可以不重复检查。此外,根据孕妇的病史、妊娠情况可选择一些特殊项目进行检查。

此外,应注意以下妊娠早期常见问题的处理。

(一)妊娠剧吐

早孕反应目前原因并不清楚,可能与体内 hCG 增多、胃肠功能紊乱、胃酸分泌减少及胃排空时间延长有关。一般认为妊娠剧吐与 hCG 增高密切相关,但实际临床中症状的轻重与血 hCG 水平并不一定呈正相关。此外,精神因素及社会因素对妊娠剧吐的发生也有一定的影响。孕妇持续出现恶心,频繁呕吐,无法进食,全身乏力。由于不能进食而导致脱水、电解质紊乱及代谢性酸中毒,表现为消瘦,体重下降,口唇燥裂,眼窝凹陷,皮肤失去弹性,尿量减少,呼吸深快,有醋酮味。严重者脉搏增快,体温升高,血压下降。当肝肾功能受到影响时,可出现黄疸和蛋白尿,甚则眼底出血,患者意识模糊或呈昏睡状态。

妊娠剧吐严重者需住院治疗,住院后进行补液对症治疗,纠正电解质紊乱症状,即便如此也可能并不能很好地改善呕吐症状,家人的精神支持、心理疏导至关重要。少数患者仍有可能发生严重的并发症,若发现心率持续增快、发热、肝肾功能损伤,需终止妊娠。

(二)妊娠早期阴道流血

妊娠早期阴道出血的原因较多,有先兆流产、异位妊娠、葡萄胎等,宫颈息肉、阴道炎等炎症因素也可以造成妊娠早期出血。辅助生殖技术妊娠的阴道出血发生率要高于正常妊娠,目前具体原因不明。

针对妊娠早期阴道出血的患者,诊断清楚病因后给予对症治疗非常重要,常规应通过超声、激素测定、阴道分泌物、妇科检查进行诊断,特别是妇科检查和阴道分泌物检查的重要性不应被忽视。部分医师只通过超声和血 β-hCG 值检测,即作出先兆流产的诊断而给予保胎,从而忽略了宫颈或阴道疾病引发的出血,因不能得到及时及准确的治疗,经常会导致病情延误,甚至导致保胎失败。

1. 先兆流产 妊娠早期少量阴道出血,常为暗红色或血性白带,无妊娠物排出,出现阵发性下腹痛或腰背痛。经检查若胚胎正常(孕囊完整、可见胎芽、可闻及胎心搏动等),经休息及治疗后症状消失,可继续妊娠。治疗方法:①适当休息,禁性生活;②黄体功能不足者可补充孕激素。经治疗 2 周,若阴道流血停止,超声提示胚胎正常,可继续妊娠。若临床症状加重,超声提示胚胎发育不良,血 β-hCG 持续不升或下降,需终止妊娠。

2. 异位妊娠 指妊娠囊种植于子宫内膜腔以外的部位,最常见的为输卵管妊娠。辅助生殖技术中由于输卵管因素不孕的患者较多,异位妊娠的发生率也高于正常妊娠。异位妊娠一般在早孕期 40~60 天多见,胚胎移植后 4 周阴道 B 超可见。早孕反应及妊娠试验与正常妊娠一样。最经典的症状为三联症,包括停经、阴道流血和下腹痛。诊断性检查:①β-hCG的增长速率低于正常宫内妊娠;②超声检查:辅助生殖技术妊娠因多胎率高于正常妊娠,应高度注意宫内宫外同时妊娠的可能(参见第三篇第十一章相关内容)。

部分异位妊娠需行手术治疗,若患者血流动力学稳定,最好进行腹腔镜手术,因为术后住院时间短,手术后疼痛小,恢复快;对于血流动力学不稳定的患者,建议剖腹探查,因快速暴露出血部位是紧要的。根据输卵管的破坏情况一般进行输卵管切开术或输卵管造口术、部分输卵管切除及输卵管切除术。

3. **葡萄胎** 是一种良性滋养细胞疾病。主要表现为:早孕反应重、子宫增大比停经孕周大、有阴道出血,有的患者还会排出像小泡样的组织,B超检查是最常用的辅助方法,通过B超可以协助诊断。诊断后应及时行吸宫术,如果一次宫腔不能清理干净,术后5~7天再次清宫,每次刮宫物必须送病理检查明确诊断,术后要定期随访hCG,注意避孕。

(三) 发热

早孕期发热,热度对胎儿的危害有时超过致热的病原,并且增加早孕期用药的机会。故应向孕妇强调保健,预防早孕期出现发热的疾病。如已感染发热疾病应积极采取物理降温。体温过高或持续时间过长都可能伤及胎儿。在早孕期发热不仅有使胎儿致畸风险,也可能损伤胎儿的脑部造成生后小儿痉挛、智力低下。动物实验已经证明孕期发热的母兔所生小兔脑多处发育异常,还可以发生神经管闭合不全、小眼、小头、小下颌、唇腭裂等。

(四) 卵巢过度刺激综合征

卵巢过度刺激综合征(OHSS)是一种人体对促排卵药物产生过度反应,以双侧卵巢多卵泡发育、雌激素水平过高颗粒细胞黄素化卵巢增大、毛细血管通透性异常、急性体液和蛋白外渗进入第三间隙为特征的一系列临床症状的并发症。其典型症状为不同程度的腹胀、恶心、呕吐、腹泻,进一步发展为嗜睡、畏食、呼吸困难及尿量减少。体征常见为体重快速增加、腹水、少尿或无尿、血液浓缩、血容量不足、白细胞增加、电解质紊乱(低钠血症、高钾血症)、胸腔积液及心包积液、急性呼吸窘迫综合征(acute respiratory distress syndrome, ARDS)、伴有血栓形成倾向的高凝状态、血管栓塞及多脏器衰竭。

控制性超排卵下卵巢过度刺激综合征有两种表现形式:早发型和迟发型。早发型卵巢过度刺激综合征出现在hCG注射后3~7天,而迟发型卵巢过度刺激综合征出现在hCG注射后12~17天,早发型与卵巢对激素刺激超强反应有关,而迟发型主要依存于妊娠的发生。

OHSS的病程依据于它的严重程度、是否有并发症的出现,以及是否妊娠。治疗关键是预防其他并发症的发生,注意血流动力学的改变,防止电解质紊乱,保护肝肾功能,重视肺功能的调节,保护神经功能,预防血栓形成。原则上轻度观察,中度适当干预,重度患者积极治疗。高度重视呼吸困难,尿量减少、下肢水肿、头昏、麻木、神经症状。对于严重腹痛或有腹膜刺激征、恶心、呕吐无法进食、严重少尿或无尿、张力性腹水、呼吸困难、血压增高、严重的电解质紊乱的患者必须住院治疗。严重患者应果断终止妊娠(参见第三篇第十一章相关内容)。

(五) 宫内感染

最常见的宫内感染为弓形虫、风疹病毒、巨细胞病毒、单纯疱疹病毒,以及其他如流感病毒、腮腺炎病毒、水痘水痘-带状疱疹病毒等。这些病毒或原虫感染均可致胎儿畸形或致病致残。妊娠前可做相关筛查,无急性感染后实施辅助生殖技术。孕期对高危人群进行筛查。

(六) 关注原发病

辅助生殖妊娠的患者在妊娠过程中需特别关注原发病的情况,结核病、高血压、高血脂、血栓、贫血等疾病在妊娠过程中有复发或加重的可能性。

二、孕中期管理

孕中期是指妊娠 14~27^{+6} 周,此期胎儿生长迅速。一般情况下中孕期妊娠比较平稳,因此有时经常忽视孕中期的管理。但实际上,中孕期是一个承上启下的关键时刻。例如早孕期遇到问题要严密观察胎儿是否受损伤,时常要等到中孕期进行产前诊断。妊娠晚期并发症的预防也需要至少从中孕期开始。中孕期如果发现胎儿有某些严重问题也正好是处理的良好时机。

(一)孕中期管理重点

①了解胎动出现时间。②分析前次产前检查结果。③询问阴道出血、饮食、运动情况。④身体检查,包括血压、体重指数,评估孕妇体重增长是否合理;宫底高度测量,评估胎儿增长是否合理;胎心率测定。

(二)严重出生缺陷的筛查和诊断

引起严重的出生缺陷的常见原因有胎儿染色体异常、宫内感染等。识别、筛查需要做产前诊断的孕妇,对需要做产前诊断的孕妇应及时转到具有产前诊断资质的医疗保健机构进行检查。产前诊断的对象包括:高龄孕妇;羊水量异常者;胎儿发育异常或者胎儿有可疑畸形者;孕早期接触过有害物质者;有遗传病家族史或曾经分娩过先天性缺陷婴儿者;曾经有2 次以上不明原因的流产、死胎或新生儿死亡者;筛查结果异常者。实施胚胎种植前遗传学检测(Preimplantation genetic testing,PGT)获得妊娠的孕妇需通过羊水穿刺进行出生缺陷的筛查。

(三)必查项目

胎儿系统超声筛查(妊娠 18~24 周),筛查胎儿的严重畸形;血常规、尿常规(妊娠 20~24 周);妊娠期糖尿病筛查(妊娠 24~28 周);尿常规(妊娠 24~28 周)。

根据孕妇的要求和个体情况可选择检查母体血清学筛查、染色体核型、宫颈阴道分泌物检测、胎儿纤维连接蛋白等项目。

(四)妊娠中期常见问题的处理

1. **胃灼热感** 是胸骨后或喉部的烧灼感或不适感,可能是由于胃酸反流至喉部、口腔,导致口腔有酸苦的感觉。治疗胃灼热感的目的在于减少胃酸反流,减轻症状。一般情况下首先应建议改善饮食习惯,对于症状严重者,若改善饮食习惯无效,可以使用抗酸药。

2. **便秘** 妊娠期间,由于孕激素水平升高,导致胃肠道蠕动减慢,食物在肠道停留时间延长,而且纤维素摄入减少,易发生便秘。治疗方式首先是调节饮食,例如补充含纤维素的食物,适当饮水。当纤维素添加效果不好时,可考虑使用缓泻剂。

3. **静脉曲张** 表现为大腿内侧蓝色曲张的静脉,可伴有瘙痒和全身不适感,脚和脚踝也可水肿。静脉曲张是孕期常见的症状,并不会对胎儿发育带来危害,同时也没有特别有效的治疗方法。

4. **阴道分泌物增加** 在妊娠期间,妇女阴道分泌物较未孕时增加。但是,如果伴有浓烈的异味、外阴瘙痒、红肿或者尿痛,则可能合并细菌性阴道炎、霉菌性阴道炎、滴虫性阴道炎。由于孕中期妊娠比较稳定,不论孕早期或中期发生的生殖道感染的局部治疗多在中孕期实行。并且应当争取达到治愈,以免胎儿在分娩中受感染。

5. **阴道出血** 孕中期阴道出血的原因可能很多,包括晚期流产、前置胎盘、胎盘早剥,以及宫颈病变、息肉、阴道静脉曲张等,因此查明病因十分重要,及时进行相应治疗。

三、孕晚期管理

孕晚期是指妊娠 28 周及以后至临产。妊娠晚期胎儿生长发育最快,例如在孕 28 周时胎儿体重 1 000g,但到妊娠 40 周时体重则达 3 000g 以上,平均每 4 周约长 700g,身长平均增长 5cm。因此,为保证母儿健康之需要,晚孕期的营养补充及胎儿生长发育监测比中孕期更为重要。此外,辅助生殖妊娠的患者,如合并多囊卵巢综合征(PCOS),由于本身存在的排卵障碍、胰岛素抵抗等问题,在孕晚期更应注意监测,防止巨大儿的发生,并给予饮食、运动指导,防止高血压、高血脂等妊娠合并症的发生。

(一)孕晚期管理重点

询问胎动、阴道出血、宫缩、皮肤瘙痒、饮食、运动、分娩前准备情况;身体检查包括血压、体重,评估孕妇体重增长是否合理;测量宫底高度,评估胎儿增长是否合理;测定胎心率。如发现高危孕妇,应进行专案管理,继续监测,治疗妊娠合并症及并发症,必要时转诊。

(二)必查项目

血、尿常规;超声检查:评估胎儿大小、羊水量、胎盘成熟度、胎位和脐动脉多普勒血流等(37~41 周);电子胎心监护无应激试验(non-stress test,NST)检查(37~41 周,每周 1 次)。

此外,高危孕妇或有特殊情况时应酌情选择其他检查以查明原因。

孕晚期孕妇易出现妊娠水肿、腰背疼痛、胸闷、心悸、腹痛等症状,一般为生理性的,不需要特殊治疗,进行一般的保健指导即可,但也要注意区分病理性的症状,如快速明显的水肿,可能是子痫前期;胸闷、心悸时要区别有无心肺疾病;腹痛严重时情况更复杂,要诊清病因,及时救治。

第二节　常见妊娠合并症

一、妊娠期高血压疾病

妊娠期高血压疾病(hypertension disorders in pregnancy,HDP)是指妇女在妊娠期出现的血压异常增高导致的一组疾病。我国人群发病率为 5.6%~9.4%。妊娠期高血压疾病可显著增加胎盘早剥、胎儿生长受限、脑水肿、孕妇急性心力衰竭、急性肾衰竭,以及弥散性血管内凝血的风险,是孕产妇和胎儿死亡的高风险因素。由于病理生理机制与临床特点不同,妊娠期高血压的防治原则与非妊娠期慢性高血压亦显著不同。

(一)妊娠合并慢性高血压

慢性高血压(chronic hypertension)是指妊娠 20 周前出现收缩压≥140mmHg(1mmHg=0.133kPa)和 / 或舒张压≥90mmHg(除外滋养细胞疾病),或妊娠 20 周后首次诊断高血压并持续到产后 12 周以后。慢性高血压增加合并子痫前期、早产、胎盘早剥和 FGR 的发生风险。

针对慢性高血压的患者在早孕期就应该收集以下信息:①首次诊断史、病因学、持续时间和目前及既往的治疗情况;②完整的医疗史包括心血管疾病的危险因素和合并症;③完整的血管活性药物应用情况;④基础的全血细胞计数、血清肌酐、血清尿素氮、尿酸和血清钙水平;⑤基础的心电图;⑥基础的 24 小时尿蛋白。治疗方式针对疾病的严重程度和并发症的临床表现采取不同的处理。

1. **轻度高血压**　通常保守治疗。建议孕妇减少每天钠摄入量,戒烟戒酒,减少活动,但考虑孕妇的特殊性,并不鼓励孕妇节食减肥。孕 18~20 周开始超声检查,之后每 4~6 周检查一次,了解胎儿生长情况;如果高血压严重或者恶化,需要药物治疗,并且要严密监测胎儿宫内健康状况。

2. **重度高血压**　收缩压≥160mmHg 和 / 或舒张压≥110mmHg,需进行药物降压治疗,收缩压≥150mmHg 和 / 或舒张压 100mmHg 建议降压治疗。

（1）拉贝洛尔:是非特异性的 α_1 受体和 β 受体阻滞剂,拉贝洛尔可以单独使用,但和肼屈嗪或利尿剂一起使用时效果也很好。初始剂量通常为 100mg,每天 2 次,可增加剂量100mg,每天 2~3 次,最大剂量不超过 2 400mg/d。有Ⅰ度以上心脏传导阻滞患者禁用。孕期使用 β 受体阻滞剂有可能会导致胎儿宫内生长受限。

（2）硝苯地平:是一种孕期常用的钙通道阻滞剂,剂量持续释放,应用方便。一项多中心前瞻性研究表明早孕期应用钙离子拮抗剂未发现增加致畸风险。硝苯地平初始剂量通常为 30mg/d,如果 7 天内作用不明显可增加剂量至 60mg,最大剂量不超过 90mg/d。硝苯地平治疗时开始应用硫酸镁应警惕,联合应用偶尔会引起急性低血压或神经阻断症状。

（3）甲基多巴:是交感神经的中枢抑制剂,可降低全身血管阻力,孕期可安全使用。副作用包括肝脏损害,所以应每 3 个月检查一次肝功能。开始口服剂量是 250mg,一天 3 次,最多不超过每天 3g,剂量调整至少间隔 2 天。

（4）肼屈嗪:是一种直接外周血管扩张剂,可与甲基多巴或 β- 受体阻滞剂联合使用。肼屈嗪可引起狼疮样综合征,但通常只有使用 >200mg/d 且长期使用才会出现。开始使用的剂量为 10mg,每天 4 次,可增加剂量,但最多不超过每天 200mg。

（5）噻嗪类利尿剂:抑制肾脏重吸收钠离子和氯离子,氢氯噻嗪初始剂量通常为12.5~25mg/d,每隔 2~3 周逐步增加剂量至 50mg/d。不推荐子痫前期、子宫胎盘供血不足或宫内生长受限孕妇使用利尿剂。应用噻嗪类利尿剂会增加血清尿酸值,会影响诊断子痫前期有价值的特征。

（6）血管紧张素转换酶抑制剂（ACEI）:ACEI 抑制血管紧张素Ⅰ转换为血管紧张素Ⅱ。孕期禁用 ACEI,因为它可能引起严重的胎儿畸形和新生儿肾衰竭、肺发育不全甚至宫内死胎。

（二）妊娠期高血压

妊娠期高血压（gestational hypertension）:妊娠 20 周后首次出现的高血压。高血压的确诊需同一手臂 2 次测量,均符合收缩压≥140mmHg 和 / 或舒张压≥90mmHg,首次发现者至少相隔 4 小时。患者尿蛋白阴性,产后 12 周内血压逐渐恢复正常。妊娠期高血压可能会进展为子痫前期。部分妊娠期高血压患者在分娩后 12 周血压仍不能恢复正常,应诊断为慢性高血压。

妊娠期高血压的预后和治疗根据孕周和病情严重程度来决定。

1. **轻度妊娠期高血压**　若在妊娠 37 周后出现血压升高,其妊娠结局与血压正常孕妇相近;不过引产和剖宫产的比例会增加。

（1）若妊娠 <37 周,严密监测防止其发展为重度妊娠期高血压、子痫前期和胎儿生长受限。

（2）若还远未足月,则可以按照子痫前期的期待疗法进行处理。

（3）若≥37 周（足月）,可考虑终止妊娠。

2. **重度妊娠期高血压**　孕晚期母胎病率较高,与轻度子痫前期患者相比更是如此。风险包括胎盘早剥、早产和小于胎龄儿。

（1）当血压≥160/110mmHg,首要的处理是降压。治疗目的是缓慢地使收缩压和舒张压降低到轻度高血压范围,以维持子宫胎盘灌注。

（2）如药物治疗效果欠佳,则患者必须收住产科病房严密监测。处理方法与子痫前期相同。

（三）子痫前期

子痫前期(preeclampsia):子痫前期是妊娠期特有的疾病,是指妇女妊娠 20 周后出现收缩压≥140mmHg 和 / 或舒张压≥90mmHg,且伴有下列任一项:尿蛋白≥0.3g/24h 或随机尿蛋白≥(+),或尿蛋白 / 肌酐比值≥0.3;无蛋白尿但伴有以下任何一种器官或系统受累:心、肺、肝、肾等重要器官,或血液系统、消化系统、神经系统的异常改变,胎盘 - 胎儿受到累及等。血压和 / 或尿蛋白水平持续升高,发生母体器官功能受损或胎盘 - 胎儿并发症是子痫前期病情向重度发展的表现。子痫前期孕妇伴有下述任何一种表现可诊断为重度子痫前期:①血压升高:收缩压≥160mmHg 和 / 或舒张压≥110mmHg。②持续性头痛、视觉障碍或其他中枢神经系统异常表现。③持续性上腹部疼痛及肝包膜下血肿或肝破裂表现。④血谷丙转氨酶或谷草转氨酶水平升高。⑤尿蛋白 >2.0g/24h;少尿(24 小时尿量 <400ml 或每小时尿量 <17ml)或血肌酐 >106μmol/L。⑥低蛋白血症伴腹水、胸腔积液或心包积液。⑦血小板计数低于 100×10^9/L;微血管内溶血(表现有贫血、黄疸或血乳酸脱氢酶水平升高)。⑧心功能衰竭。⑨肺水肿。⑩胎儿生长受限或羊水过少、胎死宫内、胎盘早剥等。

1. 子痫前期

（1）若子痫前期孕妇已足月,应终止妊娠。

（2）若妊娠 <37 周,通常首选期待治疗,密切关注母婴状况。胎儿监测每 3~4 周做一次超声检查胎儿生长情况以及羊水指数(amniotic fluid index,AFI),每周 1~2 次胎心监护。产妇监测包括血压检查和评估,定期进行 24 小时尿蛋白、血清肌酐、血小板计数和血清转氨酶检测以评估病情是否进展为重度子痫前期。

（3）如果妊娠 >34 周,但并有胎儿监测异常或存在胎儿宫内生长受限,则同样应终止妊娠。

2. 重度子痫前期　首先要评估产妇的状态并稳定病情。

（1）妊娠 >34 周时,最佳的治疗方法是终止妊娠。

（2）妊娠 24~34 周,如果口服降压药可以控制好血压、胎儿监测安全且没有诊断宫内生长受限,可以期待治疗。

（3）下列情况是终止妊娠的指征:FGR、NST 无反应、子痫、神经功能缺损、肺水肿、右上腹痛、24 小时尿量 <500ml、肌酐水平 >1.5mg/dl,胎盘早剥或血压情况恶化无法控制。

（四）子痫

子痫前期患者出现不能用其他原因解释的抽搐即可诊断为子痫(eclampsia)。抽搐可出现于分娩前、分娩期、产褥期或产后,甚至可见于无子痫前期的妇女。

子痫是产科急症,需立即治疗。包括:迅速采取措施保持呼吸道通畅并吸氧以防止窒息,必要时人工辅助通气;使用硫酸镁迅速控制抽搐并预防抽搐复发。硫酸镁的应用应持续至产后 24~48 小时,或最后一次子痫抽搐发作后 24 小时;由于患者抽搐时神志不清,应固定患者身体,放置床栏,避免受伤;控制重度高血压;患者病情稳定后应终止妊娠。

二、血栓

深静脉血栓形成(deep venous thrombosis,DVT)是指血液在深静脉内不正常凝结引起的静脉回流障碍性疾病,血栓脱落可能会引起肺动脉栓塞(pulmonary embolism,PE),两者合称为静脉血栓栓塞症(venous thromboembolism,VTE),主要表现为患侧肢体疼痛、胸痛、晕厥、低热等。妊娠期妇女产前 VTE 的风险是同龄非妊娠妇女的 4~5 倍,产科中很多妊娠合并症及并发症均与此相关。

妊娠期的 VET 的辅助检查包括心电图、胸片、肺通气/血流、加压双重多普勒超声、肺血管造影、血液尿液检查以及 D-D 二聚体、凝血功能、全血细胞计数、肝肾功能、尿素、电解质等。

对妊娠怀疑有深静脉血栓的患者各医院之间应建立一个规范的诊疗流程,需要产科、放射科、血液科医师的共同参与。对于妊娠剧吐、子痫、卵巢过度刺激综合征等患者,若无特殊禁忌证者均应提供低分子肝素预防血栓形成;对于既往有血栓栓塞史的患者,提供孕前咨询非常重要,妊娠期应制订一个预防血栓栓塞的前瞻性管理计划,在整个妊娠期均应采用低分子肝素预防血栓形成。对无法提供详细病史,但曾经进行过 6 周以上抗凝治疗的患者,便可以假定该妇女既往有血栓栓塞,血栓形成后需长期使用低分子肝素(至少 12 周),深静脉血栓形成后应考虑给予等级弹力袜来减轻疼痛与肿胀,但是该法的作用机制尚不明确。对于获得性血栓形成倾向,如抗磷脂抗体综合征的血栓栓塞妇女,应提供高剂量的低分子肝素预防血栓形成,产前和产后 6 周或直至分娩后,恢复口服抗凝治疗。

妊娠期治疗使用低分子肝素的剂量应针对备孕或怀孕早期妇女的体重给予不同剂量的低分子肝素。对有出血风险的妊娠妇女,应在出血和血栓平衡后选择避免、中断或者延迟使用低分子肝素;曾经或现在对低分子肝素过敏的孕妇,可选择其他预防血栓的药物;妊娠期出血紊乱合并血栓形成的管理上应请血液科专家给予建议。

整个孕期均需要进行抗凝治疗,至少持续至产后 6 周,总的使用时间至少要 >2 个月,在中期治疗之后应选择性评估血栓形成的风险。高危孕产妇在剖宫产之后都需要考虑使用低分子肝素预防血栓。

三、妊娠期糖尿病

妊娠期糖尿病(gestational diabetes mellitus,GDM)指妊娠期发生的糖代谢异常。在孕妇妊娠 24~28 周以及 28 周后首次就诊时行口服葡萄糖耐量试验(oral glucose tolerance test,OGTT)。OGTT 时,口服 75g 葡萄糖,服糖前及服糖后 1 小时、2 小时采血测静脉血浆,3 项血糖值应分别低于 5.1mmol/L(92mg/dl)、10.0mmol/L(180mg/dl)、8.5mmol/L(153mg/dl),任何一项血糖值达到或超过上述标准即诊断为 GDM。

GDM 首要的处理为饮食控制和运动。若血糖控制不满意,需要加用口服降糖药或使用胰岛素制剂。终止妊娠时机的选择:未使用胰岛素治疗而血糖控制达标的 GDM 患者,如无母儿并发症,严密监测下可至预产期;经胰岛素治疗血糖控制满意的 GDM 孕妇,如无母儿并发症,在严密监测下,妊娠 39 周后可终止妊娠;血糖控制不满意或出现母儿并发症,应及时住院观察,根据病情决定终止妊娠时机;糖尿病伴发微血管病变或既往有不良产史者,需严密监护,终止妊娠时机应个体化。

四、妊娠期心脏病

妊娠期心脏疾病的症状和体征与妊娠时常见的症状和体征有重叠,包括乏力、气短、心悸、水肿、收缩期心脏杂音和第三心音。

心脏疾病的评估包括详尽的病史和体格检查。无创检查包括心电图、胸片和超声心动图。心电图可以显示心电轴左偏,尤其在晚孕期由于子宫压迫横膈上移时出现。常规胸片用于了解心脏扩大和肺血管凸出的情况。超声心动图可评价心室功能和结构病变,对疑诊心脏疾病的孕妇是一种有效的工具。

妊娠期心脏病患者整个妊娠过程中需要严密监测,并且最好由产科医师和心内科医师随访。临床医师需注意有无充血性心力衰竭加重的症状和体征。孕妇每次就诊时应记录:心脏检查和心脏系统性回顾;体重、血压和脉搏;外周水肿的评估。

孕期如果患者症状加重,则可能需要住院、卧床休息、利尿或者纠正导致症状加重的心律失常。有时会需要在妊娠期间行外科矫正术;这种外科手术应尽可能在中孕早期施行,以避开胎儿器官形成期,但应在孕期出现较为显著的血流动力学改变之前。

第三节　分娩方式的选择

辅助生殖妊娠分娩与自然妊娠一样,主要有阴道分娩和剖宫产两种分娩方式,这两种方式各有优缺点,辅助生殖妊娠者,剖宫产率更高。此外,辅助生殖妊娠双胎率的升高也是剖宫产率较高的另一因素。由于辅助生殖妊娠的特殊性,在选择分娩方式时,建议产科医师在综合评估同时尊重患者意愿进行。

剖宫产指征:胎位异常、产道异常、骨盆狭窄、头盆不称、胎盘早剥、前置胎盘、子宫收缩乏力或过强、胎儿窘迫、妊娠时限异常、多胎妊娠、羊水量异常、妊娠合并症与并发症等。

重视产时管理,产时应关注新生儿体重、身长、评分、四肢发育、外阴发育、胎盘情况、脐带情况、羊水量,以及孕期并发症等,并详细记录,存档管理。

对于实施 PGT 者,新生儿要进行外周血染色体检查。

（张学红）

参 考 文 献

1. BEN NAGI J,SERHAL P,WELLS D,et al. Preimplantation genetic screening should be used in all in vitro fertilisation cycles in women over the age of 35 years;FOR:Optimising reproductive outcomes is cost-effective and minimises adverse sequelae. Bjog-Int J Obstet Gy,2019,126:1554.

2. Grandone E,Di Micco PP,Villani M,et al. Venous Thromboembolism in Women Undergoing Assisted Reproductive Technologies:Data from the RIETE Registry. Thromb Haemost,2018,118:1962-1968.

3. BOSDOU JK,ANAGNOSTIS P,GOULIS DG,et al. Risk of gestational diabetes mellitus in women achieving singleton pregnancy spontaneously or after ART:a systematic review and meta-analysis. Hum Reprod Update, 2020,26:514-544.

4. BROUILLET S,BOURSIER G,ANAV M,et al. C-reactive protein and ART outcomes:a systematic review. Hum Reprod Update,2020,26:753-773.

5. Candeloro M,Di Nisio M,Ponzano A,et al. Effects of Obesity and Thrombophilia on the Risk of Abortion in Women Undergoing In Vitro Fertilization. Front Endocrinol(Lausanne),2020,11:594867.

6. DERAKHSHAN A,PEETERS RP,TAYLOR PN,et al. Association of maternal thyroid function with birthweight: a systematic review and individual-participant data meta-analysis. The Lancet Diabetes & Endocrinology,2020,8: 501-510.

7. FELDMAN B,ORVIETO R,WEISEL M,et al. Obstetric and Perinatal Outcomes in Pregnancies Conceived After

Preimplantation Genetic Testing for Monogenetic Diseases. Obstet Gynecol, 2020, 136:782-791.

8. JOHNSON KM, HACKER MR, THORNTON K, et al. Association between in vitro fertilization and ischemic placental disease by gestational age. Fertil Steril, 2020, 114:579-586.

9. KORB D, SCHMITZ T, SECO A, et al. Increased risk of severe maternal morbidity in women with twin pregnancies resulting from oocyte donation. Hum Reprod, 2020, 35:1922-1932.

10. LIN J, ZHAO J, HAO G, et al. Maternal and Neonatal Complications After Natural vs. Hormone Replacement Therapy Cycle Regimen for Frozen Single Blastocyst Transfer. Front Med(Lausanne), 2020, 7:338.

11. LIU Y, WU Y, WANG F, et al. The Association Between Previous TORCH Infections and Pregnancy and Neonatal Outcomes in IVF/ICSI-ET: A Retrospective Cohort Study. Front Endocrinol(Lausanne), 2020, 11: 466.

12. REICH J, BLAKEMORE JK, GRIFO JA. Comparison of subchorionic hematoma in medicated or natural single euploid frozen embryo transfer cycles. Fertil Steril, 2020, 114:595-600.

13. SACHA CR, HARRIS AL, JAMES K, et al. Placental pathology in live births conceived with in vitro fertilization after fresh and frozen embryo transfer. Am J Obstet Gynecol, 2020, 222:360 e1-e16.

14. SAUNDERS H, KHAN C, D'HOOGHE T, et al. Efficacy, safety and tolerability of progesterone vaginal pessaries versus progesterone vaginal gel for luteal phase support after in vitro fertilisation: a randomised controlled trial. Hum Reprod, 2020, 35:355-363.

15. SCHIRMER DA, KULKARNI AD, ZHANG Y, et al. Ovarian hyperstimulation syndrome after assisted reproductive technologies: trends, predictors, and pregnancy outcomes. Fertil Steril, 2020, 114:567-578.

16. STORMLUND S, SOPA N, ZEDELER A, et al. Freeze-all versus fresh blastocyst transfer strategy during in vitro fertilisation in women with regular menstrual cycles: multicentre randomised controlled trial. BMJ, 2020, 370: m2519.

17. WIEGEL RE, JAN DANSER AH, STEEGERS-THEUNISSEN RPM, et al. Determinants of Maternal Renin-Angiotensin-Aldosterone-System Activation in Early Pregnancy: Insights From 2 Cohorts. J Clin Endocrinol Metab, 2020:105.

18. ZHU Q, LIN J, GAO H, et al. The Association Between Embryo Quality, Number of Transferred Embryos and Live Birth Rate After Vitrified Cleavage-Stage Embryos and Blastocyst Transfer. Front Physiol, 2020, 11:930.

19. ARIAN SE, ERFANI H, YADAV GS, et al. Neonatal and maternal outcomes among twin pregnancies stratified by mode of conception in the United States. Fertil Steril, 2021, 116:514-521.

20. ASSERHOJ LL, SPANGMOSE AL, AARIS HENNINGSEN AK, et al. Adverse obstetric and perinatal outcomes in 1 136 singleton pregnancies conceived after programmed frozen embryo transfer(FET) compared with natural cycle FET. Fertil Steril, 2021, 115:947-956.

21. BO W, ZHANG N, WANG L, et al. Progesterone levels predict pregnancy outcomes in individuals with fallopian tube associated infertility. BMC Pregnancy Childbirth, 2021, 21:16.

22. CAI H, MOL BW, GORDTS S, et al. Early and late pregnancy loss in women with polycystic ovary syndrome undergoing IVF/ICSI treatment: a retrospective cohort analysis of 21 820 pregnancies. BJOG, 2021, 128:1160-1169.

23. GANER HERMAN H, FARHADIAN Y, SHEVACH ALON A, et al. Complications of the third stage of labor in in vitro fertilization pregnancies: an additional expression of abnormal placentation? Fertil Steril, 2021, 115: 1007-1013.

24. HAN S, ZHAI Y, GUO Q, et al. Maternal and Neonatal Complications in Patients With Diminished Ovarian Reserve in In-Vitro Fertilization/Intracytoplasmic Sperm Injection Cycles. Front Endocrinol(Lausanne), 2021, 12:648287.

25. HUSEN SC, KONING IV, GO A, et al. IVF with or without ICSI and the impact on human embryonic brain development: the Rotterdam Periconceptional Cohort. Hum Reprod, 2021, 36:596-604.

26. JIANG F,GAO J,HE J,et al. Obstetric outcomes for twins from different conception methods-A multicenter cross-sectional study from China. Acta Obstet Gynecol Scand,2021,100:1061-1067.

27. KOLTE AM,WESTERGAARD D,LIDEGAARD O,et al. Chance of live birth:a nationwide,registry-based cohort study. Hum Reprod,2021,36:1065-1073.

28. LACEY L,HASSAN S,FRANIK S,et al. Assisted hatching on assisted conception(in vitro fertilisation(IVF) and intracytoplasmic sperm injection(ICSI)). Cochrane Database Syst Rev 2021,3:CD001894.

29. LIU Y,HIPP HS,NAGY ZP,et al. The effect of donor and recipient race on outcomes of assisted reproduction. Am J Obstet Gynecol,2021,224:374 e1-e12.

30. MAKHIJANI R,BARTELS CB,GODIWALA P,et al. Impact of trophectoderm biopsy on obstetric and perinatal outcomes following frozen-thawed embryo transfer cycles. Hum Reprod,2021,36:340-348.

31. PORTAL A,SUNYACH C,LOUNDOU A,et al. Nomograms for predicting adverse obstetric outcome in IVF pregnancy:A preliminary study. Birth,2021,48:186-193.

32. RAAD G,TANIOS J,KERBAJ S,et al. Stress Management during the Intracytoplasmic Sperm Injection Cycle May Slow Down First Embryo Cleavage and Accelerate Embryo Compaction:A Pilot Randomized Controlled Trial. Psychother Psychosom,2021,90:119-126.

33. ROMANSKI PA,BORTOLETTO P,LIU YL,et al. Length of estradiol exposure >100pg/ml in the follicular phase affects pregnancy outcomes in natural frozen embryo transfer cycles. Hum Reprod,2021,36:1932-1940.

34. SUNKARA SK,ANTONISAMY B,REDLA AC,et al. Female causes of infertility are associated with higher risk of preterm birth and low birth weight:analysis of 117 401 singleton live births following IVF. Hum Reprod, 2021,36:676-682.

35. VAN DUIJN L,ROUSIAN M,REIJNDERS IF,et al. The influence of frozen-thawed and fresh embryo transfer on utero-placental(vascular)development:the Rotterdam Periconception cohort. Hum Reprod,2021,36:2091-2100.

36. ZAAT T,ZAGERS M,MOL F,et al. Fresh versus frozen embryo transfers in assisted reproduction. Cochrane Database Syst Rev,2021,2:CD011184.

 复习思考题

1. 简述孕早、中、晚期管理要点。
2. 简述妊娠期高血压疾病及对孕产妇及胎儿的影响。
3. 应如何指导辅助生殖妊娠者选择分娩方式?

第四篇　不孕症相关疾病与辅助生殖技术

第一章　多囊卵巢综合征

> **要点**
>
> 1. 掌握多囊卵巢综合征的诊断及鉴别诊断。
> 2. 了解多囊卵巢综合征的常见健康问题及预防。
> 3. 掌握多囊卵巢综合征合并不孕的诊治方法。

多囊卵巢综合征（polycystic ovary syndrome，PCOS）是生育年龄女性常见的一种复杂的内分泌及代谢异常所致的疾病，以慢性无排卵（排卵功能紊乱或丧失）和高雄激素血症（患者体内男性激素产生过剩）为特征，主要临床表现为月经周期不规律、不孕、多毛和/或痤疮，是最常见的女性内分泌疾病之一。我国育龄女性患病率为 6.46%。1935 年，Stein 和 Leventhal 将其归纳为闭经、多毛、肥胖及不孕四大病症，称为 Stein-Leventhal 综合征（S-L 综合征）。PCOS 患者的卵巢增大、白膜增厚、多个不同发育阶段的卵泡，并伴有颗粒细胞黄素化。PCOS 是 2 型糖尿病、心血管疾病、妊娠期糖尿病、妊娠期高血压疾病，以及子宫内膜癌的重要危险因素。PCOS 的临床表型多样，目前病因不清，PCOS 常表现出家族群聚现象，提示有遗传因素的作用。患者常有同样月经不规律的母亲或者男性型脱发的父亲；男性型脱发是 PCOS 的男性表型，女性 PCOS 和男性型脱发可能是由同一等位基因决定的；高雄激素血症和/或高胰岛素血症可能是多囊卵巢综合征患者家系成员同样患病的遗传特征；在不同诊断标准下做的家系分析研究经常提示 PCOS 遗传方式为常染色体显性遗传；而应用"单基因 - 变异表达模型"的研究却显示 PCOS 是由主基因变异并 50% 可遗传给后代。因为其严重危害女性的身心健康，PCOS 成为全球研究者关注的热点问题之一，PCOS 不仅涉及妇科内分泌的范畴，也涉及产科、内分泌科、皮肤科、儿科等范畴。

第一节　流行病学特点

PCOS 的患病率与本病在不同时期的诊断标准和定义密切相关。目前可以检索到的文献中，大多数被调查的对象选择的是育龄女性，这就限制了被调查对象的年龄，不同研究显示 PCOS 的患病率与人种不同有关，且大多数研究是白种人或高加索人中调查得到的患病率。

按 1990 年美国国家卫生研究院（National Institutes of Health，NIH）诊断标准开展的流行病学调查较多，结果显示 PCOS 患病率如下：一项美国东南部研究调查了 227 名在一所大学就业前进行体格检查的妇女，应用 1990 年 NIH 的诊断标准 PCOS 的患病率为 4.0%，其中黑种人和白种人的患病率无统计学差异。440名无选择性的育龄妇女（50%黑种人，38%白种人），患病率为6.6%，白种人和黑种人的患病率仍没有差异（分别为8.0%和6.8%）。192名招募的希腊Lesbos岛妇女的调查，患病率为6.8%，而另一项西班牙的154名献血的高加索妇女的调查，得到相似的患病率6.5%。同样，从一项为"女性健康研究项目"招募的两所牛津大学的230名志愿者（97%为白种人）中，患病率为8%。因此，按照1990年NIH诊断标准，非选择生育年龄妇女中，PCOS的患病率为6.5%~8%。

根据2003年鹿特丹诊断标准调查PCOS患病率的研究较少，比较两个诊断标准后，可以估计按鹿特丹诊断标准，PCOS患病率可能高于6.5%~8%。最近的一项研究显示居住在美国的墨西哥人中的PCOS患病率高于白种人或非洲裔美国人。

2005年，我国山东省立医院进行了一项非随机抽样的调查，调查依照鹿特丹诊断标准，对千名汉族育龄女性的调查发现PCOS患病率为6.46%，检出的PCOS中稀发排卵、卵巢多囊样改变、高雄激素血症、高雄激素症状（Ferriman-Gallwey评分≥6分，多毛和痤疮）分别占89.4%、72.94%、57.65%、38.8%（1.18%和38.8%），不孕占7.06%、肥胖占8.23%。为了更好地了解PCOS在人群中的患病率，我国"十一五"国家科技支撑计划开展了大样本、多中心的流行病学研究，调查了10个省市的16 886名社区育龄妇女，15 924人完成调查，调查遍布152个城市社区和112个农村社区，得到我国社区人口PCOS患病率为5.6%，按其高雄激素症状、排卵障碍和卵巢多囊样改变进行亚型分型诊断，显示19%表现为高雄激素症状和排卵障碍、37%表现为高雄激素症状和卵巢多囊样改变、15%表现为排卵障碍和卵巢多囊样改变、29%同时存在3种表现。

PCOS临床表现高度异质性，没有一种临床表现出现于所有患者。一些月经稀发的妇女随着年龄增长月经周期趋向正常。高雄激素的主要临床表现为多毛，但多毛程度受种族和年龄的影响较大，缺乏统一的诊断标准。我国全国性流行病调查结果显示改良Ferriman-Gallwey评分>4分即可以诊断多毛，多毛主要分布在上唇、下腹和大腿内侧。PCOS患者中肥胖的发生率与国家和种族有关，占PCOS患者的30%~60%，主要表现为向心性（腹型）肥胖。糖耐量受损（impaired glucose intolerance，IGT）和2型糖尿病是PCOS超重患者的主要并发症。有文献报道PCOS患者2型糖尿病的发病风险增加5~10倍，同时糖耐量受损的风险也增加，PCOS患者IGT的患病率为31%~35%，2型糖尿病的患病率为7.5%~10%。高甘油三酯血症、低密度脂蛋白浓度增高和高密度脂蛋白降低在PCOS患者中非常常见，特别是肥胖的PCOS患者。纤溶酶原激活抑制因子-1可能也增高，这提示一种慢性炎症存在的可能。

内分泌改变方面，PCOS患者血清FSH多正常，而LH水平升高，占PCOS患者的30%~50%。因高黄体生成素血症并未被纳入PCOS的诊断标准，因此并未对高黄体生成素血症PCOS患者进行亚型分型。另外，胰岛素抵抗与PCOS直接相关，即使是体重正常的PCOS患者也可能存在一定程度的高胰岛素血症和餐后血糖异常或糖耐量受损，有50%~70%的PCOS患者存在胰岛素抵抗，说明胰岛素抵抗与PCOS关系密切。

第二节　病因学研究

对PCOS病因学的研究，已经历了60余年，但是，由于PCOS与不孕和低生育力人群相关、对初潮前女孩和绝经后妇女的表型难以评价、缺乏相关的男性表型等问题，给该病的病因研究带来诸多困难。目前对于PCOS病因学研究有遗传理论和非遗传理论两种。PCOS呈家族群居现象，家族性排卵功能障碍和卵巢多囊样改变提示该病存在遗传基础。高雄激

素血症和 / 或高胰岛素血症可能是 PCOS 家族成员同样患病的遗传特征,胰岛素促进卵巢雄激素生成作用亦受遗传因素或遗传易感性影响。稀发排卵、高雄激素血症和卵巢多囊样改变的家族成员中女性发生高胰岛素血症和男性过早脱发的患病率增高。而另一些研究则认为孕期子宫内激素环境影响成年后个体的内分泌状态,孕期暴露于高浓度雄激素环境下,如母亲 PCOS 史、母亲为先天性肾上腺皮质增生症、高雄激素控制不良等,其后代青春期后易发生排卵功能障碍等。

一、PCOS 的遗传相关性

尽管遗传学研究困难重重,人们还是在家系分析中,从 PCOS 所呈现的高度家族聚集性方面,认为 PCOS 是家族性疾病,受单一常染色体显性基因影响及具有一个可变的表型。结合 PCOS 所呈现的临床表型的高度异质性,多数学者同意 PCOS 的发病是多个或几个关键基因与环境因素相互作用的结果。

近年来,随着基因连锁分析、基因连锁不平衡分析和基因芯片等分子生物学研究技术的迅猛发展,使得精确的大规模研究 PCOS 的相关基因成为可能,有关 PCOS 遗传学的研究也已经取得了可喜的进步。在过去的研究中,还曾对 *SF-1*、*StAR*、*DAX-1*、*GYS*、*GnRHR*、*DRD2*、*BAR-2*、*WNT-4*、*FEM1A* 等基因进行了研究,但均没有发现特别有意义的突变存在。虽然 *CYP11A*、胰岛素基因和胰岛素受体附近的基因等几个位点被建议作为 PCOS 的候选基因,但仍缺乏最有力的疾病相关性证据。在基因水平的研究中,也发现了一些保护性基因表达水平的下降,如 HOXA10 mRNA 在子宫内膜的表达下降,2 型 17β-HSD mRNA 在未治疗的多毛妇女的头发中低表达等。至今,遗传学研究还不能支持与 PCOS 明确相关的基因突变。应用基因芯片的研究结果显示,PCOS 患者的卵细胞中 374 个基因的 mRNA 表达丰富,68 个差异表达的基因公认同雄激素受体和 / 或 PPAR-γ 结合位点有关;PCOS 患者颗粒细胞中相关基因的差异表达,共发现了 46 个明显差异表达的基因;其中 25 个基因表达上调,21 个表达下调。这些基因具有多种生物学的功能,包括脂类代谢的调节、细胞间的信号转导和免疫炎症反应等;PCOS 卵巢和正常卵巢间共发现了 290 个差异表达的基因,其中包括 119 个已知基因;88 个基因表达上调,而 31 个基因表达下调;这些基因功能包括细胞分裂 / 凋亡、基因表达和代谢调节。这些结果为 PCOS 后续的相关性功能研究提供了基础。

二、环境因素对 PCOS 发病的影响

如前所述,目前的研究难以用一个基因解释其能够导致 PCOS 高度异质性的临床表现和生化特征,双胎 PCOS 研究也发现 26.3% 的单卵双胎和 40% 的双卵双胎在 PCOS 的发病表型上不一致,提示 PCOS 可能是一种较为复杂的遗传方式,而不是单一的常染色体缺陷,结合 PCOS 的高度异质性,不排除伴 X 连锁显性遗传和多基因形式的可能,以及环境因素的影响作用,所以部分研究者想到,是否如 2 型糖尿病、高血压等代谢相关疾病一样,PCOS 的临床和生化表现可能还受到饮食、运动等生活方式及环境因素的影响。PCOS 病理生理学改变十分复杂,从单一病理机制不能完全诠释 PCOS 复杂表型,目前多数学者认为是致病基因和环境因素共同作用的结果。以下是可能影响 PCOS 发病的一些环境因素。

(一)胎儿期环境因素的影响

研究认为,孕期子宫内激素环境影响成年个体的内分泌状态,孕期暴露于高浓度雄激素的雌性大鼠,成年后会发生不排卵和多囊卵巢。新生儿体重与 PCOS 的关系相关报道提示

低出生体重与包括 PCOS 在内的生殖功能紊乱相关。与月经周期正常者相比,分娩低体重儿的风险在育龄 PCOS 患者中明显增高(7.5% 比 18.4%)。与正常对照组相比,PCOS 组小于胎龄儿发生率明显升高(分别为 2.8% 和 12.8%,$P<0.02$),而且其出生体重更低。胎儿生长受限与一些严重的成年后疾病如心血管疾病、2 型糖尿病、肥胖和高血压相关。最近研究表明,胎儿生长受限可能与出生前暴露于性激素环境有关,妊娠期应用雄激素可能与男性和女性子代生长受限有关。

(二)青春期环境因素的影响

青春期患有贪食等饮食障碍的女性常发生 PCOS。有研究发现,PCOS 患者的女儿青春期前的血清抗米勒管激素(AMH)浓度升高,提示这些女孩可能在幼年和儿童期就有卵巢发育改变。AMH 可影响卵巢内分泌功能,抑制芳香化酶活性,进而抑制雌激素合成,可能通过促进小卵泡快速生长进而加快原始卵泡的起始生长。青春期后,早期暴露于雄激素过多的环境中,类固醇激素对垂体 LH 的负反馈减少,引起 LH 异常分泌;同时使脂肪首先堆积于腹部,恶化了对胰岛素的抵抗(通过基因调节脂肪细胞分化和胰岛素分泌和作用,后者被进一步增强)。由此产生的高胰岛素血症与高 LH 分泌协同作用,增加了卵巢类固醇产生,以及诱导卵泡发育过早停止和停止排卵。

因此,PCOS 是一种复杂的、多态性的紊乱,大多数临床及生化特点可以用卵巢分泌雄激素过多来解释,遗传和环境(尤其是饮食)等因素共同作用,最终影响 PCOS 患者的临床表型。

第三节　病理生理特点

PCOS 相关病理生理机制研究众多,但目前尚无定论,主要病理生理变化包括以下几方面。

一、高雄激素血症

女性体内的雄激素主要由卵巢和肾上腺合成,雄激素合成的限速步骤包括孕烯醇酮和孕酮各自转换成 17- 羟孕烯醇酮和 17- 羟孕酮。P450c17α- 羟化酶活性增强,导致了 PCOS 患者中升高的雄激素水平和功能性的高雄激素血症。PCOS 患者升高的 LH 刺激卵泡膜细胞 17α- 羟化酶的活性,致使雄激素产生增多。部分 PCOS 患者还伴有血清 DHEA、DHEA-S 水平升高,说明其肾上腺分泌雄激素的增多。另外,PCOS 患者的高胰岛素血症及胰岛素抵抗状态也可间接加剧高雄激素血症。

二、高胰岛素血症

与正常妇女相比,肥胖和非肥胖的 PCOS 患者有不同程度的胰岛素抵抗和代偿性的高胰岛素血症。增高的胰岛素促进垂体 LH 释放,并可直接增强卵巢卵泡膜细胞 17α- 羟化酶作用,致雄激素合成增多;胰岛素(insulin,INS)及胰岛素样生长因子 -1(insulin-like growth factor 1,IGF-1)也能促进 LH 刺激卵巢卵泡膜细胞雄激素的合成,同时还抑制肝脏合成性腺激素结合球蛋白(sex hormone-binding globulin,SHBG),使游离睾酮升高。高胰岛素血症通过 INS 受体直接作用于卵巢的卵泡膜细胞加速细胞内孕酮转化为 17α- 羟孕酮及后者进一步转化为雄烯二酮及睾酮的过程,高浓度 INS 可促进 PCOS 患者卵巢间质细胞合成 IGF-1,使雄激素合成明显增加,高浓度 INS 刺激垂体上 INS 及 IGF-1 受体,增强垂体 LH 释放,从而间接升高血雄激素,高胰岛素血症抑制肝脏合成性激素结合球蛋白(SHBG),导致游离睾酮(free testosterone,FT)水平升高,使雄激素利用度增加。INS/IGF 系统刺激 P450c17mRNA 在卵巢和肾上腺的表达和活性,从而促进雄激素的合成。在卵巢水平 IGF-1 协同 LH 进一步促进雄激素合成和分泌,同时 IGF-1 和 IGF-2 可诱导细胞色素 P450、20、22 裂解酶和羟化酶功能活化,在卵泡膜细胞内增强 P450c17α- 羟化酶的作用,从而导致雄激素水平升高。胰岛素可调节 IGF 结合蛋白浓度调节 IGFS 水平,高胰岛素血症使肝 IGFBP-1 产生减少,从而使 IGF-1 利用度增加,血液循环及卵巢局部 IGF-2 水平升高刺激雄激素合成及分泌,同时 IGF-1 协同 INS 抑制肝脏合成 SHBG,使血游离睾酮水平升高。另外,INS 参与 PCOS 无菌性炎症反应,在 PCOS 发病中起到重要作用。

三、与慢性炎症相关性

研究发现 PCOS 患者血清中炎症因子 IL-1ra、TNF-α、US-CRP 明显升高,提示慢性亚临床炎症可能与 PCOS 发病相关。另外,PCOS 胰岛素抵抗组及非胰岛素抵抗组血清 IL-18、IL-1β 水平明显高于对照组,PCOS 组血清 IL-18、IL-1β 水平与 BMI、Homa-IR 及 T 呈正相关,说明炎症因子 IL-18、IL-1β 在 PCOS 患者血清中明显升高,并且在胰岛素抵抗和肥胖的 PCOS 患者中升高更加明显。说明慢性炎症可能参与 PCOS 的发病,并且与胰岛素抵抗及肥胖有关,并参与了 PCOS 患者的心血管疾病的发生。

第四节　临 床 表 现

一、主要症状

(一)稀发排卵和 / 或无排卵

PCOS 患者的一个重要的临床表现为稀发排卵或无排卵,因此患者经常伴有月经不规律。异常子宫出血如不规则或不可预知的出血,月经周期不足 23 天或多于 35 天,一般认为都是异常的。目前尚无设计良好的排卵周期及正常月经量的研究,月经稀发与闭经妇女的排卵率和妊娠率明显不同,PCOS 患者的月经周期多数会呈逐渐变规律的倾向。月经不调与代谢风险增加相关,月经不规则越严重者,PCOS 表现越重。

(二)临床和 / 或生化高雄激素血症

高雄激素症状主要表现为多毛,特别是黑、粗毛的男性型过度生长,经过治疗的患者、亚洲或青春期的 PCOS 女性,多毛症状多不典型。多毛是高雄激素症状的一个重要指标,但要考虑种族差异。有学者在开展全国范围育龄人群 PCOS 流行病学研究的基础上,建立 PCOS 病例库和标本库,针对 PCOS 诊断标准中的重要指标"多毛"的种族特异性,提出了符合中国人群特征的多毛诊断标准(改良 Ferriman-Gallwey 评分≥5 分),并简化多毛评分方法,将九部位简化为三部位,方便临床使用,规范了中国 PCOS 诊断标准。痤疮也是高雄激素的另一个敏感的临床表现,但研究起来更为复杂。

生化指标的高雄激素表现又称为高雄激素血症,有些患者高雄激素血症并不表明患者游离雄激素水平升高。由于雄激素成分多样,目前对高雄激素血症尚无统一的诊断标准,常用的评价高雄激素血症的生化指标主要有游离睾酮(FT)或游离雄激素指数(free androgen index,FAI=T × 100/SHBG),以及其他雄激素的测定,如脱氢表雄酮(dehydroepiandrosterone,

DHEA）、硫酸脱氢表雄酮（sulphated dehydroepiandrosterone，DHEAS）、雄烯二酮（androstenedione，AD）。游离睾酮的测定方法包括平衡渗透法、应用 SHBG 和总睾酮进行计算或硫酸胺盐沉淀法。由于正常人群中雄激素水平变异大，雄激素测定缺乏正常参考值，特别是青春期女性中的数据；雄激素水平易受其他因素的影响，如年龄、体重指数（body mass index，BMI）。外源性激素类药物治疗也可以很快对自身雄激素合成产生抑制作用，例如口服避孕药可使雄激素水平降低。

（三）卵巢多囊样改变

根据鹿特丹诊断标准，卵巢多囊样改变是一侧卵巢内有 ≥12 个直径 2~9mm 的小卵泡和/或卵巢体积 ≥10ml。直径 <10mm 的卵泡大小，应测量卵泡的两个径线后取平均直径；卵巢体积的测量一般采用公式：$0.5 \times 长 \times 宽 \times 厚（cm^3）$，与小卵泡的分布、间质回声增强和间质体积无关。测量不能在服用口服避孕药期间进行。检查推荐在早卵泡期（月经周期的 3~5 天），经阴道或直肠超声检查后进行诊断，因为卵巢形态可随着月经周期改变，月经不规律的妇女可以在黄体酮撤退出血后进行检查，而卵泡计数要对卵巢进行垂直和横扫后才能计数完成。

二、PCOS 的其他临床表现

（一）黄体生成素增加

PCOS 患者的血清 FSH 水平多是正常的，而 LH 水平升高，占 PCOS 患者的 30%~50%。60%PCOS 患者血清 LH 水平高于第 95 百分数，LH/FSH 比值升高则占 95%。对闭经的 WHO Ⅱ型不孕患者的调查数据显示，血清 LH 浓度与测量的周期时间无关。LH 水平升高可能是一种与 PCOS 相关的临床表现，但因高黄体生成素血症并未被纳入 PCOS 的诊断标准，因此并未对高黄体生成素血症 PCOS 患者进行亚型分型。

（二）胰岛素抵抗与代谢综合征

胰岛素抵抗与 PCOS 患者病情轻重直接相关，即使是体重正常的 PCOS 患者也可能存在一定程度的高胰岛素血症和餐后血糖异常或糖耐量受损，据报道，有 50%~70% 的 PCOS 患者存在胰岛素抵抗，说明胰岛素抵抗与 PCOS 关系密切。文献报道其患病率与评估胰岛素抵抗方法的敏感性有关，改善生活方式和药物治疗均可以有效改善胰岛素抵抗的状态。代谢综合征是 PCOS 女性的一个重要的临床问题，但并不是所有的 PCOS 表型均有类似的代谢风险。高雄激素血症伴月经稀发是重要的高危因素。尽管 PCOS 协作组认为 PCOS 患者存在糖耐量受损和 2 型糖尿病的高患病风险，但目前尚无可靠的胰岛素抵抗的预测值，另外代谢综合征的诊断标准已经发展，包括胰岛素抵抗、向心性肥胖、高血压、空腹血糖升高和脂代谢异常，胰岛素抵抗在正常人群中的发病率也高达 20%。为了解胰岛素抵抗、代谢综合征和 PCOS 间关系、治疗结局和健康风险，还需要进行更多的研究。

（三）糖耐量受损和 2 型糖尿病

PCOS 是一个发展为 IGT 和 2 型糖尿病的危险因素，肥胖（通过胰岛素抵抗放大）是加剧 PCOS 发展为 IGT 和 2 型糖尿病的重要因素；虽然 PCOS 患者空腹血糖多正常，但服糖后胰岛素释放增加，且糖代谢异常，应进行口服葡萄糖耐量试验，同时测定胰岛素是必要的。特别在下列情况下应进行筛选：高雄激素症状与排卵障碍、黑棘皮病、肥胖（BMI>30kg/m²，或在亚洲人群中 BMI>25kg/m²）、有 2 型糖尿病或 GDM 家族病史。改善饮食习惯和生活方式是预防糖尿病和改善受孕力的第一选择；二甲双胍可用于 IGT 和 2 型糖尿病的患者。一项英国的流行病学研究显示进行卵巢楔形切除术的 PCOS 患者，其糖尿病的发病率明显增加。

美国和欧洲的其他研究结果也证实这点。肥胖的 PCOS 患者较非 PCOS 妇女从血糖正常到发展为糖耐量受损或糖尿病的进程明显快。还有文献报道 PCOS 患者 2 型糖尿病的发病风险增加 5~10 倍,同时糖耐量受损的风险也增加,PCOS 患者 IGT 的患病率为 31%~35%,2 型糖尿病的患病率为 7.5%~10%,这些都远远高于正常人群中的患病率。一项初步的研究显示 PCOS 糖耐量正常者只有 10% 在 2~3 年内发展为 2 型糖尿病,而 IGT 的 PCOS 患者这一比例则达 30%,明显高于一般人群中的 5%。我国社区 PCOS 人群调查结果显示 PCOS 肥胖患病率为 34.09%,非肥胖型 PCOS 与正常人群代谢综合征患病率相似,而肥胖的 PCOS 代谢综合征发生率明显高于非 PCOS 的肥胖人群,因此要特别重视 PCOS 患者的体重管理。

(四)脂代谢异常

任何年龄的 PCOS 患者都具有心血管疾病高风险的特点,血脂异常、IGT 和 2 型糖尿病均是动脉粥样硬化和心血管疾病的经典风险指标,即使体重与正常对照组妇女匹配,甘油三酯、高密度脂蛋白(high density lipoprotein,HDL)、低密度脂蛋白胆固醇、非高密度脂蛋白水平(反映改变载脂蛋白 B/ 载脂蛋白 A 的代谢)异常在 PCOS 患者中也普遍存在,且在高雄激素血症患者更严重;随着年龄的增长和相关环境因素的影响,对 PCOS 心血管疾病的风险应进行定期评估。高甘油三酯血症、低密度脂蛋白浓度增高和高密度脂蛋白降低在 PCOS 患者中均非常常见,特别是在肥胖的 PCOS 患者中常见。纤溶酶原激活抑制因子 -1 可能也增高,这提示一种慢性炎症存在于 PCOS 患者中的可能。

(五)心血管疾病

终身代谢紊乱的 PCOS 患者心血管疾病的风险增加,导致随着年龄的增长,尤其是绝经后心血管事件发生风险增加;PCOS 患者的血管内皮功能障碍与腹部肥胖和胰岛素抵抗相关,与对照组相比,冠状动脉钙化与颈动脉内膜中层壁厚增加;在非糖尿病卵巢完整的绝经后妇女中,动脉粥样硬化心血管疾病与 PCOS 的特点相关,如雄激素过多和月经不调史。PCOS 心血管疾病导致的死亡率增加尚不确定。一项应用血管造影方法进行检查的流行病学调查发现,PCOS 的年轻患者冠状动脉狭窄发生率明显高于同龄女性。PCOS 患者超声检查中发现其他大血管阻塞发生也较早。然而,一项英国的根据医疗记录和死亡证明进行的调查,结果显示 PCOS 病史的患者心肌梗死或其他心脏疾患的发生率并不增加。其他流行病学调查也未见冠心病发病率增加的报道。

(六)肥胖

肥胖患病率的增加,对 PCOS 的表型亦有重要影响,一些研究表明,较高的 BMI 是月经不规则、高雄激素血症、多毛的高危因素;体重和内脏脂肪增加与胰岛素抵抗相关,但其对月经不规则、多毛症的影响仍不清楚。PCOS 患者中肥胖的发生率因种族和饮食习惯不同而不同,占 PCOS 患者的 30%~60%。在美国,有 50% 的 PCOS 患者存在超重或肥胖,而其他国家的报道中要少得多。其他国家的 PCOS 患者也表现为肥胖增多,但均没有美国 PCOS 患者中比例高。PCOS 的肥胖表现为向心性肥胖,甚至非肥胖的 PCOS 患者也表现为血管周围或网膜脂肪分布增加。

(七)阻塞性睡眠窒息

这种问题在 PCOS 患者中非常常见,且不能单纯用肥胖解释,胰岛素抵抗较年龄、BMI 或循环睾酮水平对睡眠中呼吸困难的预测作用更大。

(八)不孕

由于排卵功能障碍使 PCOS 患者自然受孕率降低,但 PCOS 患者的流产率是否增加或流产是否为超重的结果目前还不清楚。

（九）妊娠期问题

孕前应进行健康评估,给予关于戒烟、生活方式、饮食方面改善的指导意见,适当补充维生素和叶酸;PCOS 患者自然妊娠流产率与肥胖相关,促排卵后的流产率与不孕相关;PCOS 患者妊娠期间出现的妊娠期糖尿病、妊娠高血压及相关的并发症风险增加;妊娠相关的风险更多见于经典型 PCOS,而不是非高雄激素血症妇女中;PCOS 患者的婴儿患病率和死亡率增加。

（十）癌症风险

PCOS 患者子宫内膜癌的风险增加 2.7 倍（95% 置信区间:1.0-7.3）,大多数子宫内膜癌的分化和预后良好;尚无明确证据证明 PCOS 患者卵巢癌和乳腺癌的风险增加。

（十一）其他

PCOS 患者心理障碍的患病率增加,心理问题也较多。目前发病机制还不清楚,疾病本身或其表现增加了心理问题发病率(如肥胖、多毛、月经不调、不孕不育),应该进行适当的心理辅导和干预。

综上所述,PCOS 的主要特征是临床或生化高雄激素血症和卵巢多囊样改变,需要更多的循证医学研究来分析 PCOS 的流行病学特点。

第五节　诊断及分型

一、国际的 PCOS 诊断标准

2003 年,欧洲人类生殖和胚胎学会(European Society of Human Reproduction and Embryology,ESHRE)与美国生殖医学学会(American Society for Reproductive Medicine,ASRM)的专家在荷兰鹿特丹召开专家会议,发表了 PCOS 诊断共识,此诊断标准成为相当长时间里最重要的 PCOS 国际诊断标准。其主要诊断标准包括稀发排卵 / 无排卵、高雄激素的临床 / 生化表现及超声下卵巢多囊样改变等,并对 PCOS 患者的此 3 方面重要临床表现给予了明确的定义。这一诊断标准在国际上被广泛接受和应用,为其后大量临床和基础研究中 PCOS 标准的统一化奠定了基础。

2018 年,包括 ESHRE 和 ASRM 在内的多个国际组织的共同努力下,在 2003 年鹿特丹标准的基础上进行了诊断标准和诊疗规范的更新,多个国际组织联合发布了 2018 年多囊卵巢综合征评估和管理的国际循证指南。对于成人 PCOS 的诊断标准基本与鹿特丹标准保持一致,即在以下 3 方面表现中包含 2 条或以上:

1. 稀发排卵或无排卵相关的月经不规律　对于初潮 3 年以上的育龄期妇女表现为月经周期超过 35 天,或每年少于 8 个月经周期。

2. 高雄激素的临床表现和 / 或生化表现　主要有痤疮、高雄激素性秃发,出现喉结、阴蒂增大、声调低沉等,多毛采用 Ferriman-Gallwey 评分 >4~6 分为标准。生化表现主要指 PCOS 患者中总睾酮、游离睾酮指数或游离睾酮高于实验室参考正常值。推荐用平衡透析法检测游离睾酮,或者用总睾酮及性激素结合球蛋白计算游离睾酮指数(FAI= 总睾酮 × 100/SHBG)。各种雄激素在正常人群中正常值变异很大,标准范围还未很好建立,因此目前还没有一个统一认可的雄激素标准值。

3. 超声表现为卵巢多囊样改变　一侧或双侧卵巢直径 2~9mm 的卵泡≥20 个,和 / 或卵巢体积≥10ml。B超诊断的注意事项:对未婚无性生活的妇女可采用肛门超声检查,可达到与阴道超声检查同样满意的效果,进行B超检查的时间建议月经规律者应在早卵泡期或无优势卵泡状态下超声检查;经期延长或闭经的妇女可在任何时间或用黄体酮诱导月经来潮3~5天;卵巢体积计算:卵巢体积=0.5×长×宽×厚(cm³);卵泡数目测量应包括横面与纵面扫描;因为药物可以改变卵巢的形态,对卵巢进行评价时需要患者未服用口服避孕药。只要有一侧卵巢符合多囊样改变就可以进行诊断。

同时需注意排除其他疾病,如甲状腺功能异常、先天性肾上腺皮质增生症、库欣综合征、分泌雄激素的肿瘤等。

二、我国的 PCOS 诊断标准

基于汉族女性的患病特点,在鹿特丹标准的基础上,针对我国PCOS人群的流行病学调查和研究,中华医学会妇产科学分会妇科内分泌学组在2007年初次制定了中国PCOS的诊治规范,并在2011年发布了《多囊卵巢综合征的诊断》国内的行业标准,于2018年再次更新了这一标准和共识的内容。我国的PCOS诊断标准首次提出了"疑似PCOS"这一概念。确诊分2步进行。

1. **疑似 PCOS** 月经稀发或闭经或不规则子宫出血是诊断的必要条件。另外再符合下列2项中的1项:①高雄激素临床表现或高雄激素血症;②超声表现为卵巢多囊样改变。

2. **确诊 PCOS** 在具备上述疑似PCOS诊断条件的基础上,还必须逐一排除其他可能引起高雄激素和排卵异常的疾病,如迟发型先天性肾上腺皮质增生症、库欣综合征、低促性腺激素低性腺激素性闭经、卵巢或肾上腺分泌雄激素肿瘤、甲状腺功能异常、高催乳素血症等才能确定诊断。

三、PCOS 的亚型分型

虽然国内外对PCOS的诊断有着不同的标准,各种诊断分型均是基于PCOS的几个重要临床特点,包括高雄激素的临床表现和/或高雄激素血症(hyperandrogemia,HA)、月经异常和排卵障碍(irregular cycles and ovulatory dysfunction)和超声改变。最新的2018国际PCOS指南未对其分型做出明确的定义。目前PCOS的亚型分型主要按鹿特丹标准中的几个诊断标准进行,包括:

1型:经典PCOS,超声卵巢多囊样改变及高雄激素的临床表现和/或高雄激素血症。

2型:超声卵巢多囊样改变及稀发排卵或无排卵。

3型:NIH标准PCOS,高雄激素的临床表现和/或高雄激素血症及稀发排卵或无排卵。

4型:同时具备超声卵巢多囊样改变、高雄激素的临床表现和/或高雄激素血症及稀发排卵或无排卵。

四、青春期 PCOS 的诊断

对于青少年多囊卵巢综合征的诊断标准不同于育龄期妇女,应重视肥胖、多毛、月经紊乱的高危人群。既往对于青春期PCOS无统一的诊断标准,在2018年国际PCOS指南中提出,对于青春期有PCOS表现的患者,应注意动态观察,但避免过度诊断。首先,在月经周期方面,对于初潮后1年内的青春早期过渡期女性,月经不规律定义为月经周期超过90天;对于初潮后1~3年的女性,月经不规律定义为月经周期短于21天或超过45天。其次,在超声方面,由于青春期女性也普遍存在卵巢多囊样改变的特点,因此 2018 国际指南建议超声多囊样改变不作为初潮 8 年内青春期 PCOS 的诊断标准之一。对于有明显临床表现的青春期女性,建议将其诊断为 PCOS "高危"状态,并注意动态随诊,必要时对于青春期 PCOS 的患者进行个体化治疗。

第六节　鉴 别 诊 断

一、库欣综合征

各种原因导致的肾上腺皮质功能亢进。典型表现有满月脸、水牛背、向心性肥胖、皮肤紫纹、多毛、痤疮、高血压、骨质疏松、糖耐量异常、皮肤色素沉着,多伴有男性化表现。实验室检查显示血浆皮质醇正常的昼夜节律消失,尿游离皮质醇增高。过夜小剂量地塞米松抑制试验是筛选本病的简单方法,如用药后皮质醇下降 50%(<195nmol/L),可排除库欣综合征,如皮质醇 >390nmol/L,又无引起假阳性的因素存在,则可能是库欣综合征。

二、先天性肾上腺皮质增生症

先天性肾上腺皮质增生症(congenital adrenal hyperplasia,CAH)属常染色体隐性遗传病。最多见的为先天性 21- 羟化酶及 11β- 羟化酶缺乏症。此类患者不能合成糖皮质激素,垂体 ACTH 失去抑制,肾上腺皮质增生,造成酶前代谢产物——17α- 羟孕酮、17α- 羟孕烯醇酮及其代谢产物孕三醇堆积,雄激素分泌增多。患者染色体 46,XX,性腺为卵巢,内生殖器有子宫及输卵管,但在过多雄激素的作用下外生殖器和第二性征有不同程度的男性化表现,因胎儿期已受过多雄激素影响,故出生时已出现生殖器发育的异常。少数患者为迟发型肾上腺皮质增生,临床表现多延迟到青春期后出现,可表现为缓慢性进行性多毛、月经稀发、无明显生殖器畸形。实验室检查显示血清 T 和 A 水平升高(T>2.8nmol/L,A>9.5nmol/L),血清皮质醇水平多正常,17α- 羟孕酮升高(>9.1nmol/L)。迟发型患者 17α- 羟孕酮的基础水平可在正常范围内,但促肾上腺皮质激素兴奋试验后其水平显著高于正常,此最具诊断价值。

三、卵巢男性化肿瘤

雄激素性肿瘤主要起源于性索间质卵巢肿瘤,具体包括类固醇细胞肿瘤、Leydig 瘤、颗粒细胞肿瘤、Sertoli 细胞瘤、性腺母细胞瘤以及其他一些罕见的形式,如神经内分泌肿瘤伴卵巢转移。多发生于 30~50 岁。患者发病前月经及生育能力正常,发病后出现明显的男性化表现、闭经和不孕。实验室检查雄激素水平升高,主要是 T 和 A 升高(T>7nmol/L,A>21nmol/L),且大多数肿瘤分泌雄激素既不受 ACTH 的调节,也不受促性腺激素的调节。B 超是检查此病的较好方法,CT 或 MRI 也可协助诊断。

四、肾上腺肿瘤

肾上腺皮质的良性和恶性肿瘤均可导致雄激素增多,肿瘤的生长和分泌功能为自主性,不受垂体 ACTH 的控制,也不受外源性糖皮质激素的抑制。对于外源性 ACTH 的刺激,肾上腺癌一般不反应,腺瘤有时可反应。患者多毛及其男性化表现发展迅速,并伴有糖皮质激素或盐皮质激素分泌过多所致的周身代谢异常。CT 或 MRI 对肾上腺肿瘤很敏感,可定位并显示对侧肾上腺萎缩。

五、药物因素

主要是雄激素,其次是糖皮质激素或孕激素的长期或大量应用。可出现多毛,表现为女性出现胡须、体毛增多,甚至其他男性化表现。非激素类药物,如苯妥英钠(大仑丁)、二氮唑、合成甾体类、达那唑等也可诱发,特点是停药后症状逐渐消失,用药史是诊断的主要依据。

六、其他

包括某些脑炎、颅外伤、多发性脑脊髓硬化症或松果体肿瘤等疾病,应激、异位 ACTH 肿瘤等。

第七节　治　疗

一、生活方式调整

拟怀孕的 PCOS 患者在受孕前应进行充分的健康评估,给予患者关于戒烟、改善生活方式和饮食、适当补充维生素(如叶酸)的建议。对孕期风险进行告知,如自然妊娠流产率高与肥胖相关,妊娠期间要密切监测 GDM 的发展。PCOS 患者妊娠期高血压疾病及相关的并发症的风险增加,妊娠相关的风险更多见于经典型(NIH),而不是非高雄激素患者中,PCOS 患者所生的婴儿可能出现发病率和死亡率增加。肥胖影响生育力,包括无排卵、妊娠丢失和妊娠晚期并发症,肥胖的 PCOS 在不孕症治疗中疗效较差。不孕症治疗前减重,有利于提高促排卵治疗有效性,但对降低妊娠并发症作用尚不清楚,生活方式调整主要指控制体重和增加体育锻炼,有利于改善促排卵治疗结局,体重减轻 5%~10% 有一定的临床意义。

二、降低高雄激素血症的药物治疗

雄激素的治疗主要针对多毛、痤疮严重的 PCOS 患者。多毛需要长期药物治疗,疗程多在 6 个月以上,才能达到有效,许多用于治疗多毛症的药物并没有经过美国食品药品监督管理局的适应证批准。

(一)口服避孕药

口服避孕药(oral contraceptive,OC)已作为 PCOS 患者的一种传统的可长期应用的治疗方法,主要用于保护子宫内膜、调整月经周期,通过降低卵巢产生的雄激素改善多毛和 / 或痤疮。口服避孕药主要针对 PCOS 发病机制中高雄激素血症和 LH/FSH 比值升高,口服避孕药中的孕激素可通过负反馈作用抑制下丘脑,并且影响垂体对促黄体素释放激素(luteinizing hormone releasing hormone,LHRH)的反应性,从而使 LH 及 FSH 降低,减少 LH 刺激卵巢的卵泡膜细胞产生的雄激素;其中的雌激素还可抑制细胞色素 P450,并使性激素结合蛋白(浓度增加,从而减少游离睾酮。口服避孕药可以降低 PCOS 患者的高雄激素血症。口服避孕药对于无生育要求的 PCOS 患者是一种简单、经济的治疗方法,多于月经期或黄体酮撤退性出血后 3 天开始,每天 1 片,连续 21 天,视治疗目的连续应用 3~6 周期。含有醋酸环丙孕酮片的避孕药是一种抗雄激素制剂,在女性机体也可产生微量的雄激素作用,并表现出孕激素和抗促性腺激素的作用,但最近的研究显示避孕药中治疗量的屈螺酮没有抗雄激素作用。口服避孕药副作用罕见,长期使用者建议每 6 个月作一次乳房和子宫内膜厚度的检查,如出现偏头痛和发作频繁的头痛、突发的视觉或听觉障碍、血栓性静脉炎或血栓栓塞性疾病应立即停药。对于大多数 PCOS 患者口服避孕药利大于弊，PCOS 患者比正常妇女更容易有口服避孕药的使用禁忌，在没有其他风险因素的情况下，没有任何证据说明 PCOS 患者应用口服避孕药风险高于正常妇女，应得到重视。由于含有醋酸环丙孕酮片的避孕药的血栓风险更高，2018 年国际 PCOS 诊疗指南中不推荐在 PCOS 患者中使用该种类型的口服避孕药。

（二）糖皮质激素

用于治疗肾上腺合成雄激素过多的高雄激素血症，以地塞米松和泼尼松的疗效较好，因为它们与受体的亲和力较大，可抑制垂体 ACTH 分泌，使依赖 ACTH 的肾上腺雄激素分泌减少。地塞米松 0.5~0.75mg/d，泼尼松 5~7.5mg/d，睡前服用。长期应用注意下丘脑 - 垂体 - 肾上腺轴抑制的可能性。

（三）螺内酯

螺内酯（spironolactone）是一种醛固酮类似物，但同时对细胞色素 P450 系统具有一定作用。其对酶抑制作用的有效性与醋酸环丙孕酮相似，故两种治疗效果亦相似。同时其具有对抗雄激素作用，其治疗高雄激素血症的作用机制为竞争性与雄激素受体结合，在末梢组织与双氢睾酮（dihydrotestosterone，DHT）竞争性结合受体，抑制 17α- 羟化酶，使 T、A 减少，另外还能加速 T 转化为 E_2。治疗剂量为 50~400mg/d。

三、PCOS 合并不孕症的治疗

2007 年 ESHRE/ASRM 的 PCOS 协作组就 PCOS 不孕不育治疗形成共识，2018 年 ESHRE/ASRM 在内的多个国际组织联合发布了国际 PCOS 诊疗指南，PCOS 合并不孕症的治疗主要包括以下几个方面。

（一）来曲唑

有生育要求的 PCOS 患者可应用促排卵治疗以帮助获得妊娠。既往认为促排卵治疗是芳香化酶抑制剂（aromatase inhibitors，AIs）的一种适应证外用药。然而，目前越来越多证据表明其在 PCOS 患者促排卵的效果较一直使用的氯米芬更优。因此，在 2018 年的国际指南中明确指出：来曲唑应作为 PCOS 患者促排卵的一线药物。但由于该药的使用范围超出其说明书用途，因此使用前仍需向患者进行特殊说明。其主要作用机制是抑制芳香化酶，进而抑制雌激素合成的限速过程。此药半衰期短、卵巢高反应和 OHSS 发生率低。在 2018 年国际 PCOS 指南中指出，来曲唑应作为 PCOS 患者的首选促排卵药物，与氯米芬相比，其排卵率相当或更高，活产率更高，同时 OHSS 发生率更低，有更好的安全性。来曲唑可以单独应用，也可与 Gn 联合应用，月经第 3~7 天（共 5 天）应用，2.5~5.0mg/d，之后使用 B 超等方法监测排卵。主要不良反应包括胃肠道反应、疲劳、潮热、头和背痛，但无氯米芬拮抗宫颈及子宫内膜雌激素的效应。对于氯米芬抵抗的患者，来曲唑的排卵率仍可达 80%。

（二）氯米芬

2018 年的国际 PCOS 诊疗指南也推荐枸橼酸氯米芬（CC）作为 PCOS 口服促排卵药物的一线治疗方法之一。CC 是一种非甾体激素复合物，有弱雌激素效应，易吸收，半衰期大约为 5 天，主要由粪便排出。CC 可与下丘脑雌激素受体结合，使中枢神经系统对循环中的雌激素水平的感应被阻滞，脉冲式 GnRH 和促性腺激素分泌增加，进一步引起卵泡生长和发育。另外，CC 也可直接影响垂体和卵巢，分别使促性腺激素分泌增加，协同增强 FSH 诱导的芳香化酶活性。CC 也可在女性生殖道的其他部位表现出抗雌激素特征，特别是子宫内膜(使子宫内膜变薄)和宫颈(使宫颈黏液变黏稠),这些抗雌激素效应对妊娠有负面影响。用药方法是在自然周期月经来后或孕激素撤退出血后开始,即从周期的第2~5天开始,用药5天,起始剂量通常是50mg/d,根据患者体重和既往治疗反应酌情增加至100~150mg/d,治疗剂量选择主要根据体重或BMI、女性年龄和不孕原因,卵泡或孕酮监测不增加治疗妊娠率。开始的时间对排卵率、妊娠率和内膜并没有显著影响,在卵泡早期开始可以确保充分的卵泡募集。应尽量采用最小的剂量治疗,因为高剂量并不能改善妊娠结局,并且理论上对内膜厚度和着床有负面影响。用B超监测主导卵泡达平均直径18~20mm时,可用人绒毛膜促性腺激素(hCG)诱发排卵,并指导同房时间。不用B超监测时,应建议用尿LH试纸监测排卵并指导性生活时间。PCOS患者应用CC后排卵率可达80%以上,单独使用妊娠率达30%~60%。20%的PCOS患者应用CC治疗无效,称为氯米芬抵抗(clomiphene citrate resistance),但目前对氯米芬抵抗的定义仍存差异,一般认为最大剂量150~250mg连续应用3个周期均无排卵反应则可定义为氯米芬抵抗。

(三)促性腺激素

对于氯米芬抵抗的PCOS患者,促性腺激素(gonadotropins,Gn)是PCOS不孕患者的二线治疗方法之一,包括FSH、LH及HMG,1960年首次报道了应用尿人类绝经期促性腺激素(human menopausal gonadotropin,hMG)进行促排卵治疗。目前Gn的制剂多样,如hMG、尿源性FSH、基因重组FSH和基因重组LH,由于治疗中易发生多胎妊娠和卵巢过度刺激综合征(OHSS)的风险,使用过程中应加强监测。应用方法多样,包括剂量递减、小剂量递增等方案,PCOS患者应用Gn易发生卵巢高反应,在一般促排卵治疗时,推荐采用小剂量缓增方案,常规方法月经3~5天起始,每天Gn 37.5U/d,若卵巢无反应,每隔7~14天增加37.5U,直到B超下见不多于3个优势卵泡出现,最大剂量225U/d,该方法排卵率为70%~90%,单卵泡发育率为50%~70%,周期妊娠率为10%~20%,OHSS发生率较低(0~5%)。应用外源性Gn应在有条件进行卵泡监测时使用,避免高序多胎妊娠和OHSS发生。

(四)促性腺激素释放激素激动剂或拮抗剂

促性腺激素释放激素激动剂(GnRH-a)的作用机制是可以持续刺激垂体,占据GnRH受体,在短暂的激发效应(flare-up effect)后持续抑制垂体释放Gn,达到垂体降调节作用,降低LH水平,防止过早LH峰出现导致的卵泡黄素化,提高IVF受精率和妊娠率。另外,由于其药物去势作用可降低PCOS患者的高雌激素水平,使子宫内膜维持正常生理状态,这有利于种植,也可提高妊娠率。PCOS患者应用GnRH-a后可提高IVF周期的受精率和妊娠率,并使其流产率降低,移植率和卵裂率增加。长效GnRH-a可在月经第一天肌内注射,注射4周后测血清FSH、LH、E_2和B超,如$E_2<80$pmol/L,且卵巢无直径10mm以上的卵泡,则开始促排卵治疗,如不符合以上情况可以再次注射。主要不良反应是可出现少许不规则阴道出血、阴道干燥等,不良反应较轻,在应用Gn后多可自然缓解。GnRH拮抗剂可以与垂体的GnRH受体结合但不发挥生物学活性,从而阻断内源性GnRH作用,使血清中垂体FSH、LH水平迅速下降,提高卵细胞质量。与GnRH-a相比,GnRH拮抗剂的优点在于它可使LH迅速下降,同时无垂体降调节作用,使Gn用量减少。在应用GnRH拮抗剂的IVF周期中可以采用GnRH-a代替hCG诱发内源性FSH和LH快速释放,进而促进卵细胞成熟,这样就避免了应用hCG后OHSS高发的风险。GnRH拮抗剂与GnRH-a相比,Gn用量少,获卵数少。

(五)胰岛素增敏剂(insulin-sensitizing drugs,ISD)

PCOS患者的一个主要病理生理特征是胰岛素抵抗,导致代偿性高胰岛素血症,以便维持正常糖耐量（葡萄糖摄入后胰岛素的正常反应）。高胰岛素血症和糖耐量异常不仅与PCOS 高雄激素血症和性腺轴功能紊乱密切相关，还是远期 2 型糖尿病和心脏疾患的主要危险因素。主要的胰岛素增敏药物有二甲双胍（metformin）、曲格列酮（troglitazone）、罗格列酮（rosiglitazone）等，其中二甲双胍最常用。二甲双胍可降低血压、空腹胰岛素、空腹血糖和血清雄激素，降低低密度脂蛋白胆固醇水平，但对总胆固醇、高密度脂蛋白胆固醇或甘油三酯水平无改善，对体重和多毛评分无改善作用。常用方法为 500mg，每天 3 次口服，连续服用2~3 个月。此类药物的主要不良反应为胃肠道反应，包括恶心、腹泻伴或不伴痉挛性腹痛，出现在 50% 以上接受治疗的患者中，但在治疗过程中多会改善或完全消失。二甲双胍被FDA 认为在孕期应用是安全的（B 类），尚无致畸的证据，但罗格列酮和匹格列酮仍属于 C 类药（有动物致畸的证据）。到目前为止，我国的《中华人民共和国药典》认为 ISDs 均为孕期禁用药物。目前此药被认为应与改善个人生活方式联合应用，而不是作为取代增加运动和改变饮食习惯的方法。

（六）手术治疗

手术治疗适用于 PCOS 不孕患者，也是 PCOS 不孕治疗的三线方法。最早的有效治疗方法是 1935 年 Stein 和 Leventhal 报道的双侧卵巢楔形切除术（bilateral ovarian wedge resection, BOWR），这种方法开创了手术治疗不孕的时代。手术治疗可以减少卵巢中部分颗粒细胞，卵巢间质产生雄激素减少，从而使循环中的雄激素水平降低，进而 GnRH 降低，引起血清雄激素浓度进一步降低，这也说明卵巢间质亦受垂体 - 卵巢轴调控。由于雄激素水平降低，术后大部分患者可恢复自发排卵和月经，有部分可能自然怀孕，但大部分妊娠发生在术后 6 个月左右。手术治疗根据方法不同分为以下几种：

腹腔镜下卵巢电灼或激光打孔治疗（laparoscopic ovarian drilling, LOD）：目前首选的外科手术治疗方法是应用热穿透或激光进行腹腔镜卵巢打孔术，术后促排卵治疗反应改善。主要适用于氯米芬抵抗患者的治疗，循证医学研究结果显示它与 Gn 同样可以起到有效的促排卵作用，且单卵泡率高，活产率、流产率相似，避免了多胎及 OHSS 问题，特别是对于 BMI<29kg/m^2，以及游离雄激素指数 <4 者治疗效果良好，排卵率为 80%~90%，妊娠率为60%~70%，但可能增加卵巢早衰的风险。

经阴道注水腹腔镜（transvaginal hydrolaparoscopy, THL）卵巢打孔术：经阴道注水腹腔镜主要用于无明显盆腔原因的不孕症患者输卵管及卵巢结构的检查。2001 年，Fernandez 等报道通过 THL 对耐氯米芬的 PCOS 患者进行卵巢打孔治疗 13 例，除 3 例具有男性不孕因素患者外，6 个月累积妊娠率达 71%，但手术的远期效果及不良反应尚不清楚。北京大学第三医院在国内率先大量开展经阴道注水腹腔镜卵巢打孔术，为防治卵巢打孔术对卵巢功能的过度损害，首先进行了离体猪卵巢双极电针打孔对卵巢组织损伤范围的研究，以探索临床手术治疗方案。

（七）辅助生殖技术

辅助生殖技术（assisted reproductive technology, ART）是 PCOS 不孕症的三线治疗方法，限制移植胚胎数量可以有效控制多胎的发生。主要适用于合并其他 ART 治疗指征的患者，或多种药物促排卵治疗及辅助治疗无排卵并急待妊娠的患者。但由于 PCOS 的高雄激素血症和胰岛素抵抗，造成其生殖、内分泌系统的多种功能紊乱，使 PCOS 患者在进行 IVF 治疗时易发生 Gn 高反应，导致卵泡数过多、血 E_2 过高，进而增加 OHSS 的发生率，过高的 LH 水平使卵细胞质量下降，受精率降低，这些使 PCOS 患者成为辅助生殖治疗中的相对难点问题。

对于难治性 PCOS 患者,IVF-ET 是一种有效的治疗方法。但由于 PCOS 的高雄激素血症和胰岛素抵抗造成其生殖及内分泌系统多种功能紊乱,PCOS 患者在进行 IVF 治疗时易发生 Gn 的高反应,Gn 用量大、获卵数多,受精率、优质胚胎率及妊娠率均与输卵管性不孕或男性不育患者相似,PCOS 患者在 IVF-ET 治疗时应用必要的辅助治疗方法(如口服避孕药、GnRH-a),可改善 PCOS 患者的 IVF-ET 结局。

卵母细胞体外成熟(in vitro maturation,IVM)技术是模拟体内卵母细胞的成熟环境,使从卵巢采集的未成熟卵母细胞在体外达到最后成熟的技术。1935 年,Pincus 等观察到兔未成熟卵母细胞在普通培养基培养可自动成熟的过程。20 世纪末期,随着 ART 的发展,IVF-ET周期中、手术切除的卵巢组织和 PCOS 患者采取的未成熟卵行 IVM 获得成功。PCOS 患者的高雄激素水平造成其在促排卵过程中易发生卵泡募集过多但成熟障碍的情况,所以 IVM 技术为 PCOS 患者的不孕治疗提供了新的途径。1994 年,Trounson 等首次报道了 PCOS 患者行 IVM 获得妊娠。文献报道在非促排卵周期中直径 <10mm,无优势卵泡出现时获取的卵冠丘复合体较多,因为优势卵泡出现后可导致同期募集的部分卵泡启动退化程序。我国近期的报告显示在 PCOS 患者应用小剂量 FSH 后进行 IVM,直径 10~12mm 和 6~8mm 的卵泡其未成熟卵取卵率相似,且较大的卵泡所取的未成熟卵的成熟率和受精率较高,有统计学意义。文献报道 IVM 移植后临床妊娠率约 29%,接近 IVF-ET 成功率,所以 IVM 是治疗 PCOS 患者不孕的一个有效方法,但因其临床应用时间尚短,婴儿后天发育是否存在问题尚无肯定结果。

第八节 相关健康问题

在 2011 年由欧洲生殖协会及美国生殖协会支持的 PCOS 共识国际协作组关于 PCOS 健康问题发表的共识基础上,2018 年的 PCOS 国际诊疗指南除了明确 PCOS 在月经异常、雄激素升高和超声改变等方面的诊断标准外,特别还重点讨论了 PCOS 患者的相关健康问题,包括绝经后 PCOS、生活质量、精神心理健康、糖尿病风险、远期的代谢、心血管及癌症的患病风险等。在全面分析了目前循证医学证据的基础上,该指南提供了以下重要的临床推荐意见,包括基于足够证据的推荐意见(evidence based recommendations,EBR)、证据尚不足的临床共识意见(clinical consensus recommendation,CCR)和临床实践要点(clinical practice point,CPP),这份综合了大量循证医学资料的指南中提出的意见,值得我们高度重视。

(1)抗米勒管激素(AMH)在 PCOS 诊断中的作用:血清 AMH 是反映卵巢储备功能的良好指标,但由于其检测方法的不稳定性,目前尚不推荐使用 AMH 作为 PCOS 的诊断标准(EBR)。

(2)种族差异:PCOS 人群在不同种族间临床表现有显著差异,在诊断时应注意不同人群的差异(CCR)。

(3)PCOS 的绝经后阶段:绝经后仍持续表现出高雄激素血症的临床表现可诊断为绝经后 PCOS,可表现为既往 PCOS 的延续(CCR);对于新发现的绝经后 PCOS 应注意排除其他疾病,如分泌雄激素的肿瘤(CCP)。

(4)PCOS 的心血管疾病:所有的 PCOS 患者应评估心血管疾病的风险(CCR);所有的PCOS 患者应定期监测体重变化和是否超重,最少 6 个月~1 年一次(CCR)。应测量身高、体重和腰围,计算体重指数(CCR)。如有心血管疾病的高危因素,包括肥胖、吸烟、高血脂、高血压、糖耐量异常、缺乏体力活动等的 PCOS 患者患心血管疾病的风险显著增加(CPP);超重和肥胖的 PCOS,不论年龄,应定期检查空腹血脂(包括胆固醇、低密度脂蛋白胆固醇、高密度脂蛋白胆固醇和甘油三酯)(CCR)。

（5）妊娠期糖尿病、糖耐量异常和 2 型糖尿病:PCOS 患者,无论年龄和体重,妊娠期糖尿病、糖耐量异常及 2 型糖尿病的风险显著升高;亚洲人群的风险增加 5 倍;肥胖会加重这些风险(CCR)。所有 PCOS 患者都应评估基线的血糖情况,之后根据情况 1~3 年复查血糖,包括口服葡萄糖耐量试验(OGTT),空腹血糖或糖化血红蛋白 HbA1c(CCR)。PCOS 的高危人群应行 OGTT 检查,包括体重指数高(亚洲人 $>23kg/m^2$),有空腹血糖异常、糖耐量异常或妊娠糖尿病病史,以及有糖尿病和高血压家族史者(CCR)。由于妊娠期间高血糖和相关并发症的风险高,建议所有的妊娠前 PCOS 患者备孕时或寻求不孕症治疗时行 75g 葡萄糖耐量试验。如果孕前未做 OGTT,孕 20 周前应做 OGTT。所有的 PCOS 患者在孕 24~28 周应行 OGTT 检测(CCR)。

（6）阻塞性睡眠呼吸暂停(obstructive sleep apnea,OSA):如果 PCOS 患者有打鼾、清晨头痛、白天嗜睡、疲倦导致情绪异常等症状,应筛查是否有阻塞性睡眠呼吸暂停(CCR);如果筛查阳性应就诊专科医师进行确诊(CPP)。

（7）子宫内膜癌:PCOS 患者的子宫内膜癌风险增加 2~6 倍,常在绝经前发病,但其绝对风险相对较低(CCR);如果 PCOS 患者或既往有 PCOS 病史者有持续内膜增厚和其他危险因素包括较长时间闭经、异常阴道流血和超重,应行经阴道超声和 / 或内膜活检明确有无内膜癌(CPP);对于月经周期 >3 个月的 PCOS 患者,推荐口服避孕药或黄体酮治疗预防内膜增生和内膜癌(CPP)。

（8）生活质量:PCOS 对患者的生活质量有不良影响(CCR);可就相关问题进行咨询和告知,以及适当的辅导和干预(CPP)。

（9）焦虑和抑郁的症状、筛查和治疗:成年 PCOS 患者常有中重度的焦虑和抑郁症(CCR),青少年 PCOS 患者其发生率也可能增加(CCR);应对 PCOS 患者进行常规的焦虑和抑郁症状筛查(CPP);如为阳性应就诊心理科医师进行确诊(CPP)。

（10）性心理功能和体型:PCOS 患者的性心理功能异常的发生率较高(CCR);应了解 PCOS 的症状如多毛和身体的外观形象是否影响性生活及社会关系(CCR)。

（11）饮食障碍和不良饮食习惯:PCOS 患者的饮食障碍和不良饮食习惯的发生率较高(CCR);如怀疑有饮食障碍和不良饮食习惯,应就诊专科医师做进一步检查及治疗(CPP)。

（12）PCOS 患者的生活方式干预:所有的 PCOS 患者应遵循健康的生活方式包括健康饮食和规律的体育锻炼,以达到和维持健康的体重(CCR),改善各个年龄阶段内分泌、一般健康状况及生活质量;推荐对所有超重的 PCOS 患者进行生活方式干预包括饮食、运动和改良生活习惯等(CCR),以达到减重和减轻胰岛素抵抗;减重 5%~10% 是可实现的目标,而且可以显著改善临床结局;6 个月之内达到目标均为减重成功。持续地评估和监测体重十分重要(CCR),PCOS 患者体重增加和肥胖的患病率较高,其对身体健康和心理健康的影响让患者担忧,需要预防肥胖的发生(CPP);应定期监测体重变化(CCR)。

近 10 年来,我国 PCOS 的基础与临床研究都有了长足发展,进一步深入研究的任务主要有以下几个方面:①重视 PCOS 基础研究向临床应用的转化;做好基础研究 - 临床防治 - 产品研发 - 卫生政策 - 社会行为的广泛转化。②从事 PCOS 研究的专家,应该有广博的知识(如小儿和青春期妇科学、生殖内分泌学、内科内分泌学、超声影像学、病理学、心理学)。③PCOS 的临床诊治需要多学科的合作,如健康干预、人工助孕、影像学诊断、药物应用、心理治疗、微创手术、心血管疾病及肿瘤防治等。④重视 PCOS 研究平台的搭建,PCOS 研究需要成立专门的学会、举办专门的英文期刊、组织跨学科的专家进行国际化的交流,并成立国家级 PCOS 诊疗中心牵头开展多中心的随机对照研究,促进我国 PCOS 的基础与临床研究走向世界前沿。这也正是我国 PCOS 今后研究的主要方向。

(李蓉 乔杰)

参 考 文 献

1. ROTTERDAM EA-SPCWG. Revised 2003 consensus on diagnostic criteria and long-term health risks related to polycystic ovary syndrome(PCOS). Hum Reprod,2004,19:41-47.

2. THESSALONIKI EA-SPCWG. Consensus on infertility treatment related to polycystic ovary syndrome. Hum Reprod,2008,23:462-477.

3. AMSTERDAM EA-SRPCWG. Consensus on women's health aspects of polycystic ovary syndrome(PCOS). Hum Reprod,2012,27:14-24.

4. ZHOU K,ZHANG J,XU L,et al. Chinese herbal medicine for subfertile women with polycystic ovarian syndrome. Cochrane Database Syst Rev,2016,10:CD007535.

5. TEEDE HJ,MISSO ML,COSTELLO MF,et al. Recommendations from the international evidence-based guideline for the assessment and management of polycystic ovary syndrome. Hum Reprod,2018,33:1602-1618.

6. AZZIZ R,KINTZIGER K,LI R,et al. Recommendations for epidemiologic and phenotypic research in polycystic ovary syndrome:an androgen excess and PCOS society resource. Hum Reprod,2019,34:2254-2265.

7. LIN AW,KAZEMI M,JARRETT BY,et al. Dietary and Physical Activity Behaviors in Women with Polycystic Ovary Syndrome per the New International Evidence-Based Guideline. Nutrients,2019:11.

8. STEPTO NK,PATTEN RK,TASSONE EC,et al. Exercise Recommendations for Women with Polycystic Ovary Syndrome:Is the Evidence Enough? Sports Med,2019,49:1143-1157.

9. ABDALLA MA,DESHMUKH H,ATKIN S,et al. A review of therapeutic options for managing the metabolic aspects of polycystic ovary syndrome. Ther Adv Endocrinol Metab,2020,11:2042018820938305.

10. MORAN LJ,TASSONE EC,BOYLE J,et al. Evidence summaries and recommendations from the international evidence-based guideline for the assessment and management of polycystic ovary syndrome:Lifestyle management. Obes Rev,2020,21:e13046.

11. PENA AS,WITCHEL SF,HOEGER KM,et al. Adolescent polycystic ovary syndrome according to the international evidence-based guideline. BMC Med,2020,18:72.

12. AL WATTAR BH,FISHER M,BEVINGTON L,et al. Clinical Practice Guidelines on the Diagnosis and Management of Polycystic Ovary Syndrome:A Systematic Review and Quality Assessment Study. J Clin Endocrinol Metab,2021,106:2436-2446.

13. 乔杰. 多囊卵巢综合征. 北京:北京大学医学出版社,2008.

14. 李蓉. 生殖内分泌诊断治疗学. 北京:北京大学医学出版社,2012.

复习思考题

1. 多囊卵巢综合征的国际诊断标准及分型是什么?

2. 多囊卵巢综合征的鉴别诊断包括哪些?

3. 多囊卵巢综合征合并不孕症的治疗措施包括哪些?

第二章　辅助生殖技术与感染

要点

1. 掌握病毒感染者辅助生殖技术过程中病毒传播风险及预防措施。
2. 熟悉辅助生殖技术过程侵入性操作引起感染的机制。
3. 掌握辅助生殖技术过程的污染与交叉感染发生原因及预防措施

在实施辅助生殖技术(ART)过程中,除了患者的年龄、超排卵方案及胚胎的质量等关键因素外,感染性疾病和胚胎污染也是影响 IVF 结局的重要因素。对于感染性疾病,若在操作过程及伦理管理方面缺乏规范,则有发生交叉感染或院内感染的风险,不仅能将疾病传播给配偶、胎儿,还有可能感染正常的配子、胚胎,甚至医疗技术人员。降低 ART 中传播感染性疾病风险应当从生物学、操作程序和伦理学方面再评价和控制,制定科学合理的控制体系。

第一节　常见的几种病原体

一、沙眼衣原体

沙眼衣原体(Chlamydia trachomatis,CT)是一类严格真核细胞内寄生的原核微生物,根据主要外膜蛋白抗原差异可分为 18 个血清型,与泌尿生殖道感染有关的是 D~K 血清型,尤其是 D、E、F 型最常见。CT 感染是全球最常见的性传播疾病之一,多发生在性活跃人群,潜伏期 1~3 周,70% 感染者无症状或症状轻微。CT 引起的泌尿生殖道感染包括宫颈炎、盆腔炎性疾病、尿道炎、附睾炎、前列腺炎及性病淋巴肉芽肿,可导致育龄人群生育力降低甚至不育,严重影响人类的生殖健康。目前诊断方法主要采用核酸扩增检测法,敏感性、特异性最高。其他检测方法包括抗原检测、培养法、抗体检测及细胞学显微镜检查。治疗药物首选阿奇霉素或多西环素,替代药物包括:米诺环素、四环素、红霉素碱、罗红霉素、克拉霉素及左氧氟沙星。性伴侣应进行治疗,并且治疗期间患者与性伴侣均应避免无保护性交。判愈试验的时间安排应根据所选用的检测手段决定:抗原检测为疗程结束后第 2 周;核酸扩增检测法为疗程结束后第 4 周。女性衣原体再感染较多见,对于高风险者务必随访。应于治疗后 3~4 个月行 CT 检测,以发现可能的再感染,防止盆腔炎性疾病和其他并发症的发生。

衣原体热休克蛋白(C-HSP60)是衣原体感染的重要免疫病理因素,在盆腔炎、宫外孕和输卵管性不孕患者的血清中常常有抗 C-HSP60 抗体出现。在体外受精及胚胎培养中,CT 感染者的受精率、卵裂率和妊娠率显著低于正常组,与感染 CT 后所引起女性生殖系统广泛的免疫病理反应有关,感染 CT 时,C-HSP60 所产生的免疫病理反应直接影响卵泡成熟和卵子质量,导致受精率和卵裂率下降;在胚胎移植时,分泌期子宫内膜热休克蛋白的高表达加强了 C-HSP60 的免疫病理反应,以致子宫内膜的容受性降低,胚胎不能着床。对 CT 感染者应临床治愈,复查转阴后再进行 IVF-ET,以防不良妊娠结局的发生。

二、乙型肝炎病毒

全球 3.5 亿乙型肝炎病毒(hepatitis B virus,HBV)感染者中,每年约有 100 万人死于肝功能衰竭、肝硬化及原发性肝癌。在我国,母婴传播是乙型肝炎病毒最主要的传播途径,30%~50%HBV 感染者来自母婴传播。母亲 HBsAg 阳性发生垂直传播的可能性为 2%~15%,若 HBsAg、HBeAg 均阳性则垂直传播的可能性为 80%~90%。孕妇 HBsAg 阳性,HBeAg 阴性时,其新生儿经正规免疫接种,保护率已达 98%~100%;HBeAg 阳性孕妇的新生儿经正规免疫接种后,仍有 5%~15% 发生慢性感染。孕妇高 HBV 载量是发生母婴传播的主要危险因素,降低母亲病毒载量可减少母婴传播。因此,HBV 携带者孕前应进行血常规、肝功能、HBV DNA、AFP,以及肝、胆、脾彩色多普勒超声等检查,充分评估妊娠及母婴传播风险,原则上无论代偿期和失代偿期肝硬化者均不建议妊娠。慢性乙型病毒性肝炎女性患者,若有抗病毒治疗的适应证,应尽量在孕前应用干扰素或核苷(酸)类似物治疗,以在孕前 6 个月完成治疗,并且在治疗期间应采取可靠避孕措施。

性接触传播也是 HBV 主要传播途径之一。夫妻双方若一方为 HBV 感染者,应进一步明确另一方对 HBV 的免疫状态,若无免疫力则应行 HBV 疫苗接种,否则,未感染一方通过正常性生活感染 HBV 的风险为 25%。目前研究发现 HBV 除经血液、体液及创伤传播外,还可能通过生殖细胞传播。若男方为 HBV 感染者,精液洗涤不能清除 HBV 病毒,因此不能通过宫腔内人工授精(intrauterine insemination,IUI)或 IVF 减少女方受孕过程中感染 HBV 的风险。

多项研究已证实妊娠晚期服用拉米夫定可有效降低母体血清 HBV 的 DNA 水平,提高 HBV 母婴阻断成功率,妊娠晚期使用拉米夫定安全有效,可以显著降低 HBV 母婴传播的风险。对 HBV DNA≥10^6 拷贝 /ml 的妊娠妇女可在充分告知风险、权衡利弊、签署知情同意书的情况下,从妊娠 28 周开始口服拉米夫定、替诺福韦酯或替比夫定抗病毒治疗以降低 HBV 母婴传播的风险。虽然剖宫产分娩可能会减少胎儿、婴儿接触 HBV 的机会,但与阴道分娩相比,剖宫产分娩方式并不能降低 HBV 阻断失败率或宫内感染率,目前的母婴阻断措施可成功阻断产时感染。单用乙型肝炎疫苗阻断母婴传播的阻断率为 87.8%,对 HBsAg 阳性母亲所生新生儿,应在出生后 24 小时内尽早注射乙肝免疫球蛋白,剂量应≥100U,同时在不同部位接种 10μg 重组酵母乙型肝炎疫苗,在 1 个月和 6 个月时分别接种第 2 和第 3 针乙型肝炎疫苗,可显著提高母婴传播的阻断成功率。新生儿在出生 12 小时内注射乙肝免疫球蛋白和乙型肝炎疫苗后,可接受 HBsAg 阳性母亲的哺乳。

三、丙型肝炎病毒

丙型肝炎病毒(hepatitis C virus,HCV)主要是经血传播,性接触传播仅占 10%。目前没有预防 HCV 感染的有效疫苗,但近 5 年治疗慢性 HCV 感染的抗病毒治疗取得很大的进展,高效 HCV 蛋白酶抑制剂治疗 HCV 感染治愈率可高达 95%。另外,目前暂无适合在妊娠期或哺乳期使用的治疗 HCV 的方法,因此若夫妻双方或一方 HCV 感染,应在孕前接受治疗。若男方感染 HCV,由于 HCV 仅存在精浆中,精液洗涤可清除精液中的 HCV 病毒从而减少女方及新生儿感染 HCV 的风险。若女方感染 HCV,建议在孕前进行抗 HCV 病毒治疗。妊娠期发现女方 HCV 感染,目前尚无有效阻断母婴传播的方法,6% 新生儿将发展为慢性 HCV 感染。

四、人类免疫缺陷病毒

随着人类免疫缺陷病毒（human immunodeficiency virus，HIV）治疗方法的改进，感染 HIV 的患者生存质量得到改善，预期寿命延长，生育年龄的 HIV 感染者将生育计划纳入考虑中。2006 年国际妇产科联盟人类生殖与妇女健康伦理委员会及 2010 年美国生殖医学会伦理委员会对辅助生殖助孕指南进行了修正并指出：从道德层面，医务工作者不再有理由拒绝 HIV 感染者行 ART 的助孕请求。为 HIV 感染者进行 ART 涉及复杂的伦理、子代利益保护问题，目前我国的辅助生殖技术规范仍暂时将包括 HIV 感染在内的性传播性疾病列为 ART 的禁忌证。

精子并非 HIV 的宿主，男性 HIV 阳性、女性 HIV 阴性家庭，男方接受高效抗逆转录病毒治疗（highly active anti-retroviral therapy，HAART）且病毒载量已经控制后，ART 过程精液通过密度梯度离心法、精液洗涤法、上游法优化后可明显减少或清除精液中的 HIV 病毒，从而降低女方及新生儿感染 HIV 的风险。然而，目前关于男性 HIV 阳性、女性 HIV 阴性进行 ART 的研究仅通过系统性评价及临床观察来评估精液处理的有效性和安全性，尚未开展对精子处理方法的随机对照试验。因此，男性 HIV 阳性、女性 HIV 阴性家庭的生育能否采取 ART 治疗仍需在传播风险及伦理问题方面进一步探讨。另外，卵子也不是 HIV 的宿主，但取卵过程中有被血液污染可能。我国供卵产生的胚胎须冷冻 6 个月，对供卵者复查 HIV 后方可移植，可有效地保障受卵者的安全。

2018 年，我国艾滋病诊治指南仅对单方 HIV 阳性家庭的生育选择给出指引：在男方 HIV 阴性、女方 HIV 阳性家庭，在女方接受 HAART 治疗且病毒载量已经控制的情况下可选择体外受精；在男方 HIV 阳性、女方 HIV 阴性家庭，选择捐赠精子人工授精可以完全避免 HIV 传播的风险；如果不接受捐赠精子则可考虑在男方进行 HAART 并且达到持续病毒抑制后，在医师指导下排卵期尝试自然受孕，这种情况下夫妻间传染的概率极低；男方未达到病毒抑制而试图自然受孕时，女方应在排卵期无避孕套性交前、后各服用富马酸替诺福韦二吡呋酯片 / 恩曲他滨（TDF/FTC）或者富马酸替诺福韦二吡呋酯片 + 拉米夫定（TDF+3TC）1 个月进行暴露前和暴露后预防。

五、外阴阴道炎

外阴阴道炎（vulvovaginitis）的特征是白带增多，外阴瘙痒。阴道炎最常见的原因是非特异性细菌性阴道病、滴虫和念珠菌病，也可以由衣原体或淋病奈瑟球菌引起。细菌性阴道病（bacterial vaginosis，BV）是由于阴道菌群失调，乳酸杆菌减少而导致其他病原如阴道加德纳菌、各种厌氧菌（如动弯杆菌）、人型支原体等的大量繁殖，BV 实际上是以阴道加德纳菌为主的一种混合感染。半数患者无症状，在子宫内膜诊刮、子宫输卵管造影术（hysterosalpingography，HSG）等宫腔操作过程中可以引起盆腔炎和子宫内膜炎。文献发现 BV 和衣原体感染均引起输卵管性不孕的明显的独立因素，但不影响体外受精成功率。有 BV 的妇女、接受治疗的衣原体感染的妇女与对照组在 IVF 妊娠率上无差别。

第二节　侵入性操作导致的感染

在 ART 中，临床的内分泌措施改变了女性生殖道的微生物防御机制，体外对配子 / 胚胎操作和移植替代了性交，而临床操作本身对于女性具有感染风险，有可能导致病原微生物的机械传播。超声引导下取卵、胚胎移植、减胎手术均需经阴道进行的侵入性操作时,平时存在于阴道的菌群有可能致病,处于阴道内的微生物有可能突破阴道、宫颈天然屏障被带入到盆腔。穿刺取卵后盆腔感染发生率为 0.4%~1.3%,其中以输卵管卵巢脓肿报道最多。发生原因认为与下列因素密切相关:一是阴道病原体通过穿刺针带入盆腔;二是穿刺损伤卵巢引起炎症反应;三是因穿刺操作激活原有慢性感染。出于对生殖安全的考虑,原则上应避免在阴道内感染的状态下实施 ART。也应对非阴道内病原微生物感染如弓形虫、风疹病毒、巨细胞病毒和单纯疱疹病毒(TORCH)、HIV、乙型肝炎病毒(HBV)等进行相关的检查,以对 ART 的风险进行评估。卵细胞质内单精子注射(ICSI)技术是治疗男性不育症的一项新技术,是用显微注射针将单个精子注射到卵母细胞质内,以达到辅助受精的目的。其过程也是微观意义上的侵入性操作,存在将污染的微生物或整合了病毒 DNA 的精子注入卵母细胞的可能。

第三节　污染与交叉感染

ART 过程中采用的一系列培养液或其他各种液体含有复杂的营养成分,包括氨基酸、蛋白质等。在制作、运输和操作的过程都有可能造成污染。在 ART 全过程中,必须建立严格的操作规程以降低因培养的污染而带来的危险和并发症。新的无须添加附加成分的培养液有助于减少培养液准备的操作步骤和污染来源,防止该类污染的发生。配子和胚胎经过冷冻保护剂的处理装入麦管经过程序冷冻或玻璃化冷冻过程放入液氮中保存。由于医疗条件和成本的制约,部分实验室将冷冻的精液、卵子、胚胎都放置在一个液氮罐内,样品放置也没有考虑隔离原则,感染者和非感染者的样品混合放置,存在交叉感染的威胁。尤其是麦管在液氮中破裂时会发生医源性传播。

IVF 临床和实验室医疗操作过程难免接触 HBV 携带者血液、体液和配子。含污染血清的物质的操作不当可造成胚胎、母体,以及实验室和临床工作人员间的交叉感染,包括各种类型的肝炎或 HIV 等。因此,实验室操作的安全性,配子体外培养是否增加垂直传播风险成为关注的焦点。

在对感染者实施 ART 时,实验室应行隔离培养,即一对夫妇的配子和胚胎在一台培养箱内培养。放置过污染样品的培养箱使用完毕后应退出实验室,经过严格的清洁消毒处理后方可使用。液氮储存罐应分为污染和非污染罐,将精子、卵子、胚胎分开保存。感染者的精液、卵泡液中可能存在病毒 DNA,实施 ART 时应考虑卵泡液和培养液作为媒介传播病毒的可能性。与此同时,安全的精子分离程序、规范的实验室操作、充分的患者知情同意是必需的。特别是对 ART 中传播 HIV 的风险应当从生物学、操作程序和伦理学方面再评价。规范的实验室管理是避免污染和交叉感染的必要手段。

综上所述,对于与生殖及性传播有关的感染性疾病,明确诊断有助于评估配偶和胚胎的感染风险,可以在 ART 之前给予有效的治疗降低垂直传播的风险。在 ART 之前,患者及其丈夫需进行下列病原体的检查。

1. 乙型肝炎病毒、丙型肝炎病毒、人类免疫缺陷病毒,风疹病毒 IgG、IgM 血清学检查。

2. 阴道、宫颈分泌物及精液样本中沙眼衣原体、人型支原体及假丝酵母菌检测。

3. 梅毒检测。

(姚元庆)

参 考 文 献

1. SHAPIRO H, ZAMAN L, KENNEDY VL, et al. Managing and preventing blood-borne viral infection transmission in assisted reproduction: a Canadian Fertility and Andrology Society clinical practice guideline. Reprod Biomed Online, 2020, 41(2): 203-216.

2. MENON S, TIMMS P, ALLAN JA, et al. Human and Pathogen Factors Associated with Chlamydia trachomatis-Related Infertility in Women. Clin Microbiol Rev, 2015, 28(4): 969-985.

3. RAVEL J, MORENO I, Simón C. Bacterial vaginosis and its association with infertility, endometritis, and pelvic inflammatory disease. Am J Obstet Gynecol, 2021, 224(3): 251-257.

4. 中华医学会妇产科学分会感染协作组. 女性生殖道沙眼衣原体感染诊治共识. 中国实用妇科与产科杂志, 2015, 31(9): 791-793.

5. 中华医学会肝病学分会, 中华医学会感染病学分会. 慢性乙型肝炎防治指南(2015年更新版). 临床肝胆病杂志, 2015, 31(12): 1941-1960.

6. HANSON BM, DORAIS JA. Reproductive considerations in the setting of chronic viral illness. Am J Obstet Gynecol, 2017, 217(1): 4-10.

7. 中华医学会感染病学分会艾滋病丙型肝炎学组, 中国疾病预防与控制中心. 中国艾滋病诊疗指南(2018版). 中华传染病杂志, 2018, 36(12): 705-724.

8. 乙型肝炎病毒感染女性生育管理专家委员会. 乙型肝炎病毒感染女性生育管理专家共识. 中华实验和临床感染病杂志(电子版), 2014, 8(1): 104-107.

9. 欧阳璐, 王恩银, 孙莹璞. 人类免疫缺陷病毒感染者行辅助生殖助孕策略及研究进展. 中华生殖与避孕杂志, 2018, 38(12): 1023-1027.

10. Practice Committee of American Society for Reproductive Medicine. Recommendations for reducing the risk of viral transmission during fertility treatment with the use of autologous gametes: a committee opinion. Fertil Steril, 2020, 114(6): 1158-1164.

 ## 复习思考题

1. 对单方 HIV 阳性家庭的生育选择可给予什么建议?
2. 辅助生殖技术过程侵入性操作引起感染的机制有哪些?

第三章 子宫内膜异位症

要点：

1. 熟悉子宫内膜异位症临床表现及其诊断和治疗。
2. 掌握子宫内膜异位症与不孕的关系。
3. 掌握子宫内膜异位症不孕的治疗策略及其效果。

第一节 子宫内膜异位症的诊治

子宫内膜异位症（endometriosis，EMT）是指子宫内膜的腺体和间质在子宫内膜正常被覆的子宫腔以外的部位出现、生长、浸润及其随卵巢激素变化而反复出血，形成异位结节、囊肿等改变的病理情况。常被简称为"内异症"，以卵巢、直肠子宫陷凹、宫骶韧带等部位最常见。

子宫内膜异位症是妇科常见疾病，5%~10%的生育年龄女性患子宫内膜异位症。在主诉盆腔疼痛和不孕的患者中，子宫内膜异位症的发生率高达35%~50%。子宫内膜异位病灶反复出血，导致周围纤维组织增生和囊肿、粘连形成，在病变区出现紫褐色斑点或小泡，最终在局部发展为大小不等的、单发或多发的实质性结节、囊性或混合性包块，不同程度地侵蚀、破坏所在位置的组织或解剖结构。

【病因】 子宫内膜异位症的病因和发生机制尚未完全阐明。目前普遍认为子宫内膜异位症是雌激素依赖性疾病。异位子宫内膜组织的来源有多种假说。但是，没有一种假说能够完全阐明子宫内膜异位症的发生机制。早在20世纪20年代，Sampson等提出了子宫内膜细胞通过经血逆流、淋巴或静脉播散等途径进入盆腔，种植于腹膜和卵巢的假说。此后，有学者提出了体腔上皮化生学说，认为体腔上皮分化来源的组织经刺激后转化为子宫内膜样组织。有学者通过动物实验研究，进一步将体腔上皮学说发展成为诱导学说，认为未分化的腹膜组织在内源性生物化学因素的诱导下可以分化成为子宫内膜组织。大量的临床和实验室研究还显示，子宫内膜异位症的发生与遗传因素、免疫因素、血管生成因素等相关，大量的细胞因子、生长因子、黏附分子等也参与了子宫内膜异位症的发生、发展过程。因此，有学者认为子宫内膜异位症是系统性炎性疾病。近年来，环境因素在子宫内膜异位症发生上的作用受到关注。有研究发现，暴露于二噁英可能和子宫内膜异位症的发病相关。

【临床表现】 子宫内膜异位症的临床表现主要包括疼痛、不孕和盆腔包块，但约有25%的患者无症状。疼痛是子宫内膜异位症的最主要症状。疼痛可能是由于异位病灶局部在卵巢激素的影响下出现类似月经期的变化，出现炎症、组织损伤、粘连形成、纤维增生所造成的牵拉疼痛。多表现为痛经，常于月经来潮前开始，可持续整个周期，通常为下腹、腰骶及盆腔中部疼痛，有时可以放射至会阴部、肛门及大腿。继发性痛经、进行性加重是子宫内膜异位症的典型症状。疼痛的严重程度与异位症病灶的大小并不呈正比。直肠子宫陷凹有异位病灶的患者通常出现性交疼痛。此外，约有40%的子宫内膜异位症患者合并有不孕症。子宫内膜异位症的其他症状还包括月经异常和异位症病灶侵犯泌尿道、肠道、手术瘢痕,甚至鼻黏膜、肺脏、气管等组织器官出现的症状。

子宫内膜异位症的典型的体征包括妇科检查时子宫活动度差和直肠子宫陷凹、骶韧带处或子宫后壁下方可扪及触痛性结节,一侧或双侧附件处扪及囊实性包块,活动度差。有时可在阴道后穹窿发现紫黑色结节。在月经期进行妇科检查,有可能增加直肠子宫陷凹或骶韧带处触痛性结节的检出率。

【诊断】　育龄期女性有进行性加重的继发性痛经、不孕,盆腔检查有囊性包块或触痛结节可以初步诊断为子宫内膜异位症。辅助检查包括影像学检查、血清标志物检测等。腹腔镜检查是确定诊断和临床分期的唯一方法,病理组织检查也是确定诊断的方法。

1. **影像学检查**　超声检查是诊断子宫内膜异位症的重要方法,在鉴别诊断卵巢子宫内膜异位囊肿和直肠阴道隔子宫内膜异位病灶中,有超过 95% 的敏感性和特异性。盆腔 CT 和 MRI 可以提供更多的信息,但临床上并不用于初步诊断。

2. **CA125 检测**　目前,并没有诊断子宫内膜异位症特异的血清学指标。CA125 来源于体腔上皮,常用于诊断非黏液性的卵巢上皮癌。CA125 被发现在中、重度子宫内膜异位症中升高,其增高的原因并不清楚。CA125 检测对子宫内膜异位症诊断的特异性在有盆腔疼痛和不孕的患者中较高,达到 80%。但是,诊断的敏感性较低,仅能达到 20%~50%。因此,CA125 检测对于子宫内膜异位症诊断的价值尚不确定。

3. **腹腔镜检查**　腹腔镜检查是确诊子宫内膜异位症的技术。腹腔镜检查通过对盆腹腔的全面探查,作出诊断和临床分期,明确病变程度也有利于治疗策略的制定。子宫内膜异位症的典型病灶表现为腹膜或脏器浆膜的黑色、褐色、蓝色结节或是含有陈旧性出血的小囊肿。子宫内膜异位病灶还可以表现为红色病灶、浆液小泡、变色病灶、瘢痕、粘连带等。

4. **病理检查**　病理组织学检查也是确诊子宫内膜异位症的方法。但是,病理检查阴性并不能绝对排除子宫内膜异位症的诊断。其病理变化是异位的子宫内膜在卵巢激素的作用下周期性出血,造成周围组织纤维增生、粘连形成,出现囊肿、结节和包块。典型子宫内膜异位的显微镜下表现是病灶组织含子宫内膜腺体和间质,并可能存在富含含铁血红素的巨噬细胞。纤维组织和平滑肌组织也常是子宫内膜异位病灶的组成成分。不同类型的子宫内膜异位病变可能有不同程度的腺体增生和分泌活性。

5. **临床分期**　1985 年,美国生殖医学学会制定和发表了子宫内膜异位症临床分期。1997 年,美国生殖医学会对子宫内膜异位症的临床分期进行了修订。目前,在临床上子宫内膜异位症临床分期主要采用的就是这一经过修订的方法。该方法主要对子宫内膜异位病灶的大小、深度、范围、类型,涉及的盆腔器官和直肠子宫陷凹的情况进行评分。根据评分情况进行临床分期,分为 I~IV 期。这一临床分期对于子宫内膜异位症的病情程度的评估、治疗方法的选择、预后的判断具有重要临床意义。美国生殖医学学会于 1997 年所制定的子宫内膜异位症分期标准获得广泛接受,但也有学者认为,这一标准对于子宫内膜异位症的妊娠相关评估仍不足。

6. **病理分型**　子宫内膜异位症分为 4 种类型,包括腹膜型、卵巢型、深部浸润型和其他部位的子宫内膜异位。

【治疗原则】　子宫内膜异位症治疗的目的是解除或减缓疼痛、获得妊娠、延缓复发。治疗方法主要包括药物、手术和辅助生殖技术 3 个方面。

1. **药物治疗**　药物治疗通常采用达那唑、促性腺激素释放激素激动剂或促性腺激素释放激素拮抗剂、孕激素或口服避孕药等。这些药物主要通过抑制雌激素的合成或对抗雌激素的作用,诱导异位的子宫内膜病灶萎缩,从而达到治疗目的。有广泛的临床研究证据表明,抑制卵巢功能 6 个月,子宫内膜异位症相关的疼痛症状可以得到减轻。上述药物具有类似的疗效,但它们的作用原理和副作用则各不相同。尽管药物治疗可以一定程度上缓解临床症状或延缓疾病发展,但目前没有临床研究证据显示药物治疗对于子宫内膜异位症不孕有确切的疗效。

2. **手术治疗** 手术是子宫内膜异位症的主要治疗方法。手术的主要目的是消除病灶,恢复解剖结构。手术类型包括保留卵巢和生育功能的手术、切除子宫和保留卵巢功能的手术,以及切除子宫和卵巢的根治性手术。手术的方式包括开腹手术、腹腔镜手术和近年逐步应用于临床的机器人手术。腹腔镜手术是主要手术方式,对于重度子宫内膜异位症患者,手术可能涉及肠道和泌尿道,必要时采用开腹手术的方式,以及多学科协同准备。大量的临床研究证实,手术治疗对于子宫内膜异位症相关的疼痛有显著的缓解作用,并能改善患者的生育能力。

3. **辅助生殖技术** 近 30 年来,辅助生殖技术广泛应用于不孕症的治疗,子宫内膜异位症不孕是辅助生殖技术的重要适应证之一。

第二节 子宫内膜异位症与不孕症

【**子宫内膜异位症对妊娠的影响**】 子宫内膜异位症对妊娠的影响有广泛的文献报道,证据普遍支持子宫内膜异位症患者的妊娠率低于正常的对照人群。但是,子宫内膜异位症与不孕症的因果关系仍然存在争议。生育年龄的正常夫妇,每月的受孕概率通常为 30%。在诊断为子宫内膜异位症和不孕症的患者中,每月的受孕概率为 2%~10%。但是,也有临床研究显示子宫内膜异位症对妊娠没有影响。Inoue 等报告了 2 080 例不孕患者,1 263 例通过腹腔镜诊断为子宫内膜异位症。这些子宫内膜异位症不孕患者的妊娠率为 60.7%。统计学关联分析显示,不孕症和子宫内膜异位症并不存在因果关系。

【**子宫内膜异位症影响妊娠的因素**】 子宫内膜异位症对于妊娠的影响因素是多方面的。第一,子宫内膜异位症所造成的盆腔粘连引起排卵、输卵管卵子捡获、卵子在输卵管内的运输等一系列环节的障碍;第二,子宫内膜异位症患者盆腔积液中的前列腺素、IL-1、TNF和蛋白酶等细胞因子浓度的增加对输卵管的功能、精子、卵子、受精乃至胚胎的早期发育均有影响;第三,细胞免疫和体液免疫的变化影响了子宫内膜的容受性和胚胎的着床能力;第四,内分泌的异常包括卵泡黄素化不破裂综合征、黄体功能不足、卵泡发育异常和多个 LH峰等。虽然,上述因素提示了子宫内膜异位症患者不孕的可能原因,但具体机制仍有待进一步的研究。

【**药物治疗在子宫内膜异位症性不孕治疗中的作用**】 药物治疗对于缓解子宫内膜异位症患者的疼痛症状有效。但是,目前并没有证据显示药物治疗对合并子宫内膜异位症性不孕问题的治疗有效。Bayer 等对达那唑治疗子宫内膜异位症性不孕的疗效进行了前瞻性、随机对照临床试验。73 个腹腔镜诊断为轻度子宫内膜异位症的不孕患者,随机分成达那唑治疗组和非治疗对照组,经 12 个月的随访,治疗组的累积妊娠率是 37.2% ± 8.4%,而对照组是 57.4% ± 10.4%,两组无统计学差异。Fedele 等对 GnRH 激动剂在子宫内膜异位症性不孕治疗中的效果进行了随机对照临床试验。71 例诊断为 ASRM 分期为 I ~ II 期的子宫内膜异位症性不孕患者,被随机分为 GnRH-a 治疗组和非治疗组。经 6 个月的 GnRH-a 治疗后,平均随访 17~18 个月。两组均有 17 个患者获得妊娠,无统计学差异。Telimaa 等对醋酸甲羟孕酮(medroxyprogesterone acetate,MPA)在治疗子宫内膜异位症不孕的疗效进行了随机对照临床试验。17 个诊断为子宫内膜异位症性不孕的患者进行为期 6 个月的 MPA 治疗,14 个患者服用安慰剂,随访 30 个月。MPA 治疗的累积妊娠率是 42%(7/17),安慰剂组则是 43%(6/14)。两组没有统计学差异。2007 年,Hughes 等检索了 1966—2007 年的文献,对抑制排卵类的药物,包括达那唑、孕酮、口服避孕药、GnRH-a 等在子宫内膜异位症性不孕中的治疗效果进行了系统综述和荟萃分析。共有 25 个临床试验被纳入分析,抑制排卵的药物与无治疗或是安慰剂治疗的对照组比较,累积临床妊娠率无差异。因此,目前的循证医学证 据显示,药物治疗对于合并子宫内膜异位症的不孕没有确切的疗效。

【腹腔镜手术在子宫内膜异位症性不孕中的作用】

1. 手术治疗子宫内膜异位症不孕的疗效 前瞻性、随机对照临床试验结果显示,对于轻度(ASRM 分期 I/II 期)子宫内膜异位症性不孕患者,经腹腔镜进行病灶清除后,临床妊娠率增加。Marcoux 等将 341 个 I/II 期子宫内膜异位症性不孕患者随机分成 2 组。治疗组患者行腹腔镜子宫内膜异位症病灶清除术,对照组患者仅行腹腔镜检查。术后随访 36 周。腹腔镜手术组患者的临床妊娠率达到 29%(50/172),对照组则为 17%(29/169)。Parazzini 等进行了类似的前瞻性、随机对照临床试验,随访时间为 1 年。结果显示,治疗性腹腔镜手术组患者的临床妊娠率为 20%(10/51),对照组则为 22%(10/45)。2010 年 Jacobson 等对这两项研究进行的荟萃分析结果显示,腹腔镜子宫内膜异位病灶清除术显著增加了轻度子宫内膜异位症性不孕患者的临床妊娠率。2020 年,Bafort C、Marcoux 等以及另两项 2012 年的 RCT 研究进行荟萃分析,结果亦表明治疗性腹腔镜手术显著增加轻度子宫内膜异位症性不孕患者的临床妊娠率。但值得注意的是,在这两篇荟萃分析中,Marcoux 等的研究所占的权重均超过了 70%。

目前,没有关于中、重度(ASRM 分期 III/IV 期)子宫内膜异位症性不孕腹腔镜手术疗效的前瞻性、随机对照研究。在各家所报告的没有对照组的临床研究中,子宫内膜异位症不孕患者手术后的临床妊娠率不一致。Vercellini 等综述了 1991—2006 年间 14 个临床报告的数据,中、重度子宫内膜异位症不孕患者,手术后的临床妊娠率最低达 30%,最高达 67%,平均达 50%。但是。我们必须看到,这些临床观察报告不是前瞻性、随机对照临床试验,存在患者选择的偏倚、发表的偏倚等问题。Vercellini 等报告了 729 例接受腹腔镜下子宫内膜异位症病灶清除手术患者的临床结局。其中,537 例不孕患者术后随访 3 年的累积临床妊娠率为 47%。ASRM 分期 I~IV 度的临床妊娠率分别是 51%、45%、46% 和 44%。因此,手术治疗能够改善轻度子宫内膜异位症性不孕患者的妊娠结局这一结论获得了临床专家的认可,但中重度子宫内膜异位症合并不孕患者能否从治疗性腹腔镜手术中获益仍需要更高质量的证据支持。

2. 卵巢子宫内膜异位症合并不孕的手术治疗 目前大部分指南均认为卵巢子宫内膜异位症囊肿 >3cm 通常需要手术。手术方式包括囊肿剥除术、囊肿穿刺术及囊内壁电凝术等。因为子宫内膜异位症病灶与正常卵巢组织缺乏清晰的边界,所以囊肿剥除术有可能切除或破坏正常的卵巢组织。2012 年,Somigliana 等分析了 11 篇卵巢子宫内膜异位囊肿腹腔镜手术切除后 AMH 水平变化的临床研究,发现 9 篇临床报告显示手术后 AMH 水平下降。而且 Roman 等的回顾性研究结果表明囊肿的直径越大,手术损失的正常卵巢组织越多。因此,有学者建议采用抽吸囊液、囊壁电凝的手术方法,但电凝过程的热损伤亦会导致卵泡减少,而且这种手术方式并未完整地切除子宫内膜异位症病灶,术后复发率更高。Hart 等对两种手术方式的比较研究进行了系统综述和荟萃分析,纳入了 2 个随机对照临床试验。结果发现,卵巢子宫内膜异位症和疼痛症状的复发率在囊肿切除患者中较低,且术后临床妊娠率较高。因此,目前的共识是选择卵巢子宫内膜异位症囊肿剥除术的这一手术方式。但是,术前要进行卵巢功能的评估,尤其是对于年龄 >35 岁、双侧卵巢子宫内膜异位囊肿、术前有月经紊乱等高危因素的患者。

3. 深部子宫内膜异位症合并不孕的手术治疗 深部子宫内膜异位症合并不孕的手术治疗对妊娠的影响在不同的临床报告其结果不一致。妊娠率为 24%~54%,平均达到 40%。但是,这些临床报告均没有对照组的临床观察报告。Vercellini 等报告了唯一的非随机对照的临床研究。44 例直肠阴道隔子宫内膜异位患者经手术后 15 个妊娠(34.1%),61 例直肠阴道隔子宫内膜异位患者选择期待疗法,22 例获得妊娠(36.1%)。这一结果显示,手术切除直肠阴道隔的子宫内膜异位病灶并没有改善患者的妊娠概率,也提示深部子宫内膜异位病灶的切除可能并不能改善盆腹腔的炎症内环境,从而提高获得妊娠的机会。2017 年,Iversen ML 等发表的一篇荟萃分析结果也报告没有足够数据能说明肠道深部子宫内膜异位病灶的手术切除能改善妊娠结局。此外,我们必须指出的是,深部子宫内膜异位病灶的切除,有可能损伤直肠,造成严重并发症。因此,对于深部子宫内膜异位合并不孕患者的手术必须个体化和谨慎决策,以及充分告知患者手术对妊娠概率的影响和可能的并发症。

4. 复发子宫内膜异位症合并不孕的手术治疗 有关复发子宫内膜异位症合并不孕再次手术对妊娠的影响的相关研究证据质量等级较低。Candiani 等报告了 42 例复发子宫内膜异位患者再次手术的结果,经 42 个月的随访,尝试生育的 28 例患者中,有 8 例获得妊娠,妊娠率为 28.6%。Busacca 等报告的复发子宫内膜异位患者再次手术的妊娠率为 23.5%。Fedele 等比较了 305 例卵巢子宫内膜异位囊肿初次手术的妊娠率与 54 例复发卵巢异位症囊肿再次手术的妊娠率,发现初次手术的妊娠率达到 40.8%,再次手术为 32.4%,两者没有统计学差异。Vercellini 等对复发后二次手术的生殖结局进行了系统综述,共纳入了 11 项回顾性研究,发现二次手术的妊娠率显著低于初次手术(23% *vs.* 41%,*OR* 0.44[0.28-0.68]),复发后接受 IVF 治疗的妊娠率与二次手术后的妊娠率无统计学差异。但是,我们必须认识到复发子宫内膜异位症的再次手术有一定的难度和风险。因此,美国生殖医学学会建议中、重度子宫内膜异位症合并不孕手术后复发患者采用 IVF 治疗。

【辅助生殖技术在子宫内膜异位症不孕治疗中的作用】

1. 辅助生殖技术在子宫内膜异位症不孕治疗中的应用 子宫内膜异位症不孕是辅助生殖技术的重要适应证之一。手术可以恢复子宫内膜异位症患者盆腔的解剖结构,但是对于子宫内膜异位症患者所涉及的免疫因素等方面的变化并不能改善。而体外受精胚胎移植术(IVF-ET)则有可能将受精、胚胎发育过程脱离子宫内膜异位症的"炎症"环境,从而获得成功妊娠。

根据英国人类受精和胚胎学管理局(Human Fertilisation and Embryology Authority, HFEA)2000—2006 年对全英国辅助生殖技术的数据统计,IVF 患者中子宫内膜异位症的比例在 2.5%~3.0%。根据美国辅助生殖技术协会(Society for Assisted Reproductive Technology, SART)2010 年的统计数字显示,共有 3 777 个以子宫内膜异位症为适应证的 IVF 周期,占当年美国 95 625 个 IVF 周期的 3.9%。上述统计反映了目前子宫内膜异位症不孕患者 IVF 治

疗的实际数据。这些数据相对于不孕患者中子宫内膜异位症的发病率是较低的。这可能是由于不孕患者的常规腹腔镜检查的缺失,从而使部分轻度子宫内膜异位症不孕患者归入了不明原因的不孕类别中。但是,可以确定的是 IVF 已经广泛应用于子宫内膜异位症不孕的临床治疗。

2. 子宫内膜异位症对辅助生殖技术临床结局的影响 以往的研究显示,子宫内膜异位症对卵子和子宫内膜的容受性有负面影响。但是,子宫内膜异位症是否对 IVF 的临床结局有影响仍然是一个受到广泛关注和具有争议的问题。Barnhart 等系统综述和荟萃分析了 1983—1998 年 22 个临床研究的结果,发现子宫内膜异位症患者的 IVF 临床妊娠率、受精率和种植率低于输卵管因素不孕的患者。然而,必须注意到的是上述早年的临床研究的临床数据并不能反映目前的临床技术水平和实际情况。2013 年,Harb 等对 1985—2012 年的相关文献进行了系统综述,对其中的 27 个观察性研究纳入了荟萃分析。结果发现,Ⅰ/Ⅱ期子宫内膜异位症患者的 IVF 受精率下降,胚胎种植率、临床妊娠率和活产率则无差异。Ⅲ/Ⅳ期子宫内膜异位症的 IVF 种植率和临床妊娠率均下降。美国 SART 2010 年的统计数据表明,Ⅰ/Ⅱ期子宫内膜异位症患者的 IVF/ICSI 临床结局与输卵管因素不孕比较无差异,Ⅲ/Ⅳ期子宫内膜异位症患者的胚胎种植率明显下降。但 2018 年法国妇产科医师协会发布的"子宫内膜异位症管理指南"对 2006 年 1 月至 2017 年 4 月发表的相关文献进行了综述,其中有 20 篇回顾性队列探究了子宫内膜异位症对 IVF 妊娠结局的影响,大多数研究并未发现子宫内膜异位症影响妊娠率和活产率,因此该指南指出:子宫内膜异位症不影响 IVF 的妊娠率和活产率,但可能减少患者获卵数,尤其是对于重型的子宫内膜异位症患者。

3. 卵巢子宫内膜异位症合并不孕患者 IVF 前的处理 在采用 IVF 治疗不孕的子宫内膜异位症患者中,17%~44% 的患者存在卵巢子宫内膜异位症,其存在是否会影响 IVF 的临床结局尚无明确结论。目前仍然没有随机对照的临床试验研究回答这个问题。Yanushpolsky 等的临床研究发现,卵巢子宫内膜异位症患者的获卵数和优质胚胎数下降,流产率增加。还有研究发现,卵巢子宫内膜异位症患者对促性腺激素的反应下降,用药量增加。但是,Hamdan 等的荟萃分析结果表明卵巢子宫内膜异位症不会影响 IVF 的临床妊娠率和活产率。

在 IVF 前是否应该手术切除卵巢子宫内膜异位症也存在争议。Tsoumpo 等系统综述了 1985—2007 年的 20 篇 IVF 前子宫内膜异位囊肿手术的相关文献,荟萃分析了其中 5 篇,发现 IVF 前囊肿手术对超排卵中卵巢的反应性和 IVF 的临床妊娠率没有影响。IVF 前手术治疗的优点在于预防囊肿的破裂或增大、便于穿刺取卵、避免囊肿液污染、减少感染机会、排除囊肿的恶变。但是,手术有风险和创伤,可能会引起卵巢的反应性下降。综合上述观点和目前的临床证据,美国生殖医学学会、欧洲人类生殖和胚胎学会的指南均建议 >3~4cm 直径的子宫内膜异位囊肿可先行手术。手术中必须高度重视正常卵巢组织和卵巢血供的保护。但是,2018 年法国妇产科医师协会发布的"子宫内膜异位症管理指南"建议,不推荐仅为提高 IVF 的妊娠结局在 IVF 前行手术或阴道 B 超引导的囊肿穿刺术,如囊肿影响取卵,可在 IVF 术前行阴道 B 超引导下囊肿穿刺术。对于复发的子宫内膜异位囊肿,已明确诊断,IVF 前则多不再进行手术。

4. 子宫内膜异位症不孕患者 IVF 前的药物治疗 为了改善子宫内膜异位症 IVF 的临床结局,不少医师让患者在 IVF 前应用 GnRH 激动剂 3~6 个月,认为其可能提高卵子质量和改善子宫内膜容受性。Surrey 等在 25 例诊断为子宫内膜异位症患者的 IVF 控制性超排卵前应用 3 个月的 GnRH-a,与常规控制性超排卵患者比较,获得了更高的 IVF 临床妊娠率和胚胎种植率。其他的临床报告也证实了 IVF 前应用 GnRH-a 改善了 IVF 的临床结局。在这些临床报告中,GnRH-a 的使用时间从 6 周~7 个月不等。Sallam 等对 3 个前瞻性、随机对照临床试验进行了荟萃分析,包括了 163 例诊断为子宫内膜异位症采用 GnRH-a 先期治疗 3~6 个月的 IVF 患者,结果表明与对照组比较,GnRH-a 预处理组的临床妊娠率和活产率显著增高。因此,国内外指南基于该荟萃分析的结果均推荐在 IVF 前应用 3~6 个月 GnRH-a 以提高助孕结局。但值得注意的是,其中 Rickes 等和 Surrey 等的结果表明,GnRH-a 预处理组的临床妊娠率分别高达 75% 和 80%,这一结果很难进行外推。2019 年的 Cochrane 荟萃分析纳入了 6 项 RCT,结果表明 IVF 前应用 3~6 个月 GnRH-a 并不能显著提高临床妊娠率,*RR*1.13(95%*CI* 0.91-1.41),且无论内异症分期如何,均不能获益。但所纳入的研究异质性极高,基于极低的证据质量,无法得出明确的结论。因此,GnRH-a 预处理能否获益需要更多的高质量的临床证据。

【子宫内膜异位症不孕治疗的循证医学策略】 综上所述,子宫内膜异位症合并不孕的治疗可以采用药物、手术和辅助生殖技术。循证医学证据显示,单纯药物治疗对于子宫内膜异位症不孕的疗效不确切,而手术治疗和辅助生殖技术对于子宫内膜异位症性不孕均有显著疗效。手术治疗可以改善轻度子宫内膜异位症性不孕患者的自然妊娠率,不增加多胎率,手术同时能去除子宫内膜异位病灶和囊肿,缓解疼痛,但手术具有风险和创伤,期待时间较长(9~12 个月),且中重度子宫内膜异位症性不孕患者能否从中获益尚不明确。辅助生殖技术具有能够治疗多因素的不孕,治疗周期较短(2~3 个月)等优点,但辅助生殖技术的主要问题是多胎率高,对母儿健康造成负面影响。因此,子宫内膜异位症性不孕患者的治疗策略和方法选择是临床上一个必须面对的重大问题。

临床实践中子宫内膜异位症不孕治疗方式的选择必须考虑的主要因素包括患者的年龄、子宫内膜异位严重程度、卵巢储备功能、既往手术情况、生育意愿、临床技术条件等。同时,必须结合目前循证医学的最佳证据做出个体化的临床决策。美国生殖医学协会于 2006 年发表了基于循证医学的关于子宫内膜异位症与不孕的委员会意见,2012 年进行了最新的修订。该临床指引对于子宫内膜异位症合并不孕治疗提出的策略如下:年轻的(年龄 <35 岁)I/II 期子宫内膜异位症不孕患者,建议在保证手术安全的前提下首先行腹腔镜下子宫内膜异位症病灶切除术,术后采用期待疗法或控制性超排卵 +IUI,年龄超过 35 岁则考虑直接控制性超排卵 +IUI 或 IVF-ET;III/IV 期子宫内膜异位症不孕患者建议采用保守性的腹腔镜手术或开腹手术,术后未能妊娠或年龄大者则采用 IVF-ET。对于卵巢储备功能差的患者,目前各大指南推荐首选行 IVF/ICSI 治疗。对于复发型子宫内膜异位症、丈夫精液质量差、深部浸润型子宫内膜异位症(疼痛症状不明显),自然妊娠率低,应选择行 3~6 个月 GnRH-a 治疗后行 IVF/ICSI 助孕。但子宫内膜异位症性不孕患者的管理仍需要更多高质量的研究证据进一步完善。

(姚元庆)

知识链接

子宫内膜干细胞的发现以及它们在子宫内膜异位症中的可能致病机制最近得到

了重新审视。越来越多的证据表明子宫内膜干细胞可能参与子宫内膜异位的发病机制。子宫内膜由 2 种类型细胞组成：上皮细胞（血管和腺体的）和间充质细胞，后者由包括基质成纤维细胞、内皮细胞和白细胞。子宫内膜从形态学上可分为功能层及基底层。功能层受卵巢分泌的雌孕激素变化调节，发生周期性增殖、分泌和脱落性变化；基底层在月经后再生并修复子宫内膜创面，重新形成子宫内膜的功能层。再生过程包括子宫内膜再生、腺体和间质细胞增殖及血管生成。月经期间子宫内膜功能层的脱落和再生可被认为是子宫内膜干细胞存在且位于基底层中的间接证据，是研究子宫内膜干细胞的切入点。子宫内膜干细胞存在的间接证据是研究者们根据体内生理变化合理推断出来的。目前有大量直接证据证实了子宫内膜干细胞的存在，而且从多个方面影响子宫内膜异位症的发生发展。研究者在子宫内膜异位症患者中检测到了各类型的子宫内膜干细胞，而且不仅可以通过各自特异性标志物定位子宫内膜干细胞，还检测到其通过各免疫炎症介质、细胞生长因子等促进子宫内膜异位症发病及进展。由此推测，子宫内膜异位症极有可能是一种干细胞疾病，针对干细胞疾病的各种研究和治疗，可能为子宫内膜异位症的治疗提供新的更有前景的方法。

参 考 文 献

1. SHAFRIR AL, FARLAND LV, SHAK DK, et al. Risk for and consequences of endometriosis: A critical epidemiologic review. Best Pract Res Clin Obstet Gynaecol, 2018, 51: 1-15.

2. SAUNDERS PTK, HORNE AW. Endometriosis: Etiology, pathobiology, and therapeutic prospects. Cell, 2021, 184(11): 2807-2824.

3. ZONDERVAN KT, BECKER CM, MISSMER SA. Endometriosis. N Engl J Med, 2020, 382(13): 1244-1256.

4. ARAFAH M, RASHID S, AKHTAR M. Endometriosis: A Comprehensive Review. Adv Anat Pathol, 2021, 28(1): 30-43.

5. BAFORT C, BEEBEEJAUN Y, TOMASSETTI C, et al. Laparoscopic surgery for endometriosis. Cochrane Database Syst Rev, 2020, 10: CD011031.

6. American Society for Reproductive Medicine. Revised American Society for Reproductive Medicine classification of endometriosis: 1996. FertilSteril, 1997, 67: 817 - 821.

7. ADAMSON GD, PASTA DJ. Endometriosis fertility index: the new, validated endometriosis staging system. Fertil Steril, 2010, 94: 1609 - 1615.

8. HUGHES E, BROWN J, COLLINS JJ, et al. Ovulation suppression for endometriosis. Cochrane Database Syst Rev, 2007: CD000155.

9. SOMIGLIANA E, BENAGLIA L, PAFFONI A, et al. Risks of conservative management in women with ovarian endometriomas undergoing IVF. Hum Reprod Update, 2015, 21(4): 486-499.

10. VERCELLINI P, SOMIGLIANA E, VIGANO P, et al. The effect of second-line surgery on reproductive performance of women with recurrent endometriosis: a systematic review. Acta Obstet Gynecol Scand, 2009, 88(10): 1074-1082.

11. Society for Assisted Reproductive Technology, the American Society for Reproductive Medicine. Assisted reproductive technology in the United States: 2010 results generated from the American Society for Reproductive Medicine/Society for Assisted Reproduction registry, 2012.

12. HAMDAN M, DUNSELMAN G, LI TC, et al. The impact of endometrioma on IVF/ICSI outcomes: a systematic review and meta-analysis. Hum Reprod Update, 2015, 21(6): 809-825.

13. GEORGIOU EX,MELO P,BAKER PE,et al. Long-term GnRH agonist therapy before in vitro fertilisation(IVF) for improving fertility outcomes in women with endometriosis. Cochrane Database Syst Rev,2019,2019(11): CD013240.

14. de ZIEGLER D,PIREA P,CARBONNEL M,et al. Assisted reproduction in endometriosis. Best Pract Res Clin Endocrinol Metab,2019,33(1):47-59.

15. COLLINET P,FRITEL X,REVEL-DELHOM C,et al.Management of endometriosis:CNGOF/HAS clinical practice guidelines - Short version J Gynecol Obstet Hum Reprod,2018,47(7):265-274.

16. 中国医师协会妇产科医师分会子宫内膜异位症专业委员会,中华医学会妇产科学分会子宫内膜异位症协作组.子宫内膜异位症长期管理中国专家共识.中华妇产科杂志,2018,53(12):836-841.

17. 中华医学会妇产科学分会子宫内膜异位症协作组.子宫内膜异位症的诊治指南.中华妇产科杂志,2015(3):161-169.

18. IVERSEN ML,SEYER-HANSEN M,FORMAN A. Does surgery for deep infiltrating bowel endometriosis improve fertility? A systematic review.Acta Obstet Gynecol Scand,2017,96(6):688-693.

19. BEDAIWY MA,ALFARAJ S,YONG P,et al. New developments in the medical treatment of endometriosis. Fertil Steril,2017,107(3):555-565.

20. ALAMMARI R,LIGHTFOOT M,HUR HC. Impact of Cystectomy on Ovarian Reserve:Review of the Literature. J Minim Invasive Gyneco,2017,24(2):247-257.

21. DUNSELMAN GA,VERMEULEN N,BECKER C,et al. ESHRE guideline:management of women with endometriosis. Hum Reprod,2014,29(3):400-412.

22. Practice Committee of the American Society for Reproductive Medicine. Endometriosis and infertility:a committee opinion. Fertil Steril,2012,98(3):591-598.

 复习思考题

1. 简述子宫内膜异位症与不孕症之间的关系。
2. 简述子宫内膜异位症性不孕的治疗策略。

第四章　生殖器官发育异常与辅助生殖技术

要点

1. 了解女性、男性生殖器官发育异常的常见类型。
2. 了解性发育异常的常见类型。
3. 熟悉辅助生殖技术在生殖器官发育异常中的适应证。

第一节　女性生殖器官发育异常

一、女性生殖器官的正常发育

女性生殖系统包括生殖腺、生殖管道和外生殖器,其发生是一个复杂的过程。

(一)生殖腺的发生

1. **未分化阶段**　在胚胎第3~4周时,在卵黄囊壁背侧内胚层内出现多个大而圆的原始生殖细胞。胚胎第4~5周时,体腔背面肠系膜基底部两侧各出现2个由体腔上皮增生形成的隆起,称为尿生殖嵴(urogenital ridge)。外侧隆起为中肾,内侧隆起为生殖嵴。

2. **女性生殖腺分化阶段**　在胚胎第4~6周末,原始生殖细胞沿肠系膜迁移至生殖嵴并整合入原始性索中,形成原始生殖腺。原始性索组织分解成细胞团,形成卵巢网和卵巢血管基质,卵巢上皮细胞在生殖嵴继续增殖,直到第7周形成皮质索,原始生殖细胞最终发育成卵原细胞。然后卵巢下降,接近肾脏到达真正的盆腔。原始生殖腺向睾丸或卵巢分化受到性染色体和常染色体上多个基因的调控,其中最主要的是位于Y染色体上的睾丸决定因子(testis-determining factor,TDF),如Y染色体性别决定区(sex-determining region of Y,SRY),也叫做 *SRY* 基因、*H-Y* 抗原基因等。若无睾丸决定因子,在胚胎第8周时,原始生殖腺即分化为卵巢,但卵巢的发生同时受X染色体上一些基因调控,且需要2条X染色体均正常。

(二)生殖管道的发生

1. **未分化阶段**　人胚胎第6周时,泌尿生殖嵴外侧的中肾有两对纵形管道,一对为中肾管(mesonephric duct),是男性生殖管道始基;另一对为副中肾管(paramesonephric duct,又称中肾旁管或Müller管),是女性生殖管道始基。发育成女性时,中肾管退化;发育成男性时,副中肾管退化。副中肾管由体腔上皮内陷卷折而成,上段位于中肾管的外侧,两者相互平行;中段弯向内侧,越过中肾管的腹面,到达中肾管的内侧;下段的左、右副中肾管在中线合并。副中肾管上端呈漏斗形开口于腹腔,下端是盲端,突入尿生殖窦的背侧壁,在窦腔内形成一隆起,称窦结节(sinus tubercle,又称Müller结节)。中肾管开口于窦结节的两侧。

2. **女性生殖管道分化阶段**　若生殖腺分化为卵巢,因缺乏睾丸间质细胞分泌雄激素的作用,中肾管逐渐退化;同时,因缺乏睾丸支持细胞分泌的抗米勒管激素的抑制作用,副中肾管则充分发育。副中肾管上段和中段分化形成输卵管;两侧的下段在中线合并再吸收形成子宫及阴道上部。阴道的其余部分则由泌尿生殖窦后壁的窦结节增生而成的阴道板形成。阴道板起初为实心结构,在胚胎第 5 个月时,演变成管道,内端与子宫相通,外端与泌尿生殖窦腔之间有处女膜相隔。处女膜是由阴道上皮、泌尿生殖窦上皮及间叶组织构成的环状薄膜。

（三）外生殖器的发生

1. 未分化阶段　人胚胎第 9 周前,外生殖器不能分辨性别。第 5 周初,尿生殖膜的头侧形成一隆起,称生殖结节。尿生殖膜的两侧各有两条隆起,内侧的较小,为尿生殖褶（urogenital fold）,外侧的较大,为阴唇阴囊隆起。尿生殖褶之间的凹陷为尿道沟,沟底覆有尿生殖膜。第 7 周时,尿生殖膜破裂。

2. 女性外生殖器分化阶段　因无雄激素的作用,外生殖器自然向女性分化。生殖结节略增大,形成阴蒂。两侧的尿生殖褶不合并,形成小阴唇。左右阴唇阴囊隆起在阴蒂前方愈合,形成阴阜,后方愈合形成阴唇后联合,大部分不愈合而成为大阴唇。尿道沟扩展,并与生殖窦下段共同形成阴道前庭。外生殖器于胎儿第 10 周开始出现性别差异,至胎儿 12 周基本完成性别分化。

（四）决定性器官分化的因素

生殖腺的发育取决于胎儿的基因型和性染色体。在两个 X 染色体作用下,未分化生殖腺皮质更倾向于分化为卵巢;而 Y 染色体能促进生殖腺向睾丸分化。最终性别表型取决于性染色体和占优势的生化和激素环境。

外生殖器分化虽受性染色体支配,若在分化前切除胚胎生殖腺,则胚胎不受睾丸和卵巢产生的激素影响,其外生殖器自然向雌性分化;若给予雄激素则向雄性分化,说明外生殖器向雌性分化是胚胎发育的自然方向,不需雌激素作用,而向雄性分化必须有雄激素即睾酮的作用。外生殖器向雄性分化依赖睾酮的存在,但睾酮还必须通过外阴局部靶器官组织中 5α- 还原酶的作用,衍化为二氢睾酮后,并再与外阴细胞中相应的二氢睾酮受体结合,才能使外阴向雄性分化。

因此,即使性染色体为 XY,若 Y 染色体上睾丸决定因子缺失,或胚胎极早期睾丸被破坏而无睾酮产生时,将形成女性内、外生殖器;睾丸虽有睾酮分泌,但外阴局部组织中缺乏 5α- 还原酶或无二氢睾酮受体存在时,患者内生殖器为男性,但外生殖器仍将向女性型转化,表现为两性畸形。

综上所述,虽然性染色体是胎儿性腺分化的决定因素,但在随后的性器官分化过程中,卵巢不起任何作用,而 Y 染色体上的睾丸决定因子和睾丸形成后所分泌的睾酮和副中肾管抑制因子,以及外阴组织中 5α- 还原酶和二氢睾酮受体的存在才是性器官分化的决定因素。

二、女性生殖器官发育异常

女性生殖器官和泌尿器官都起源于体腔上皮、内胚层和外胚层,并且位置相邻。因此,女性生殖器官的发育异常经常伴有泌尿器官异常。女性生殖器官在胚胎期发育形成过程中,若受到某些内在或外来因素干扰,均可导致发育异常,常见的生殖器官发育异常有:①正常管道形成受阻所致的异常:包括处女膜闭锁、阴道横隔、阴道纵隔、阴道闭锁和宫颈闭锁等;②副中肾管衍化物发育不全所致的异常:包括无子宫、无阴道、子宫发育不良、单角子宫、始基子宫、输卵管发育异常等;③副中肾管衍化物融合障碍所致的异常:包括双子宫、双角子宫、鞍状子宫和纵隔子宫等。

（一）处女膜闭锁

处女膜闭锁（imperforate hymen）又称无孔处女膜,临床上较常见。由于处女膜闭锁,经血无法排出,最初血积在阴道内,反复多次月经来潮后,逐渐发展至子宫积血、输卵管积血,甚至腹腔内积血。但因输卵管伞端多因积血而粘连闭锁,故月经血进入腹腔者较少见;若经血逆流至盆腔易发生子宫内膜异位症。少部分处女膜发育异常可表现为小孔的筛孔处女膜和纵隔处女膜。

【病因】 系发育过程中泌尿生殖窦上皮未能贯穿前庭部所致。

【临床表现】 处女膜闭锁的女婴在新生儿期多漏诊。偶尔幼女因大量黏液潴留在阴道内,导致处女膜向外凸出始被发现。绝大多数患者在青春期初潮前无任何症状,至青春期出现进行性加剧的周期性下腹痛,但无月经来潮就诊时始被发现。严重者伴便秘、肛门坠胀、尿频或尿潴留等症状。

【诊断要点】 有上述临床表现,检查时可见处女膜向外膨隆,表面呈紫蓝色,无阴道开口。行直肠指诊时,可扪到阴道内有球状包块向直肠前壁突出。行直肠-腹部诊时,可在下腹部扪及位于阴道包块上方的另一较小包块(为经血潴留的子宫),压痛明显。如用手往下按压此包块时,可见处女膜向外膨隆更明显。B超检查可发现子宫及阴道内有积液。

【治疗方案及原则】 确诊后应即在骶管阻滞下手术。先用粗针穿刺处女膜正中膨隆部,抽出褐色积血证实诊断后,即将处女膜做"X"形切开,引流积血。积血大部分排出后,常规检查宫颈是否正常,但不宜进一步探查宫腔以免引起上行感染。吸尽积血后,切除多余的处女膜瓣,使切口呈圆形,再用3-0可吸收缝线缝合切口边缘黏膜,以保持引流通畅和防止创缘粘连。术后置导尿管1~2天,外阴部置消毒会阴垫,每天外阴护理1~2次,直至积血排净为止。围手术期给予广谱抗生素及甲硝唑。手术纠正后的患者生育未见明显影响,但手术前经血逆流亦可能导致子宫内膜异位症,降低生育力,因此对于积血严重的患者考虑在处女膜切开同时行腹腔镜检查治疗盆腔子宫内膜异位症。

（二）阴道发育异常

1. 先天性无阴道（congenital absence of vagina）

【病因】 系因双侧副中肾管发育不全所致。表现为先天性无阴道,几乎均合并无子宫或仅有始基子宫,极个别患者有发育正常的子宫,卵巢一般正常。

【临床表现】 患者多系青春期后一直无月经来潮,或婚后性交困难。极少数先天性无阴道患者仍有发育正常的子宫,故至青春期时因宫腔积血出现周期性腹痛。

【诊断要点】 有上述临床表现,检查可见患者体格、外阴和第二性征发育正常,但无阴道口或仅在前庭后部见一浅凹陷窝,有时可见到由泌尿生殖窦内陷所形成的约2cm短浅阴道盲端。直肠-腹部诊及B超检查不能发现子宫。若有发育正常的子宫者则在直肠-腹部诊扪及增大、有压痛的子宫。约15%患者合并泌尿道畸形,个别可有脊柱侧弯。临床上应将其与完全性雄激素不敏感综合征相鉴别。完全性雄激素不敏感综合征染色体核型为46,XY,阴毛和腋毛极少,血睾酮值升高;而先天性无阴道患者染色体核型为46,XX,内分泌检查为正常女性水平。

【治疗方案及原则】 ①机械扩张法:适用于无子宫且阴道凹陷组织松弛者。按顺序由小到大使用木质或塑料阴道模具局部加压扩张,可逐渐加深阴道长度,直至能满足性生活要求为止。阴道模型夜间放置,日间取出,便于工作和生活。②阴道成形术:方法多种,各有利弊。常见术式有:乙状结肠阴道成形术、盆底腹膜阴道成形术、皮瓣阴道成形术、羊膜阴道成形术、生物补片法阴道成形术。推荐18岁后进行治疗(如有特殊要求,建议有性生活要求前进行手术)。

患者一般有正常卵巢和排卵,但由于无子宫,无法完成生育。子宫移植手术、"人造子宫"等未来可能为该类患者妊娠分娩提供希望。对有正常发育子宫的患者,初潮时即行人工阴道成形术,同时引流宫腔积血,并将阴道与子宫相连通以保存子宫生育功能。无法保留子宫者,应给予切除。

2. **阴道闭锁(atresia of vagina)** 闭锁位于阴道下段,均长 2~3cm,其上为正常阴道。

【病因】 系因泌尿生殖窦未参与形成阴道下段所致。分为:①阴道下段闭锁(Ⅰ型),阴道上段及宫颈、子宫体均正常;②阴道完全闭锁(Ⅱ型),多合并宫颈、子宫体发育不良,子宫畸形。

【临床表现】 Ⅰ型症状与处女膜闭锁相似,绝大多数患者至青春期发生周期性下腹痛,呈进行性加剧,无月经来潮。严重者可引起肛门或阴道胀痛和尿频等症状。Ⅱ型多合并宫颈、子宫体发育不良,子宫畸形,子宫内膜功能不正常,经血逆流至盆腔发生子宫内膜异位症。

【诊断要点】 有上述临床表现,检查无阴道开口,但闭锁处黏膜表面色泽正常,亦不向外膨隆,肛门检查扪及向直肠凸出的阴道积血包块,其位置较处女膜闭锁者高。合并子宫内膜异位症者,磁共振成像和超声检查可帮助诊断。

【治疗方案及原则】 一经诊断,应尽早手术治疗。Ⅰ型阴道闭锁的患者阴道上段扩张积血可以提供充足的黏膜,手术方法与处女膜闭锁手术相似,可直接行闭锁段切开,术后不需配戴模具,定期扩张阴道预防挛缩,术后可自然妊娠。Ⅱ型阴道闭锁处理的关键为是否保留子宫,阴道完全闭锁多合并子宫颈发育异常、子宫体发育不良或子宫畸形,应充分评价子宫宫颈发育状况,手术方法有子宫切除术、子宫阴道贯通术、宫颈端端贯通术。若子宫太小或无子宫颈结构,由于缺乏支撑结构,术后再闭锁风险高,目前主张直接行子宫切除术。

3. **阴道横隔(transverse vaginal septum)** 横隔可位于阴道内任何部位,但以上、中段交界处为多见,其厚度约为 1cm。阴道横隔无孔称完全性横隔,隔上有孔称不完全性横隔。完全性横隔较少见,多数是隔的中央或侧方有一小孔,月经血可经小孔排出。

【病因】 系因两侧副中肾管会合后的尾端与泌尿生殖窦相接处未贯通或部分贯通所致。

【临床表现】 不完全性横隔位于上部者多无症状,位置偏低者可影响性生活。阴道分娩时影响胎先露部下降。完全性横隔有原发性闭经伴进行性加剧的周期性腹痛。

【诊断要点】 有上述临床表现,妇科检查见阴道较短或仅见盲端,横隔中部可见小孔。肛诊时可扪及宫颈及宫体,完全性横隔由于经血潴留,可在相当于横隔上方部位触及包块,B超显像示有积液。

【治疗方案及原则】 切除横隔,缝合止血。一般应将横隔切开并切除其多余部分,最后缝合切缘糙面以防粘连形成。术后短期放置模型防止瘢痕挛缩。若系分娩时发现横隔阻碍胎先露部下降,横隔薄者,当先露部下降至隔鼓起撑得极薄时,将其切开后胎儿即能经阴道娩出;横隔厚者应行剖宫产。

4. **阴道纵隔(longitudinal vaginal septum)** 有完全性纵隔和不完全性纵隔两种。完全性纵隔形成双阴道,常合并双宫颈、双子宫。

【病因】 系因双侧副中肾管会合后,其尾端中隔未消失或未完全消失所致。

【临床表现】 大多数妇女无症状,可有性生活困难或不适。分娩时可导致先露部下降困难,产程进展缓慢。若一侧纵隔无开口,则导致经血潴留。

【诊断要点】 有上述临床表现,妇科检查见阴道被一纵形黏膜分成 2 条纵形通道,黏膜上端近宫颈,下端达阴道口或未达阴道口。

【治疗方案及原则】 若纵隔妨碍经血排出或影响性交时,应将纵隔切除,创面缝合以防粘连。若已临产,纵隔阻碍胎先露部下降,可先切断纵隔的中部,分娩后再切除纵隔。因阴道纵隔影响性交导致不孕的患者,切除纵隔可能提高受孕机会。

5. **阴道斜隔综合征(oblique vaginal septum syndrom,OVSS)** 是一种罕见而奇特的

畸形,常伴有同侧泌尿系发育异常。多为双宫体、双宫颈及斜隔侧的肾缺如。

【病因】　病因尚不明确。可能是副中肾管向下延伸未到泌尿生殖窦而形成一盲端所致。

【分型】　Ⅰ型为无孔斜隔:隔后的子宫与外界及另侧子宫完全隔离,宫腔积血聚集在隔后腔。Ⅱ型为有孔斜隔:隔上有一数毫米的小孔,隔后子宫与另一侧子宫隔绝,经血通过小孔滴出,引流不畅。Ⅲ型为无孔斜隔合并宫颈瘘管:在两侧宫颈间或隔后腔与对侧宫颈之间有小瘘管,有隔一侧子宫经血可通过另一侧宫颈排出,引流亦不通畅。

【临床表现】　发病年龄较轻,月经周期正常,3 型均有痛经,Ⅱ、Ⅲ型若合并感染,可有阴道流脓史。Ⅰ型痛经较重,平时一侧下腹痛。Ⅱ型月经间期阴道少量褐色分泌物或陈旧血淋漓不尽,脓性分泌物有臭味。Ⅲ型经期延长,有少量阴道流血,也可有脓性分泌物。

【诊断要点】　有上述临床表现,妇科检查一侧穹窿和阴道壁可触及囊性肿物。Ⅰ型肿物较硬,宫腔积血时触及增大子宫,Ⅱ、Ⅲ型囊性肿物张力较小,压迫时有陈旧血流出。局部消毒后在囊肿下部穿刺,如抽出陈旧血,即可诊断。B 型超声检查有助于了解子宫情况及合并的泌尿系畸形。子宫碘油造影了解隔后腔情况,可显示Ⅲ型宫颈间的瘘管。必要时应做泌尿系造影检查。

【治疗方案及原则】　一经确诊尽早行阴道斜隔切除术,缓解症状和防止并发症的发生,保留生育能力。手术时机以经期为宜。手术关键在于充分切除斜隔,保证引流通畅。一般不放置阴道模具。

（三）先天性宫颈发育异常（cervical dysplasia）

临床罕见。主要包括子宫颈未发育（cervical agenesis）、子宫颈完全闭锁（cervical atresia）、子宫颈外口闭塞（external cervical os obstruction）、条索状子宫颈（cervical cord）、子宫颈残迹（fragment of cervix）等。若患者子宫内膜有功能,青春期后可因宫腔积血而出现周期性腹痛,经血还可经输卵管逆流入腹腔,引起盆腔子宫内膜异位症。治疗可手术穿通宫颈,使子宫与阴道相通,但成功率低;若宫颈未发育,行子宫切除术。

（四）子宫未发育或发育不全

1. **先天性无子宫（congenital absence of uterus）**　系因两侧副中肾管中段及尾段未发育所致,常合并无阴道,但卵巢发育正常,第二性征不受影响。直肠 - 腹部诊扪不到子宫。

2. **始基子宫（rudimentary uterus）**　又称痕迹子宫（图 4-4-1）,系两侧副中肾管会合后不久即停止发育所致,常合并无阴道。子宫极小,多数无宫腔或为一实体肌性子宫;无子宫内膜。

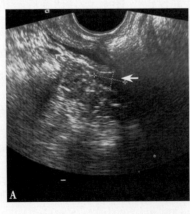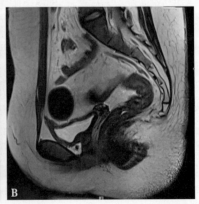

图 4-4-1　始基子宫

A. B 超提示子宫大小为 14mm×8mm×5mm,宫体、宫颈及宫腔难以区分;T₂ 矢状位提示膀胱后角上方见一结节状稍低信号影为始基子宫,阴道缺如（箭头）

3. **子宫发育不良**（hypoplastic uterus）　又称幼稚子宫（图 4-4-2），系副中肾管会合后短时期内即停止发育所致。子宫较正常小，有时极度前屈或后屈。宫颈呈圆锥形，相对较长，宫体与宫颈之比为1：1 或 2：3。患者的月经量极少，婚后无生育。直肠 - 腹部诊可扪及小而活动的子宫。治疗方法用小剂量雌激素加孕激素序贯用药，一般可自月经第 5天开始每晚口服戊酸雌二醇 2mg，连服 21 天，服药后 11 天加服醋酸甲羟孕酮 8mg，每天一次，连用 10天，共服 6~12 个周期，定期测量子宫径线。

（五）子宫发育异常

临床上较多见。普通人群平均患病率为 2%~4%。

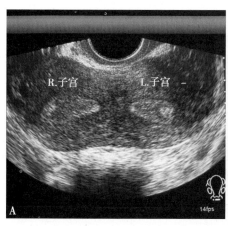

图 4-4-2　子宫发育不良

B 超提示子宫大小为 47mm×23mm×12mm，宫颈长 24mm，宫腔欠清晰（箭头）

1. **双子宫**（uterus didelphys）

【病因】　系因两侧副中肾管完全未融合，各自发育形成 2 个子宫和 2 个宫颈，也可为一侧子宫颈发育不良、缺如。左右侧子宫各有单一的输卵管和卵巢。双子宫可伴有阴道纵隔和斜隔。

【临床表现】　患者无任何自觉症状，一般是在人工流产、产前检查，甚至分娩时偶然发现。早期人工流产时可能误刮未孕侧子宫导致胚胎漏刮，妊娠继续。妊娠晚期胎位异常率增加，分娩时未孕侧子宫可能阻碍胎先露部下降，子宫收缩乏力较多见，故剖宫产率增加。伴有阴道纵隔者可有相应症状。

【诊断要点】　有上述临床表现，检查可扪及子宫呈分叉状。宫腔探查、B 超检查、子宫输卵管碘油造影可见 2 个宫腔（图 4-4-3），伴阴道纵隔或斜隔时，检查可见相应的异常。

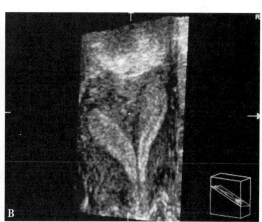

图 4-4-3　双子宫

A. 二维超声显示：左右两个对称的子宫，两宫腔内可见内膜，两肌壁间有明显分界；B. 三维超声显示：左右两个对称的子宫，两宫腔内均可见内膜

【治疗方案及原则】　一般不给予处理。当有反复流产，应除外染色体、黄体功能不足，以及免疫等因素后行矫形手术。伴阴道不全纵隔或斜隔应做隔切除术。

2. **双角子宫**（bicornuate uterus）**和弓形子宫**（arcuate uterus）　双角子宫（图 4-4-4）分

完全双角子宫和不全双角子宫。弓形子宫的宫底中间凹陷,宫壁略向宫腔突出,但多大程度的凹陷可定义弓形子宫尚有争议。

【病因】　系因子宫底部融合不全所致。

【临床表现】　一般无症状,但妊娠后易发生胎位异常,以臀先露居多。

【诊断要点】　有上述临床表现,检查可扪及子宫底部有凹陷,凹陷浅者可能为鞍状子宫。B 超、MRI 和子宫输卵管碘油造影有助于诊断。

【治疗方案及原则】　一般不给予处理。既往无不良孕产史者,可先试孕。有不良孕产史者,可行宫腹腔镜联合手术,在腹腔镜监护下行宫腔镜子宫隔板切除术。术后放置宫内节育器或口服雌孕激素预防宫腔粘连。

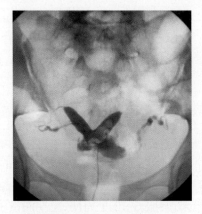

图 4-4-4　双角子宫

3. **纵隔子宫(septate uterus)**　分完全纵隔子宫(纵隔由宫底到达或超过宫颈内口,将宫腔完全隔为两部分)(图 4-4-5A);不全纵隔子宫(纵隔止于宫颈内口之上)(图 4-4-5B)。

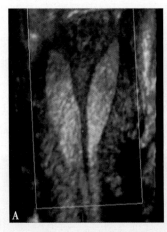
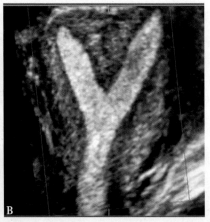

图 4-4-5　纵隔子宫
A. 完全纵隔子宫;B. 不全纵隔子宫

【病因】　系因两侧副中肾管融合不全,在宫腔内形成中隔。

【临床表现】　纵隔子宫易发生不孕、流产、早产和胎位异常,流产率为 26%~94%,妊娠结局最差。若胎盘附着在隔上,可出现产后胎盘滞留。

【诊断要点】　有上述临床表现,检查纵隔子宫外形正常,经阴道超声、子宫输卵管碘油造影或宫腔镜检查确诊。

【治疗方案及原则】　既往无不良孕产史者,可先试孕。纵隔子宫影响生育时,应给予手术治疗。可在腹腔镜或 B 超监护下行宫腔镜子宫纵隔切除术。

4. **单角子宫(uterus unicornis)和残角子宫(rudimentary horn of uterus)**

【病因】　仅一侧副中肾管发育而形成单角子宫,同侧卵巢功能正常;另一侧副中肾管完全未发育或未形成管道,未发育侧的卵巢、输卵管、肾亦往往同时缺如。残角子宫系一侧副中肾管发育正常,另一侧发育不全形成残角子宫。残角子宫有正常输卵管和卵巢,但常伴有该侧泌尿器官发育畸形。

【分型】　根据残角子宫与单角子宫的解剖关系,分为3种类型:Ⅰ型残角子宫有宫腔,并与单角子宫腔相通;Ⅱ型残角子宫有宫腔,但与单角子宫腔不相通;Ⅲ型残角子宫为实体残角子宫,仅以纤维带相连于单角子宫。

【临床表现】　约65%的单角子宫合并残角子宫。单角子宫一般无症状。妊娠可发生在单角子宫,但流产、早产较多见。若残角子宫内膜无功能,一般无症状;若内膜有功能且与正常宫腔不相通时,往往因宫腔积血而出现痛经,甚至并发子宫内膜异位症。若妊娠发生在残角子宫内,人工流产时无法刮到,至妊娠16~20周时往往破裂而出现典型的输卵管妊娠破裂症状,若不及时手术切除破裂的残角子宫,患者可因大量内出血而死亡。

【诊断要点】　有上述临床表现,检查可见单角子宫偏小、梭形、偏离中线。伴有残角子宫者可在子宫一侧扪及较子宫小的包块,若残角子宫腔积血时,有触痛。检查时易将残角子宫误诊为卵巢肿瘤。B超检查、子宫输卵管碘油造影和磁共振显像有助于诊断(图4-4-6、图4-4-7)。

【治疗方案及原则】　单角子宫不给予处理,孕期加强监护,及时发现并发症并给予处

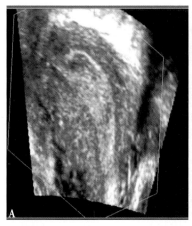
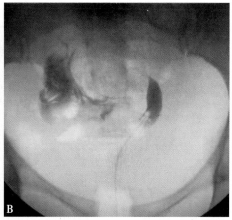

图 4-4-6　单角子宫
A. 三维超声;B. 子宫输卵管碘油造影

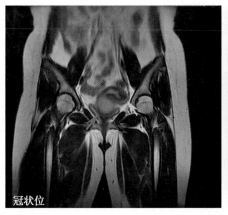
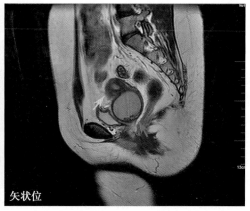

图 4-4-7　单角子宫合并残角子宫(箭头)

理。残角子宫的治疗取决于是否有功能性内膜。若残角子宫内膜无功能,一般无症状,可不处理;若内膜有功能、有症状者,需尽早行残角子宫切除术;合并子宫内膜异位症的患者,同时行相应手术治疗。妊娠的残角子宫,若在早、中期妊娠时诊断明确,应及时切除,避免子宫破裂。晚期妊娠行剖宫产后,需警惕胎盘粘连或胎盘植入,造成产后大出血。切除残角子宫时应将同侧输卵管切除,避免输卵管妊娠的发生,圆韧带应固定于发育侧同侧宫角部位。

（六）输卵管发育异常

【病因及分类】　①单侧输卵管缺失:因该侧副中肾管未发育;②双侧输卵管缺失:常见于无子宫或始基子宫患者;③单侧(偶尔双侧)副输卵管:为输卵管分支,具有伞部,内腔与输卵管相通或不通;④输卵管发育不全、闭塞或中段缺失:类似结扎术后的输卵管。

【临床表现】　输卵管发育异常可能是不孕的原因,亦可能导致输卵管妊娠。

【诊断要点】　有上述临床表现,因临床罕见,几乎均为手术时偶然发现。

【治疗方案及原则】　若不影响妊娠,无须处理。若影响妊娠,除输卵管部分节段缺失可行整形吻合外,其他均无法手术。希望生育者应借助辅助生殖技术。

（七）卵巢发育异常

卵巢发育异常有:①单侧卵巢缺失:见于单角子宫。②双侧卵巢缺失:极少,一般为卵巢发育不全,卵巢外观细长而薄,色白质硬,甚至仅为条状痕迹,见于 Turner 综合征患者。若条索状卵巢患者染色体核型为 XY,卵巢发生恶变的频率较高,确诊后应给予切除。③多余卵巢:罕见,一般远离卵巢部位,可位于腹膜后。④偶尔卵巢可分裂为几个部分。

第二节　男性生殖器官发育异常

一、男性生殖器官的正常发育

Y 染色体上的睾丸决定基因(*Sry* 基因),对未分化生殖腺向睾丸方向分化起决定性作用。若生殖腺分化为睾丸,睾丸间质细胞分泌的雄激素促进中肾管发育,中肾管头端发育成附睾管,中段形成输精管,尾端发育成为射精管和精囊。

二、男性生殖器官发育异常

（一）阴茎的发育异常

1. **无阴茎**　罕见,发病率不足 1/3 000 万 ~1/2 000 万,因胚胎期间生殖结节发育不全导致。约 50% 伴尿生殖系畸形,也可同时伴有肛门、直肠、心脏等畸形。一般在出生时即被发现外阴异常,常因伴有其他严重的先天性畸形而于出生后数小时死亡,若患儿存活可进行阴茎再造术,若按女性抚养,手术方法包括可切除睾丸,行阴道成形术。

2. **小阴茎**　指形状和结构正常的阴茎在自然(非勃起)状态下,长度低于相应年龄组均值以下达 2.5 个标准差者。发病原因可能为患儿母亲妊娠期雄激素缺乏,患儿促性腺激素低下或外生殖器对雄性激素不敏感所致。正常男性新生儿阴茎长度平均为 (3.5 ± 0.4) cm,而小阴茎多不足 1cm,且进入青春期后,男性的阴茎仍呈儿童型。青春期后,阴茎不能勃起或勃起无力,绝大部分不能性交。小阴茎常为其他先天性畸形中的一个体征,如两性畸形、双侧隐睾及睾丸发育不良、垂体功能减退等。治疗需要针对原发病,对于下丘脑功能障碍者给予 GnRH 补充治疗;LH 较低者给予 hCG 补充治疗;睾酮水平较低者可先尝试给予 hCG,

治疗无效者应给予睾酮制剂补充治疗。及时合理地使用雄激素可以得到较好的疗效,且年龄越小治疗效果越好。手术治疗适用于已确定性别的男性患儿,可采用阴茎延长整形术。

3. **重复阴茎**　很少见。可分为分叉型阴茎、完全重复阴茎和另有一异位阴茎 3 种情况。常同时伴有重复尿道、重复膀胱,有排尿、性交及射精障碍。治疗方法需根据局部情况及伴发的畸形而定。

4. **大阴茎**　与同龄人相比阴茎过大称为大阴茎。多发生在青春期早熟、先天性痴呆、侏儒症、垂体功能亢进及肾上腺功能亢进等患者。此症亦可出现于应用促性腺激素治疗隐睾症时,但停用激素后阴茎即可不再增大。治疗时以治疗原发病为主。

5. **隐匿阴茎**　多见于肥胖患儿。特点为包皮过长、阴茎周围皮下脂肪厚。因此,阴茎大部分被埋没于阴茎周围皮下脂肪内。成年患者可能会有性交障碍。该病须与小阴茎及无阴茎相鉴别。治疗方法主要是减肥,部分患者可行手术治疗。

6. **阴茎扭转**　少见,是阴茎沿其纵轴作某种方向与某种程度的扭转。阴茎扭转常合并有尿道下裂。本病除表现阴茎扭转外,多无明显的自觉症状,部分患者可有阴茎痛性勃起,严重扭转者可引起排尿和性交困难。扭转 <45° 且无主观症状者无须治疗;扭转达 90° 及以上者,应考虑手术治疗。

7. **阴茎阴囊转位**　指阴茎移位于阴囊的后方,又称阴茎前阴囊。病因可能源于生殖结节与生殖突位置关系缺陷。此病罕见,常合并其他不能存活的先天畸形,故患儿常于出生不久后死亡。

8. **蹼状阴茎**　阴囊皮肤向阴茎腹侧延伸,使整个阴茎体皮肤和阴囊相连,形成蹼状,故又称阴茎阴囊融合。如蹼状皮肤伸展至阴茎头者,可造成性交困难。治疗方法为手术切除阴茎蹼后行 "Z" 形成形术,亦可采用横切纵缝法。

9. **先天性阴茎弯曲**　指不伴有尿道下裂的阴茎向腹侧弯曲。患者尿道虽然开口于阴茎头,但由于尿道海绵体变短,使阴茎头弯向腹侧。如果不影响性交,可以不给予治疗。阴茎弯曲严重导致性交痛或者性交障碍者,可行手术治疗阴茎弯曲。

10. **包茎**　最常见。包皮覆盖阴茎头,包皮能上翻露出尿道口及阴茎头者,是包皮过长;包皮口狭窄,包皮不能翻转露出尿道口及阴茎头者,是包茎。新生儿包茎属于正常的生理现象,一般不需要治疗,大多数在出生后 3 年内随着阴茎的发育,包皮可上翻露出阴茎头,有一些要到青春期才能完全露出阴茎头。青春期后的包茎,有时会引起勃起困难或性交障碍,而且容易发生包皮龟头炎、包皮嵌顿和阴茎癌等疾病,治疗方法是实施包皮环切术。

(二)睾丸发育异常

1. **无睾症**　或称为睾丸缺如。染色体核型为 46,XY,外生殖器可表现为男性表型或发育不全的男性表型。单侧睾丸缺如,若另一侧睾丸发育正常,一般不影响外生殖器发育,男性性功能和生育力可表现正常。双侧睾丸缺如,会导致性功能障碍和无精子症进而引起男性不育。睾丸缺如必须与隐睾与异位睾丸相鉴别。性激素检测,B 超、CT 和 MRI 等影像学检查,对于判断是否存在睾丸有重要意义。双侧睾丸缺如,无法恢复生育能力,但为保持男性性征和性功能,可给予雄激素补充治疗。

2. **多睾症**　多睾症极其罕见,一般不超过 3 个睾丸,左侧多于右侧。病因不明,一般无自觉症状,多因额外睾丸发生扭转或在阴囊扪及肿块而发现。长期异位存在并萎缩的睾丸有发生恶变的可能,因此应将多余的睾丸尽早手术切除。

3. **睾丸融合**　极罕见,为两侧睾丸在阴囊内或腹腔里互相融合长成一块,多伴有严重的其他先天性畸形,发育至成人者罕见。

4. **隐睾症**　常见。指睾丸未能按照正常发育过程下降至阴囊,而停留在腹股沟或者腹腔。部分隐睾患儿出生后,睾丸可在出生后 3~6 个月内自行下降至阴囊,6 个月后隐睾继续下降的机会明显减少。

【病因】　尚不明确,可能为内分泌失调、睾丸本身发育缺陷等。

【病理】　隐睾受温度影响而导致精子发生障碍,导致无精子症。

【临床表现】　双侧隐睾引起不育达 50% 以上,单侧隐睾达 30% 以上。隐睾常伴有鞘状突未闭,有时可发生腹股沟疝甚至出现嵌顿也易发生睾丸扭转。隐睾易发生恶变,恶变概率较普通人高 40 倍。

【诊断要点】　有上述临床表现,检查发现阴囊内一侧或双侧睾丸缺如,80% 的隐睾可在腹股沟区被扪及,压之有胀痛感,可与腹股沟淋巴结区别。对不能触及的隐睾,B 超、CT 和MRI 检查有重要价值。隐睾需与睾丸缺如、异位睾丸、回缩性睾丸相鉴别。

【治疗方案及原则】　治疗目的是保护患者的生育力,避免精神心理不良影响,避免性功能障碍、睾丸肿瘤等并发症。治疗方法有:①内分泌激素治疗。常用 hCG 注射治疗,在出生后 1 年内使用,目的是促进睾丸下降至阴囊。隐睾位置越低,疗效越好,但是对于腹腔内隐睾,内分泌治疗几乎无效。②经内分泌激素治疗无效的患儿,可考虑手术治疗。手术目的是将睾丸游离并固定于阴囊内,避免睾丸生精功能受损,降低睾丸肿瘤的风险;修补隐睾伴有的疝囊;防止睾丸扭转;解除患者的精神痛苦。手术最佳时间在 2 岁之前,常用的术式包括睾丸下降固定术、自体睾丸移植术及睾丸切除术,如有腹股沟疝应同时进行疝修补术。2 岁之后行睾丸下降固定术者,成年后可能会出现少精子症或无精子症。无精子症患者可行睾丸取精手术获取精子,并通过卵细胞质内单精子注射(ICSI)生育下一代。

5. **睾丸发育不良**　表现为青春期后,睾丸体积小于同龄人,常因严重少精子或者无精子导致男性不育。

6. **睾丸增生**　是指睾丸较大,质地和位置均正常。常见于一侧睾丸缺如或发育不良时,对侧睾丸代偿性增生。一般不需特殊处理。

（三）附睾发育异常

包括附睾与睾丸连接异常、附睾缺如及附睾囊肿等。附睾发育异常,会导致精子成熟或者排出障碍,造成男性不育。单侧附睾发育异常者,一般不影响生育,不必治疗。双侧附睾发育异常者,表现为无精子症,可行睾丸取精手术获取精子,并通过卵细胞质内单精子注射(ICSI)生育下一代。

（四）输精管发育异常

输精管发育异常是造成梗阻性无精子症的常见原因。由于输精管、附睾、精囊和射精管均同源于中肾管,因此常伴有这些器官的发育不全或缺如,而睾丸发育正常。可行睾丸取精手术获取精子,并通过卵细胞质内单精子注射(ICSI)生育下一代。囊性纤维化病患者,均表现为双侧输精管缺如和梗阻性无精子症,为常染色体隐性遗传病,为避免生育患病后代,在行辅助生殖之前,夫妇双方应做 *CFTR* 基因突变检测,若有相同的致病突变,则可行 PGT 助孕治疗。

（五）前列腺发育异常

临床少见,主要有:①前列腺缺如:表现为性功能减退,甚至阴茎不能勃起,不分泌前列腺液,因此精液量大大减少;②前列腺发育不良;③异位前列腺;④前列腺囊肿。

（六）尿道发育异常

1. 无尿道或尿道闭锁 很少见。尿道闭锁大多在胚胎或出生时已经死亡,存活者大部分存在尿漏。尿路造影可明确诊断。治疗应行耻骨上膀胱造瘘,有肾衰竭者需行双肾造瘘。尿外渗者行尿外渗引流,并加抗生素治疗,肾功能好转后,行尿道成形术。

2. 重复尿道 一般指一个阴茎上有 2 条或 2 条以上的尿道,双阴茎的患者每个阴茎上各有一个尿道也称重复尿道。重复尿道极少见,临床表现与类型有关,常见的症状是尿道感染。

3. 尿道上裂 较为罕见,表现为阴茎体短小,向背侧弯曲,尿道口位于阴茎背侧,严重尿道上裂可伴有膀胱外翻。可分为 3 型:①阴茎头型:尿道外口开口于阴茎背侧,多无尿失禁。②阴茎体型:尿道外口开口于耻骨联合下面,此型最常见,可有不同程度尿失禁。③完全型:尿道背侧壁完全缺如,尿道口位于分离的耻骨联合部,膀胱颈呈漏斗状直接向外开口,膀胱括约肌完全丧失功能,多数伴尿失禁。尿道上裂常表现为尿失禁、尿道开口异常、膀胱输尿管反流、阴茎畸形、性功能障碍、尿路感染等。

4. 尿道下裂 较常见。尿道下裂是一种因尿道发育不全而致尿道开口达不到正常解剖位置的阴茎畸形,尿道可开口于阴茎头部至会阴部的任何部位,且部分并发阴茎下弯。根据尿道口所在的不同部位,尿道下裂可分为阴茎头型、阴茎体型、阴茎阴囊型和会阴型。阴茎体型、阴茎阴囊型和会阴型尿道下裂,会导致不能站立排尿,并导致不能完成阴道内射精而影响生育。尿道下裂需做整形手术,以恢复正常站立排尿和性生活,睾丸有生精功能者还可获得生育能力。手术宜在学龄前施行。

第三节 性发育异常

性发育异常(disorders of sex development,DSD)包括一大组疾病,患者在染色体、性腺、外生殖器或性征方面存在一种或多种先天性异常或不一致。DSD 不同程度地影响患者的生殖功能,更重要的是可能诱发与性发育、性心理、性行为等相关的问题,造成心理、行为偏差,处理不当可能成为社会问题。对这类患者进行染色体性别、性腺性别、外生殖器性别和社会性别的鉴定和确定,是处理此类疾病的基础。

DSD 的分类较为复杂,目前倾向于根据染色体核型分成 3 大类,即染色体异常型 DSD、46,XX 型 DSD 和 46,XY 型 DSD。本节简要介绍部分性分化异常的常见病变。

一、染色体异常型 DSD

1. 特纳综合征(Turner syndrome,TS) 最为常见的性发育异常,其染色体核型包括 45,XO、45,XO 的嵌合体、等臂 Xq、环状染色体等。

【病因】 X 染色体数量或结构异常所致的先天性卵巢发育不良。

【临床表现】 表型是女性。身材矮小,原发闭经,不孕,智力一般正常或稍差。常有淋巴性水肿、颈蹼、盾状胸、肘外翻等临床特征及心血管畸形,还可伴发糖代谢紊乱、甲状腺疾病等。患者存在性腺萎缩、索状性腺。

【诊断要点】 有上述临床表现,染色体检查显示 X 染色体异常。

【治疗方案及原则】 ①早期发现,一旦确诊,应对 TS 患者进行全面的身体检查,及时进行相应治疗。生长激素:从 4~6 岁起即开始使用,持续用到骨骺闭合。②雌激素补充疗法:

骨骺闭合后,即可开始周期性地应用雌激素,改善第二性征的发育,促进月经来潮,预防骨质疏松。③对有高血压、肥胖症、心肾异常及甲状腺疾病者,更要及时治疗和追踪观察。

45,XO/46,XX 嵌合型患者可能存在有功能的卵巢组织,可有自主的青春期发育、月经和生育能力。2%~5% 的 TS 患者可能自然受孕,主要为 45,XO/46,XX 患者。嵌合型 TS 患者接受 IVF 助孕治疗的临床妊娠率为 8.6%,活产率为 5.7%;极个别嵌合型患者卵巢储备正常,可行植入前遗传学检测(PGT)治疗。有证据表明 TS 患者在出生时或儿童时期卵巢有卵泡残余,因此成年前甚至青春期前采用辅助生殖技术可能有助于 TS 患者的生殖功能保留。TS 患者应在诊断 TS 时尽早评估卵巢储备功能。卵巢储备下降时可采用的生殖功能保留措施包括卵子冷冻、卵巢组织冷冻和胚胎冷冻。若患者卵巢功能已严重衰竭,应考虑卵子捐赠助孕。

2. 克氏综合征(Klinefelter syndrome) 又称精曲小管发育不全。患者最常见的染色体核型为 47,XXY。亦可有 47,XXY /46,XX 等嵌合型。

【病因】 患者父母的生殖细胞在减数分裂形成精子和卵子的过程中,性染色体发生不分离现象。卵母细胞在成熟分裂过程中性染色体不分离,形成含有 2 个 X 的卵子,这种卵子若与 Y 精子相结合即形成 47,XXY 受精卵。如果生精细胞在成熟分裂过程中性染色体不分离,则形成 XY 精子,这种精子与 X 卵相结合也可形成 47,XXY 的受精卵。

【临床表现】 出生时外生殖器表现为正常男婴。青春期前可无任何症状,隐睾比例较正常人群高。青春期后表现:①两侧睾丸小;②性激素异常:促卵泡激素(FSH)和黄体生成素(LH)升高,睾酮(T)低下或正常,雌雄激素比例失调;③阴茎正常或短小,性功能正常或性功能障碍(阴茎勃起功能障碍或射精障碍);④约97% 患者为不育症,大部分患者表现为无精子症,极少部分患者射出精液中有少量精子;⑤睾酮低下患者有明显女性化性征,包括无喉结和胡须、腋毛稀少或缺如、乳房增大、皮肤细白等;⑥身材正常或偏高,下肢较长,骨质疏松和肌肉力量降低;⑦可伴肥胖及糖尿病。

【诊断要点】 ①染色体核型为 47,XXY,或 47,XXY /46,XX 等嵌合型;②两侧睾丸小;③性激素异常:促卵泡激素(FSH)和黄体生成素(LH)升高,睾酮(T)低下或正常。

【治疗方案及原则】 患者社会性别为男性,按照男性抚养或生活。睾酮低下患者,可采用雄激素补充治疗(口服或肌内注射),以促进男性第二性征发育、维持性欲和正常性功能。少精子症患者,可行卵细胞质内单精子注射(ICSI)生育后代;无精子症患者,可以采用显微镜下睾丸切开取精术,获取精子后行卵细胞质内单精子注射(ICSI)生育后代,据报道约有40% 的取精成功率。射出精液和手术均找不到精子患者,使用精子库精子行供精人工授精,或者领养小孩。克氏综合征患者的精子及 ICSI 所获胚胎绝大部分是正常核型,因此一般不需要行胚胎植入前遗传学检测(PGT)。

二、46,XX 型 DSD

患者染色体核型为 46,XX;但是生殖系统发育异常。常见类型包括:①雄激素过多,21-羟化酶缺陷、11β- 羟化酶缺陷、3β- 脱氢酶缺陷等;②先天性低促性腺激素性性腺功能低下症;③性腺发育异常或发育不全,包括单纯性腺发育不全、卵睾型 DSD 和睾丸型 DSD。

1. 46,XX 单纯性腺发育不全
【病因】 由基因突变引起的卵巢不发育。

【临床表现】 表型为女性,原发性闭经;无青春期性发育而表现为性幼稚。

【诊断要点】 无面容和体格异常；通常为双侧条索状性腺，子宫阴道呈幼稚型。激素水平检查显示雌激素水平低下，FSH>40U/L，提示卵巢功能衰竭。

【治疗方案及原则】 与 XY 单纯性腺发育不全不同的是，XX 单纯性腺发育不全患者的性腺肿瘤发生极少，因此不需要手术切除性腺。患者出生后均按女性生活，达青春期后应给予周期性激素补充治疗，可使月经来潮、促进第二性征发育并预防骨质疏松。促排卵治疗无效，可通过供卵和 IVF 妊娠。

2. 先天性肾上腺皮质增生症（congenital adrenal hyperplasia，CAH） 是一种常染色体隐性遗传病，胎儿合成皮质醇所必需的肾上腺皮质的几种酶缺陷，其中 21- 羟化酶缺乏症（21-hydroxylase deficiency，21-OHD）最常见，由 CYP21A2 基因突变引起，占 CAH 总数的 90%~95%。

【病因】 由于酶缺乏不能将 17α- 羟孕酮转化为皮质醇，皮质醇合成量减少对下丘脑和垂体负反馈作用消失，导致垂体促肾上腺皮质激素（ACTH）分泌增加，刺激肾上腺增生，促使其分泌皮质醇量趋于正常，但同时也刺激肾上腺皮质产生异常大量雄激素，致使女性胎儿外生殖器不同程度男性化。

【临床表现】 临床上可分为经典型（单纯男性化型、失盐型）和非经典型两大类型。①经典型患者通常出生时即有阴蒂肥大，阴唇融合遮盖阴道口和尿道口，仅在阴蒂下方见一小孔，尿液由此排出。严重者两侧大阴唇肥厚，形成皱褶，并有程度不等的融合，状似阴囊，但其中无睾丸；子宫、卵巢、阴道均存在，但阴道下段狭窄，难以发现阴道口。随着婴儿长大，男性化日益明显，阴毛和腋毛出现较早，至青春期乳房不发育，内生殖器发育受抑制，无月经来潮。虽幼女期身高增长快，但因骨骺愈合早，至成年时反较正常妇女矮小。失盐型患者除了具有单纯男性化型的表现外，还会表现出肾上腺危象。②非典型性 21-OHD 发病隐匿，临床表现不典型，一般为多毛症、闭经、月经稀发、痤疮、阴蒂增大、不孕等，很容易与 PCOS 混淆，延误诊治。

【诊断要点】 有上述临床表现，染色体核型为 46,XX，实验室检查为血雄激素含量增高，血皮质醇偏低，尿 17- 酮呈高值，血雌激素、FSH 皆呈低值，血清 ACTH 及 17α- 羟孕酮均显著升高。婴儿期高血钾、低血钠。

【治疗方案及原则】 外生殖器男性化造成患者性交障碍，并影响患者心理，治疗的关键是术前一定要明确诊断，按女性生活意愿或要求进行治疗和手术。CAH 患者除了手术矫正外阴，还需要合理的激素治疗。经典型 CAH 经过合理有效的肾上腺皮质激素治疗，患者妊娠率可达 33%~60%；几乎所有的经典型 CAH 患者都需要激素促排卵。经典型 CAH 患者分娩 CAH 患儿的风险为 1/120，妊娠期可行产前诊断明确胎儿是否为 CAH。非经典型 CAH 患者生育力较正常育龄女性低，首要的治疗原则为糖皮质激素替代治疗。使用糖皮质激素后未能恢复排卵者，必要时可使用氯米芬和促性腺激素诱导排卵，或尝试使用芳香化酶抑制剂、雄激素受体拮抗剂、螺内酯等。

三、46,XY 型 DSD

患者染色体核型为 46,XY；但是生殖系统发育异常，常表现为女性化。常见类型包括：①雄激素合成异常，5α- 还原酶缺陷、StAR 缺陷、CYP11A1 缺陷、3β-HSD 缺陷等；②雄激素不敏感综合征；③先天性低促性腺激素性性腺功能低下症；④性腺发育异常或发育不全，包括卵睾型 DSD 和睾丸退化。

1. 46,XY 单纯性腺发育不全(Swyer 综合征)

【病因】　染色体核型为 46,XY。在胚胎早期睾丸不发育,中肾管因缺乏睾酮未能向男性发育,副中肾管虽不退化,但发育不良,外生殖器未受雄激素影响而发展为女性外阴。两侧性腺呈条索状,合成雌激素能力低下。

【临床表现】　第二性征发育不全与原发性闭经。

【诊断要点】　有上述临床表现,妇科检查可见发育不良的子宫、输卵管,性腺为条索状或发育不良的睾丸。

【治疗方案及原则】　由于条索状的性腺易发生生殖细胞肿瘤(25%~70%),因此建议所有的 XY 单纯性腺发育不全的患者在诊断明确后尽早地预防性切除条索状性腺;而无性细胞瘤对化疗及放疗较为敏感,对于部分患者可采用化疗或放疗避免生殖细胞肿瘤的发生。另外,在青春期,需给予周期性的激素补充治疗以促进女性第二性征的发育,并预防骨质疏松。该类有生育需求的患者可通过供卵结合辅助生殖技术生育后代。

2. **雄激素不敏感综合征**　又称为睾丸女性化综合征,是男性假两性畸形中最常见的类型,为 X 连锁隐性遗传。患者染色体核型为 46,XY。患者血清睾酮水平正常,雌激素略高于正常男性。性腺为睾丸,但表现为隐睾,常位于腹股沟、大阴唇或腹腔。

根据外生殖器对雄激素不敏感程度,又分为完全型和不完全型两种。①完全型:外生殖器是女性型,但是阴道较短且末端闭锁,没有输卵管、子宫和阴道上段。外观与女性非常相似,乳房发育良好,阴毛和腋毛稀少或缺如。常因不孕或者闭经等原因到门诊就诊才被发现。②不完全型:较少见,外生殖器表现为阴蒂肥大或短小阴茎,阴唇部分融合,阴道极短或仅有浅凹陷。

患者社会性别为女性,按照女性抚养或生活。因为无子宫,所以没有生育能力,不需要治疗。

第四节　生殖器官发育异常与辅助生殖技术的应用

人类辅助生殖技术(ART)包括体外受精胚胎移植(IVF-ET)及其衍生技术和人工授精(AI)两大类。IVF-ET 及其衍生技术目前主要包括 IVF-ET、配子或合子输卵管内移植、卵细胞质内单精子注射(ICSI)、胚胎冻融、植入前胚胎遗传学检测(PGT)等。

对于生殖器官发育异常,欲行辅助生殖技术助孕者,若患有《母婴保健法》规定的不宜生育的、目前无法进行胚胎植入前遗传学检测的遗传性疾病或女方子宫不具备妊娠功能或严重躯体疾病不能承受妊娠,不得实施 IVF-ET 及其衍生技术。

排除了辅助生殖技术的禁忌证,由于生殖器官发育异常导致的配子运输障碍,或生殖器官发育异常合并适用辅助生殖技术助孕的不孕原因,可行辅助生殖技术助孕。如为生殖道畸形所致的男女性功能障碍可行人工授精。如正常管道形成受阻所致的异常,可先行矫形术使生殖管道通畅后试孕,若同时合并适用辅助生殖技术助孕的不孕原因可行 IVF-ET 或 ICSI。如输卵管发育异常,可行 IVF-ET。一般认为,子宫畸形与流产、异位妊娠、胎位异常、宫颈功能不全、早产等产科并发症的发生相关,这类患者的受孕能力不受影响;若同时合并不孕,可行辅助生殖技术助孕。如子宫畸形程度较轻,行 IVF-ET 或 ICSI,其临床妊娠率和种植率比普通不孕患者低。不全纵隔切除术后患者的临床妊娠率相对弓形子宫和双子宫更高;宫腔镜纵隔切除术可作为无症状患者的预防性手术,以提高其成功分娩的概率。各型子宫畸形孕期都应加强监护,及时发现并发症并给予处理。PGT 可用于胚胎非整倍体的检测、染色体结构异常的检测、排除单基因遗传病等。若患者丧失产生卵子的能力,或具有明显的影响卵子数量和质量的因素,或女方是严重的遗传性疾病携带者或患者,可以接受卵子赠送以助孕。

男性由于生殖器官发育异常导致的严重少、弱、畸精子症、无精子症等,部分患者可行 ICSI 助孕。囊性纤维化病患者,均表现为双侧输精管缺如和梗阻性无精子症,为常染色体隐性遗传病,为避免生育患病后代,在行辅助生殖之前,夫妇双方应做 *CFTR* 基因突变检测,若有相同的致病突变,则可行 PGT 助孕治疗。

关于辅助生殖技术在生殖器官发育异常中的应用,随着更多临床实践的深入,会有更全面的认识。

(马艳萍)

参 考 文 献

1. 孙开来.人类发育与遗传学.2 版.北京:科学出版社,2008:204-207.

2. EGGERS S,OHNESORG T,Sinclair A. Genetic regulation of mammalian gonad development. Nat Rev Endocrinol,2014,10(11):673-683.

3. OSTRER H. Sexual differentiation. Semin Reprod Med,2000,18(1):41-49.

4. 李力,乔杰.实用生殖医学.北京:人民卫生出版社,2012:36-37.

5. 谢幸,孔北华,段涛.妇产科学.9 版.北京:人民卫生出版社,2018:270-277.

6. The American Fertility Society classifications of adnexal adhesions,distal tubal occlusion,tubal occlusion secondary to tubal ligation,tubal pregnancies,Müllerian anomalies and intrauterine adhesions. Fertil Steril, 1988,49(6):944-955.

7. GRIMBIZIS GF,GORDTS S,DI SPIEZIO SARDO A,et al. The ESHRE -ESGE consensus on the classification of female genital tract congenital anomalies. Gynecol Surg,2013,10(3):199-212.

8. 中华医学会妇产科学分会.女性生殖器官畸形诊治的中国专家共识.中华妇产科杂志,2015,50(10):729-733.

9. 王红梅,杨敏,李星.临床诊疗学.哈尔滨:黑龙江科学技术出版社,2009:630-632.

10. Hoffman BL,S chorge JO,Schaffer JI,et al. Williams gynecology. McGraw-Hill Medical,2012.

11. 黄禾,田秦杰.女性生殖器官发育异常与不育.国际生殖健康/计划生育杂志,2016,35(3):229-232.

12. HOSSEINIRAD H,YADEGARI P,FALAHIEH FM,et al. The impact of congenital uterine abnormalities on pregnancy and fertility:a literature review [published online ahead of print,2021 Feb 2]. JBRA Assist Reprod, 2021,25(1):10. 5935/1518-0557.

13. LUDWIN A,PITYŃSKI K,LUDWIN I,et,al. Two- and three-dimensional ultrasonography and sonohysterography versus hysteroscopy with laparoscopy in the differential diagnosis of septate,bicornuate,and arcuate uteri. J Minim Invasive Gynecol,2013,20(1):90-99.

14. 陈子江.人类生殖与辅助生殖.北京:科学出版社,2005,326-330.

15. LANDERO-HUERTA DA,VIGUERAS-VILLASENOR RM,YOKOYAMA-REBOLLAR E,et al. Cryptorchidism and Testicular Tumor:Comprehensive Analysis of Common Clinical Features and Search of SNVs in the KIT and AR Genes. Front Cell Dev Biol,2020,8:762.

16. HERBERT LEPOR. Prostatic disease. Science press Harcourt Asia. W. B. Saunders,2001:1-16.

17. WOOD D,BAIRD A,CARMIGNANI L,et al. Lifelong Congenital Urology:The Challenges for Patients and Surgeons. Eur Urol,2019,75(6):1001-1007.

18. GRYNBERG M，BIDET M，BENARD J，et al. Fertility preservation in Turner syndrome. Fertil Steril，2016，105（1）：13-19.

19. 陈孝平，汪建平，赵继宗. 外科学. 9版. 北京：人民卫生出版社，2018.

20. 中华医学会男科学分会. 中国男科疾病诊断治疗指南与专家共识（2016版）. 北京：人民卫生出版社，2017.

21. 徐艳文，胡晓坤. 性腺发育异常患者的生育问题. 中国实用妇科与产科杂志，2018，34（4）：400-403.

22. 张滨. 性医学. 广州：广州教育出版社，2008.

23. 高军，徐艳文，王琼，等. 辅助生殖技术治疗子宫畸形合并不孕. 中山大学学报（医学科学版），2011，6（32）：772-776.

24. AKHTAR MA，SARAVELOS SH，LI TC，et al. Reproductive Implications and Management of Congenital Uterine Anomalies：Scientific Impact Paper No. 62 November 2019. BJOG，2020，127（5）：e1-e13.

25. HERLIN MK，PETERSEN MB，BRÄNNSTRÖM M. Mayer-Rokitansky-Küster-Hauser（MRKH）syndrome：a comprehensive update. Orphanet J Rare Dis，2020，15（1）：214.

26. TAMBAWALA ZY，AL ANI K，ABDELGADIR E，et al. Amenorrhoea with XY karyotype postbone marrow transplant. BMJ Case Rep，2021，14（2）：e239767.

27. AHMADI F，ZAFARANI F，HAGHIGHI H，et al. Application of 3D Ultrasonography in Detection of Uterine Abnormalities. Int J FertilSteril，2011，4（4）：144-147.

28. WONG L，WHITE N，RAMKRISHNA J，et al. Three-dimensional imaging of the uterus：The value of the coronal plane. World J Radiol，2015，7（12）：484-493.

29. LUDWIN A，PITYŃSKI K，LUDWIN I，et al. Two-and three-dimensional ultrasonography and sonohysterography versus hysteroscopy with laparoscopy in the differential diagnosis of septate，bicornuate，and arcuate uteri. J Minim Invasive Gynecol，2013，20（1）：90-99.

30. LEFERE M，DE VUYSERE S，DE BRUECKER Y，et al. Unicornuate Uterus with Noncommunicating Cavitary Horn. J Belg Soc Radiol，2016，100（1）：80.

 复习思考题

1. 简述常见的女性生殖器官发育异常种类。
2. 简述常见的睾丸异常发育的种类。
3. 简述性发育异常的种类。

第五章　肿瘤及其相关疾病与辅助生殖技术

要点

1. 掌握肿瘤患者应用的辅助生殖技术及其应用原则。
2. 熟悉生殖器官肿瘤与不孕症的关系。
3. 熟悉辅助生殖技术在各种肿瘤疾病中的应用。
4. 熟悉辅助生殖技术与肿瘤相关的安全性问题。
5. 了解 ART 在肿瘤患者中应用的伦理学问题。

第一节　生殖器官肿瘤与不孕和辅助生殖技术

随着肿瘤筛查的普及和诊断水平的提高,越来越多年轻且尚未生育的患者被早期发现,例如女性 15~24 岁最常见的肿瘤包括甲状腺癌、霍奇金淋巴瘤、恶性黑色素瘤,5 年存活率已超过 90%,25~49 岁最常发现的肿瘤包括乳腺癌、结直肠癌、宫颈癌及恶性黑色素瘤。肿瘤治疗学的进展使患者生存率显著提高,生存时间不断延长,肿瘤治疗后要求生育越来越多。然而,肿瘤疾病本身、手术及放射治疗、化学治疗等治疗措施可能损害患者的生殖功能,甚至导致不孕、不育,严重影响肿瘤患者的生活质量。

一、生殖器官肿瘤及其治疗对生育功能的影响

(一)肿瘤本身的危害

生殖器官肿瘤本身即是导致不孕、不育的重要原因。肿瘤对周围正常组织的压迫,可能造成配子运输管道的阻塞。副肿瘤综合征可能导致患者内分泌水平及代谢异常。肿瘤侵犯卵巢或睾丸组织,可能造成患者性腺功能受损,无法提供优质配子。

(二)外科手术的影响

对生殖器官肿瘤尤其是恶性肿瘤实施手术治疗,将导致部分或全部生殖器官缺如。另外,手术还可能损伤盆腹腔神经、血管,导致女性卵巢血供减少引起卵泡退化,导致男性性功能障碍引起不育。

(三)放射治疗、化学治疗的影响

放射治疗、化学治疗是肿瘤综合治疗的主要手段,很大程度上提高了肿瘤治愈率,但对患者的生殖功能往往会造成不同程度地损害,影响男性精子的数量、活率、形态、DNA 完整性导致不育;影响女性的卵巢功能,使卵泡数量减少,内分泌失调,出现暂时性闭经,甚至绝经和不可逆的卵巢功能衰竭。多种化学治疗药物破坏生殖细胞的增殖周期,具有严重的性腺毒性,尤其是烷化剂。超过 80% 接受 300mg/kg 环磷酰胺治疗的患者出现性腺功能减退,联合紫杉醇类还将增加其毒性。睾丸癌患者顺铂累积剂量超过 400mg/m² 即可造成不可逆的性腺损害。对于儿童,14~30Gy 的全身照射或腹腔照射即可影响子宫的生长发育,使子宫

容量减小,血流量减少。仅仅是 0.1~0.2Gy 的放射治疗剂量即可以损害精子发生,睾丸照射超过 2.5Gy 可能会造成永久的无精症。

以色列学者 Hadassa 等研究发现使用环磷酰胺 24 小时后卵巢组织中 PI3K-Akt 信号通路被激活,出现过度生长卵泡波,导致原始卵泡耗竭。这种现象提示放射治疗、化学治疗除了可以直接损害卵巢,导致卵泡闭锁而引起卵巢储备下降外,还可以诱导静止期卵泡活化(Burn-out 现象),导致卵巢储备明显下降。

二、辅助生殖技术(ART)的应用原则和方法

(一)ART 应用原则

1. 了解肿瘤患者一般情况,包括患者年龄、婚姻状况、健康情况。

2. 了解肿瘤患者的诊断、肿瘤组织类型、良/恶性、期别,是否有原发肿瘤的卵巢转移,已经采取或即将采取的治疗措施。

3. 评估患者的生育能力和生殖储备状况。

4. 判断患者是否能够接受相应的辅助生殖治疗及后续的抗肿瘤治疗,是否具备随访条件。

5. 评估患者拟采用的技术是否符合伦理要求。

6. 选择适合患者的 ART 方案。

(二)常用的 ART 方法

1. **人工授精、体外受精胚胎移植术** 两种技术是目前比较成熟和常用的辅助生殖技术。适合肿瘤患者接受手术、根治性放疗、根治性化疗或长期缓解后希望生育并能耐受妊娠者。Ginsburg 等报道对 69 例肿瘤患者进行 111 个 IVF 周期,27 例(24.3%)患者顺利分娩共 37 个活产儿。分析结果显示接受全身治疗(包括化学治疗、外照射和放射性碘)的女性患者比仅接受局部肿瘤切除者反应差,前者需要的促性腺激素剂量大,且妊娠率低(13.3% *vs.* 40%),说明肿瘤全身治疗比局部治疗对辅助生殖助孕成功率影响更大。

2. **胚胎冷冻** 1984 年报道了世界首例冻融胚胎移植后的活产婴儿,冻融胚胎存活率 35%~90%,着床率 8%~30%,累计妊娠率可达到 60% 以上,胚胎冷冻是目前肿瘤患者常规应用且最有效的保存生育力的方法。需要通过控制性超促排卵获取成熟卵子,体外受精形成胚胎后冷冻保存,因此适用于已婚且肿瘤诊断初期病情稳定,允许有一段时间完成控制性超促排卵的女性患者,不适用于恶性程度高需立即治疗的肿瘤患者,或肿瘤患者施行保留生育功能的手术治疗后,在放射治疗、化学治疗前进行控制性超促排卵。多数患者通过控制性超促排卵完成 IVF 周期,自然周期取卵很少采用。常规控制性超促排卵方案需要提前约 2 周时间给予 GnRH 激动剂进行垂体降调节,抑制卵子早熟和提前排卵,再给予外源性促性腺激素 10~14 天进行控制性超促排卵,因此至少需推迟肿瘤治疗 4~6 周。因此,为尽早开始肿瘤治疗争取时间,有学者选择 GnRH 拮抗剂方案缩短促排卵时间,,使用 GnRH 拮抗剂具有更大的灵活性,可在过早 LH 峰可能产生的时间前开始使用。另外,应用 GnRH 激动剂代替 hCG 扳机能够降低取卵后患者体内雌激素水平,减少卵巢过度刺激综合征的发生,避免延误肿瘤治疗,且对激素敏感类肿瘤患者更有利。随着近年来微刺激、黄体期促排卵技术和玻璃化冷冻技术的不断成熟以及普及,一方面启动超促排卵的时间更加灵活,以求在完成超促排卵后尽快进行肿瘤的下一步治疗;另一方面,对于部分已经完成肿瘤治疗达到长期缓解但是卵巢功能已经明显衰退的患者有着更多的可选方案。

3. **卵子冷冻**　成年女性无配偶或不接受供精形成胚胎的肿瘤患者,治疗前可选择冷冻卵子实现肿瘤治疗后通过体外受精生育的愿望。1986 年首次报道冷冻后复苏的卵母细胞体外受精获得妊娠的案例。卵子冷冻和胚胎冷冻一样,常需要进行控制性超促排卵和取卵手术,存在延误肿瘤治疗及短期暴露在高水平激素内环境的潜在风险,因此常规控制性超促排卵方案适用于非激素依赖性肿瘤及无需紧急开始肿瘤治疗的患者。卵母细胞冷冻比胚胎冷冻更易导致细胞骨架和纺锤体破坏,透明带硬化,因此解冻卵子 IVF 周期较标准 IVF 周期妊娠率低。近年来冷冻技术的改进提高了卵子的存活率,玻璃化冷冻避免了纺锤体破坏,使成熟 M Ⅱ 卵母细胞解冻后存活率可达到 80%,这为卵子冷冻的应用提供了技术保障。

4. **卵母细胞体外成熟(IVM)**　因时间限制或激素敏感类肿瘤不能接受超促排卵的患者可选择收集未成熟卵母细胞进行体外成熟后冷冻保存的方法。未成熟卵母细胞可在卵泡期或黄体期获取。尽管未成熟卵母细胞解冻后存活率优于 M Ⅱ 期卵母细胞,但复苏后其成熟率、受精率、分裂率均较低。因此目前仍然建议 IVM 后玻璃化冷冻成熟卵母细胞,而不直接冷冻 GV 期卵母细胞。Uzelac PS 等人报道吸取离体卵巢组织可见卵泡,分离卵母细胞行IVM,胚胎移植后成功诞下一健康胎儿。

5. **卵巢组织冷冻和移植**　由于卵泡大小和结构的复杂性,卵巢组织冷冻具有一定难度,冷冻、解冻方法及冷冻保护剂选择应同时适合卵巢基质及卵泡。但冷冻卵巢组织能使组织中大部分始基卵泡和初级卵泡得到保存,亦是保护肿瘤患者生育力的有效手段。冷冻卵巢组织无需卵巢刺激,无需供精者,无需推迟患者治疗进程,尤其适用于青春期前女性或是治疗前无充足时间进行超促排卵者。这种方法在月经周期的任意时段均可取材,通过开腹或腹腔镜卵巢活检获取卵巢组织以供冷冻。卵巢组织冷冻可分为:①卵巢皮质冷冻保存;②整个卵巢组织冷冻保存。目前应用最多且最有效的是卵巢皮质冷冻。卵巢皮质多通过腹腔镜获取,切除的卵巢皮质可被切分成小片便于病理检查及冷冻。超低温冷冻技术有慢速程序化冷冻及玻璃化冷冻技术,目前前者较为成熟。整个卵巢组织建议连同其血管蒂一并切除冷冻,能够改善移植后局部缺血造成的卵泡退化,移植手术难度大但较卵巢皮质移植后卵巢功能持续时间长。

肿瘤治疗结束后可将冷冻的卵巢组织解冻,进行原位或异位(前臂或腹壁)自体移植,恢复患者生育力。2004 年,Donnez J 首次报道霍奇金淋巴瘤患者经原位移植解冻卵巢组织后成功分娩。到目前为止,经移植冻融卵巢皮质的妇女成功分娩超过 130 名健康儿童,或为自然妊娠或通过 IVF/ICSI,充分证实卵巢组织冷冻保存患者生育力辅助妊娠的可行性。为避免恶性肿瘤细胞再次植入体内增加复发的风险,尤其是移植整个卵巢组织时,在卵巢组织冷冻前和 / 或移植前须经过严格的临床及实验室检查明确卵巢皮质有无肿瘤浸润。超声、CT 和腹腔镜检查判断有无卵巢、盆腹腔的转移,细胞形态学、免疫组化、聚合酶链反应用来检测组织中的恶性细胞。卵巢转移的可能性取决于肿瘤的生物学特性及期别,白血病、神经母细胞瘤、Burkitt 淋巴瘤等恶性肿瘤播散的风险较高,需尤为重视。因此,目前卵巢组织冷冻技术有效地应用于生育力保护,并且分娩后代的患者很大程度上局限少数疾病,如淋巴瘤等。大多数肿瘤,特别是女性生殖系统肿瘤患者,利用冷冻卵巢组织重新获得成功生育的报道很少。除了上述肿瘤微小病灶再种植的风险,卵巢组织冷冻再移植面临的困难主要是缺血再灌注损伤。研究者认为缺血再灌注损伤对卵巢储备的损害远大于冷冻造成的耗损。因此移植的卵巢组织片通常在一年左右就消耗殆尽,必须在移植后尽早采取促进生育的措施。美国临床肿瘤协会 2018 年更新的女性肿瘤患者生殖力保存指南仍然将卵巢组织冷冻保存作为试验性技术。

学者提出,当患者卵巢可能存在肿瘤细胞转移时,可从卵巢组织中分离卵泡进行体外培养和 IVF。近年来这方面的研究进展迅速,小鼠的始基卵泡经体外成熟培养后,卵母细胞可通过体外受精成功产下幼鼠,但由于人类卵泡生长周期远长于啮齿类,相关知识和技术匮乏,目前尚未有相关妊娠报道。

6. 精子冷冻　1949 年甘油作为冷冻保护剂的发现使精子冷冻有了突破性进展,男性恶性肿瘤患者在治疗前可选择精子冷冻保存生育力,射精困难或是严重少弱畸形精子症者可通过经皮睾丸穿刺取精(testicular epididymal sperm aspiration,TESA)或经皮附睾穿刺取精(percutaneous epididymal sperm aspiration,PESA)获取活精子。将精子、蛋黄及冷冻保护剂混合装入麦管或冷冻管内,可在液氮罐内保存数十年。患者治愈或长期缓解后可通过解冻精子 IUI、IVF、ICSI 生育后代,且使用解冻精子的妊娠率与新鲜精子无明显差别。

7. 睾丸组织冷冻　青春期前儿童因睾丸发育不成熟,睾丸组织中虽然包含精原干细胞,但尚不能产生成熟精子,因此这类肿瘤患者无法冷冻精子,可考虑在治疗前活体组织检查并冷冻睾丸组织,待患者组建家庭后解冻睾丸组织。睾丸组织移植最大的顾虑是可能将恶性肿瘤细胞再次植入体内,因此利用细胞分选技术筛选出生精细胞,再植入患者睾丸内继续完成精子发育成熟过程能够克服这一问题。Brinster 等已成功将精原干细胞移植到啮齿动物模型并恢复产生精子的能力。另一种方法是将冷冻睾丸组织中的生精细胞体外培养至成熟精子,结合 ICSI 技术使患者获得生育。

第二节　辅助生殖技术在女性生殖器官肿瘤患者中的应用

一、ART 在卵巢肿瘤患者中的应用

卵巢肿瘤分为良性、交界性和恶性。卵巢良性肿瘤一般多在卵巢内膨胀性生长,被卵巢皮质包裹,将正常卵巢组织挤压到一侧,多不破坏卵巢组织结构,一般不影响卵巢生理功能。对于年轻、有生育要求、单侧的良性肿瘤患者多行患侧肿瘤剥除或卵巢切除术,保留患者同侧正常卵巢组织和 / 或对侧正常卵巢;双侧良性肿瘤患者多行肿瘤剥除术。术后部分患者出现排卵功能障碍,卵泡数量减少而增加 ART 治疗的难度,但对 IVF-ET 的结局无明显影响。Somigliana 等研究指出 <4cm 的卵巢子宫内膜异位囊肿不常规行卵巢囊肿剥除手术。因此,对卵巢良性肿瘤患者应严格掌握手术适应证,术中尽量减少对正常卵巢组织的损伤,最大限度地保护卵巢功能。Caspi 等曾对 6 例卵巢成熟囊性畸胎瘤合并不孕的患者进行治疗,其中 2 例单纯促排卵,4 例行 IVF-ET,5 例获得妊娠,妊娠期及分娩后进行随访,肿瘤并未增大,表明卵巢成熟囊性畸胎瘤不是促排卵和 IVF-ET 的禁忌证。

交界性肿瘤是一种低度恶性潜能肿瘤,患有临床 I 期卵巢交界性肿瘤、有生育要求的年轻患者,可考虑行保守性手术,即保留子宫和 / 或部分正常卵巢组织,术后严密随访。多位学者证实早期卵巢交界性肿瘤患者行保守性手术后通过 ART 助孕治疗具备可行性。Palomba 等对保守性手术后患者进行 1 年期的监测排卵,未自然受孕者行子宫输卵管造影,造影结果阴性者行 3 次促排卵 IUI 治疗,仍未孕者行 IVF-ET 治疗 3 个周期,而输卵管因素导致不孕者则直接行 3 个周期的 IVF。Morice 等对卵巢交界性肿瘤患者术后使用超促排卵治疗,16 例 IVF-ET 患者中有 5 例成功妊娠,平均随访 46 个月未发现辅助生殖治疗对预后

有影响。但是一些学者认为,由于交界性肿瘤有恶性潜能,应该慎用超促排卵方案,建议使用微刺激方案结合玻璃化冷冻进行治疗更加安全。

卵巢恶性肿瘤在妇科恶性肿瘤中死亡率最高,传统治疗方法是全面分期手术及肿瘤细胞减灭术,随着医疗技术提高、随访加强和 ART 发展,使得卵巢恶性肿瘤患者保留生育功能并实现妊娠愿望成为可能。多数学者认为Ⅰ期、单侧的卵巢上皮性癌,卵巢恶性生殖细胞肿瘤即使是晚期,可施行保留生育功能的手术,保留正常的卵巢组织和子宫,主张在化学治疗或放射治疗前行 IVF,将胚胎冷冻保存待病情缓解后移植,或在术中留取卵巢皮质冷冻保存,在化学治疗或放射治疗后通过 IVF 助孕,若无正常卵巢组织亦可保留子宫,术后考虑赠卵 IVF。但是对恶性肿瘤患者施行保护生殖力的辅助生殖操作存在潜在生命风险。Ginsberg 等曾报道一例卵巢癌(Ⅰ期)患者行 IVF 几个月后复发更低度分化的肿瘤而死亡。医师必须向患者充分地交代相关风险。

二、ART 在子宫内膜癌患者中的应用

多项研究表明早期有生育要求的子宫内膜癌患者经保守治疗成功后行 ART 是获得妊娠的好方法。大剂量高效孕激素持续给药是目前保守治疗的主要方法,最常用的有醋酸甲羟孕酮、醋酸甲地孕酮和左炔诺孕酮宫内缓释系统。选择保守治疗前需严格筛选患者,详细评估患者情况,包括肿瘤分期和分级、有无肌层浸润、宫外有无转移等。Han 等曾报道 10 例子宫内膜癌及子宫内膜不典型增生患者应用孕激素治疗(醋酸甲地孕酮 80~160mg/d 或醋酸甲羟孕酮 500~1 000mg/d)后行 ART 助孕治疗,其中 8 例宫内妊娠,1 例宫外孕。对年龄 <40 岁、早期(FIGO Ⅰ期)、高分化、MRI 显示无肌层浸润及宫外转移的子宫内膜腺癌患者,尤其孕激素受体阳性者,高效孕激素治疗效果很好。诊刮证实病理学完全缓解后,对无合并其他不孕因素者,可尝试自然妊娠,但子宫内膜癌患者通常合并多囊卵巢综合征、月经不规律、无排卵等不良因素,期待妊娠导致治疗间隙延长可能增加内膜癌复发率,因此 3 个月仍未妊娠者,建议根据夫妇双方的生育力评估情况选择 ART。对有不孕或排卵障碍病史的患者,可直接选择成功率较高的 IVF-ET 达到尽快妊娠的目的。在超排卵方案的选择上,由于超排卵经常会产生高水平雌激素对内膜癌本身有不利影响,因此学者们目前推荐使用微刺激方案进行促排卵取卵助孕。有学者在促排卵的同时,在患者子宫内放置含孕酮的宫内节育器以达到抑制肿瘤增殖的目的。患者是否应通过促排卵方式获取卵子,目前尚无明确指引。部分学者使用芳香化酶抑制剂来曲唑/促性腺激素方案可进一步抑制雌激素水平。另外也有学者认为尽管患者体内雌激素水平增高,但时间短,不影响预后,进行超促排卵也未尝不可。子宫内膜癌患者通过 ART 获得妊娠后,选择剖宫产终止妊娠为宜,术中同时进行盆腹腔脏器的探查,若证实肿瘤复发或转移则按照手术-病理分期进行相应治疗。经阴道分娩者,产后6 周宫腔镜下诊刮了解子宫内膜状态。尽管目前尚无 ART 增加子宫内膜癌复发风险的证据,但从医疗安全角度考虑,建议患者完成生育后接受子宫内膜癌分期手术。

保守治疗无效或晚期不宜保守治疗的子宫内膜癌患者,应该施行根治性手术,胚胎冷冻、卵子冷冻或卵巢组织冷冻能够为这些患者提供生殖力保存的机会,但需通过代孕达到妊娠目的,而目前中国内地禁止代孕。

三、ART 在宫颈癌患者中的应用

随着宫颈癌筛查的普及和年轻女性发病率逐年增加,致使越来越多尚未生育的患者被

诊断,切除子宫是最常规安全的治疗方式。但是对于一些尚有强烈生育要求的患者是灾难性打击,因此保留生育功能的宫颈锥切术、单纯宫颈切除术、根治性宫颈切除术是更加人性化的治疗方法。术后经阴道穹窿和宫颈残端细胞学涂片、阴道镜和 MRI 检查提示无复发证据后,可自然受孕或接受 ART 助孕。当然,保守性手术必然带来相应的风险,必须在患者充分的知情同意情况下进行。

有关宫颈癌患者应用 ART 治疗的资料有限,Ginsburg 等对部分早期宫颈癌患者行局部手术治疗,在化学治疗前进行超促排卵、体外受精和冷冻全部胚胎,化学治疗结束后行冻胚移植。Duska 等对 I A$_2$ 和 I B 期宫颈癌患者给予控制性超促排卵,取卵后行根治性子宫全切术,冷冻保存胚胎,但涉及今后需要代孕的问题,而代孕技术在我国法律法规中是不允许的。

四、ART 在女性生殖器官某些良性病变患者中的应用

子宫肌瘤及腺肌瘤等良性病变患者,若瘤体较小不影响内膜形态及胚胎着床,在 ART 治疗前可暂不给予处理,若肌瘤位于黏膜下、肌壁间肌瘤造成宫腔形态改变或直径超过 5cm 时,则会明显降低 IVF 的胚胎种植率、妊娠率和分娩率,应手术剔除后再行 IVF。

卵巢子宫内膜异位囊肿从多个方面影响育龄女性的生殖能力,异位内膜可侵犯卵巢皮质导致排卵障碍和黄体形成不良,可改变盆腔微环境影响精卵结合,影响输卵管的通畅性和子宫内膜的容受性等,本病患者不孕率高达 40%,经药物及手术治疗无效者,可行 IVF-ET。目前观点认为卵巢内膜异位囊肿 >3cm,在进行 ART 前进行剔除术并不能改善 IVF 成功率,只是在为了缓解疼痛、方便取卵以及排除恶性病变时候才进行。如果先前有手术史要严密注意再次术后卵巢衰竭的风险。各期子宫内膜异位症包括 DIE,在 ART 前进行手术相对于期望疗法可提高妊娠率,但是并无确切证据说明会改善 ART 结局。

第三节　辅助生殖技术在男性生殖器官肿瘤患者中的应用

男性生殖器官肿瘤较常见的有阴茎癌、前列腺癌、睾丸肿瘤,其中睾丸肿瘤是 15~35 岁患者最常见的实体肿瘤,几乎都属于恶性,20~24 岁男性肿瘤患者中睾丸癌占 26.1%。男性生殖器官发生恶性肿瘤时,可造成输精管道阻塞或睾丸生精障碍,约 30% 的睾丸癌患者在诊断初期即存在精液异常,且睾丸生发上皮对放射治疗、化学治疗极其敏感,15%~30% 患者肿瘤治疗结束后持续不育,因此大部分男性生殖器官肿瘤患者需要借助 ART 获得生育,Hakim 认为化学治疗后患者精子密度和活率下降,应考虑行 Gn-AIH、IVF、ICSI 方案,不推荐自然周期或氯米芬促排卵方案。另外有学者建议所有准备接受影响生殖功能的肿瘤治疗患者提前冷冻精子保护男性生育力,Dohle 研究结果显示约 15% 的男性患者因肿瘤治疗后持续无精子选择冷冻精子 IVF/ICSI,与常规 IVF/ICSI 成功率无差别。生精功能尚未发育成熟的儿童无法冷冻精子,有学者尝试在患者抗肿瘤药物治疗前,通过睾丸活检冷冻睾丸组织或分离生精细胞置入液氮冻存,抗肿瘤治疗结束后重新植入患者体内。这种方法在动物实验已取得了一定结果,但临床应用还有待进一步研究。

第四节　其他系统、器官的肿瘤与辅助生殖技术

大多数非生殖器官肿瘤本身对患者生育功能无不良影响,血液病、淋巴瘤和中枢神经系

统肿瘤可能浸润下丘脑及垂体,间接损害患者性腺功能,主要的威胁是肿瘤的化学治疗和放射治疗。

放射治疗对各年龄段患者的性腺功能均可造成辐射损伤,损伤程度因患者年龄、照射部位和辐射量而异。儿童期接受盆腹腔放射治疗,可影响成年后生殖功能,不仅导致不孕不育,还直接影响妊娠结局。化学药物治疗的远期毒副作用是损伤性腺功能,不同的化学治疗药物毒性不同,广泛用于治疗乳腺癌、淋巴瘤、白血病的烷化剂类毒性较大,接受烷化剂治疗后的乳腺癌患者卵巢功能早衰发生率高达 68%,HL 患者接受 ABVD(A:阿霉素;B:博来霉素;V:长春碱;D:甲氮咪胺)方案治疗对性腺损伤作用较小。淋巴瘤患者接受放射治疗、化学治疗后,卵巢功能早衰发生率达到 38%~57%,年龄 >30 岁乳腺癌患者化学治疗后出现永久性卵巢功能衰竭的机率是 13%~68%。全身照射、化学治疗、联合造血干细胞移植治疗,对卵巢毒副作用则更加明显,80% 的血液病儿童面临治疗后卵巢功能早衰的风险。另外,年少患者化学治疗后出现卵巢功能早衰的风险明显低于年长妇女。因此 ART 治疗或者生殖力保存应争取在肿瘤患者放射治疗、化学治疗前进行。根据患者的性别、年龄、婚姻状况、肿瘤的生物学表现及治疗允许的间隔时间选择一种或几种 ART 助孕或者生殖力保存方法。

一、ART 在乳腺癌患者中的应用

乳腺癌是女性常见恶性肿瘤,近 7% 的患者被发现时年龄 <40 岁。发病年龄越早,预后越差,因此大多数乳腺癌患者在手术后(肿瘤切除术或乳房切除术)通常联合辅助化学治疗、放射治疗和内分泌治疗,这对提高患者生存率、降低复发率十分有效,然而对卵巢功能和生育能力却有严重的负面影响。因此,尚未生育的患者一旦诊断,建议考虑保存生育力。最佳时间是手术后化 / 放射治疗前,如果肿瘤处于早期,卵巢刺激非禁忌时,优先选择冷冻胚胎或卵子。Ginsburg 等报道对 6 例乳腺癌患者化学治疗前行超促排卵 IVF,4 例全胚胎冷冻,病情稳定后行冻胚移植但均未获妊娠。患者淋巴结转移或晚期乳腺癌(>Ⅱ 期)不建议行 IVF。病情危急需立即治疗者,则考虑卵巢组织冷冻保存。但是要注意乳腺癌恶性细胞转移到卵巢的风险,特别是有 *BRCA* 突变基因携带者。

有学者认为促性腺激素超促排卵方案通常会使雌激素水平高于 2 000pg/ml,大大超过了生理状态的最高值 200~350pg/ml,且 IVF 治疗周期持续高雌激素水平,雌激素受体阳性的乳腺癌患者需特别关注,应尽量避免超促排卵。来曲唑微刺激方案、自然周期取卵或未成熟卵 /IVM 能避免激素类药物对乳腺癌的刺激作用。Oktay 等对乳腺癌患者进行研究,他们认为使用卵泡刺激素结合选择性雌激素受体调节剂(他莫昔芬)或芳香化酶抑制剂(来曲唑)进行超促排卵能够取得满意效果,能够降低雌激素水平,虽然获卵数稍微减少,对雌激素受体阳性患者更安全,并未发现增加乳腺癌患者的短期复发率。来曲唑与他莫昔芬相比,对乳腺癌患者更具保护作用。Sonmezer 报道对 3 例病情紧急的乳腺癌患者应用在晚卵泡期或黄体期随机启动的超促排卵方案,分别在患者月经周期第 11、14、17 天联合使用来曲唑和重组 FSH 150~300U/d,GnRH 拮抗剂抑制 LH 峰,重组 hCG 250μg 或尿源 hCG10 000U 触发排卵,最终分别获得 9、16、17 个卵泡,冷冻保存 7、9、10 枚胚胎,卵成熟率分别为 58.8%、68.75%、77.7%,受精率分别为 69.2%、83.3%、87.5%。Cakmak H 等学者总结证实肿瘤患者"随机启动 IVF"方案的可行性,既缩短 IVF 周期,又不影响患者的获卵数和卵子质量。

二、ART 在血液病患者中的应用

（一）淋巴瘤

淋巴瘤（lymphoma）分为霍奇金淋巴瘤（Hodgkin lymphoma，HL）与非霍奇金淋巴瘤（non-Hodgkin lymphoma，NHL）两类。霍奇金淋巴瘤是青年人最常见的恶性肿瘤之一。以化学治疗为主的化学治疗、放射治疗及多种手段的综合治疗使 HL 和 NHL 患者生存率大大提高，但患者生育问题逐渐受到关注。

Franchi 等对 84 名年龄 <40 岁的淋巴瘤患者随访调查，34 人（37%）发生卵巢功能早衰，其中 2 例患者通过 IVF 妊娠。1 例 30 岁ⅠB 期淋巴母细胞性淋巴瘤患者，在化学治疗前接受 IVF 冷冻胚胎，病情完全缓解后行解冻胚胎移植获得妊娠。另外 1 例 33 岁Ⅳ期霍奇金病患者，接受了 8 个周期 MOPP（M：氮芥；O：长春新碱；P：甲基苄肼；P：泼尼松）/ABV（A：阿霉素；B：博来霉素；V：长春碱）联合方案化学治疗完全缓解后，36 岁发生卵巢功能早衰，接受供卵 IVF 后妊娠。对患者的年龄和治疗方案分析显示年龄超过 30 岁接受烷化剂或年龄超过 25 岁接受大剂量化学治疗者发生卵巢功能早衰的风险性高，自然受孕或 IVF 助孕妊娠率低下。因此建议对有生育要求的淋巴瘤患者减少使用烷化剂，必要时冷冻胚胎。原则上成年女性患者冷冻胚胎或冷冻卵子为首选方案，然而淋巴瘤患者往往需要立即实施治疗，治疗前若无充足时间进行卵巢促排卵，或卵巢促排卵是禁忌证时，则冷冻卵巢组织或获取不成熟卵母细胞联合 IVM 作为备选方案。青春期前的女性患者，若治疗方案导致卵巢功能早衰的风险性极高，则应事先选择冷冻卵巢组织。目前卵巢组织冷冻进行生殖力保存后，能成功分娩后代的患者当中，淋巴瘤患者占了很大部分。

恶性血液病中霍奇金淋巴瘤男性患者精液质量比非霍奇金淋巴瘤差，其他肿瘤间差别不明显。许多淋巴瘤患者接受包括环磷酰胺化学治疗方案治疗后发生永久不育，霍奇金淋巴瘤 MOPP 方案治疗后 90% 的患者超过 4 年表现为持续无精子症，造血干细胞移植后的患者无精子症发病率更高。多中心研究推荐建立精子库，对成年男性淋巴瘤患者治疗前冷冻精子是保存生育力最有效的方法，而青春期前男性患者目前没有良好的办法，冷冻睾丸组织可能是部分生殖中心供选择的方法。

（二）白血病

白血病多发于儿童和青年，是儿童最常见的恶性肿瘤。白血病肿瘤细胞源于血液和骨髓，可浸润身体每个部位，包括性腺组织。因此，一经发现建议患者提前保护生育功能。青春期后男性建议冷冻精子，青春期前男性目前没有良好的办法。青春期后女性目前没有理想的方案报道，如果病情允许建议冷冻胚胎、冷冻卵子或获取不成熟卵联合 IVM，接受造血干细胞移植治疗的患者发生卵巢功能早衰和不孕的风险较高，因此在造血干细胞移植前患者应考虑提前冷冻卵巢组织，但也有学者认为白血病患者的卵巢组织不建议自体移植，因为植入恶性细胞风险较高。因此进行卵巢组织冷冻必须有非常严谨的安全性指引，不可以随意进行。而青春期前的女性患者在造血干细胞移植前应考虑提前冷冻卵巢组织，但是如前所述也注意安全性的问题。单纯化学治疗未进行造血干细胞移植者，若化学治疗方案对患者卵巢功能损伤小，化学治疗后卵巢功能多可恢复，不必保存生育力，提倡尽早生育即可。

有生育要求的所有恶性血液病患者在接受治疗前应咨询生殖和血液科专科医师，选择合适的 ART 方法提供生育帮助。医师在面对特殊案例决策有困难的时候，应该进行资深专家医疗讨论及伦理委员会审议，在不违反伦理原则的基础上对患者施行个体化治疗方案。一般情况下,如果肿瘤治疗使患者丧失生育能力的机会超过 30%,应强烈建议提前保存生育力。

第五节　辅助生殖技术的肿瘤相关安全性和伦理学问题

一、ART 的应用与肿瘤相关的安全性

ART 的应用能够帮助肿瘤患者获得生育机会,然而 ART 治疗尤其是超排卵和 IVF-ET 技术后怀孕是否会增加卵巢、子宫、乳腺等器官肿瘤发生或原有肿瘤复发的风险? 超排卵是辅助生殖技术的关键步骤,以药物手段诱发多卵泡发育和成熟,增加了治疗者体内性激素水平,对激素依赖性肿瘤如子宫内膜癌、乳腺癌是否存在负面影响? 上述安全性问题,目前还没有定论。

尽管目前仍存在争议,近年来许多流行病学研究资料显示 ART 与大多数肿瘤发生无直接关联,不影响肿瘤治疗的成功率,进行超排卵前必须注意体内是否已经存在肿瘤。Venn 等对 10 所生殖中心共 29 700 例接受 IVF 治疗的患者进行随访观察,其中 20 656 例患者使用促排卵药物,9 044 例未使用。这些患者中 143 例患乳腺癌,13 例患卵巢癌,12 例患子宫体肿瘤,其中多数患者在 IVF 治疗后 1~12 年内发现,促排卵药物暴露组乳腺癌和卵巢癌发病率与非暴露组无明显差别,子宫体肿瘤在非暴露组发病率反而增高。研究认为子宫体肿瘤的发生与使用促排卵药物无相关性,不明原因不孕可能与子宫体肿瘤风险性有关。Calderon 等对 15 030 名妇女调查发现促排卵治疗增加发生某些肿瘤的风险,尤其应用氯米芬增加发生子宫内膜癌的风险,另外研究结果显示促排卵治疗 1 年以上妊娠者发生乳腺癌、黑色素瘤、非霍奇金淋巴瘤风险增高,可能与使用剂量有关。2018 年,英国学者 Carrie 等分析 220 万例英国进行试管婴儿助孕的患者随诊情况,发现乳腺癌、子宫内膜癌发病率变化不明显,卵巢恶性肿瘤及交界性肿瘤发病率增加。

（一）ART 与卵巢肿瘤

对于 ART 与卵巢肿瘤发生或复发风险的关系存在不同观点。目前大多数学者认为 ART 的应用与卵巢癌危险性无明显关系。不孕尤其是难治性不孕症本身即是卵巢癌发生的高危因素。Stewart 等对 1982—2002 年西澳大利亚洲年龄在 20~44 岁共 21 646 名接受 ART 治疗的妇女进行队列研究,发现接受 IVF 治疗的女性患卵巢交界性肿瘤风险性增高,风险比 2.46(95% 置信区间 1.20-5.04),IVF 治疗与卵巢癌发生无关。Mahdavi 等研究表明,促排卵药物对卵巢癌,尤其是浸润性上皮癌和非上皮性癌无诱发作用,只与交界性卵巢肿瘤发生有关。Ginsburg 曾报道对 12 例卵巢癌患者行 IVF 治疗,其中 1 例 I 期卵巢癌患者复发死亡,但这仅是个案报道,并不能提示 ART 治疗与卵巢癌的因果关系。Denschlag 等报道卵巢促排卵治疗后交界性肿瘤复发率为 19.4%(n=12/62),但并不增加患者死亡率。

（二）ART 与子宫内膜癌

85%~90% 的子宫内膜癌属于雌激素依赖型,超促排卵过程常导致患者体内性激素水平高于生理状态。Calderon 发现接受促排卵治疗的患者发生子宫内膜癌的风险较非暴露者增加 3 倍,且氯米芬增加子宫内膜癌发生风险,应用氯米芬超过 1 年后妊娠者子宫内膜癌发生的风险增高到 8 倍。Liat 随访 84 000 名不孕妇女,其中 2 431 例接受不孕治疗,研究结果未发现促性腺激素治疗与子宫内膜癌发生有关,不孕病史本身增加子宫内膜癌的发病风险。Kalogiannidis 报道孕激素保守治疗可能增加子宫内膜癌复发的风险,经过平均 22 个月的随

访观察(6~73个月),总复发率为36%(0~67%)。

(三) ART 与子宫颈癌

目前多数研究资料表明 IVF 治疗与宫颈癌的发病无关,但对有生育要求的宫颈癌患者行保守性手术后 ART 治疗是否增加肿瘤复发的风险?Gien 研究表明对宫颈癌患者行保留生育功能的手术,如根治性宫颈切除术与广泛性子宫全切术的生存结局相似,未增加患者的复发率,证明宫颈癌保留生育功能术后 ART 治疗是安全可行的。

(四) ART 与乳腺癌

许多学者对 ART 治疗与乳腺癌的关系进行过大样本研究。Salhab 等对 60 050 例接受不孕治疗的患者进行观察,无明确证据显示促排卵或 IVF 增加乳腺癌发生风险,但有乳腺癌家族史妇女其风险性可能增加。研究表明使用促排卵药物的第 1 年内乳腺癌发生率高于预期,考虑可能在治疗前就存在肿瘤病变或是因严密观察及早发现。Lerner 观察认为氯米芬增加乳腺癌的发病风险。Jensen 等认为乳腺癌与使用氯米芬、hCG 及其他促性腺激素无关。

(五) ART 与其他器官肿瘤

Calderon 等对 15 030 名妇女调查研究未发现 ART 治疗与甲状腺癌、结肠癌、脑肿瘤有关,氯米芬可能增加恶性黑色素瘤和非霍奇金淋巴瘤的发生风险。应用外源性雌激素是否增加恶性黑色素瘤的发生目前还存在争议。

ART 治疗与肿瘤发病或复发风险的关系尚不十分明确,仍需研究,但研究工作十分复杂且受到多方面制约:第一,不孕症本身即是妇科肿瘤发生的高危因素;第二,患者接受 IVF 治疗一般不超过 3 个周期,无法对促排卵药物与肿瘤发生的关系进行长期随访研究;第三,进入 IVF 周期的患者经过仔细检查使肿瘤发现率增加,不能排除提前就患有肿瘤的可能性。因此,对于肿瘤高危人群或肿瘤病情缓解者实施 ART 治疗需权衡利弊,ART 治疗后肿瘤的预后和妊娠结局需要加强监测和密切跟踪随访进一步探讨。

二、ART 在肿瘤患者中应用的伦理学问题

肿瘤患者使用辅助生殖技术不可避免地会带来相关的伦理问题。目前研究显示超促排卵对早期恶性肿瘤并无加剧作用,但一般恶性肿瘤患者的预期寿命往往比正常人群短,ART 出生的子代将可能在年少时期失去至亲,这对子代的生理心理健康是否存在不良影响值得商榷。另外,肿瘤患者在治疗前若冷冻胚胎,在其离婚后胚胎存在所有权问题,若通过冷冻配子或卵巢组织保护其生育力,在其去世后是否能对其配偶行辅助生殖治疗的问题亦是值得讨论的。生殖伦理有着相应的伦理处理原则。针对肿瘤患者伦理原则重点围绕尊重原则、保护后代原则、知情同意原则、自主原则,以及最优化原则进行。特殊案例必须经过相应生殖专科伦理委员会讨论决议后进行。

随着辅助生殖技术的不断进展,未来将面临更多的伦理问题,需要医师、患者和广泛社会工作者共同正确对待及处理。

(张云山)

参 考 文 献

1. CHIAN RC, HUANG JY, GILBERT L, et al. Obstetric outcomes following vitrification of in vitro and in vivo matured oocytes. Fertil Steril, 2009, 1(6): 2391-2398.

2. DONNEZ J,DOLMANS MM. Fertility Preservation in Women. N Engl J Med,2017,26,377(17):1657-1665.

3. OKTAY K,HARVEY BE,PARTRIDGE AH,et al. Fertility Preservation in Patients With Cancer:ASCO Clinical Practice Guideline Update. J Clin Oncol,2018,36(19):1994-2001.

4. DUNSELMAN GA,VERMEULEN N,BECKER C,et al. European Society of Human Reproduction and Embryology. ESHRE guideline:management of women with endometriosis. Hum Reprod,2014,29(3):400-412.

5. MARCI R,MALLOZZI M,DI BENEDETTO L,et al. Radiations and female fertility. Reprod Biol Endocrinol, 2018,16(1):112.

6. BUJAN L,WALSCHAERTS M,BRUGNON F,et al. Impact of lymphoma treatments onspermatogenesis and sperm deoxyribonucleic acid:a multicenter prospective study from the CECOS network. Fertil Steril,2014,102 (3):667-674. e3.

7. SASO S,LOUIS LS,DOCTOR F,et al. Does fertility treatment increase the risk of uterine cancer? A meta-analysis. Eur J Obstet Gynecol Reprod Biol,2015,195:52-60.

8. 于修成. 辅助生殖的伦理与管理. 北京:人民卫生出版社,2014:13-18.

9. FILIPPI F,MEAZZA C,SOMIGLIANA E,et al. Fertility preservation in childhood and adolescent female tumor survivors. Fertil Steril,2021,S0015-0282(21)00506-9.

10. VIVIANI S,CACCAVARI V,GERARDI C,et al. Male and Female Fertility:Prevention and Monitoring Hodgkin'Lymphoma and Diffuse Large B-Cell Lymphoma Adult Survivors. A Systematic Review by the Fondazione Italiana Linfomi. Cancers(Basel),2021,13(12):2881.

11. DELATTRE S,SEGERS I,VAN MOER E,et al. Combining fertility preservation procedures to spread the eggs across different baskets:a feasibility study. Hum Reprod,2020,35(11):2524-2536.

12. SEGERS I,BARDHI E,MATEIZEL I,et al. Live births following fertility preservation using in-vitro maturation of ovarian tissue oocytes. Hum Reprod,2020,35(9):2026-2036.

13. MULDER RL,FONT-GONZALEZ A,GREEN DM,et al. Fertility preservation for male patients with childhood, adolescent,and young adult cancer:recommendations from the PanCareLIFE Consortium and the International Late Effects of Childhood Cancer Guideline Harmonization Group. Lancet Oncol,2021,22(2):e57-e67.

14. BRINK LAURSEN J,SCHROLL JB,MACKLON KT,et al. Surgery versus conservative management of endometriomas in subfertile women. A systematic review. Acta Obstet Gynecol Scand,2017,96(6):727-735.

15. GRÈZE V,BRUGNON F,CHAMBON F,et al. Highly sensitive assessment of neuroblastoma minimal residual disease in ovarian tissue using RT-qPCR-A strategy for improving the safety of fertility restoration. Pediatr Blood Cancer,2017,64(5):e26394.

16. SIGHINOLFI G,SUNKARA SK,LA MARCA A. New strategies of ovarian stimulation based on the concept of ovarian follicular waves:From conventional to random and double stimulation. Reprod Biomed Online,2018,37 (4):489-497.

 复习思考题

1. 肿瘤及相应治疗对患者生殖功能的影响有哪些?
2. 肿瘤患者可以应用的 ART 技术有哪些?
3. 概述 ART 助孕技术在女性生殖器官肿瘤患者中的应用。
4. 举例生殖力保存技术在肿瘤患者中的应用及注意点。
5. 简述 ART 与肿瘤相关的安全性及其伦理问题。

第六章　不孕症合并内分泌系统疾病

第一节　不孕合并垂体功能障碍

垂体由 3 个主要部分组成：前叶（腺垂体）、间叶（在胎儿期是主要的，在成人期已退化）及后叶（神经垂体）。腺垂体是体内最重要的内分泌腺，由不同的腺细胞分泌 7 种激素：生长激素细胞分泌生长激素（GH）；促甲状腺激素细胞分泌促甲状腺激素（TSH）；促肾上腺皮质激素细胞分泌促肾上腺皮质激素（ACTH）和促黑素细胞激素（MSH）；促性腺激素细胞分泌卵泡刺激素（FSH）和黄体生成激素（LH）；催乳素细胞分泌催乳素（PRL）。其中，TSH、ACTH、FSH 和 LH 均有各自的靶腺，通过调节靶腺的活动而发挥作用，分别形成：①下丘脑 - 垂体 - 性腺轴；②下丘脑 - 垂体 - 甲状腺轴；③下丘脑 - 垂体 - 肾上腺轴。GH、PRL 和 MSH 则不通过靶腺，分别直接调节个体生长、乳腺发育与泌乳、黑素细胞活动等。

与女性不孕相关的垂体功能障碍是指垂体（主要是腺垂体）各种病变致使 FSH、LH 下降或缺乏，导致卵巢功能低下或丧失，进而引起不孕。一方面，FSH、LH 水平低下可直接引起不孕，此时往往伴有 TSH、ACTH、GH 及 PRL 下降；另一方面，垂体肿瘤所致的高水平 PRL 可抑制下丘脑促性腺激素释放激素（GnRH）脉冲及 / 或垂体的 FSH 和 LH 分泌，以及卵巢性激素的合成，也可使卵巢功能紊乱引起不孕。本节着重介绍垂体 - 性腺轴功能异常导致的不孕，以及垂体 - 生长激素分泌异常相关的不孕。

一、垂体 - 性腺轴功能异常

【病因】　垂体 - 性腺轴功能异常常见的原因是垂体肿瘤、Sheehan 综合征、感染和炎症、手术或放射性损伤及创伤，此外，空蝶鞍综合征、垂体卒中、颅咽管瘤、结节病及血红蛋白沉着症等也可引起垂体功能紊乱。

1. **垂体肿瘤**　功能性垂体瘤最常见的是分泌催乳激素的泌乳素瘤。此外，各种肿瘤组织压迫正常腺垂体可损伤垂体功能；鞍上及鞍旁肿瘤也可压迫垂体；各种转移瘤、淋巴瘤、组织细胞增多症等均可浸润下丘脑垂体，引起垂体功能障碍。

2. **Sheehan 综合征**　各种原因引起分娩后期大出血休克可导致垂体坏死。妊娠时垂体呈生理性肥大，主要是由于分泌催乳素的细胞肥大和增生，增大的腺体伴门静脉压力低时，对产后出血及伴随的低血压和休克所致的缺血很敏感，故腺垂体门脉系统易发生缺血坏死，本症主要见于产后大出血。此外,妊娠期间常见的凝血异常也是重要的诱发因素。神经垂体血供不依赖门脉系统,故产后出血一般不引起后叶坏死。

3. **感染和炎症** 各种病毒性、结核性、化脓性脑膜炎、脑膜脑炎、流行性出血热或者真菌感染等均可引起下丘脑-垂体损伤而导致垂体功能障碍。

4. **手术或放射性损伤** 垂体瘤切除、放疗后可直接引起垂体功能障碍。此外,蝶鞍上病变、脑瘤、鼻咽肿瘤、头颈部肿瘤、骨肿瘤侵袭头颅及急性淋巴细胞白血病(acute lymphoblastic leukemia,ALL)等经颅底及颈部放疗后均可引起垂体功能障碍。

5. **创伤** 颅底骨折、垂体柄挫伤可直接阻断神经及门脉联系导致垂体功能障碍。脑水肿、颅内出血、颅部骨折、脑缺氧等导致的颅内压变化也可压迫腺垂体引起垂体功能障碍。

6. **空蝶鞍综合征** 各种原因导致鞍隔缺损或垂体萎缩,在脑脊液压力蛛网膜下腔突入鞍内,致蝶鞍扩大,垂体受压致功能障碍。除继发于鞍内或鞍旁手术或放射治疗后者,也有无明显病因的原发性空泡蝶鞍综合征。

【临床表现】 绝经前妇女缺乏促性腺激素可出现性腺功能低下的表现,如闭经、不孕、阴道干涩、乳房萎缩及某些女性性征退化等,70%的患者毛发稀少或脱落,尤以腋毛、阴毛明显。Sheehan综合征患者产后乳腺退化,无法泌乳是最早的表现;疲劳、丧失活力、低血压是产褥期常见的表现,而其后,常见的表现有外阴和腋下的毛发脱落和其他腺垂体功能不足等表现。

【诊断】 促性腺激素不足的诊断主要依据靶激素水平的评估。促卵泡激素(FSH)、促黄体生成激素(LH)水平低于正常低限,但因垂体促性腺激素多呈脉冲样分泌,宜多次测定,垂体兴奋试验可了解垂体储备功能,同时可鉴别垂体功能减退是垂体性或下丘脑性。

1. **血清LH和FSH的评估** 在基础状态测定血清LH和FSH水平可评估垂体功能,但功能低下者常与正常低限有重叠。正常育龄期妇女出现闭经、低雌激素和低促性腺激素状态即提示促性腺激素功能不足,此时可行垂体兴奋试验进一步明确病变部位。

2. **垂体兴奋试验的方法** 首先检测体内基础的LH和FSH,随后将曲普瑞林(triptorelin,十肽)0.1mg溶于生理盐水2ml,静息状态下快速静脉推注,注射后15、30、60、120分钟抽取静脉血;如使用九肽制剂,因其半衰期长,相对延后至注射后的25、45、90、180分钟行FSH、LH检测:①LH正常反应型:注射后比基础值升高2~5倍,峰值出现在药物注射后15~30分钟(十肽)或60~120分钟(九肽);FSH高峰值可比基础值升高2~3倍。②LH无反应或低弱反应:注射后30分钟LH值无变化或上升不足2倍,提示垂体功能减退。③LH反应亢进型:30分钟后LH峰值比基础值升高5倍以上,此时须测定FSH反应型以鉴别多囊卵巢综合征与卵巢储备功能降低两种不同的生殖内分泌失调。①多囊卵巢综合征LH反应亢进,但FSH反应低下:注射后30分钟、90分钟的FSH峰值<10U/L。②卵巢储备功能降低(卵巢功能衰退)时LH、FSH反应均亢进:注射后30分钟、90分钟的FSH峰值>20U/L。③延迟反应:高峰出现时间向后延迟,多见于下丘脑性闭经,因垂体长期缺乏下丘脑刺激,造成垂体反应迟钝,可引起反应延迟。

【治疗】

1. **病因治疗** 由垂体肿瘤引起的垂体功能障碍,须处理肿瘤并进行激素替代治疗,治疗后应反复评估激素水平,治疗后3个月、6个月及每年随访测定。

2. **靶腺激素替代治疗** 促性腺激素不足

(1)激素替代治疗:促性腺激素不足的女性患者需要性激素替代治疗以缓解雌激素缺乏的症状,并改善长期雌激素缺乏引起的如骨骼等健康问题。所有子宫正常的患者必须接受周期性的激素替代治疗,并有规律的撤退性出血。性激素替代治疗应该持续至绝经自然发生的年龄,即 50~55 岁。青春期女性可以使用结合雌激素或炔雌醇,初始剂量应该结合身高因素,为避免异常乳腺发育,通常较低剂量起始,雌激素剂量每 6~12 个月增加 1 次,直至达到成人剂量。雌激素的补充需周期性添加孕激素以避免内膜病变。长期的雌激素治疗可以通过改变 GnRH 信号通路对垂体功能产生抑制作用,因此在治疗时一定要将雌激素维持在正常的生理浓度,避免垂体的过度抑制。

（2）促排卵治疗:不孕妇女以外源性促性腺激素进行促排卵治疗。使用人绝经期促性腺激素(hMG)促进卵泡发育,酌情以 75U/d 起始,加量时以 37.5U 增长,卵泡募集过程中需要进行严密的超声监测,限于 1~2 个优势卵泡发育为好,避免发生卵巢过度刺激和多胎妊娠。一旦卵泡成熟,给予人绒毛膜促性腺激素(hCG)诱发排卵,排卵通常发生在 hCG 后的 36~48 小时内。使用外源性促性腺激素,每周期妊娠率可达 5%~15%。

（3）辅助生殖治疗:垂体功能减退的患者在促排卵过程中容易多个卵泡同步发育,为避免多胎妊娠和卵巢过度刺激综合征,可放弃该周期或进行取卵后体外受精助孕。

二、垂体 - 生长激素分泌功能异常

（一）生长激素分泌不足

成人生长激素缺乏往往症状少或无症状,故成人不主张做 GH 缺乏常规筛选。因为即使发现 GH 缺乏,为避免长期使用 GH 的促肿瘤发生作用,习惯上不给予处理,但 GH 缺乏在儿童期可引起生长迟缓,甚至成为侏儒,对于身材矮小骨骺尚未闭合的患者可给予生长激素。

（二）生长激素分泌过盛

见于分泌生长激素的功能性垂体瘤,垂体过度分泌生长激素,青春期前发病表现为巨人症,青春期后发病表现为肢端肥大症。患者主要表现为肢端肥大症面容:眉弓、颧骨过长,下颌增大前突,手足宽厚。晚期继发糖尿病、心血管疾病、肿瘤等。对肢端肥大症的诊断,测定 GH 和胰岛素样生长因子 -Ⅰ(IGF-Ⅰ)是最重要的方法。>50% 肢端肥大症的女性患者有月经紊乱和不孕的表现,其原因包括促性腺激素细胞受损或受压导致的促性腺激素储备减少;GH- 泌乳素混合瘤引起的高泌乳素血症以及垂体柄受压导致的下丘脑 - 垂体 - 性腺轴功能异常。临床资料显示 57% 的肢端肥大症患者有低促性腺激素的表现,此外,多囊卵巢在肢端肥大症患者中也十分常见,这主要是由于过度分泌的 GH/IGF-Ⅰ 的直接作用,或过度分泌的 GH 引起的胰岛素抵抗。

肢端肥大症的治疗目的是减缓或控制肿瘤生长,抑制 GH 的过量分泌并使 IGF-Ⅰ 水平恢复正常。合并不孕时,应在控制基础病的基础上,针对患者的低促性腺激素或高泌乳素血症的表现给予相应促排卵等治疗。

第二节　不孕症合并甲状腺功能异常

甲状腺是调节机体代谢的重要内分泌器官,甲状腺分泌的甲状腺素与女性的生殖激素分泌关系密切,而后者直接影响到女性的生殖功能。甲状腺功能异常在女性中的发病率是男性的 4~5 倍,临床可能出现甲状腺功能减退或亢进,均会干扰女性的生殖生理,降低受孕机会,妊娠后仍然存在的甲亢或甲减对妊娠结局有不利影响。

一、甲状腺激素与卵巢激素的关系

活性甲状腺激素包括四碘甲腺原氨酸(T_4)和三碘甲腺原氨酸(T_3),腺垂体分泌促甲状腺素,促进 T_3、T_4 的分泌。促甲状腺素的分泌一方面受下丘脑分泌的促甲状腺素释放激素的促进性影响,另一方面又受 T_3、T_4 反馈性抑制的调节,两者互相拮抗。

甲状腺激素对卵巢功能的影响主要表现在以下方面:①是甾体激素合成、分解和转化过程中的重要因素,直接参与和影响雌激素代谢。②适量的甲状腺激素维持垂体与性腺功能的平衡,过量的甲状腺激素则抑制 FSH 和 LH 的分泌。③过多的甲状腺激素可对卵巢产生直接抑制作用,降低卵巢对促性腺激素的反应性。④甲状腺激素性激素结合球蛋白(SHBG)水平增加,调节循环血中的性激素活性。

二、甲状腺功能亢进对女性生育功能的影响

由于甲状腺腺体本身功能亢进,合成和分泌甲状腺激素增加所导致的血液循环中甲状腺激素过多,引起以神经、循环、消化等系统兴奋性增高和代谢亢进为主要表现的一组临床综合征,称为甲状腺功能亢进(简称甲亢)。

(一)甲亢的病因与诊断

【病因】　引起甲亢的病因包括:Graves 病、多结节性甲状腺肿伴甲亢(毒性多结节性甲状腺肿)、甲状腺自主性高功能腺瘤、碘甲亢、垂体性甲亢、绒毛膜促性腺激素相关性甲亢。其中以 Graves 病最为常见,占所有甲亢的 85% 左右。

【临床表现】　主要由循环中甲状腺激素过多引起,其症状和体征的严重程度与病史长短、激素升高的程度和患者年龄等因素相关。如心悸、多汗、易激动、畏热、消瘦、突眼、甲状腺肿大、基础代谢率增高、月经不调和不孕等。

【实验室检查】　测定血清促甲状腺素(TSH)、甲状腺激素和相关抗体。包括血清游离 T_3(FT_3)、游离 T_4(FT_4)、总 T_3(TT_3)、总 T_4(TT_4)部分或全体升高,而促甲状腺激素受体抗体(thyroid stimulating hormone receptor antibody,TRAb)、抗甲状腺过氧化物酶自身抗体(anti-thyroid peroxidase autoantibody,TPOAb)和甲状腺球蛋白抗体(thyroglobulin antibody,TgAb)阳性等。

【诊断】

1. **临床甲亢诊断标准**　①临床高代谢的症状和体征。②甲状腺体征:甲状腺肿和/或甲状腺结节,少数病例无甲状腺体征。③血清激素:TT_4、FT_4、TT_3、FT_3 增高,TSH 降低(一般 < 0.1mU/L)。T_3 型甲亢时仅有 TT_3、FT_3 升高。

2. **Graves 病诊断标准**　①临床甲亢症状和体征。②甲状腺弥漫性肿大(触诊和 B 超证实),少数病例可以无甲状腺肿大。③血清 TSH 浓度降低,甲状腺激素浓度升高。④眼球突出和其他浸润性眼征。⑤胫前黏液性水肿。⑥ TRAb 或促甲状腺激素受体刺激性抗体(thyroid stimulating hormone receptor- stimulating antibody,TSAb)阳性。以上标准中,①~③项为诊断必备条件,④~⑥项为诊断辅助条件。

3. **亚临床甲亢诊断**　指血清 TSH 水平低于正常值下限,而 TT_3、TT_4 在正常范围,不伴或伴有轻微的甲亢症状。隔 2~4 个月复查,排除 TSH 的一过性降低并排除甲状腺自主功能腺瘤、结节性甲状腺肿、Graves 病等,即可诊断。亚临床甲亢的女性妊娠后可能发展为甲亢。

(二)甲亢对女性生育功能的影响

甲亢主要通过干扰垂体 - 卵巢轴生殖激素的分泌和代谢而影响女性生育,此外,还可经由

紧张、惊恐和焦虑等精神因素或免疫功能障碍等因素影响生育。患者性激素结合球蛋白水平升高可能导致总雌二醇增高，游离雌二醇水平在正常低限，雄激素向雌激素转化为雌酮的量增加，导致月经紊乱和无排卵、功能性子宫出血表现等；部分甲亢患者的月经过少与其凝血因子Ⅷ的合成增加有关；重度甲亢的患者由于机体消耗过度，会出现排卵障碍所致的月经稀发或闭经。

（三）不孕合并甲亢的治疗

1. 助孕前的治疗　甲亢未控制的妊娠期患者使围产期合并症例如流产、早产、子痫前期、胎盘早剥等的发生率增加；早产儿、胎儿生长受限、足月小样儿等子代合并症的发生率也增加。母体的 TSAb 可以通过胎盘刺激胎儿的甲状腺引起胎儿或新生儿甲亢。因此，女性患者应在甲亢控制后再怀孕或助孕治疗。

甲亢的一般治疗包括注意休息，补充足够热量和营养，如糖、蛋白质和 B 族维生素等。甲亢的治疗主要包括以下 3 种：

（1）抗甲状腺药物（antithyroid drugs，ATD）：主要药物有甲巯咪唑（thiamazole，MMI）、丙硫氧嘧啶（propylthiouracil，PTU）。适用于病情轻、甲状腺轻中度肿大的甲亢患者。一般情况下治疗方法为：MMI30~45mg/d 或 PTU 300~450mg/d，分 3 次口服。当症状消失，血清 TT_3、FT_3 或 TT_4、FT_4 达到正常范围后，停药或者降至最小剂量，可以考虑怀孕或助孕。

（2）^{131}I 治疗：此法安全简便，费用低廉，临床治愈率 85% 以上，复发率 <1%。已被证实对患者的生育能力没有影响，也不会增加遗传缺陷的发生。但术后并发甲减的比例较高，因此育龄妇女在行 ^{131}I 治疗前需要确定未孕，如果选择 ^{131}I 治疗，治疗后的 6 个月内应当避孕。

（3）手术：中重度甲亢药物治疗无效或复发的患者，可酌情进行甲状腺次全切手术。

2. 妊娠期的治疗　血清 TSH<0.1mU/L，FT_4> 妊娠特异参考值上限，排除妊娠甲亢综合征后，妊娠期甲亢诊断成立。妊娠期间发现的甲亢，在告知妊娠及胎儿可能存在的风险后，如患者选择继续妊娠，则首选药物治疗。妊娠早期优先选择 PTU，MMI 为二线选择，妊娠中、晚期优先选择 MMI。抗甲状腺药物可以通过胎盘屏障，为避免对胎儿的不良影响，应当使用最小剂量的抗甲状腺药物实现其控制目标，即孕妇血 FT_4 值接近或者轻度高于参考值上限。妊娠期间原则上不采取手术疗法治疗甲亢。如果确实需要，手术的最佳时机是妊娠 4~6 个月期间。妊娠期间应监测胎儿发育，有效地控制甲亢可以明显改善妊娠的不良结果。妊娠期和哺乳期妇女禁用 ^{131}I。

3. 产后治疗　甲亢常常在分娩后的前 3 个月内加重，这时需适当增加抗甲状腺药物剂量。哺乳期应当在哺乳后服用抗甲状腺药物，首选 MMI，20~30mg/d 是安全剂量；PTU 作为二线药物。对于具有甲亢高危因素的新生儿，应密切监测其甲状腺功能。

三、甲状腺功能减退与女性生育功能

甲状腺功能减退症（hypothyroidism，简称甲减）是由于甲状腺激素合成和分泌减少或组织利用不足导致的全身代谢减低综合征。育龄期妇女甲状腺功能减退症的患病率为 2%~4%，其中自身免疫性甲状腺疾病（autoimmune thyroid disease，AITD）和亚临床甲状腺功能减退（subclinical hypothyroidism，SCH）是引起甲状腺功能减退的最主要原因，其次要原因是甲亢的过度治疗。

（一）甲减的病因与诊断

【病因】

1. **原发性甲减**　由于甲状腺腺体本身病变引起的甲减，其中自身免疫、甲状腺手术和

甲亢 ^{131}I 治疗三大原因占 90% 以上。

2. 中枢性或继发性甲减　由于下丘脑和垂体病变引起的 TRH 或者 TSH 产生和分泌减少所致,垂体外照射、垂体大腺瘤、颅咽管瘤及产后大出血是中枢性甲减的较常见原因。

3. 甲状腺激素抵抗综合征　由于甲状腺激素在外周组织实现生物效应障碍引起的甲减。

【临床表现】　发病隐匿,病程较长,不少患者缺乏特异症状和体征。症状主要表现以代谢率减低和交感神经兴奋性下降为主,典型患者畏寒、乏力、手足肿胀感、嗜睡、记忆力减退、少汗、关节疼痛、体重增加、便秘、女性月经紊乱或者月经过多、不孕。

【体征】　典型表现包括表情呆滞、反应迟钝、面色苍白、颜面和 / 或眼睑水肿、唇厚舌大、皮肤干燥、粗糙、脱皮屑、皮肤温度低、水肿、手脚掌皮肤可呈姜黄色,毛发稀疏干燥,跟腱反射时间延长,脉率缓慢等。

【实验室检查】　原发性甲减血清 TSH 增高,TT_4 和 FT_4 均降低。指标异常水平与病情程度相关。血清 TT_3、FT_4 早期正常,晚期降低。抗甲状腺过氧化物酶自身抗体(TPOAb)、甲状腺球蛋白抗体(TgAb)是确定原发性甲减病因的重要指标和诊断自身免疫甲状腺炎(包括桥本甲状腺炎、萎缩性甲状腺炎)的主要指标。

（二）甲减对女性生育功能的影响

1. 甲减影响排卵和黄体功能　甲减时 TH 分泌减少,对 TRH 和 TSH 的反馈抑制作用减弱,可引起高催乳素血症,使正常的卵泡发育及排卵所需的促性腺激素释放激素(GnRH)的分泌节律改变,LH 排卵峰延迟,黄体功能不足。因此,甲减患者常伴有黄体功能不足、不排卵、子宫内膜持续增殖状态、有排卵者的受孕率下降、流产率增高等生殖功能的异常;此外,SHBG 合成减少,影响了雌激素的外周代谢也是甲减影响妇女受孕的另一重要途径。若因甲状腺功能严重不足而发生的继发性垂体功能减退,患者可出现闭经、不排卵、性欲低下等。甲减还能使体内凝血因子Ⅶ、Ⅸ等合成减少,从而引起月经过多。

2. AITD 增加流产风险　AITD 妇女有轻度的受孕能力降低,将导致妊娠年龄延迟。目前发现 AITD 会增加自然流产的发生,有研究筛查了 552 例妊娠早期妇女的甲状腺自身抗体(包括TGAb 和 TPOAb),发现抗体阳性妇女的流产率为 17%,而抗体阴性者流产率为 8.4%。抗甲状腺抗体可能影响胎盘激素如 hCG 及人绒毛膜促甲状腺激素,导致妊娠的丢失。在动物模型中,甲状腺功能正常但抗甲状腺抗体阳性的小鼠胚胎吸收率增高。国外一些研究显示,AITD 妇女接受静脉应用免疫球蛋白或甲状腺激素治疗可减少自发流产的风险。

（三）甲减对助孕的影响

1. 影响卵子发育　卵巢颗粒细胞与间质细胞存在甲状腺激素受体,因此卵母细胞发育成熟依赖正常的甲状腺激素水平,甲减患者进行助孕时可能会观察到卵子质量低下。

2. 增加流产风险　到目前为止,反复 IVF 失败与 AITD 之间的关系还未明确。一般来说,通过辅助生殖技术(ART)妊娠的女性,如果甲状腺抗体阳性,流产的风险会显著增高,因此在胚胎移植前,确定抗甲状腺抗体是否存在,可以有利于评估流产的风险。关于这点,一项有关 AITD 对 ART 结局影响的前瞻性研究,结果显示伴有或不伴有 AITD 者的 IVF 临床妊娠成功率相似,但 AITD 患者妊娠后的流产率明显高于不伴有 AITD 者。

（四）不孕合并甲减的治疗

1. 助孕前治疗　妊娠期母体甲减与妊娠高血压、胎盘剥离、自然流产、胎儿窘迫、早产以及低体重儿的发生有关。一项 40 年的回顾性调查显示,正常对照组和临床甲减组妊娠高血压的发病率分别为 3.8% 和 11.6%；自然流产发生率分别为 3.3% 和 8.0%；早产分别为 3.4% 和 9.3%；围产期胎儿死亡率分别为 0.9% 和 8.1%；低体重儿分别为 6.8% 和 22.0%。因此，药物治疗使 TSH 降到正常水平后才建议受孕或助孕。

左甲状腺素（L-T$_4$，优甲乐）是本病的主要替代治疗药物。治疗目标是临床甲减症状和体征消失，TSH、TT$_4$、FT$_4$ 值维持在正常范围。治疗剂量从优甲乐 25~50μg/d 开始，可每隔 2~4 周增加 25~50μg/d 直至维持 TSH 在正常水平，一般维持剂量为 50~100μg/d。临床甲减患者需将血清 TSH 控制到 <2.5mU/L 水平后妊娠或助孕。

甲状腺功能减退合并不育者，纠正甲状腺功能后多数患者可恢复排卵并受孕，不能恢复排卵的可采用氯米芬和人绒毛膜促性腺激素（hCG）促排卵治疗，如受孕需黄体支持预防流产。在实际临床工作中，多数甲状腺功能减退患者在不育就诊前已接受甲状腺素的治疗，患者的甲状腺功能指标及泌乳素水平达到正常范围，可自然受孕或接受助孕。

2. **妊娠期治疗**　妊娠期间由于受多种因素的影响，TSH 和甲状腺激素的参考范围与普通人群不同。一般认为在妊娠早期 TSH 参考范围应该低于非妊娠人群 30%~50%，根据中华医学会内分泌学会和围产医学分会推荐的妊娠和产后甲状腺疾病诊治指南，TSH 参考范围为妊娠早期 0.1~2.5mU/L、中期 0.2~3.0mU/L、晚期 0.3~3.0mU/L，超过这个上限可以诊断为妊娠期甲减。

胎儿甲状腺功能完全建立之前（即妊娠 20 周以前），胎儿脑发育所需的甲状腺激素主要来源于母体，母体的甲状腺激素缺乏可以导致后代的智力发育障碍。妊娠期间，L-T$_4$ 替代剂量通常较非妊娠状态时增加 30%~50%。既往无甲减病史，妊娠期间诊断为甲减，应立即进行 L-T$_4$ 治疗，起始剂量 50~100μg/d，目的是使血清 TSH 尽快达到妊娠期特异性正常值范围。根据患者的耐受程度增加剂量，达标的时间越早越好（最好在妊娠 8 周之内），每 2~4 周测定 1 次 TSH、FT$_4$、TT$_4$，根据监测结果调整 L-T$_4$ 剂量。

3. **产后治疗**　临床甲减孕妇产后 L-T$_4$ 剂量应降至孕前水平，并需要在产后 6 周复查血清 TSH 水平，调整 L-T$_4$ 剂量。

第三节　不孕症合并糖尿病

糖尿病（diabetes mellitus，DM）是一组以慢性静脉血浆葡萄糖（简称血糖）水平增高为特征的代谢性疾病，是由于胰岛素分泌和 / 或作用缺陷所引起。胰岛素及血糖水平异常均可导致女性生殖能力受损，在不孕症的诊治及助孕过程中需要给予特殊的关注及处理。

一、糖尿病的病因、临床表现、诊断标准及分型

【病因】　胰岛素由胰岛 β 细胞合成和分泌，经血液循环到达体内各组织器官的靶细胞，与特异受体结合并引发细胞内物质代谢效应，这整个过程中任何一个环节发生异常均可导致糖尿病。

【临床表现】　糖尿病的自然病程分为 4 个阶段，血糖调节代偿：血糖、糖耐量正常；血糖调节受损；DM；并发症。可出现如下临床表现：

1. **慢性物质代谢紊乱**　因血糖升高尿糖排出增加导致渗透性利尿引起多尿、烦渴、多饮；糖利用障碍导致脂肪及蛋白质分解增加出现乏力、体重减轻；能量供应不足出现易饥和多食。

2. **急性物质代谢紊乱**　严重物质代谢紊乱而呈现酮症酸中毒或非酮症酸中毒。

3. **器官功能障碍**　因眼、肾、神经、血管等并发症或伴发病出现相关器官功能障碍。

4. **感染**　糖尿病患者易出现皮肤、外阴、泌尿生殖道或肺部感染。

5. **无任何症状**　部分糖尿病患者无任何症状，仅在检测血糖后方始确诊。

【诊断标准】　糖尿病诊断是基于空腹血糖（fasting blood glucose，FBG）、任意时间或口服葡萄糖耐量试验（oral glucose tolerance test，OGTT）中 2 小时血糖值。

1. FPG　3.9~6.0mmol/L 为正常；6.1~6.9 为空腹血糖受损（impaired fasting glucose，IFG）；≥7.0mmol/L 应考虑糖尿病。

2. OGTT　2h 血糖 <7.7mmol/L 为正常糖耐量；7.8~11.0mmol/L 为糖耐量减低（impaired glucose tolerance，IGT）；≥11.1mmol/L 应考虑糖尿病。

3. **糖尿病的诊断标准**　糖尿病症状加任意时间血浆葡萄糖≥11.1mmol/L，或 FPG≥7.0mmol/L，或 OGTT 2h 血糖≥11.1mmol/L。需重复一次确认，诊断才能成立。

【分型】　根据糖尿病的病因可将其分为四大类型（WHO 糖尿病专家委员提出的病因学分型标准，1999）：

1. **1 型糖尿病**（type 1 diabetes mellitus，T1DM）　胰岛 β 细胞破坏，通常导致胰岛素绝对缺乏。

2. **2 型糖尿病**（type 2 diabetes mellitus，T2DM）　胰岛素抵抗为主伴相对胰岛素缺乏，或胰岛素分泌不足为主伴 / 不伴有胰岛素抵抗。

3. **其他特殊类型糖尿病**　包括胰岛 β 细胞功能的基因缺陷、胰岛素作用的相关基因缺陷、胰腺外分泌疾病、内分泌疾病、药物或化学试剂所致、感染、非常见型免疫介导糖尿病及其他有时伴有糖尿病的遗传综合征。

4. **妊娠期糖尿病**（GDM）。

二、糖尿病对女性生育功能的影响

胰岛素可直接作用于下丘脑、垂体、卵巢及子宫的胰岛素受体或胰岛素样生长因子受体而发挥作用。糖尿病患者由于体内胰岛素水平异常和 / 或血糖控制不佳，可导致下丘脑 - 垂体 - 卵巢轴激素分泌失调、卵泡募集及卵子发育异常，从而使其生殖能力受损。具体机制如下：

（一）低促性腺激素型性腺功能减退

胰岛素缺乏型的 DM 患者，胰岛素水平低下可导致下丘脑 kisspeptin 蛋白表达下降。由于 kisspeptin 具有刺激促性腺激素释放激素（GnRH）分泌的作用，因此胰岛素缺乏可致使 GnRH 分泌减少，进一步导致促卵泡生成素 / 促黄体生成素（FSH/LH）分泌均不足，造成低促性腺激素型性腺功能减退，补充外源性胰岛素可纠正这一激素水平异常。

（二）高雄激素和多囊卵巢

DM 患者需皮下注射胰岛素者，由于外源性胰岛素直接进入体循环未经过肝的清除效应，外周组织的胰岛素水平要比生理状态下高。另外有部分 T2D 或 IGT 患者因胰岛素抵抗导致内源性胰岛素水平过高。以上两种原因造成的体内的内、外源性胰岛素水平过高，首先可促进卵泡膜细胞分泌睾酮和雄烯二酮导致高雄激素血症；其次，胰岛素和 FSH 的共同作用可刺激颗粒细胞分泌雌激素，促进卵泡募集和生长，出现多囊卵巢的表现。与非糖尿病的多囊卵巢综合征不同，胰岛素可协同促性腺素的作用而促进卵泡成熟。

（三）卵巢储备下降及卵子凋亡

DM 控制不佳导致血糖升高，一方面高血糖导致晚期糖基化终末产物及其受体增加，上述物质可影响卵子发育,造成卵子凋亡及卵巢储备功能下降。另一方面,糖毒性加重胰岛素抵抗,使内源性胰岛素分泌过多或外源性胰岛素用量增加,从而使卵巢暴露于高胰岛素的环境中,出现上述机制(二)中的改变。

三、不孕合并糖尿病的治疗

（一）助孕前治疗

【助孕前准备】

1. **降血糖**　有生育要求的糖尿病妇女在妊娠前 3 个月必须严格控制血糖。血糖达到或接近正常水平、糖化血红蛋白应控制在 6% 以下才可以开始助孕。

2. **降低体重**　肥胖者应调节生活方式,降低体重。

3. **助孕前建议做的检查**　如血糖、糖化血红蛋白、血脂、血压、尿蛋白、眼底、神经系统、心电图、尿常规。

【助孕禁忌】　在以下几种情况糖尿病患者不宜生育:

1. **血糖控制差**　母亲高血糖可以导致胎儿畸形风险增加,因此糖化血红蛋白达 7% 以上不建议生育。

2. **增殖期视网膜病变**　女性妊娠后血液循环加速,眼底新生血管增加、血流增加,会使眼底增殖病变加重,严重时可导致视网膜脱离。

3. **糖尿病肾脏病变严重**　尿蛋白≥1g/d,肌酐清除率≤70ml/min 或合并严重高血压,此类患者妊娠后易出现胎儿生长受限、胎儿窘迫,母亲易发生妊娠期高血压疾病,不宜生育。

（二）助孕时治疗

1. **降糖**　助孕过程中注意监测血糖及糖化血红蛋白水平,保持血糖降至正常水平,糖化血红蛋白低于 6%。

2. **预防和纠正感染**　糖尿病患者易发生感染,尤其是泌尿生殖系统感染。助孕过程中注意检测患者血常规、尿常规及白带常规,及时纠正感染。取卵、内膜搔刮等手术操作注意无菌操作,必要时预防性应用抗生素。

3. **改善高雄激素血症**　①口服避孕药:达英-35,主要成分醋酸环丙孕酮能竞争性结合雄激素受体而发挥抗雄激素作用,并具有类孕激素样作用,起到抑制 LH 和雄激素的产生,增加肝脏对雄激素的清除作用。②胰岛素增敏剂:二甲双胍、吡格列酮。两者均可降低胰岛素抵抗,改善血糖血脂代谢,抑制卵泡膜细胞和肾上腺的雄激素分泌,同时促进性激素结核球蛋白的合成,间接降低雄激素水平。

4. **促排卵**　DM 患者由于胰岛素水平及血糖控制的不同,部分患者可出现多囊卵巢的征象,部分患者可出现卵巢储备下降、卵巢反应不良。在助孕时需根据患者的具体情况选择合适的促排卵方式。

（三）妊娠后治疗

1. **早孕**　①服用叶酸 0.4~1mg/d。②停用口服降糖药,改用胰岛素控制血糖;停用血管紧张素转化酶抑制剂、血管紧张素受体拮抗剂、他汀类、利尿剂类药物。③到具有高危妊娠处理能力的医疗机构产检:检测早孕 B 超、甲状腺素水平、视网膜及肾功能。④每天测血糖 6~8 次,糖代谢控制目标为:空腹和餐前血糖控制在 3.3~5.6mmol/L,餐后血糖峰值控制在 5.6~7.1mmol/L。

2. **中晚孕及产科处理**　此部分内容较为复杂,且超出辅助生殖管理范畴,请参考产科学教材中的相关内容。

第四节　不孕症合并肾上腺皮质功能异常

由下丘脑、垂体与肾上腺组成的下丘脑 - 垂体 - 肾上腺轴（hypothalamic-pituitary-adrenal axis，HPA）是维持人体基本生命活动的重要内分泌功能轴之一。肾上腺皮质激素是维持生命的基本激素，它的减少或者增多直接影响全身各个脏器的代谢和功能，包括女性的生殖功能。肾上腺皮质功能减退症（adrenocortical insufficiency，ACI）分为原发性和继发性两类。原发性 ACI 见于自身免疫、结核等破坏双侧 >80% 肾上腺组织，罕见；继发性 ACI 多继发于 Sheehan 病引起的垂体功能减退。肾上腺皮质激素分泌增多以皮质醇增多最常见，且发病人群以生育期的女性为主，其临床表现与多囊卵巢综合征有诸多相似之处，故在不孕症的诊治中应重点加以鉴别。本章节着重介绍不孕症合并皮质醇增多症的生殖激素改变以及临床诊疗。

一、皮质醇与下丘脑 - 垂体 - 卵巢轴的关系

皮质醇在机体的糖、蛋白质、脂肪以及水、电解质代谢方面等均发挥重要作用。由肾上腺皮质分泌入血的皮质醇大部分与血浆蛋白结合，而少部分呈游离状态发挥生物活性作用，因此，在生理状态下，尽管总血清皮质醇有所波动，游离皮质醇浓度仍能维持在正常范围。皮质醇的分泌接受下丘脑促肾上腺皮质激素释放激素（corticotropin releasing hormone，CRH）和促肾上腺皮质激素（ACTH）分泌的调控，反之，CRH 和 ACTH 的分泌亦受到皮质醇的反馈抑制。过量的皮质醇持续作用，不仅引起 ACTH 分泌的下降，也同时抑制垂体 GnRH 的分泌，引起卵巢功能的异常；ACTH 分泌过多则可引起肾上腺皮质醇和雄性激素分泌的亢进，严重抑制卵巢的周期性排卵功能，导致不孕。

二、皮质醇分泌增多对女性生育功能的影响

皮质醇增多症（hypercortisolism）又称库欣综合征（Cushing syndrome），是由多种病因引起的以慢性高皮质醇血症为特征的临床综合征，主要表现为满月脸、多血质外貌、向心性肥胖、痤疮、紫纹、高血压、继发性糖尿病和骨质疏松等。

（一）Cushing 综合征的病因与诊断

【病因及发病机制】　Cushing 综合征按病因可分为 ACTH 依赖性和 ACTH 非依赖性两类。

1. **ACTH 依赖性 Cushing 综合征**　指下丘脑 - 垂体病变（包括肿瘤）或垂体以外的某些肿瘤组织分泌过量 CRH 和 / 或 ACTH，导致双侧肾上腺皮质增生并分泌过量皮质醇，皮质醇的过量分泌继发于 CRH/ACTH 的增多。包括 Cushing 病和异位 ACTH 综合征，其中 Cushing 病约占 Cushing 综合征患者总数的 65%~70%，是因垂体分泌过量 ACTH 引起。垂体分泌过量 ACTH 的原因未明，多数的病因在垂体，Cushing 病患者在垂体探查和病理检查证实有 70%~80% 为垂体腺瘤，其他的还包括垂体 ACTH 细胞癌、垂体 ACTH 细胞增生、鞍内神经节细胞瘤以及异位垂体组织肿瘤。Cushing 病患者的皮质醇昼夜节律紊乱先于皮质醇浓度升高，而褪黑素昼夜分泌紊乱是导致血压昼夜节律异常和失眠的重要因素，也可能与 Cushing 病的发生有关。

2. **ACTH 非依赖性 Cushing 综合征**　ACTH 非依赖性 Cushing 综合征是指肾上腺皮质肿瘤或增生而自主分泌过量皮质醇，通常下丘脑 CRH 和垂体 ACTH 细胞处于抑制状态，血

中 ACTH 水平通常降低,甚至检测不出。源自肾上腺皮质自主性分泌功能亢进,包括良性与恶性疾病,主要见于肾上腺皮质腺瘤、肾上腺皮质癌,以及原发性肾上腺皮质增生。

【诊断】　Cushing 综合征的诊断包括功能诊断、病因诊断以及定位诊断。Cushing 综合征的诊断流程包括详细的病史资料,仔细的体格检查,应特别注意外貌及体形的改变,结合是否有高血压、糖尿病及精神失常等表现,实验室检查进一步证实高皮质醇血症和明确病因,并应用影像学检查确定病变部位。

以疑难 Cushing 综合征的诊断步骤为例,可分为以下 3 个步骤:①功能诊断:即确定是否为 Cushing 综合征,此可通过血皮质醇昼夜节律、24 小时尿游离皮质醇、小剂量地塞米松抑制试验来完成。②病因诊断:即明确属于 CRH/ACTH 依赖性,还是非 CRH/ACTH 依赖性 Cushing 综合征,此可通过血 ACTH、低钾血症和碱血症、大剂量地塞米松抑制试验、美替拉酮试验及 CRH 兴奋试验等来完成。③定位诊断:一般采用 CT 扫描、MRI、碘标记胆固醇肾上腺核素扫描、双侧岩下窦采样等方法明确病变部位是在下丘脑、垂体、垂体以外其他组织或肾上腺。

【鉴别诊断】

1. 多囊卵巢综合征　是一种多系统的生殖 - 代谢失调综合征。该病的基本临床表现是:无排卵型月经、高雄激素血症或高雄激素体征(如痤疮、多毛、皮肤油腻、秃顶等)以及卵巢多囊改变。患者的典型表现有闭经、多毛、肥胖,还可以表现为月经不规则、出血量多、高血糖、糖耐量降低等表现。患者可有 24 小时尿游离皮质醇及尿 17- 羟皮质类固醇升高,但血皮质醇一般不高,且保持正常的昼夜节律,对地塞米松抑制试验反应正常。其与 Cushing 综合征的鉴别具体见表 4-6-1。

表 4-6-1　Cushing 综合征与多囊卵巢综合征的鉴别

临床表现	Cushing 综合征	多囊卵巢综合征
基础疾病	可有精神心理障碍	无
发病	胎儿、婴幼儿和儿童	青春期后
肥胖	向心性,伴多血质 / 紫纹	均匀,无多血质
水肿	可有	无
多饮和多尿	可有	无
高血压伴低血钾	高血压伴低血钾	高血压轻,无低血钾
闭经与多毛	有	有
卵巢多囊	无	明显
其他	有乏力及近端肌病,骨质疏松,高钙尿症 / 肾结石	无前者所述的症状
激素测定		
皮质醇节律	节律正常或紊乱	节律正常
尿游离皮质醇	升高	正常
血 ACTH 测定	升高	正常
血 LH/FSH	正常	多数升高
睾酮	轻度升高	升高
雌二醇	正常	降低
血脂异常	较明显	无或轻

续表

临床表现	Cushing 综合征	多囊卵巢综合征
特殊检查		
小剂量 DXM 抑制	可抑制或不可抑制	可抑制
垂体影像检查	正常或垂体瘤	正常
卵巢影像检查	正常	正常或卵巢多囊
治疗试验	美替拉酮	二甲双胍

2. **单纯性肥胖**　部分肥胖者可有类似 Cushing 综合征的一些表现,如高血压、糖耐量降低、月经稀少或闭经,可有痤疮、多毛,腹部可以出现条纹(大多数为白色,有时可为淡红色),而有些病程较短病情较轻的 Cushing 综合征患者,临床表现不典型时不易区分。多数肥胖患者 24 小时尿 17- 羟皮质类固醇排泄增加,但经肌酐清除率纠正后多正常,血皮质醇仍保持正常的昼夜节律。

（二）Cushing 综合征对女性生育功能影响

【Cushing 综合征与不孕】　由于高皮质醇血症不仅直接影响性腺,还对下丘脑 - 垂体的促性腺激素分泌有抑制作用。Cushing 综合征患者男性性腺功能明显减退,主要与皮质醇增多有关,睾酮生成减少,表现为性功能减退、阳痿、阴茎萎缩和睾丸松软缩小。女性则表现为月经紊乱,继发闭经,极少有正常排卵,难以受孕。

【妊娠合并 Cushing 综合征】　部分女性在妊娠后会诱发 Cushing 综合征。活动性 Cushing 综合征患者妊娠困难,可能因类固醇激素抑制黄体生成素释放,导致排卵功能障碍。如已有妊娠,则可能导致流产、早产或死胎,母亲的妊娠合并症发生率升高。妊娠合并 Cushing 综合征多因肾上腺皮质醇分泌性肿瘤引起,少数患者属于"妊娠所致的 Cushing 综合征",此种特点是产后可自动缓解,发作时出现紫纹、高血压和糖代谢异常。Cushing 综合征合并妊娠常见的并发症有:高血压、糖尿病、糖耐量受损、子痫前期,其他的并发症有伤口愈合不佳、骨质疏松、骨折、严重精神病、心力衰竭以及死亡。孕产妇合并肾上腺肿瘤的妊娠并发症发生率要高于妊娠合并垂体疾病的患者。

【Cushing 综合征对胎儿的影响】　Cushing 综合征合并妊娠不仅会增加孕妇妊娠合并症的发病率,而且也会增加胎儿宫内发育异常的发病率。Cushing 综合征合并妊娠对胎儿产生的不良后果有:早产、胎儿生长受限、新生儿死亡、自然流产、宫内死胎、肾上腺功能减退,还有报道因急性肝炎、败血症以及胃肠炎所致的新生儿死亡等。研究同样也发现合并肾上腺肿瘤孕产妇的胎儿发病率要高于合并垂体疾病的孕产妇胎儿。

（三）不孕合并 Cushing 综合征的治疗

1. **助孕前的治疗**　由于 Cushing 综合征严重影响下丘脑 - 垂体 - 卵巢轴的功能,可以引起女性基础性激素的异常、促性腺激素分泌减少、卵泡发育及成熟障碍,最终导致助孕的失败。所以,应在 Cushing 综合征控制后再怀孕或助孕。

Cushing 综合征的治疗主要有以下 3 种方式:

【手术治疗】　经 MRI 确诊的 Cushing 病的治疗基本原则是手术或放射治疗,降低分泌,减轻肾上腺增生,使皮质醇分泌减少而达到治疗目的。目前,对于 MRI 阴性(约占 40%)而临床能确诊的 Cushing 病的首选治疗是手术治疗。

【放射治疗】　放射治疗无法定位的垂体微腺瘤和不能手术的大腺瘤以及 Nelson 综合

征,放射治疗可以减少垂体瘤术后复发率。经改进放射治疗技术,减少照射野周围组织损伤,γ 刀及 X 刀的应用增多,但缺乏延期效果、术后并发症及对机体影响的观察结果。

【药物控制】 用于库欣综合征治疗的药物分为类固醇合成阻滞剂、糖皮质激素受体拮抗剂、血清素受体拮抗剂、GABA 神经能激动剂、多巴胺受体激动剂、生长抑素类似物和 PPAR-γ 激动剂 7 类,应用最多的皮质醇合成抑制药物常见的有米托坦、氨鲁米特、曲洛司坦、美替拉酮、氟康唑、依托咪酯。

2. **妊娠期的治疗** 轻度 Cushing 综合征可给予支持治疗,同时严密监测病情变化。妊娠期间尽量不用药物治疗和手术治疗。重度 Cushing 综合征治疗的原则是:①早期妊娠,接受药物(如甲吡酮,无致畸作用)治疗。②中期妊娠手术治疗,可加用药物治疗。③晚期妊娠,在明确胎儿已经成熟且出生后能够存活的前提下尽早分娩。④产后按病因接受 Cushing 综合征的常规治疗。对于肾上腺肿瘤的患者,在接受肾上腺切除术后可以明显提高妊娠率。总之,手术治疗是妊娠合并 Cushing 综合征的首选治疗方法,除非是晚期妊娠;药物治疗是二线治疗方法。

(冯 云　牛志宏)

参 考 文 献

1. ZACHARIN M. Disorders of Puberty：Pharmacotherapeutic Strategies for Management. Handb Exp Pharmacol, 2020, 261：507-538.

2. UNUANE D, TOURNAYE H, VELKENIERS B, et al. Endocrine disorders & female infertility. Best Pract Res Clin Endocrinol Metab, 2011, 25 (6)：861-873.

3. ALEXANDRAKI KI, GROSSMAN A. Management of Hypopituitarism. J Clin Med, 2019, 8 (12)：2153.

4. POPPE K. MANAGEMENT OF ENDOCRINE DISEASE：Thyroid and female infertility：more questions than answers? Eur J Endocrinol, 2021, 184 (4)：R123-R135.

5. RAO M, ZENG Z, ZHAO S, et al. Effect of levothyroxine supplementation on pregnancy outcomes in women with subclinical hypothyroidism and thyroid autoimmuneity undergoing in vitro fertilization/intracytoplasmic sperm injection：an updated meta-analysis of randomized controlled trials. Reprod Biol Endocrinol, 2018, 16 (1)：92.

6. 中华医学会内分泌学分会《中国甲状腺疾病诊治指南》编写组 . 中国甲状腺疾病诊治指南——甲状腺功能亢进症 . 中华内科杂志, 2007, 46 (10)：876-882.

7. 中华医学会内分泌学分会 . 成人甲状腺功能减退症诊治指南 . 中华内分泌代谢杂志, 2017, 33 (02)：167-180.

8. 中华医学会内分泌学分会, 中华医学会围产医学分会 . 妊娠和产后甲状腺疾病诊治指南(第 2 版). 中华内分泌代谢杂志, 2019 (08)：636-665.

9. 葛均波, 徐永健, 王辰 . 内科学 . 9 版 . 北京：人民卫生出版社, 2018.

10. KENNEDY-GRANT A, GOLDEN L. Pregnancy and type 1 diabetes：updates on technology and treatment. Curr Opin Endocrinol Diabetes Obes, 2021, 28 (1)：30-34.

11. CELIK A, FORDE R, RACARU S, et al. The impact of type 2 diabetes on women's health and well-being during their reproductive years：A mixed-methods systematic review. Curr Diabetes Rev, 2021：18.

12. ZHOU L, HAN L, LIU M, et al. Impact of metabolic syndrome on sex hormones and reproductive function：a meta-analysis of 2923 cases and 14062 controls. Aging (Albany NY), 2020, 13 (2)：1962-1971.

13. MACHADO MC, FRAGOSO MCBV, BRONSTEIN MD. Pregnancy in Patients with Cushing's Syndrome. Endocrinol Metab Clin North Am, 2018, 47 (2)：441-449.

复习思考题

1. 当患者出现低促性腺激素症状时,如何鉴别病变为垂体性抑或下丘脑性?
2. 甲状腺功能减退对女性生育功能的影响有哪些?
3. 助孕合并糖尿病时如何准备及诊治?
4. 如何鉴别 Cushing 综合征与多囊卵巢综合征?

第七章 复发性流产与辅助生殖技术

要点

1. 熟悉复发性流产的定义和发病原因。
2. 掌握复发性流产患者合并不孕症治疗前的筛查。
3. 了解复发性流产患者接受辅助生殖技术治疗的意义。

第一节 复发性流产的定义和发病原因

一、复发性流产的定义

复发性流产（recurrent abortion，RA）是指连续发生的 2 次或者 2 次以上的妊娠 20 周以前的临床妊娠流产，排除异位妊娠、葡萄胎以及生化妊娠。根据患者流产前的分娩史分为原发性复发性流产和继发性复发性流产。

复发性流产定义中争议较大的分歧点是关于流产次数的争议。2012 年美国生殖医学协会将连续 2 次或者 2 次以上的临床妊娠流产定义为复发性流产，而 2011 年英国皇家妇产科学院将连续 3 次或者 3 次以上的临床妊娠流产定义为复发性流产。ASRM 的定义是建立在 2 次流产后的妇女再次妊娠时的年龄已经偏高，而且 2 次流产患者的病因构成与 3 次及以上差别不大的基础上；而英国皇家妇产科学院的定义基于大样本的临床观察表明 2 次流产的妇女第三次妊娠出现流产的概率不到 30%。

2016 年发布的德国妇产科学会的复发性流产指南仍然将≥3 次作为复发性流产的诊断标准。2017 年年底，英国皇家妇产科学院发布的反复妊娠丢失指南中以≥2 次妊娠丢失为定义，而妊娠丢失的含义包括了流产、生化妊娠和超过 6 周的不明部位妊娠。

二、遗传因素与复发性流产

复发性流产的夫妇中，有 2%~5% 的夫妇存在染色体异常，其中超过 50% 是染色体平衡易位。Yatsenko S 及其同事的研究显示，不平衡的结构染色体重组是造成流产的主要遗传因素。曾经有报道认为复发性流产患者 X 染色体或者 Y 染色体微缺失和变异可能与复发性流产的发生有关，但未有后续的研究证实。

在 3 次或者 4 次的复发性流产的胎儿中，仍然存在超过 40% 的胚胎出现染色体非整倍体异常。而前次胚胎染色体正常的患者再次发生染色体异常的机会明显下降。

在临床上可以观察到一些反复胚胎染色体异常导致复发性流产的患者，文献报道该类患者反复出现染色体异常的原因是由于患者高龄、肥胖、X 染色体失活异常和基因异常等。我们的最新临床观察结果发现，胚胎染色体异常患者行 PGT-A 治疗时的胚胎染色体异常率高于无胚胎染色体异常者，提示患者可能存在高胚胎染色体异常的遗传背景。

三、年龄因素与复发性流产

年龄因素是复发性流产病因中不可忽略的一部分。Coomarasamy A 及其同事的研究显示，随着孕妇年龄的升高，其胎儿非整倍体异常的概率就越高，复发性流产发生的可能性就更大；并且，随着年龄的增大，年龄因素导致的流产逐渐掩盖了其他因素导致的流产。

笔者研究发现，不明原因复发性流产患者的基础内分泌异常提示患者存在卵巢功能早期衰退（primary ovarian aging，POA），或者称为卵巢储备下降（diminished ovarian reserve，DOR）。近年的研究证实了复发性流产患者卵巢储备下降，并且 AMH 是患者下次妊娠除年龄和流产次数之外的独立预测因子。因此，卵巢储备下降也将成为年龄相关或者不相关的复发性流产的重要病因之一。

四、抗磷脂抗体综合征与复发性流产

抗磷脂抗体综合征（antiphospholipid syndrome，APS）导致的复发性流产占复发性流产总数的 3%~15%。磷脂是细胞膜的主要成分，抗磷脂抗体能够激发血管内皮细胞的凝血，导致静脉或者动脉血栓形成，尤其是胎盘血管的受累致使胚胎流产、死胎、早产和妊娠子痫等。

原发性抗磷脂抗体综合征是指患者仅存在抗磷脂抗体的临床表现和实验室检查特征，不伴有其他自身免疫性疾病。继发性抗磷脂抗体综合征见于红斑狼疮等自身免疫性疾病，也有专家认为原发性 APS 可能是系统性红斑狼疮的前期疾病。

由于国际上关于 APS 的诊断指南立足于对该内科疾病对患者组织器官的损伤，同时避免过度诊断带来的过度治疗危害，加上 APS 抗体检测的不一致性，所以国际诊断标准不能涵盖全部 APS 患者。因此，提出"非标准 APS"或者"诊断标准外的 APS"的概念。诊断标准外的 APS 在复发性流产患者中的诊断建议为以下两类：一类患者的临床指标为 1 次及以上无法解释的在孕 10 周或 10 周以上形态学正常的死胎，或者 3 次及以上连续无法解释的孕 10 周以前的自发性流产，同时患者检测到低滴度阳性的抗心磷脂抗体（anticardiolipin antibody，ACA）或抗 β_2-GP 在第 95~98 百分位之间，或者患者有经典产科 APS 临床表现伴抗磷脂抗体（anti-phospholipid antibody，APA）间歇阳性。另一类患者的临床指标为 2 次不明原因的流产或者 3 次不连续的流产，加上抗心磷脂抗体或抗 β_2-GP 阳性在检测值的第 98 百分位以下。

五、子宫异常

子宫异常被认为是导致复发性流产的另一项重要原因。曾经有大量的文献对各种先天的子宫畸形的流产的影响进行观察，但是结论并不完全一致。Akhtar M 等人的综述中提到有研究表明结合普通超声、子宫造影、宫腔镜、腹腔镜和三维超声及 CT/MR 等的诊断效率，计算弓状子宫、纵隔退化缺陷和子宫融合不全（双角、单角子宫、双子宫）等子宫畸形在非选择性人群、不孕妇女和有流产史的妇女 3 组人群中出现的具体比率，得出纵隔退化缺陷仅在流产妇女中明显增高，而子宫融合不全在流产合并不孕的妇女中明显升高的结论。

有文献报道子宫动脉血供不足或者子宫内膜下血流减弱与复发性流产有关，但子宫动脉血流以及子宫内膜下血流的检测缺乏大样本的前瞻随机临床观察数据，未能用于临床患者。

宫颈功能不全是晚期复发性流产的原因。先天性宫颈功能不全比较多见，宫颈功能不全也可以是由于多次清宫、宫腔操作、宫颈手术等损伤宫颈的原因导致的后天性宫颈功能

不全。

六、内分泌与代谢

（一）生殖内分泌异常

内分泌激素在妊娠的建立和维持中均有重要作用，多种生殖内分泌疾患均能导致胚胎流产。如果导致流产的生殖内分泌异常不能发现和去除，将导致患者出现复发性流产。常见的导致胚胎流产的生殖内分泌异常有黄体功能不足、多囊卵巢综合征和闭经泌乳综合征。黄体功能不足由于妊娠早期黄体酮不足影响胚胎的着床和胎盘的形成而导致胚胎流产；多囊卵巢综合征患者的高流产率的病理机制尚不明确，可能与患者胰岛素抵抗和高胰岛素血症有关；而闭经泌乳综合征患者的高泌乳素血症可影响黄体功能造成流产。

（二）代谢疾病

代谢疾病控制不良时可影响胎盘局部细胞功能而导致流产，如控制不良的甲状腺功能减退和甲状腺功能亢进、糖尿病、同型半胱氨酸血症、甲基四氢叶酸缺乏均可能导致流产发生。但是，控制良好的代谢性疾病以及亚临床甲状腺炎与流产无关。

肥胖也被认为是导致复发性流产的可能原因，有研究表明高体重指数患者胚胎从受精到5细胞以及从5细胞到8细胞时期的发育减慢。

七、遗传性血栓倾向

早期研究发现遗传性血栓倾向（inherited thrombophilia）在白色人种中比较多见，如蛋白S缺乏、蛋白C缺乏、抗凝血酶Ⅲ缺乏、凝血因子Ⅴ基因 Leiden 突变、凝血酶原基因变异、亚甲基四氢叶酸还原酶基因表达异常等均被认为是胎盘局部血栓形成影响胎盘发育和功能而导致流产。但是近年来的观察研究表明，蛋白S缺乏、蛋白C缺乏、亚甲基四氢叶酸还原酶基因表达异常患者出现早期妊娠血栓的风险并不高于普通人群。

八、自身免疫疾病

系统性红斑狼疮、甲状腺炎、结节性多动脉炎等自身免疫性疾病病情控制不良时同样会导致胎盘发育不良而导致流产。复发性流产的病因见图 4-7-1。

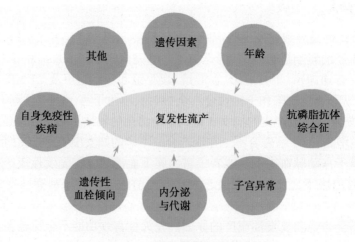

图 4-7-1　复发性流产的病因

九、其他

有临床症状的生殖道感染、夫妇双方的生活方式如连续夜班和酗酒等、男方精子异常如精子 DNA 严重受损、环境中的化学毒物、环境中的辐射和噪声等均被认为与复发性流产的发生有关。

第二节 复发性流产患者的不孕症治疗前筛查

对于复发性流产患者合并不孕症需要进行辅助生殖技术治疗前,建议先对患者进行复发性流产方面的检查,尽量避免患者在辅助生殖技术治疗后再次出现流产。我们的研究表明,复发性流产合并不孕症进行辅助生殖技术治疗前进行复发性流产病因检查和治疗有助于提高胚胎质量。

由于复发性流产患者的病因复杂,涉及多种可能的病因,建议最好能够由复发性流产专科医师进行检查、治疗并随诊妊娠情况。

一、病史筛查

(一)患者的一般情况

需要了解患者的夫妇双方的年龄;是否存在职业暴露;居住工作环境是否存在化学毒物以及辐射噪声;有无烟酒、咖啡等特殊嗜好以及摄入量等。

(二)流产病史

每次发生流产孕周和月份;发生流产的过程及其特点;妊娠期间是否出现其他疾病及期间使用的药物;是采用何种方式排(取)出妊娠物;有无清宫;清宫后有无并发症等。流产胚胎组织是否行胚胎染色体检查,检查方式以及结果。

(三)月经、婚育史

月经稀发或者闭经的症状提示患者可能存在多囊卵巢综合征和闭经泌乳综合征等生殖内分泌疾病。月经期过短的患者注意卵巢功能下降和黄体功能不足。患者婚前或者与前任丈夫的妊娠史有助于判断流产的主要原因来自女方还是男方。

(四)个人家族史

个人生活方式以及家族成员是否存在特殊疾病。家族中直系亲属的生育情况。家族成员中有无自身免疫疾患史和血栓疾病史等。

(五)既往史

既往的手术史和其他疾病史。

二、体格检查

(一)一般状况

患者的一般状况(包括患者的体重身高)以判断患者是否肥胖及其营养发育状况;甲状腺大小、全身皮肤黏膜和是否多毛以及体毛分布状况的检查,有助于排除自身免疫性疾病;有无泌乳有助于闭经泌乳综合征的诊断。

(二)实验室检查

1. 夫妇双方染色体检查,以排除由于夫妇一方或者双方为染色体平衡异位患者。

2. 基础性激素检查有助于了解患者的内分泌状态,是否存在卵巢功能下降,并可以了解患者是否存在其他内分泌疾患。

3. 甲状腺功能及其自身抗体检查有助于了解患者甲状腺疾病情况。空腹血糖和餐后 2 小时血糖有助于了解患者的血糖情况。同型半胱氨酸血症、甲基四氢叶酸缺乏症也需要被检查。

4. 抗磷脂抗体、抗核抗体以及相关风湿因子检测了解是否存在抗磷脂抗体综合征、系统性红斑狼疮等自身免疫疾病。抗磷脂抗体综合征则需要间隔 12 周复查 2 次为阳性才能诊断。

5. 血常规、D- 二聚体检测或者凝血因子 V 基因 *Leiden* 变异、凝血功能的检查检测可以在检查凝血功能异常时采用。

6. 男方精子形态和精子 DNA 碎片的检测有助于查找男方因素导致的复发性流产。

(三)特殊辅助检查

1. 可采用子宫三维超声了解子宫以及宫腔情况,必要时还需要做 MRI 或者宫腔镜检查以更细致地了解宫腔情况。注意多次清宫的患者可能存在宫腔的炎症粘连。

2. 基础体温测定有助于了解患者黄体功能情况,但是要注意通过患者的体温记录表,有时患者体温升高的日期比较难以判断,可能需要借助尿 LH 检测板或者超声检查检测卵泡发育排卵进行辅助判断。

第三节　复发性流产患者采用辅助生殖技术治疗的意义

通过对前述的复发性流产患者的病因描述,可以明确复发性流产患者经过病因检查找到流产的相关原因,应该针对患者的病因进行治疗。而且复发性流产患者妊娠一般不存在困难,因此只有复发性流产患者合并不孕或者存在胚胎植入前诊断指征时才需要进行辅助生殖技术治疗。

促排卵治疗被报道有助于治疗黄体功能不足的患者,只是目前仍不清楚促排卵治疗的疗效是由于促排卵治疗的多个卵泡发育,还是促排卵后卵子质量得到提高而促进了排卵后的黄体功能。

宫腔内人工授精技术能够通过精子洗涤过程去除抗精子抗体等精浆中的有害物质,但是抗精子抗体与复发性流产之间的关系在人类未得到明确证实。精子形态高分辨选择的卵细胞质内单精子注射可能是降低由于精子形态学异常导致的复发性自然流产患者的手段,但是精子形态学异常对复发性流产的关系亦未得到明确证实。

胚胎非整倍体筛查技术能够杜绝染色体非整倍体的胚胎植入宫腔,对胚胎染色体异常的复发性流产患者可能有帮助,但是仍缺乏大样本的临床资料证实。而且,采用 PGT-A 技术对复发性流产患者的植入前胚胎进行诊断的高昂花费的低性价比也被研究证实。但是笔者最新的研究表明,所有曾经有过胚胎染色体异常流产的患者,其行胚胎植入前诊断时胚胎非整倍体率均高于相应年龄患者。而在年龄 35~38 岁,患者胚胎染色体非整倍体达到 45.76%,而 >38 岁患者高达 63.64%。

（王　琼）

参 考 文 献

1. TOTH B，WÜRFEL W，BOHLMANN M，et al. Recurrent Miscarriage：Diagnostic and Therapeutic Procedures. Guideline of the DGGG，OEGGG and SGGG（S2k-Level，AWMF Registry Number 015/050）. Geburtshilfe und Frauenheilkunde，2018，78（4）：364-381.

2. YATSENKO S，QUESADA-CANDELA C，SALLER D，et al. Cytogenetic signatures of recurrent pregnancy losses. Prenatal diagnosis，2021，41（1）：70-78.

3. WU C，SUN Z. X chromosome abnormal inactivation：a unique factor for women's diseases？ Epigenomics，2016，8（4）：447-450.

4. COOMARASAMY A，DHILLON-SMITH R，PAPADOPOULOU A，et al. Recurrent miscarriage：evidence to accelerate action. Lancet（London，England），2021，397（10285）：1675-1682.

5. 张莹莹，谈际范，张丽梅. 既往自然流产史及相关因素与单次取卵周期累积活产结局的相关性分析. 新医学，2019，50（4）：239-243.

6. ATASEVER M，SOYMAN Z，DEMIREL E，et al. Diminished ovarian reserve：is it a neglected cause in the assessment of recurrent miscarriage？ A cohort study. Fertil Steril，2016，105（5）：1236-1240.

7. PILS S，STEPIEN N，KURZ C，et al. Does anti-Mullerian hormone predict the outcome of further pregnancies in idiopathic recurrent miscarriage？ A retrospective cohort study. Arch Gynecol Obstet，2019，299（1）：259-265.

8. DE ZIEGLER D，FRYDMAN R. Recurrent pregnancy losses，a lasting cause of infertility. Fertility and sterility. 2021；115（3）：531-532.

9. AKHTAR M，SARAVELOS S，LI T，et al. Reproductive Implications and Management of Congenital Uterine Anomalies：Scientific Impact Paper No. 62 November 2019. BJOG：an international journal of obstetrics and gynaecology，2020，127（5）：e1-e13.

10. BARTOLACCT A，BURATINI J，MOUTIER C，et al. Maternal body mass index affects embryo morphokinetics：a time-lapse study. J Assist Reprod Genet，2019，6. doi：10.1007/ s10815-019-01456-3.

11. MATSUKAWA Y，ASANO E，TSUDA T，et al. Genotyping analysis of protein S-Tokushima（K196E）and the involvement of protein S antigen and activity in patients with recurrent pregnancy loss. Eur J Obstet Gynecol ReprodBiol，2017，211：90-97.

12. 张丽梅，杨燕宁，张瑞晓，等. 自然流产两次与三次及以上的早期复发性流产患者病因构成的比较. 中华妇产科杂志，2018，53（12）：5.

13. MURUGAPPAN G，SHAHINE L，PERFETTO C，et al. Intent to treat analysis of in vitro fertilization and preimplantation genetic screening versus expectant management in patients with recurrent pregnancy loss. Human reproduction（Oxford，England），2016，31（8）：1668-7164.

14. 吴靖雅，张莹莹，严茜，等. 既往自然流产胚胎染色体异常患者的囊胚染色体异常发生率. 中华生殖与避孕杂志，2018，38（5）：370.

 复习思考题

1. 复发性流产的主要病因涉及哪些？

2. 复发性流产合并不孕症患者进行不孕症治疗前对子宫内膜要进行哪些检查？

3. 复发性流产患者采用人工授精技术进行治疗是否有意义？为什么？

复习题参考答案

第一篇第一章　总论

1. 简述无性生殖与有性生殖的概念和特点。

答:无性生殖最早出现,它是指不经过两性生殖细胞结合,由亲本直接产生新个体的生殖方式,其所获得的遗传基因与亲本相似或者相同,相当于"克隆"式的生殖。无性生殖主要包括分裂生殖、出芽生殖、孢子生殖和营养生殖,它不经过两性生殖细胞(配子)的结合,由母体直接产生遗传性状保持不变的新个体,因此有保留母本优良性状的作用。

有性生殖则是指由亲本产生有性生殖细胞,经过生殖细胞结合,并由此发育成为新的个体的生殖方式,其包括接合生殖、配子生殖和单性生殖三种基本方式。有性生殖通过基因组合的广泛变异增强了子代对自然选择的适应能力,并促进了有利突变在种群中的传播,使得种群在漫长的进化岁月和多变的环境中得以生存、壮大和繁荣。

2. 简述人类生殖的过程。

答:人类生殖的具体过程是:男性产生的精子和女性产生的卵子相互作用并在输卵管壶腹部结合成为受精卵,受精卵在卵裂的过程中逐渐向宫腔内移动,并在受精后第 5 天发育成为胚泡,进入子宫腔,植入子宫内膜。胚胎植入后由母体提供营养物质,在子宫内生长发育,最终成为胎儿至分娩。

3. 简述辅助生殖技术的概念及代表性技术。

答:辅助生殖技术是指涉及对人类的配子(精子和卵子)进行体外操作以治疗不孕症的相关技术。1978 年,英国的 Robert Edwards 教授和 Patrick Steptoe 教授建立了人类的体外受精与胚胎移植技术,并通过该技术成功诞生了世界上第一例试管婴儿——Louis Brown,从而开启了人类不孕不育症治疗技术划时代的新篇章。以这项技术为基础,美国的 Handyside 于1989 年成功开展了另一项辅助生殖的标志性技术——胚胎植入前遗传学诊断技术。1992年,比利时的 Palermo 开展了辅助生殖的第三项标志性的技术——卵细胞质内单精子注射技术。

第一篇第二章　卵泡生长发育的调控

1. 简述窦卵泡的特点。

答:窦腔(卵泡腔)内充满着由卵泡膜血管渗出物和颗粒细胞分泌物构成的卵泡液。随着卵泡的生长,卵泡腔不断增大,卵母细胞和部分颗粒细胞被挤到一侧,形成卵丘。卵母细胞周围的颗粒细胞称为卵丘细胞,透明带周围有一层呈放射状排列的颗粒细胞被称为放射冠。卵丘细胞通过透明带上孔洞与卵母细胞建立缝隙连接,形成一个功能上的整体,也就是卵丘 - 卵母细胞复合体。颗粒细胞产生的 Kit 配基和卵母细胞间的 Cx37 两种蛋白对卵泡腔的形成是必需的。窦卵泡的内膜细胞均有产生类固醇激素活性细胞的典型超微结构,间质细胞具有黄体生成素和胰岛素受体,在 LH 和胰岛素的刺激下会产生大量的雄激素,主要为雄烯二酮。在窦卵泡发育的后期,FSH 和雌激素促使壁层颗粒细胞产生 LH 受体,而 FSH 受体开始减少,使得卵泡在发育的最后阶段能接受 LH 峰刺激排卵形成黄体。

人类卵泡的发生几乎需要 1 年时间才能使一个原始卵泡生长到排卵阶段。卵泡的发生分为 2 个阶段,第一阶段为腔前或促性腺激素不依赖阶段,由局部产生的生长因子通过自分泌或旁分泌的形式调节。第二阶段为有腔或促性腺激素依赖阶段,受 FSH、LH 和生长因子的调节。

原始卵泡离开原始卵泡库,开始缓慢生长称为启动募集,而当促性腺激素发生周期性变化时,能够对这种变化发生应答反应,使已启动募集的窦卵泡开始加快生长称为周期募集。启动募集的卵泡能否参与周期募集的关键在于能否获得对促性腺激素反应的能力。哺乳动物大规模卵泡闭锁发生于倒数第二层颗粒细胞产生时,即两种募集交接时。周期募集的启动信号是促性腺激素,如果此时 FSH 升高表示存在部分卵泡参与周期募集。启动募集的卵泡并不一定都能进入周期募集,其取决于卵泡 FSH 受体的量,受体多者进入周期募集,受体少者走向闭锁。

2. LH 峰如何产生? 有何作用?

答:(1) LH 峰的产生。在排卵前的 36 小时左右,卵泡来源的高水平 E_2(>200~300pg/ml)持续 2~3 天,通过 kisspeptin 神经元介导,对垂体及下丘脑正反馈调节激发 LH/FSH 峰。此时,LH 可增加 10 倍,FSH 增加 4 倍。同时,卵泡期雌激素进行性、时间依赖性的上升使垂体对 GnRH 的敏感性上升,垂体 GnRH 的受体增加,垂体对 GnRH 的敏感性增加在雌激素的正反馈中发挥关键作用。

(2) LH 峰的作用。LH 峰是即将排卵的可靠指标,出现于卵泡破裂前 34~36 小时,通常持续 48~50 小时(上升支 14 小时,平台期 14 小时,下降支 20 小时),LH 阈值必须维持 14~27 小时才可确保排卵前卵泡的最后完全成熟。促性腺激素峰对卵细胞最后成熟、排卵、黄体形成、合成孕酮、子宫内膜的容受性等一系列复杂的生理过程都是至关重要的。

1) 孕酮的合成:LH 峰诱导颗粒细胞和膜细胞黄体化,形成黄体,颗粒细胞合成孕酮和产生孕酮受体。孕酮不仅使子宫内膜转为分泌期变化,诱发着床相关因子基因的表达,为胚胎着床作准备,而且具有营养黄体的作用。此外,孕酮可增强引起卵泡壁消化和破裂的蛋白酶和前列腺素的活性,促进卵、丘、冠复合体脱离卵泡壁,刺激纤溶酶原转化为纤溶酶,并确保颗粒细胞生成充足的 LH 受体,以形成正常的黄体期。

2) LH 峰促进卵细胞减数分裂恢复:cAMP 是卵母细胞减数分裂阻滞剂,cAMP 通过蛋白激酶 A(PKA)催化亚单位 PKAc 抑制 cdc25 蛋白激酶的活性,阻滞后者激活成熟促进因子(MPF)中的催化亚单位 P34cdc2 和 Cyclin B1 的合成,进而阻滞 MPF 的活性,使卵母细胞停滞在第一次减数分裂的前期。

cAMP 由卵母细胞产生,而卵泡壁颗粒细胞产生钠尿肽 C(NPPC),刺激卵丘细胞的钠尿肽受体 2(NPR2)产生 cGMP,cGMPF 通过缝隙连接进入卵母细胞防止 cAMP 降解,维持高浓度 cAMP 水平,从而阻滞减数分裂恢复。

LH 峰的出现激活了卵泡细胞丝裂原激活蛋白激酶(MAPK),使卵母细胞与卵泡细胞缝隙连接中断,cGMPF 进入卵母细胞中断,卵母细胞 cAMP 水平下降,继而 PKA 活性下降,解除对 cdc25 磷酸酶的抑制。cdc25 磷酸酶脱去 MPF 催化亚单位 14,15 位磷酸,使之成为有活性的 MPF 促使卵母细胞恢复减数分裂。

除卵母细胞核成熟外,LH 峰也促进卵母细胞胞质的成熟,合成一系列受精、卵裂需要的

mRNA、蛋白酶等。

3）卵丘的膨胀：LH 峰诱导卵丘细胞和颗粒细胞透明质酸合成酶 2 表达,FSH 峰刺激卵丘细胞分泌透明质酸。透明质酸使卵丘细胞分散,卵丘膨胀、黏液化,卵丘复合体与卵泡壁分离,自由悬浮在卵泡液中,以便在排卵时被顺利地逐出,排卵。

hCG 代替 LH 峰触发排卵时,如剂量或作用时间不足,卵丘未脱离卵泡壁可导致取卵失败,即空卵泡综合征。笔者医院 2001—2010 年成熟卵泡在 5 个或以上未取到卵的患者共 20 个,其中 5 例 hCG 作用时间不够,在注射 hCG12~24 小时取卵,3 例由于血 hCG<2mIU/ml 而未获卵。

4）纤溶酶的激活：促性腺激素高峰促进颗粒细胞和卵泡膜细胞生成纤溶酶原激活因子,后者激活卵泡液中的纤溶酶原生成纤溶酶,纤溶酶转而激活胶原酶并破坏卵泡壁以利卵丘复合物排出。

5）前列腺素的合成：LH 刺激使前列腺素衍生物在排卵前卵泡液中明显增加,排卵时达到峰值浓度。前列腺素可促卵泡壁释放蛋白溶酶,促进血管生成和局部充血,并引起卵巢内平滑肌细胞收缩,促进卵丘细胞团与卵泡壁胶原层分离而排卵。因此,不孕患者排卵前禁用前列腺素合成酶抑制剂。而在自然周期 ART 中,取卵前常用前列腺素合成酶抑制剂防止提前排卵。

6）血管生成：血管生成是黄体化过程的重要特征。LH 促使黄体化颗粒细胞分泌血管内皮生长因子（VEGF）、成纤维生长因子 2,上调与正常着床和早期新生血管形成有关的所有重要的细胞因子,促使黄体与子宫内膜血管形成,维持黄体功能与子宫内膜的容受性的建立。由于 hCG 比 LH 与受体亲和力强,半衰期长,与受体结合时间长,对上述因子的上调作用明显增强,故在多卵泡发育的情况下,hCG 触发排卵易导致卵巢过度刺激综合征（OHSS）。

7）刺激性腺外子宫内膜 LH 受体：子宫内膜具有 LH 受体,表明内膜是 LH 作用的靶器官。以往认为 LH 仅能通过卵巢类固醇激素发挥间接作用,近来研究认为,LH 能直接调节内膜腺体和基质形态和功能的增殖和分化,主要通过激活腺苷酸环化酶和磷脂酶 C 途径,增加局部类固醇激素的合成。因此黄体期血中 LH 缺乏或减少可导致黄体溶解和着床失败。当使用 GnRH-a 触发排卵时,若 LH 水平低仍可造成着床失败或流产。

3. 高龄女性的生殖内分泌有哪些特点？

答：卵泡数量减少的同时,高龄妇女的内分泌发生明显的变化,卵泡发育与子宫内膜发育不同步,月经周期与卵泡周期分离,排卵发生在月经期,这也是高龄妇女不孕的原因之一。

1）抗米勒管激素（AMH）减少：在 30 岁前 AMH 相当稳定,此后突然明显下降。AMH 由次级卵泡、窦前和 5mm 小窦卵泡颗粒细胞产生,是目前发现的唯一抑制始基卵泡的生长因子,参与抑制始基卵泡到初级卵泡的生长,降低窦前卵泡对 FSH 的敏感性,是抑制静止卵泡的募集和早期生长卵泡发育的重要因子之一,能够防止卵泡过快过早消耗,保存卵巢的贮备。当卵泡数量降低到临界值时,AMH 减少,促进和抑制卵泡募集的平衡被打破,卵泡消耗加速。AMH 作为卵巢贮备的指标比抑制素更能预测早期窦卵泡数量的减少,周期重复性好,即使低水平测定也具有满意的敏感性。

2）抑制素 B 水平下降：抑制素 B 也由颗粒细胞产生,能不依赖 GnRH 选择性地抑制垂体 FSH 的分泌。随着年龄增长,抑制素 B 水平进行性下降;抑制素降低可引起单一的 FSH 上升。此外,垂体 FSH 和 LH 对 GnRH 的反应性也增加,因此 LH 也升高。但目前没有评估抑制素 B 的水平的标准。

3）FSH 水平上升：抑制素 B 和 E_2 均由卵泡颗粒细胞产生。随着年龄增长，卵巢内卵泡数量下降，抑制素 B 选择性地下降使 FSH 上升，以增加发育卵泡的数量或增加 E_2 的合成。高水平 FSH 有维持甚至提高 E_2 水平的作用，保证了在晚生育期 E_2 的分泌。

卵巢老化的典型的内分泌标志是早卵泡期 FSH 上升。在随机抽查的健康妇女中 FSH 升高平均发生年龄在 40 岁。而在不孕患者中，早卵泡期 FSH 升高可早在 30 岁。FSH 上升比月经不规律早 3~10 年。FSH 水平的升高会加速初级卵泡到次级卵泡的转变。在晚生育期，月经第一天与卵泡期 E_2 上升之间的阶段称为 Lag 期，其时长与早卵泡期 FSH 的上升负相关，即早卵泡期 FSH 越高，Lag 期越短。

4）LH 水平下降，FSH/LH 比值升高：卵泡膜细胞始终存在 LH 受体，LH 刺激卵泡膜细胞产生雄激素，增加颗粒细胞对 FSH 的敏感性。随着年龄增长，相对 FSH 而言，LH 水平下降，产生雄激素水平下降，不利于卵泡的募集。因此，早卵泡期使用 LH 或 hCG 预治疗可改善卵巢反应不良患者卵泡的募集。

5）E_2 和孕酮水平下降：传统观念认为随着绝经过渡期的进展，E_2 和孕酮下降。但经过详细分析很多早期的内分泌研究提示，接近妇女月经周期的最后阶段，E_2 水平上升而不是下降。近来研究表明，接近妇女月经周期的最后阶段，孕酮下降，但雌激素并不下降。在整个绝经过渡期，特别是延长排卵的周期中，雌激素上升明显。

黄体期孕酮水平下降：LH 与孕酮分泌的下降有关，表明与年龄有关的颗粒细胞对 LH 的反应性下降。当然，随着年龄增长，黄体化过程的缺陷也不能除外。一项研究显示，在延迟排卵周期，黄体期孕酮水平明显降低，反映了优势卵泡的质量下降。

6）雄激素水平下降：随着年龄增长，雄激素水平下降，尤其脱氢表雄酮（DHEA）。雄激素是颗粒细胞与膜细胞之间旁分泌反馈调节的重要因子，可作用于颗粒细胞上的 FSH 受体，增强对 FSH 的敏感性，促进颗粒细胞增殖以及卵泡的募集。高龄妇女雄激素下降可影响早卵泡期卵泡的募集，因此补充雄激素可能有利于改善高龄、卵巢贮备降低及卵巢反应不良患者的妊娠结局。

第一篇第三章　配子的发生

1. 简述卵泡的生长过程。

答：原始卵泡形成以后，部分卵泡从休眠卵母细胞库中募集并进入生长周期。原始卵泡的激活是一个渐进的过程，起始于颗粒细胞的增殖，颗粒细胞的形状由单层扁平状变为立方状或者柱状。当立方状的颗粒细胞形成单层并且完全包裹变大的卵母细胞时，卵泡称为初级卵泡。卵母细胞的增大伴随着颗粒细胞的慢速增殖。在次级卵泡中，卵母细胞的周围形成第二层颗粒细胞。在小鼠中，第二层颗粒细胞的出现伴随着透明带的形成。经过漫长的增殖过程，到腔前卵泡时期，卵母细胞周围形成六层或七层颗粒细胞。颗粒细胞持续不断地增殖导致卵泡液的产生和积累，卵泡液在层叠的颗粒细胞中间形成许多小腔，形成早期的有腔卵泡，最终，小腔融合成一个大的充满液体的腔，形成有腔卵泡。颗粒细胞在受到 FSH 和 LH 的作用后产生 E_2，诱导颗粒细胞快速增殖，最终形成大的排卵前卵泡。当颗粒细胞获得对 LH 的反应能力后，卵泡膜细胞产生雄激素的量逐渐增加。当 LH 峰出现时，排卵前卵泡激活一系列的信号转导蛋白，这些蛋白诱导卵泡细胞发生重大的变化。卵泡细胞停止增殖，终末分化（黄体化）开始，卵母细胞恢复减数分裂，排卵发生。

2. 简述卵子成熟过程及其重要事件。

答:完全长大并且能够进行减数分裂的初级卵母细胞存在于大的有腔卵泡中,当接收到排卵信号时,重新恢复并完成第一次减数分裂成为次级卵母细胞。几乎所有卵母细胞在胎儿发育阶段就进入第一次减数分裂的前期。而细胞停滞于细胞周期的双线期是由于细胞内含有高水平的 cAMP。在青春期,受到排卵前促性腺激素激增的刺激,卵母细胞恢复减数分裂。减数分裂恢复的第一个形态学标志是生发泡破裂(GVBD)。减数分裂的恢复与有丝分裂中的 G2/M 转换的分子机制相似,后者转换主要由 CDK1 的激活调节。

在减数分裂的过程中,细胞核中的 DNA 复制一次,却要经历两次连续的分裂,形成的配子中染色体的数目是正常体细胞中染色体数目的一半。在第一次减数分裂中,配对的同源染色体分离,在第二次减数分裂中,与有丝分裂类似,已经分离的同源染色体的两个姐妹染色单体分离。纺锤体组装检验点在减数分裂中也起到调节同源染色体分离的作用。

初级卵母细胞的第一次减数分裂为不对称细胞分裂,产生一个体积很大的次级卵母细胞和一个体积明显小于次级卵母细胞并且无功能的细胞,称为第一极体。次级卵母细胞随后继续进行第二次减数分裂并停滞在第二次减数分裂中期(M II),直到精子进入使处于 M II 期的次级卵母细胞受精,次级卵母细胞才能完成第二次减数分裂产生卵子,并排出第二极体。这样,从开始的一个二倍体生殖细胞经过减数分裂产生了一个单倍体卵子。

3. 简述精子发生的过程。

答:精子发生是哺乳动物睾丸精曲小管中的一个长期的有序的过程。从未分化的精原细胞开始,经过有丝分裂、减数分裂以及结构重塑最终产生成熟的精子,持续时间长达数周。精原细胞为二倍体,通过有丝分裂增殖,精原细胞依据其分裂状态又可以分为 A 型、中间型、B 型。B 型精原细胞经有丝分裂产生子代细胞,经分化成为细线前期的初级精母细胞,并开始进入到减数分裂前短暂的(历时约 2 天)静止期,此后经过两次减数分裂,成为只含有单倍体染色体的早期精细胞。精细胞还需要精子变形来完成精子形态上的修饰,从而产生形态、活力正常的精子。精子变形涉及除了鞭毛与胞质残余物之外的其他细胞器的修饰,可以分为四个时期:高尔基期、顶帽期、顶体期、成熟期。

第一篇第四章　受精和早期胚胎发育

1. 阐述生理条件下的哺乳动物受精过程。

答:受精是精子和卵子相互结合最终形成合子的过程,哺乳动物受精过程主要包括精子在雌性生殖道中迁移、精子发生的生化和形态改变以及在精卵相互作用等。首先,精子在雌性生殖道中运行的过程中逐步失去去能因子从而获能,获能后的精子穿过卵丘细胞到达卵子的透明带,这是精卵的第一次识别。精子到达透明带后发生顶体反应,顶体反应导致存在于精子顶体内水解酶的释放,精子穿透卵子透明带。随后发生顶体反应后的精子立即与卵子质膜相遇并发生融合,这是精卵的第二次识别过程。精子进入卵胞质中,诱发皮质反应,即皮质颗粒发生胞吐,阻止了多精受精的发生。随后精卵相互激活,形成雌雄原核,两者发生融合形成合子。

2. 卵细胞质内单精子注射后引起的卵母细胞激活与正常受精后的卵母细胞激活事件有何不同?原因有哪些?

答:精子进入卵母细胞后会引起卵母细胞激活。卵母细胞激活事件主要包括卵母细胞

内发生 Ca^{2+} 振荡、卵母细胞第二次减数分裂恢复以及基因表达和蛋白合成变化等。卵细胞质内单精子注射与正常受精过程中的精子进入所引起的卵母细胞激活事件之间存在一定差异,主要表现在:

(1) ICSI 受精后卵母细胞内 Ca^{2+} 振荡的发生时间要迟于正常受精引起的 Ca^{2+} 振荡。正常受精过程中的第一次 Ca^{2+} 浓度短暂升高通常起始于精卵融合后的几分钟内,但 ICSI 受精引起 Ca^{2+} 振荡的起始时间要延迟大约 30 分钟到几个小时不等。

(2) ICSI 后精子染色质去浓缩时间发生延迟,尤其是在精子头部后区。这可能是由于 ICSI 授精时将精子成分包括顶体和精子头部外层质膜也带入了卵细胞质,而精子头部后区顶体和核膜结构的存在阻扰了该区域暴露于卵细胞质中的去浓缩因子,因此卵母细胞需要一定的时间来破坏精子质膜,移除顶体及其膜成分,从而将核膜内的精子因子释放进入卵细胞质。由于精子核去浓缩发生延迟,导致精卵融合前的 DNA 合成和第一次卵裂在 ICSI 后的雌雄原核中都发生了延迟。

(3) 正常受精过程中发生胞吐作用的皮质颗粒在 ICSI 受精后仍然保留在了卵母细胞胞质中。此外,存在于精子顶体内的消化酶类释放进入卵细胞质中可能会对卵母细胞中一些重要的蛋白活性造成影响。

3. 简述人类早期胚胎的卵裂过程及其特点。

答:人类胚胎的第一次卵裂大约发生在受精后 30 小时,分裂成两个相等的卵裂球。第二次卵裂在受精后大约 40 小时完成,产生 4 个等大的卵裂球。第三天一般分裂为 6~12 个卵裂球,第四天胚胎卵裂成由 16~32 个细胞组成。通常把由 32 个卵裂球组成的早期胚胎称为桑葚胚,此时的卵裂球发生致密化,各卵裂球之间没有明显的界限。发生致密化后的胚胎形成了外层和内层的特异卵裂球,位于外层的卵裂球将发育为滋养层细胞,位于内层的卵裂球将发育为内细胞团。随着细胞数不断增多,细胞团内部出现空腔,称为囊胚腔,部分液体进入其中。随着胚胎发育的不断进行,囊胚腔逐渐扩大,即进入囊胚发育阶段。当胚胎进入子宫,在囊胚腔内部的膨胀压力下通过在透明带上的一个小孔囊胚孵出。至此,完成了人类胚胎的早期卵裂过程。

与其他物种的卵裂相比,人类早期胚胎的卵裂具有 3 个明显的特点:①卵裂速度缓慢,一般完成一次卵裂需要 12~24 小时,一般在胚胎发育到 8 细胞阶段进入合子基因的调控。②人类胚胎的卵裂球间具有独特的排列方式,卵裂方式为旋转卵裂。③在人类胚胎早期卵裂阶段,卵裂的速度在不同卵裂球间存在差异,胚胎的细胞数并非成倍增加,而经常出现卵裂球为奇数的情况。

4. 简述胚胎碎片的发生及其产生机制如何?

答:胚胎胞质碎片化是最为常见的胚胎缺陷之一。绝大多数情况下,这些非核细胞碎片含有部分细胞器和胞质蛋白成分。含有碎片的胚胎卵裂球平均大小通常会随碎片化的程度增加而显著降低,导致细胞内含量降低,对胚胎的未来发育产生不良影响。有时胚胎卵裂球间有少量的细胞碎片,但基本上不造成卵裂球的减少;当碎片发展到一定程度时,可能会造成部分卵裂球的减少;当胚胎碎片几乎占据整个胚胎,胚胎完全碎裂。

关于碎片的产生机制,目前有两种假设:①一种认为胞质碎片的产生是一种细胞胀亡过程,这是以形成失去细胞器的胞质小泡为特征的细胞死亡形式。②另一种则认为胚胎碎片的发生是一种程序性细胞死亡途径的激活,尤其是当细胞碎片发生在发育阻滞的胚胎以及所有卵裂球被完全破坏的情况下。

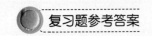

第一篇第五章　胚胎的植入

1. 简述胚胎植入的基本过程。

答:胚胎植入是指胚胎经过与子宫内膜相互作用后,最终在子宫腔内生长的过程。胚胎植入是一个动态连续的生物学过程,包括受精卵的生长发育、卵裂,胚胎的形成和脱透明带,子宫内膜容受性的建立,胚胎在子宫内膜的定位、黏附、入侵等环节。卵子受精后,由输卵管壶腹部向子宫腔内游走,历经 3~4 天到达子宫腔,在宫腔内游离 2~3 天,并形成囊胚、脱透明带,受精后第 6~8 天胚泡开始定位、黏附、入侵子宫内膜,并在第 10~12 天完成植入过程。

2. 什么是"种植窗"? 在此时期子宫内膜有什么特征?

答:子宫内膜仅在某一特定时期允许胚胎着床,此时子宫内膜和胚胎相互作用,在非常短的时期内共同完成着床过程,这个短暂的时期称为"种植窗"。人类的种植窗出现在月经周期的第 20~24 天,即 LH 峰后的 6~10 天,持续约 48 小时。光镜下,子宫内膜腺体粗大,腺体弯曲,腺上皮呈假复层,间质细胞增生伴核仁明显,间质疏松,血管丰富,腺体与间质同步发育。扫描电镜下,子宫内膜上皮细胞顶端出现大而平滑的膜突起,称为"胞饮突"。胞饮突的发展经历发育期、成熟期和退缩期三个阶段,每个阶段持续约 24 小时。这些变化对于胚胎的黏附和侵入是非常必要的。

3. 简要介绍哪些因素参与调控子宫内膜容受性?

答:子宫内膜接受胚胎植入的过程是一个非常复杂的过程,这一过程中内膜基质和腺体发育的同步性、胚胎发育与内膜容受状态的同步性等对于胚胎能否成功植入至关重要。这一过程受到多种因子的调控,如雌激素、孕激素、白介素家族、生长因子、黏附分子以及基因调控等,这些分子间相互联系、相互影响、相互作用,构成一个井然有序的调节网络。

第一篇第六章　医学遗传学基本概念

1. 在医学遗传学研究中,常采用哪些不同的方法来确定某种疾病是否与遗传有关?

答:群体筛查法、系谱分析法、双生子法、种族差异比较、疾病组分分析、伴随性状研究、动物模型。

2. 植入前遗传学诊断与传统的产前诊断相比,存在哪些优势?

答:相比于传统产前诊断,PGT 在胚胎植入子宫前即已知道胚胎是否有遗传性问题从而能够选择无遗传性问题的胚胎进行移植。因此 PGT 可以避免选择性流产,以及多次流产对妇女身心的伤害。

3. 染色体病诊断的相关技术有哪些?

答:荧光原位杂交、比较基因组杂交、微阵列技术、高通量测序等。

4. 地中海贫血诊断过程中用到哪些分子遗传学诊断技术?

答:全基因组扩增技术、巢式 PCR、反向点杂交技术、短串联重复序列方法、荧光定量PCR、SNP array 和高通量测序等。

第二篇第一章　不孕症的病因及其检查与诊断

1. 不孕症的概念是什么?

答:有正常性生活,未采取任何避孕措施 1 年而未妊娠者,称为不孕症。

2. 简要描述不孕症的病因。

答:不孕因素中女方因素占 40%~50%,男方因素占 40%,原因不明因素占 10%~20%。女方因素包括排卵障碍、输卵管、子宫等生殖器官病变、免疫性因素、遗传性不孕。男方因素包括生殖器异常、内分泌异常、性功能障碍、感染、药物手术史等。

第二篇第二章　卵巢储备功能的评估

1. 大龄致卵巢储备力下降的原因是什么?

答:卵泡数量下降、卵子质量下降、内分泌异常。

2. 怎样评估卵巢储备?

答:内分泌激素水平的检测、卵巢超声检查、卵巢刺激试验。

第二篇第三章　不孕症的治疗

简述不孕症的治疗措施。

答:不孕症的治疗措施有药物治疗、手术治疗、辅助生殖技术助孕治疗。

第三篇第一章　人工授精技术

1. 夫精人工授精的适应证和禁忌证有哪些?

答:(1)适应证。①男性因素:少精、弱精、液化异常、性功能障碍、生殖器官畸形等不育。②宫颈因素:因宫颈黏液异常造成精子无法通过宫颈导致的不孕。③生殖道畸形及心理因素导致的性交不能等不孕。④免疫性不孕。⑤排卵障碍(如多囊卵巢综合征)。⑥子宫内膜异位症经单纯药物处理不能受孕者。⑦特发性/原因不明的不育。

(2)禁忌证。①女方患有严重的遗传、躯体疾病或精神心理疾病。②女方生殖器官严重发育不全或畸形。③男女一方患有生殖泌尿系统急性感染或性传播疾病。④男女一方接触致畸量的放射线、有毒物质、或服用有致畸作用的药品、毒品等并处于作用期。⑤男女一方具有酗酒、吸毒等严重不良嗜好。

2. 宫腔内人工授精的基本操作流程有哪些?

答:①自然周期或药物诱导排卵方案;②卵泡监测;③人工授精时机的选择;④精液标本的收集和处理;⑤人工授精;⑥黄体支持;⑦妊娠确认和随访。

3. 自然周期或药物诱导排卵方案的选择有哪些?

答:(1)自然周期适用于月经周期规律,内分泌检查正常,超声检查或其他卵泡监测方法提示有正常排卵的患者。

(2)药物诱导排卵方案适用于月经不规律、低促性腺激素性卵巢功能减退、排卵障碍如多囊卵巢综合征、卵泡发育异常、原因不明不孕以及自然周期人工授精失败的患者。

4. 人工授精的并发症有哪些?

答:①出血;②疼痛;③感染;④休克;⑤多胎妊娠;⑥卵巢过度刺激综合征(OHSS)。

第三篇第二章　体外受精胚胎移植术及卵细胞质内单精子注射技术

1. 子宫内膜异位症伴不孕的患者该如何选择辅助生殖技术?

答:内膜异位症常常伴有不孕,当输卵管通畅且期待疗法失败时,可考虑排卵或促排卵人工授精,甚至宫腹腔镜手术处理等。如果3次人工授精失败,剔除卵巢巧克力囊肿术后备孕3~6个月失败,或者是双侧输卵管阻塞的患者,可以选择IVF助孕。

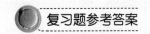

2. 控制性促排卵的方案有哪些?

答:①促性腺激素释放激素激动剂降调节长方案;②促性腺激素释放激素激动剂降调节短方案;③促性腺激素释放激素激动剂降调节超短方案;④促性腺激素释放激素拮抗剂方案。

3. 需要采用 ICSI 技术的情况主要有哪些?

答:①严重的少、弱、畸形精子症;②梗阻性无精子症经附睾抽吸或睾丸活检获得精子,生精严重低下男性从睾丸组织中分离出的精子,或非梗阻性无精子症在睾丸活检或显微活检取得精子;③精卵结合障碍引起的不孕;④精子结构或功能异常,如无顶体或顶体功能异常的精子;⑤赠精 IVF 或采用事先冷冻保存的精子时,当解冻的精子密度或者活力不能满足常规受精需要的情况;⑥实施胚胎植入前遗传学检测技术;⑦采用卵母细胞体外成熟(IVM)技术;⑧某些免疫性不孕且其他方法治疗无效时。

第三篇第三章　胚胎植入前遗传学检测技术

1. PGT 周期的主要适应证有哪些? 并举例说明。

答:一般来说,进行 PGT 的适应证主要有以下三大类:①单基因性疾病;②染色体病;③非整倍体检测。PGT 适应证也可分为疾病和非疾病两大类。疾病 PGT 是指由于遗传性疾病因素进行胚胎的诊断;非疾病 PGT 是指没有明确遗传性疾病基础而对胚胎进行诊断,如对高龄患者进行 PGT-A,以及对胚胎进行 HLA 配型,从而为先证者提供 HLA 配型相符的脐血或骨髓等。另外,PGT 还可对迟发疾病如 Huntington 舞蹈病,或者乳腺癌、卵巢癌等高风险的患者进行胚胎筛查。

单基因性疾病包括常染色体隐性遗传性疾病,如 β- 地中海贫血、纤维囊性变、脊肌萎缩症、镰状细胞贫血;常染色体显性遗传性疾病,如亨廷顿病、强直性肌营养不良症和腓骨肌萎缩症,以及性连锁性疾病,如脆性 X 染色体综合症综合征、进行性肌营养不良和血友病等。染色体病主要指染色体相互易位和罗伯逊易位,另外还包括染色体倒位和插入等。非整倍体的检测是对高龄妇女、反复种植失败以及复发性自然流产患者的胚胎进行染色体的非整倍体筛选,随后选择正常胚胎移植,提高妊娠率,降低流产率。

2. PGT 周期活检的时机及各个阶段的优缺点有哪些?

答:PGT 可活检的遗传物质有:①卵子的第 1 和第 2 极体;②卵裂期胚胎的卵裂球;③囊胚滋养外胚层细胞。每种遗传物质的活检都有其优缺点:极体活检的最大优越性是不减少胚胎的遗传物质且可供诊断的时间长,但极体仅能反映母方的遗传规律,不能反映来自父方的遗传规律。囊胚活检可提供更多的细胞供诊断,但一般囊胚形成率仅 40% 左右,体外培养时间延长可能对印记基因有一定的影响。此外,由于可供诊断的时间短,需要冷冻胚胎。近年来,对活检胚胎进行玻璃化冷冻保存可延长诊断时间,使囊胚活检成为趋势。

3. PGT 周期预后的影响因素有哪些?

答:PGT 周期的妊娠率与女方的年龄和进行 PGT 的适应证相关。

与常规 IVF 一样,获卵数是预测妊娠结局的独立预测因子。PGT 中女方携带的疾病可能会影响其卵巢储备,如脆性 X 染色体综合征有卵巢功能早衰风险,20%~30% 发生卵巢反应不良。染色体相互易位和强直性肌营养不良等患者的卵巢反应性是否较差还有争议。PGT 预后与可供活检的胚胎的数量和质量相关。

在单基因性疾病,PGT 周期的妊娠率和正常对照相比,没有显著区别。在染色体易位的

PGT 周期中，罗伯逊易位携带者的妊娠率高于相互易位携带者，最主要的原因是相互易位携带者的可移植胚胎的比例显著降低。在 PGT 中，由于疾病因素，有 25%（常染色体隐性单基因性疾病）至 81%（常染色体隐性单基因性疾病 +HLA 配型）的胚胎不能进行移植。

另外，患者多次流产或引产可能导致宫腔粘连，从而影响 PGT 的预后。

第三篇第四章　卵母细胞体外成熟技术

1. IVM 的适应证有哪些？

答：① PCOS 患者；②对促性腺激素反应过激的患者；③对促性腺激素反应不良的患者；④便于卵母细胞捐赠；⑤为生育力保存提供方便。

2. IVM 最常用哪些临床方案？

答：根据是否用促性腺激素，可以分为非刺激周期和低剂量刺激周期。

3. IVM 与常规 IVF 相比有哪些特殊问题？

答：①卵泡穿刺时机的把握；②IVM 过程卵母细胞核质成熟同步的问题，如何提高优质胚胎率；③IVM 的安全性，贯穿于整个 IVM 治疗周期及出生后代。

第三篇第五章　卵子的赠送与接受

受卵的适应证是什么？

答：（1）丧失产生卵子的能力：①卵巢功能早衰及卵巢功能衰竭；②由于手术切除、化疗、放疗所致的卵巢缺失或功能衰竭。

（2）女方是严重的遗传性疾病基因携带者或患者。

（3）具有明显的影响卵子数量和质量的因素的患者。此指征的具体指标仍存争议，需谨慎考虑，主要适于高龄（40 岁以上）女性。①多周期（3 周期以上）促排卵低反应，无优质胚胎可移植。②因卵子因素导致的受精失败、胚胎异常。③考虑卵子因素导致的反复体外受精相关助孕技术失败。

在我国，受卵者必须为已婚且符合国家生育相关政策的要求，符合受卵者适应证，排除禁忌证并通过健康筛查者。

第三篇第六章　诱导排卵和控制性卵巢刺激

1. 常用的促排卵药物有哪些？作用机制分别是什么？

答：常用的促排卵药物包括：CC、芳香化酶抑制剂、Gn、GnRH 类似物。

（1）LE：促排卵机制目前尚不十分明确，推测可能存在以下两种机制：阻断雌激素的产生，降低机体雌激素水平，进而解除雌激素对下丘脑 - 垂体 - 性腺轴的负反馈抑制作用，使 Gn 的分泌增加而促进卵泡发育；在卵巢水平阻断雄激素转化为雌激素，导致雄激素在卵泡内积聚，从而增强 FSH 受体的表达并促使卵泡发育。同时，卵泡内雄激素的蓄积可刺激胰岛素样生长因子 - Ⅰ（IGF-Ⅰ）及其他其他自分泌和旁分泌因子的表达增多，在外周水平通过 IGF-Ⅰ 系统提高卵巢对激素的反应性。

（2）CC：对雌激素有弱的激动与强的拮抗双重作用。拮抗作用占优势，通过竞争性占据下丘脑雌激素受体，干扰内源性雌激素的负反馈，促使黄体生成素与促卵泡生成素的分泌增加，刺激卵泡生长。卵泡成熟后，雌激素的释放量增加，通过正反馈激发排卵前 Gn 的释放达峰值，最终排卵。CC 还可直接作用于卵巢，增强颗粒细胞对垂体 Gn 的敏感性和芳香化

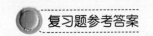

酶的活性。当 CC 与雌激素一同使用时,可减弱其对子宫内膜厚度的影响。

（3）Gn:Gn 类药物分为两大类:天然 Gn 和基因重组 Gn。天然 Gn 包括:①从绝经妇女尿中提取的 Gn,如人绝经期促性腺激素（hMG）、尿源性人卵泡刺激素（uFSH）;②从孕妇尿中提取的人绒毛膜促性腺激素（uhCG）。基因重组 Gn 包括重组 FSH（rFSH）、重组促黄体生成素（rLH）和重组 hCG（rhCG）,其作用机制类似于生理状态的 Gn。

（4）GnRH 类似物:促性腺激素释放激素类似物根据其与受体的不同作用方式,可分为 GnRH 激动剂（GnRH-a）及 GnRH 拮抗剂（GnRH-an）。GnRH-a 有激发作用,当其持续作用时,垂体细胞表面可结合的 GnRH 受体减少,对进一步 GnRH-a 刺激不敏感,即所谓降调节作用。此时 FSH、LH 分泌处于低水平,卵泡发育停滞,性激素水平下降。用药 7~14 天后可达到药物性垂体 - 卵巢去势,且停药后垂体功能会完全恢复此作为临床应用的基础。

GnRH 拮抗剂与垂体 GnRH 受体竞争性结合,抑制垂体 Gn 的释放,起效快、作用时间短,停药后垂体功能即迅速恢复,抑制作用为剂量依赖性,发挥线性药代动力学。GnRH 拮抗剂的抑制作用没有受体的丢失,因此需要持续用药确保 GnRH 受体被持续占据。与激动剂相比,拮抗剂需要使用更大剂量才能达到有效的垂体抑制。

2. 什么是卵巢低反应? 应如何选择促排卵方案?

答:卵巢低反应（POR）是卵巢对 Gn 刺激反应不良的病理状态,主要表现为卵巢刺激周期发育的卵泡少、血雌激素峰值低、Gn 用量多、周期取消率高、获卵少和低临床妊娠率,其诊断可参考博洛尼亚标准。常用治疗方法有:降低 GnRH-a 剂量、使用 Gn 前停用 GnRH-a 的 GnRH-a 长方案、GnRH-a 短方案或超短方案、GnRH 拮抗剂方案、微刺激方案、改良自然周期和黄体期促排卵方案等。对于 POR 人群需要准确评估卵巢储备功能后选择个体化的促排卵方案。

3. 什么是卵巢高反应? 应如何选择促排卵方案?

答:卵巢高反应（HOR）是对控制性卵巢刺激治疗具有比一般人群更高的反应性,表现为大量卵泡发育、获卵数过多、雌激素水平过高。常用的处理方案有:降低 Gn 启动剂量、及时调节 Gn 用量,可采用递增或递减方案、采用拮抗剂方案、采用 GnRH-a 扳机的方案、采用不成熟卵体外成熟技术、早取卵、微刺激方案或 CC+ 小剂量 Gn、LE+ 小剂量 Gn 等方案。

4. PCOS 患者应如何选择促排卵方案?

答:一般的 PCOS 导致的无排卵型不孕症患者,在预处理的基础上,首选的促排卵治疗是口服促排卵药物,常用的药物有来曲唑或氯米芬。可试用 3~6 个周期的口服促排卵药物,如果促排卵失败,可考虑进入到二线促排卵治疗。当需要使用 Gn 促排卵时,需要重视方案的个体化,并参考高反应患者的处理方法,争取单个卵泡排卵。如需要采用 IVF-ET 及其衍生技术,要重视获得一定数目的卵泡发育的同时避免 OHSS 的发生,并重视针对高反应的个体化处理原则。全胚冷冻后行冷冻移植是一种提高 PCOS 患者妊娠率和降低 OHSS 风险的安全有效的措施。

第三篇第七章　卵母细胞的回收

1. 简述卵母细胞回收的主要方法。

答:在辅助生殖技术的发展过程中,先后经历了剖腹直视下穿刺取卵、经腹腔镜取卵与 B 超引导下经腹壁、尿道、膀胱或阴道取卵等多种取卵方法。自从超声引导下经阴道取卵术出现之后,因为其方便与安全的优点,便逐渐取代了既往的取卵方式。目前,超声引导下经阴道取卵已成为全世界所有生殖中心行辅助生殖技术收集卵母细胞的常规方法。

2. 取卵时机是何时?

答:采用一般的促排卵方案,在超声监测下经阴道取卵,应于注射 hCG 后 34~36 小时进行。

3. 简述卵母细胞回收的主要步骤及注意事项。

答:卵母细胞回收的主要步骤

(1)取卵前患者准备:患者在手术床上取膀胱截石位,用生理盐水擦洗外阴及阴道直至干净,并用消毒纱布或者大棉球擦干水。

(2)手术操作者准备:换清洁手术衣,常规用酒精或消毒液擦洗手臂,戴无菌无粉手套,生理盐水冲洗双手,双手不要接触穿刺针和任何可能与卵泡液接触的器械。

(3)取卵的操作规程:①操作前检查吸引装置负压系统完整性。②将超声探头置于阴道内,检查盆腔解剖结构,并将需穿刺侧卵巢移至距穹窿最近的位置上,选择离探头最近的卵泡,由近到远,逐一穿刺并抽吸卵泡。③通常情况下,每个卵巢只须穿刺一次即可进行连续多次的卵泡抽吸。穿刺过程应尽量避免穿刺经过子宫内膜。④双侧卵巢内卵泡穿刺结束后,检查盆腔及阴道是否存在活动性出血,若存在阴道内穿刺部位出血,可予以无菌棉纱填塞压迫止血。取卵全过程要求严格无菌操作。

卵母细胞回收的注意事项:

(1)卵母细胞的回收率低及可能的原因:①注射 hCG 时机及取卵时间。注射 hCG 过早,卵子未成熟;或者注射 hCG 过晚,卵子在穿刺前已经自然排卵。此外,根据不同的促排卵方案,取卵时间应该在注射 hCG 后 34~39 小时进行。②手术者掌握取卵技术的熟练程度不足,或者在穿刺过程中因穿刺针不够锋利而导致卵泡液丢失。③卵泡冲洗。当患者通过促排卵后所发育的卵泡较少,有时甚至仅有一个卵泡时,为保证能够有效地收回卵子,可以采用卵泡冲洗的方法。④取卵失败。排除过早排卵、自然周期及赠卵周期后,hCG 注射日≥14mm 的卵泡≥1 枚,而行卵泡穿刺未获得卵子即为取卵失败。有学者发现取卵失败的常见原因是卵巢反应不良、hCG 剂量不足(<5 000U)或作用时间不足(<34 小时)及卵子发育障碍。取卵失败最常用的处理方法为取卵失败(如穿刺一侧卵巢未取到卵)时中断取卵,重新注射另一批次的 hCG(5 000~10 000U),24~36 小时后再次取卵。

(2)操作过程中避免可能损伤卵母细胞质量的因素:①取卵操作全过程应严格执行无菌操作;②操作过程中注意试管、卵泡冲洗液与卵泡液的保温;③操作过程中保持负压吸引器的压力稳定;④当取卵时发现卵巢子宫内膜异位囊肿或输卵管积水时,可以进行穿刺,但尽量在穿刺完所有卵泡后再行穿刺。

(3)操作过程中应注意避免并发症:①取卵穿刺的损伤与出血:进针时应保持超声探头稳定,同时尽量避开子宫颈、子宫肌层及宫旁血管网等;穿刺时要认清卵巢的界限,避免穿刺卵巢外结构;穿刺针不宜反复进出,一般一侧卵巢只穿刺一次。②感染:操作全过程经严格执行无菌操作,避免穿刺膀胱或者损伤肠管。

第三篇第八章　胚胎移植

1. 人工周期子宫内膜准备的方法是什么?

答:根据既往促排卵周期中子宫内膜的厚度确定给予雌激素的剂量,从月经第 2~5 天开始服雌激素,一般给予戊酸雌二醇每天 3~10mg。如果既往子宫内膜薄,可酌情增加剂量,给予雌激素刺激内膜 14 天左右,使子宫内膜厚度达到≥8mm 给予孕激素转化内膜。随后依据所移植胚胎的发育阶段、结合检测血中的雌激素及孕激素,决定移植时间并调整孕激素剂量。一般情况下,如果冷冻胚胎为卵裂球胚胎,则在给予孕激素处理后的第 4 天进行移植(可在给予孕激素第 3 天再次确定内膜厚度≥8mm 后决定移植),同时检测血中的雌激素及孕激素,根据孕激素值再进行黄体酮剂量的调整。

2. 胚胎移植操作中如何避免诱发宫缩?

答:(1) 尽量避免碰到子宫底部,胚胎在子宫内膜定位的最佳位点已有很多争论,但大多数的研究认为胚胎定位在宫腔中部而远离宫底能更好地着床。对于放置在什么位置要进行个体化考虑,可以通过预移植、超声或宫腔镜等方法事先评估宫腔状态。

(2) 选择合适的移植管,理想的移植管首先是足够软,不至于引起宫腔的创伤。其次,还要有足够的韧性适应宫腔的弯曲。

(3) 轻柔无创的操作,轻柔和无创、无痛的胚胎移植技术是最大化增加妊娠成功率所必需的。即使在放置阴道窥具时也尽量避免对宫颈造成不必要的牵扯。在移植过程中,除非特殊病例,尽量避免应用宫颈钳夹持宫颈。

第三篇第九章　黄体支持

1. 控制性卵巢刺激周期黄体期与自然周期黄体期有何不同?

答:(1) 激素水平变化。①促黄体生成素分泌不足;②黄体早期雌孕激素水平过高,雌孕激素比例失调;③黄体中期雌、孕激素水平下降。

(2) 黄体功能变化。黄体功能不足,主要表现在黄体期明显缩短。

(3) 子宫内膜变化。黄体功能不足,不仅影响子宫内膜的发育和容受性,而且影响子宫收缩,干扰胚胎着床。

2. 控制性卵巢刺激周期黄体支持有何意义?

答:超促排卵过程中多卵泡发育导致过高雌孕激素水平,负反馈作用于下丘脑 - 垂体,抑制 LH 分泌;GnRH-a 和 GnRH 拮抗剂的应用,抑制了垂体 LH 分泌;取卵过程抽吸掉卵泡的颗粒细胞,减少了颗粒黄体细胞的数量;以上因素都导致黄体功能不足。因此,适当的黄体支持是有必要的。

黄体支持可以改善 IVF 妊娠结局。它可以改善黄体功能,提高种植率和妊娠率,降低早期妊娠流产率。大样本随机对照临床资料 meta 分析也表明,黄体支持有利于提高临床妊娠率。

3. 黄体支持的主要药物是什么?

答:①黄体酮制剂,如微粒化黄体酮,地屈孕酮,黄体酮注射液,黄体酮凝胶;②雌激素,如戊酸雌二醇;③hCG;④GnRH-a。

4. IVF 术后补充黄体酮的主要途径有哪些?

答:IVF 术后补充黄体酮的主要途径有肌内注射、口服及经阴道给药。

第三篇第十章　辅助生殖技术相关的多胎妊娠及减胎术

1. 什么是多胎妊娠的膜性与卵性?

答:所谓双胎的膜性是指双胎的绒毛膜腔和羊膜腔的组成形式,所谓双胎的卵性是指双胎形成于单卵受精还是双卵受精的胚胎。

2. 如何减少 ART 中多胎妊娠的发生?

答:针对多胎妊娠的高风险人群(既往 ART 妊娠率较高、胚胎良好、年轻患者)预防性地实施单胚胎移植(SET)或选择性单胚胎移植(eSET),可以减少 ART 中多胎妊娠的发生率。SET 可杜绝多胎妊娠、双卵双胎妊娠、单绒毛膜性双卵双胎、双胎之一完全性葡萄胎、子宫内妊娠合并异位妊娠等情况,但是目前没有降低单卵双胎妊娠发生率的方法。

3. 多胎妊娠的选择性减胎术的时机与适应证有哪些?

答:(1)减胎越早,操作越容易,残留的坏死组织越少,越安全。因此妊娠 6~10 周是普遍选择的减胎时机。但是,由于在妊娠中期才可以做更细致的超声扫描并进行遗传学检查,从而可以选择性减灭形态异常、染色体数目或结构异常的胎儿。因此,对于高危患者在妊娠 13~14 周或者更晚的时期进行减胎手术也许是更好的选择。

(2)多胎妊娠选择性减胎术适应证:①三胎及三胎以上的早期多胎妊娠,妊娠时间在 24 周以前;②双胎妊娠,合并子宫畸形(如单角子宫、双子宫、纵隔子宫等)及子宫发育不良等预计不能承受双胎妊娠者;③双胎妊娠,且孕妇患有内科合并症,为了减少其负担或防止严重并发症的发生;④早期产前诊断确定一个胚胎异常者;⑤患者及其家属坚决要求保留单胎妊娠者,以及其他应尊重患者与家属意见但不违反《中华人民共和国母婴保护法》等法律法规的情况。

4. 经阴道超声引导的多胎妊娠选择性减胎术的操作要点有哪些?

答:患者排空膀胱,行膀胱截石位,以 10% 碘伏轻柔消毒外阴、阴道,注意阴道穹窿部,但要避免刺激子宫颈,再用无菌生理盐水彻底冲洗,擦干。

先以无菌的阴道超声探头伸入阴道内,确认多胎的数目、膜性、位置、大小以及胎心搏动,按前述原则决定减灭的目标胚胎。调整超声探头,在妊娠 6-7 周时,使目标胚胎位于超声引导线上,在妊娠 8~10 周时,使目标胎儿的胎心位于超声引导线上。

以长 35cm 的 16~22G 穿刺针沿引导线进针,穿过阴道穹窿、子宫壁,避开非目标胎儿和胎囊,直达胎儿,或进一步将针尖刺入心脏或心脏附近。在妊娠 6~7 周时,负压吸引,将胚胎吸除,尽量不吸出羊水。在妊娠 8~10 周时,仅穿刺胚胎心脏,反复穿刺,直至心搏停止,不抽吸胚胎组织及羊水;或者,经穿刺针向胎儿心脏或心脏附近注入 10% 氯化钾溶液 1~2ml,使胎心搏动停止。确认被减灭胚胎被吸除或胎心消失后,取消负压,迅速退出穿刺针。观察 5~10 分钟,确认无胎心复跳后手术结束。

同法处理其他需要减灭的目标胎儿。

第三篇第十一章　辅助生殖技术的并发症及其处理

1. 简述 OHSS 患者为何出现胃肠道症状?

答:OHSS 状态时,在血管活性物质影响下,患者腹水形成,增加的腹内压使横膈上抬,增加胸廓内压,导致胸廓和胸膜的顺应性下降,腹腔内脏低张力血管同样受到压迫,静脉受压导致实质水肿,肠道水肿导致腹泻和呕吐。肝脏水肿导致肝功能下降。因此患者出现胃肠道症状。

2. 何种程度的 OHSS 需要治疗及治疗要点?

答:只有重度和极重度 OHSS 需要治疗。要点包括:①病情监测:每天测定体重、腹围、出入量、生命体征,动态复查血常规、凝血功能、D-二聚体、肝肾功能、电解质;②液体管理:恰当使用晶体和胶体溶液,以白蛋白效果较好,结合血细胞比容的变化,适时利尿;③腹腔穿

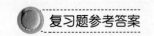

刺抽液术:适于腹胀严重的患者缓解症状时采用;④症状重、持续久,药物治疗无效者需考虑减胎,甚至终止妊娠。

3. 对于 OHSS 高危患者促排卵过程使用 GnRH-a 扳机的原理是什么、有何注意事项?

答:月经中期应用 GnRH-a 代替 hCG,能够成功诱导卵泡成熟,而避免中重度 OHSS 发生,其妊娠率为 12.5%~50%。GnRH-a 的使用剂量和时间间隔可灵活掌握。需要注意的是,GnRH-a 用于诱发排卵可导致随后黄体功能不足,孕酮补充是必需的。

同时,GnRH-a 替代 hCG 是建立在垂体对 GnRH-a 有反应的前提下,不能用于 GnRH-a 降调节方案和垂体功能差的患者诱导排卵,仅适用于单用 Gn 和 GnRH-ant 方案。在 OHSS 高危患者,考虑使用 GnRH-a 扳机时,推荐应用 GnRH-ant 方案代替长效 GnRH-a 方案以抑制内源性 LH 峰。

4. 简述取卵后盆腔出血的诊断和处理。

答:(1)取卵后盆腔出血的诊断。从症状、体征、辅助检查等方面作出诊断。

1)症状:取卵后 2~4 小时患者感到下腹部明显疼痛,并可伴有恶心、呕吐、冷汗等症状,多由卵巢白膜损伤、腹膜刺激,以及血液丢失引起。小动脉破裂术后 1 小时内即可出现上述症状。若症状持续 1 小时以上,应特别注意逐渐加重的腹部疼痛及肩背部疼痛。当有血尿出现,往往提示出血量多。有些卵巢表面少量、持续渗血,症状可以出现在术后 4~6 小时后,并呈现进行性加重。

2)体征:出血初期患者血压往往正常,特别是年轻代偿能力强者。随着内出血增多,患者可出现休克症状,临床表现为血压下降、脉搏细弱、加快等,此时提示出血量已超过 750ml(失血量为血容量的 15%~30%),须引起高度重视。腹部检查:为腹膜刺激症状,盆腔器官的损伤和出血,均可出现腹肌紧张、下腹部压痛、反跳痛等征象。

3)血液检查:血红蛋白、血细胞比容进行性下降。诊断为腹腔内出血者应在取卵后 2~4 小时重复血液检查,根据术前术后血红蛋白差值估计出血量。重复检查血红蛋白和血细胞比容可评估腹腔内出血情况。

4)超声检查:超声检查可以协助诊断有无内出血的发生,大致估计出血量的多少。必要时可重复检查评估是否有持续出血情况。腹腔内出血多时 B 超可发现脾肾隐窝或肝肾隐窝有积液。

(2)取卵后盆腔出血的治疗

1)保守治疗:卵巢表面的穿刺针针眼或针尖划伤引起的少量盆腔内出血,给予止血药、卧床休息,一般可以很快止血,无需特殊处理。中等量的出血,血红蛋白未进行性下降,超声检查提示盆腔少量-中量积液,血压稳定,可行输液、输血、止血药物治疗。严密观察血常规、血凝、血压,监测腹腔内出血量。如经过保守治疗,血红蛋白仍出现进行性下降,应手术治疗。

2)手术治疗:出血严重,速度快,血流动力学不稳定,血红蛋白下降明显,患者症状严重,需要输液或输血同时立即手术治疗。手术可在腹腔镜下进行。大多数患者卵巢表面双极电凝止血即可止血,严重撕裂伤需要行卵巢楔形切除,但这种情况非常罕见。因血液系统疾病引起的出血,应在术前和术后应请血液科配合确定治疗及用药方案。

5. 经阴道取卵术引起感染的原因有哪些?

答:经阴道取卵发生感染的主要原因包括:①阴道清洗或消毒不严,穿刺时将阴道的病原菌带入卵巢。②既往有盆腔炎性疾病,如盆腔粘连,特别是输卵管积水和子宫内膜异位症合并卵巢巧克力囊肿患者,取卵穿刺后易并发盆腔脓肿的形成。③直接的肠道穿刺损伤所致。

6. **如何预防经阴道取卵引起的脏器损伤?**

答:预防经阴道穿刺取卵所引起的损伤措施包括:①术前评估卵巢穿刺的难易程度以及卵泡的多少。②对术前预判取卵困难有可能伤及肠道的患者,术前一天行肠道准备;术前排空膀胱,以避免损伤膀胱和肠管;如因手术时间长而出现膀胱充盈,应及时术中导尿。③对于卵巢位置较高,或与周围组织粘连者,应由有经验的医师进行手术。④术中仔细辨别穿刺部位以及穿刺线是否有脏器挡住,尽可能避免穿刺针穿过卵巢周围脏器。⑤对于难以经阴道穿刺获得卵子的高位卵巢,可经腹部穿刺获卵。

7. **输卵管妊娠 MTX 治疗的适应证有哪些?**

答:输卵管妊娠 MTX 治疗的适应证包括:①一般情况良好,无活动性腹腔内出血;②盆腔包块 <3cm;③β-hCG<2 000U/L;④肝肾功能及红细胞、白细胞、血小板计数正常。

8. **如输卵管妊娠(ART 后)手术治疗后 β-hCG 不降反升或下降后又上升,需警惕哪几种情况?**

答:需要警惕以下情况:持续性异位妊娠;合并其余部位的另一异位妊娠病灶;同时合并宫内妊娠。

9. **简述 ART 后早期妊娠的预测和诊断。**

答:ART 后早期妊娠的预测和诊断包括如下:①排卵后 14~17 天,检测尿或血液 hCG 值阳性,进行 hCG 和孕激素动态监测,排卵后 28~35 天阴道超声检查孕囊或胎心有无异常,注意有无阴道出血和腹痛。②血清 hCG 动态检测:在妊娠早期,血清 hCG 分泌有一定的规律,血清 hCG 动态监测结合超声检查可以预测妊娠预后。排卵后 14~16 天,或者胚胎移植后 12~14 天开始检测 hCG,在取卵后 28 天内(胚胎着床后 21 天内),血清 β-hCG 隔天多能增加一倍。停经 6 周内 hCG 倍增,不管起始 hCG 有多高,48 小时倍增 66%(85% 置信区间)代表活性妊娠,另外 15% 的活性妊娠 β-hCG 倍增 <66%,有 15% 的宫外孕 β-hCG 倍增时间是 48 小时。动态监测 β-hCG 判断妊娠预后要注意一些特殊情况,比如多个胚胎着床时,其中一个或几个胚胎出现停育而其他胚胎正常发育,这时超声检查还没能看见胚囊,就会出现 hCG 下降后又上升,或者 β-hCG 不倍增的现象。当 hCG 倍增至 6 000~10 000U/L 之间或在妊娠 6 周后 hCG 倍增时间延缓,在停经 6 周后用超声替代 β-hCG 来监测妊娠状态。hCG 预测的绝对值因为每个实验室检测的差异而不同。有学者报道 ET 后 14 天 β-hCG 180U/L 作为早期流产和正常妊娠的分界点,其阳性预测值为 77.8%,阴性预测值为 93.8%;以 β-hCG>650U/L 界定为双胎妊娠,其阳性预测值为 90.9%、阴性预测值为 95.2%。③孕酮水平检测:孕酮分泌呈现脉冲性,孕酮低值不能代表无活性妊娠。但是孕酮水平可以预测妊娠状态,孕酮水平在 70% 活胎妊娠中 >25ng/ml。仅 1.5% 宫外孕 >25ng/ml,且多为活胎宫外孕。在妊娠 7~9 周因妊娠黄体萎缩,胎盘功能未完全取代妊娠黄体可出现暂时性的孕酮轻度下降。但是孕酮特别低值预后不良,如果孕酮低于 5ng/ml 时,仅有少于 1/1 500 的妊娠是正常的。④超声检查:ET 后 28 天阴道超声检查显示胚囊、胚芽以及原始心管搏动。如果胚囊直径 >2cm,未出现胚芽;或胚芽 5mm 以上仍无原始心搏有可能胚胎停育,应跟踪观察确认胚胎情况。

10. **ART 子代的安全性问题主要包括哪些方面?**

答:ART 子代的安全性主要包括①围产期风险。多项 meta 发现,ART 子代早产、出生低体重及极低体重风险较自然妊娠子代显著增加,出生缺陷发生率较自然妊娠子代增高,表观遗传异常综合征如 Bechwith-Wiedemann 综合征(BWS)和 Angelman 综合征(AS)发病率增加。

②新生儿期风险。多项研究提示 ART 子代神经系统发育情况与自然妊娠子代无差异。澳大利亚和欧洲的研究发现 ART 子代至医院就诊率高于自然妊娠子代,但这可能与 ART 子代的父母更关心孩子的健康有关。③成年期风险。近期研究提示早产和低出生体重的 ART 子代日后发生心血管疾病和糖尿病风险增加,同时 ART 也有可能将不孕传递给下一代。

第三篇第十二章　辅助生殖技术后妊娠的管理

1. 简述孕早、中、晚期管理要点。

答:孕早期管理要点:建档时同正常妊娠询问月经情况,确定孕周,推算预产期,并评估孕期高危因素。孕产史,特别是不良孕产史如手术史、流产、早产、死胎、死产史,有无胎儿畸形或幼儿智力低下,本人及配偶家族史和遗传病史。特别需注意有无如心脏病、高血压、糖尿病、肝肾疾病、血液病、精神疾病等妊娠合并症,如发现需及时请相关学科医师会诊。要注意子宫增大与停经月份是否相符,为以后判断有无胎儿生长受限、过大或早产以及过期妊娠提供依据。孕中期管理重点:①了解胎动出现时间。②分析前次产前检查结果。③询问阴道出血、饮食、运动情况。④身体检查,包括血压、体重指数,评估孕妇体重增长是否合理;宫底高度和腹围,评估胎儿增长是否合理;胎心率测定。孕晚期管理重点:询问胎动、阴道出血、宫缩、皮肤瘙痒、饮食、运动、分娩前准备情况;身体检查包括血压、体重,评估孕妇体重增长是否合理;宫底高度和腹围,评估胎儿增长是否合理;胎心率测定。如发现高危孕妇,应进行专案管理,继续监测,治疗妊娠合并症及并发症,必要时转诊。

2. 简述妊娠期高血压疾病及对孕产妇及胎儿的影响。

答:妊娠期高血压是指妇女在妊娠期出现的血压异常增高。妊娠期高血压疾病可显著增加胎盘早剥、胎儿生长受限、脑水肿、急性心力衰竭、急性肾衰竭以及弥散性血管内凝血的风险,是孕产妇和胎儿死亡的高风险因素。

3. 应如何指导辅助生殖妊娠者选择分娩方式?

答:辅助生殖妊娠与自然妊娠一样主要有阴道分娩和剖宫产两种分娩方式,两种方式各有优缺点,应指导患者不应盲目选择剖宫产,严格把握剖宫产指征(如胎位异常、产道异常、骨盆狭窄、头盆不称、胎盘早剥、前置胎盘、子宫收缩乏力或过强、胎儿窘迫、妊娠时限异常、多胎妊娠、羊水量异常、妊娠合并症与并发症等)。

第四篇第一章　多囊卵巢综合征

1. 多囊卵巢综合征的国际诊断标准及分型是什么?

根据 2018 年多囊卵巢综合征评估和管理的国际循证指南,成人多囊卵巢综合征的诊断标准如下:①稀发排卵或无排卵相关的月经不规律;②高雄激素的临床表现和/或生化表现;③超声表现为卵巢多囊样改变。诊断多囊卵巢综合征需要满足上述 3 条中的 2 条或者以上,同时排除引起稀发排卵或无排卵相关的月经不规律以及高雄激素的临床表现或者高雄激素血症的其他疾病,如甲状腺功能异常、先天性肾上腺皮质增生症、库欣综合征、分泌雄激素的肿瘤等。

多囊卵巢综合征的分型:最新的多囊卵巢综合征评估和管理的国际循证指南并未对多囊卵巢综合征的分型做出明确定义,目前多囊卵巢综合征的亚型分型主要按鹿特丹标准中的几个诊断标准进行,包括:①1 型。经典多囊卵巢综合征,超声卵巢多囊样改变及高雄激素的临床表现和/或高雄激素血症。②2 型。超声卵巢多囊样改变及稀发排卵或无排卵。③3 型。

NIH 标准多囊卵巢综合征,高雄激素的临床表现和 / 或高雄激素血症及稀发排卵或无排卵;
④4 型。同时具备超声卵巢多囊样改变、高雄激素的临床表现和 / 或高雄激素血症及稀发排卵或无排卵。

2. 多囊卵巢综合征的鉴别诊断包括哪些方面?

多囊卵巢综合征的鉴别诊断包括:①库欣综合征。主要为各种原因导致的肾上腺皮质功能亢进,可通过小剂量地塞米松试验进行鉴别。②先天性肾上腺皮质增生症。本病系常染色体隐性遗传病。最多见的为先天性 21- 羟化酶及 11β- 羟化酶缺乏症。此类患者不能合成糖皮质激素,垂体 ACTH 失去抑制,肾上腺皮质增生,造成酶前代谢产物——17α- 羟孕酮、17α- 羟孕烯醇酮及其代谢产物孕三醇堆积,导致雄激素分泌增多。③卵巢男性化肿瘤:具体包括类固醇细胞肿瘤、Leydig 瘤、颗粒细胞肿瘤、Sertoli 细胞瘤、性腺母细胞瘤以及其他一些罕见的形式,如神经内分泌肿瘤伴卵巢转移等。④肾上腺肿瘤:肾上腺皮质的良性和恶性肿瘤均可导致雄激素增多,并且肿瘤的生长和分泌功能为自主性,不受垂体 ACTH 的控制,也不受外源性糖皮质激素的抑制。⑤其他,如雄激素、糖皮质激素与孕激素与非激素类药物,以及某些脑炎、颅外伤、异位 ACTH 肿瘤等。

3. 多囊卵巢综合征合并不孕症的治疗措施包括哪些方面?

治疗措施包括如下:

一线治疗:药物诱导排卵并监测排卵,指导同房时间。最常用的药物包括芳香化酶抑制剂来曲唑、氯米芬等口服药物。

二线治疗:促性腺激素促排卵治疗。可采用促性腺激素诱导排卵,结合人工授精的治疗方法;也可通过体外授精胚胎移植的方式治疗。

三线治疗:手术治疗。手术方式包括双侧卵巢楔形切除术、腹腔镜下卵巢电灼或激光打孔术与经阴道注水腹腔镜卵巢打孔术等,主要目的为通过手术恢复患者自身的自发排卵和月经。

第四篇第二章　辅助生殖技术与感染

1. 对单方 HIV 阳性家庭的生育选择可给给予什么建议?

答:目前我国的辅助生殖技术规范仍暂时将包括 HIV 感染在内的性传播性疾病列为 ART 的禁忌证。

2018 年我国艾滋病诊治指南仅对单方 HIV 阳性家庭的生育选择给出指引:在男方 HIV 阴性女方 HIV 阳性家庭,在女方接受 HAART 治疗且病毒载量已经控制的情况下可选择体外受精;在男方 HIV 阳性女方 HIV 阴性家庭,选择捐赠精子人工授精可以完全避免 HIV 传播的风险;如果不接受捐赠精子,则可考虑在男方进行 HAART 并且达到持续病毒抑制后,在医生医师指导下排卵期尝试自然受孕,这种情况下夫妻间传染的概率极低;男方未达到病毒抑制而试图自然受孕时,女方应在排卵期无避孕套性交前、后各服用富马酸替诺福韦二吡呋酯片 / 恩曲他滨(TDF/FTC)或者富马酸替诺福韦二吡呋酯片 + 拉米夫定(TDF+3TC)1 个月进行暴露前和暴露后预防。或者必要时采用 ART:因精子并非 HIV 的宿主,男性 HIV 阳性女性 HIV 阴性家庭,男方接受高效抗逆转录病毒治疗(HAART)且病毒载量已经控制后,ART 过程精液通过密度梯度离心法、精液洗涤法、上游法优化后可明显减少或清除精液中的 HIV 病毒,从而降低女方及新生儿感染 HIV 的风险。

2. 辅助生殖技术过程侵入性操作引起感染的机制有哪些?

答:①阴道病原体通过穿刺针带入盆腔;②穿刺损伤卵巢引起炎症反应;③因穿刺操作

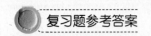

激活原有慢性感染;④实施 ICSI 时存在将污染的微生物或整合了病毒 DNA 的精子注入卵母细胞的可能。

第四篇第三章 子宫内膜异位症

1. 简述子宫内膜异位症与不孕症之间的关系。

答:育龄妇女不孕的发生率一般为 10%~15%,而内异症患者不孕率可高达 40%,50% 的不孕患者存在内异症。子宫内膜异位症对于生育力的影响包括以下几个方面:第一,子宫内膜异位症所造成的盆腔粘连引起排卵、输卵管卵子捡获、卵子在输卵管内的运输等一系列环节的障碍;第二,子宫内膜异位症患者盆腔积液中的前列腺素、IL-1、TNF 和蛋白酶等细胞因子浓度的增加对输卵管的功能、精子、卵子、受精乃至胚胎的早期发育的影响;第三,细胞免疫和体液免疫的变化影响了子宫内膜的容受性和胚胎的着床能力;第四,内分泌的异常包括卵泡黄素化不破裂综合征、黄体功能不全、卵泡发育异常和多个 LH 峰等。

2. 简述子宫内膜异位症性不孕的治疗策略。

答:手术治疗和辅助生殖技术对于子宫内膜异位症性不孕均有显著疗效。手术治疗可以提高轻度子宫内膜异位症性不孕患者的自然妊娠率而不增加多胎率。手术同时能去除子宫内膜异位病灶和囊肿,缓解疼痛。但手术具有风险和创伤,其期待时间较长(9~12 个月),且中重度子宫内膜异位症性不孕患者能否从中获益尚不明确。辅助生殖技术具有能够治疗多因素的不孕,治疗周期较短(2~3 个月)等优点,但辅助生殖技术的主要问题是多胎率高,对母婴儿健康造成负面影响。因此,子宫内膜异位症性不孕患者的治疗策略和方法选择是临床上一个必须面对的重大问题。临床实践中子宫内膜异位症不孕治疗方式的选择必须考虑的主要因素包括:患者的年龄、内异症子宫内膜异位病情严重程度、卵巢储备功能、既往手术情况、生育意愿、临床技术条件等。同时,必须结合目前循证医学的最佳证据做出个体化的临床决策。

第四篇第四章 生殖器官发育异常与辅助生殖技术

1. 简述常见的女性生殖器官发育异常种类。

答:常见的女性生殖器官发育异常有:①正常管道形成受阻所致的异常,包括处女膜闭锁、阴道横隔、阴道纵隔、阴道闭锁和宫颈闭锁等;②副中肾管衍化物发育不全所致的异常,包括无子宫、无阴道、子宫发育不良、单角子宫、始基子宫、输卵管发育异常等;③副中肾管衍化物融合障碍所致的异常,包括双子宫、双角子宫、弓形子宫和纵隔子宫等。

2. 简述常见的睾丸异常发育的种类。

答:常见的睾丸异常发育有:①无睾症;②多睾症;③睾丸融合;④隐睾症;⑤睾丸发育不全;⑥睾丸增生。

3. 简述性发育异常的种类。

答:性发育异常包括一大组疾病,患者在染色体、性腺、外生殖器或性征方面存在一种或多种先天性异常或不一致。DSD 的分类较为复杂,目前倾向于根据染色体核型分成 3 类,即染色体异常型 DSD、46,XX 型 DSD 和 46,XY 型 DSD。

第四篇第五章 肿瘤及其相关疾病与辅助生殖技术

1. 肿瘤及相应治疗对患者生殖功能的影响有哪些?

答:①肿瘤本身的危害:生殖器官肿瘤本身即是导致不孕不育的重要原因。肿瘤对周围正常组织的压迫,可能造成配子运输管道的阻塞。副肿瘤综合征可能导致患者内分泌水平及代谢异常。肿瘤侵犯卵巢或睾丸组织,可能造成患者性腺功能受损,无法提供优质配子。②外科手术的影响:对生殖器官肿瘤尤其是恶性肿瘤实施手术治疗,将导致部分或全部生殖器官缺如。另外,手术还可能损伤盆腹腔神经、血管,导致女性卵巢血供减少引起卵泡退化,导致男性性功能障碍引起不育。③放化疗的影响:放化疗对患者的生殖功能往往会造成不同程度损害,影响男性精子的数量、活率、形态、DNA完整性导致不育,影响女性卵巢功能,使卵泡数量减少,内分泌失调,出现暂时性闭经,甚至绝经和不可逆的卵巢衰竭。在上述放化疗直接伤害性腺外,以色列学者 Hadassa 等研究发现使用环磷酰胺 24 小时后卵巢组织中 PI3K-Akt 信号通路被激活,出现过度生长卵泡波,导致原始卵泡耗竭。这种现象提示放化疗可以直接损害导致卵泡闭锁而引起卵巢储备下降外,还有诱导静止期卵泡活化(Burn-out 现象),导致卵巢储备明显下降。

2. 肿瘤患者可以应用的 ART 技术有哪些?

答:①人工授精、体外受精胚胎移植:是目前比较成熟和常用的辅助生殖技术。适合肿瘤患者接受手术、放化疗根治或长期缓解后希望生育并能耐受妊娠者。②胚胎冷冻:是目前肿瘤患者常规应用且最有效的保存生育力的方法。适用于已婚且肿瘤诊断初期,患者病情稳定有足够时间完成 IVF 者。恶性程度高需立即治疗的肿瘤患者不适用。③卵子冷冻:成年女性无配偶或不接受供精形成胚胎的肿瘤患者,治疗前可选择冷冻卵子实现肿瘤治疗后体外受精生育的愿望。常规卵巢刺激方案适用于非激素依赖性肿瘤及无需紧急开始肿瘤治疗的患者。④卵子体外成熟培养:因时间限制或是激素敏感类肿瘤不能耐受卵巢刺激的患者可选择收集未成熟卵母细胞进行体外成熟后冷冻保存的方法。⑤卵巢组织冷冻和移植:冷冻卵巢组织无需卵巢刺激,无需供精者,无需推迟患者治疗进程,可适用青春期前女性或是肿瘤治疗前无充足时间进行卵巢刺激者。⑥精子冷冻:男性恶性肿瘤患者治疗前可选择冷冻精子保护生育力,射精困难或是严重少弱精者可通过 TESA 或 TESE 取精。⑦睾丸组织冷冻:青春期前儿童因睾丸发育不成熟,尚不能产生成熟精子,可考虑在治疗前活检并冷冻睾丸组织。

3. 概述 ART 助孕技术在女性生殖器官肿瘤患者中的应用。

答:(1) ART 在卵巢肿瘤患者中的应用:①卵巢良性肿瘤患者应严格掌握手术适应证,术中尽量减少对正常卵巢组织的损伤,为术后 ART 治疗最大限度地保护卵巢功能。②早期卵巢交界性肿瘤患者行保守性手术后可通过 ART 助孕治疗。③Ⅰ期、单侧的卵巢上皮性癌,卵巢恶性生殖细胞肿瘤即使是晚期,可保留正常的卵巢组织和子宫施行保留生育功能的手术,主张化疗或放疗前行 IVF,将胚胎冷冻保存待病情缓解后移植,或在术中留取卵巢皮质冷冻保存,在化疗或放疗后通过体外受精助孕,若无正常卵巢组织亦可保留子宫,术后考虑由于赠卵 IVF。

(2) ART 在子宫内膜癌患者中的应用:早期有生育要求的子宫内膜癌患者经保守治疗成功后行 ART 是获得妊娠的好方法。保守治疗无效或晚期不宜保守治疗的子宫内膜癌患者应该施行根治性手术。胚胎冷冻、卵子冷冻或卵巢组织冷冻能够为这些患者提供生殖保护的机会,但需通过代孕达到妊娠目的。

(3) ART 在宫颈癌患者中的应用:年轻尚未生育的患者行保留生育功能手术,术后可自然受孕或接受 ART 助孕。

（4）ART 在女性生殖器官某些良性病变患者中的应用：子宫肌瘤及腺肌瘤等良性病变患者，若瘤体较小不影响内膜形态及胚胎着床，在 ART 治疗前可暂不给予处理。若肌瘤位于黏膜下、肌壁间肌瘤造成宫腔形态改变或直径超过 5cm 时会明显降低 IVF 的胚胎种植率、妊娠率和分娩率，应手术剔除后再行 IVF。卵巢子宫内膜异位囊肿经药物及手术治疗无效者，可行 IVF-ET。

4. 举例生殖力保存技术在肿瘤患者中的应用及注意点。

答：卵巢组织冷冻技术是肿瘤患者生殖力保存的常用技术之一。冷冻卵巢组织能使组织中大部分始基卵泡和初级卵泡得到保存，是保护肿瘤患者生育力的有效手段。冷冻卵巢组织无需卵巢刺激，无需供精者，无需推迟患者治疗进程，尤其适用于青春期前女性或是治疗前无充足时间进行卵巢刺激者。这种方法在月经周期的任意时段均可取材，通过开腹或腹腔镜卵巢活检获取卵巢组织以供冷冻。卵巢皮质多通过腹腔镜获取，切除的卵巢皮质可被切分成小片便于病理检查及冷冻。超低温冷冻技术有慢速程序化冷冻以及玻璃化冷冻技术，目前前者较为成熟。肿瘤治疗结束后可将冷冻的卵巢组织解冻，原位或异位（前臂或腹壁）自体移植恢复患者生育力。2004 年，Donnez J 首次报道霍奇金淋巴瘤患者经原位移植解冻卵巢组织后成功分娩。到目前为止，共报道经移植冻融卵巢皮质的妇女成功分娩超过 60 名健康儿童，或为自然妊娠或通过 IVF/ICSI 治疗，充分证实卵巢组织冷冻保存患者生育力辅助妊娠的可行性。

为避免恶性肿瘤细胞再次植入体内增加复发的风险，尤其是移植整个卵巢组织时，在卵巢组织冷冻前和 / 或移植前须经过严格的临床及实验室检查确认卵巢皮质有无肿瘤浸润。超声、CT 和腹腔镜检查判断卵巢、盆腹腔的转移，细胞形态学、免疫组化、聚合酶链反应用来检测组织中的恶性细胞。卵巢转移的可能性取决于肿瘤的生物学特性及期别，白血病、神经母细胞瘤、Burkitt 淋巴瘤等恶性肿瘤播散的风险较高，需尤为重视。因此，目前应用卵巢组织冷冻有效地应用于生育力保护，并且分娩后代的患者很大程度上局限少数疾病，如淋巴瘤等。大多数肿瘤，特别是女性生殖系统肿瘤患者，在利用冷冻卵巢组织重新获得真正成功生育报道很少。除了上述肿瘤微小病灶再种植的风险外，卵巢组织冷冻再移植遇到的困难主要是缺血再灌注损伤。研究者认为缺血再灌注损伤对卵巢储备的损害远大于冷冻所造成的耗损。因此移植的卵巢组织片经常在一年左右时间就消耗殆尽，要进行生育必须在移植后尽早进行。美国临床肿瘤协会 2018 年更新的女性肿瘤患者生殖力保存仍然将卵巢组织冷冻保存作为试验性技术

5. 简述 ART 与肿瘤相关的安全性及其伦理问题。

答：ART 的应用能够帮助肿瘤患者获得生育机会，然而 ART 治疗尤其是超排卵和 IVF-ET 技术是否会增加卵巢、子宫、乳腺等器官肿瘤发生或原有肿瘤复发的风险存在争议：①对于 ART 与卵巢肿瘤发生或复发风险的关系存在不同观点。目前大多数学者认为 ART 的应用与卵巢癌危险性无明显关系，不孕尤其是难治性不孕症本身即是卵巢癌发生的高危因素。②研究未发现促性腺激素治疗与子宫内膜癌发生有关，不孕病史本身增加了子宫内膜癌的发病风险。③目前多数研究资料表明 IVF 治疗与宫颈癌的发病无关，宫颈癌保留生育功能术后 ART 治疗是安全可行的。④大样本研究表明无明确证据显示促排卵或 IVF 增加乳腺癌发生风险，但有乳腺癌家族史妇女其风险可能增加。⑤未发现 ART 治疗与甲状腺癌、结肠癌、脑肿瘤有关，氯米芬可能增加恶性黑色素瘤和非霍奇金淋巴瘤的发生风险。应用外源性雌激素是否增加恶性黑色素瘤的发生目前还存在争议。

ART 的伦理问题:肿瘤患者使用辅助生殖技术不可避免地会带来相关的伦理问题。目前研究显示超排卵对早期恶性肿瘤并无加剧作用,但一般恶性肿瘤患者的预期寿命往往比正常人群短,ART 出生的子代将可能在年少时期失去至亲,这对子代的生理心理健康是否存在不良影响值得商榷。另外,肿瘤患者在治疗前若冷冻胚胎,在其离婚后胚胎的所有权问题,若通过冷冻配子或卵巢组织保护其生育力,在其去世后是否能对其配偶行辅助生殖治疗的问题亦是值得讨论的。生殖伦理有着相应的伦理处理原则。针对肿瘤患者伦理原则重点围绕尊重原则、保护后代原则、知情同意原则、自主原则以及最优化原则进行。特殊案例必须经过相应生殖专科伦理委员会讨论决议后进行。

第四篇第六章　不孕症合并内分泌系统疾病

1. 当患者出现低促性腺激素症状时,如何鉴别病变为垂体性抑或下丘脑性?

答:当低促性腺激素无排卵及闭经时,应行垂体兴奋试验。LH 无反应或低弱反应,注射后 30 分钟 LH 值无变化或上升不足 2 倍,提示垂体功能减退;LH 高峰出现时间向后延迟,多见于下丘脑型闭经。因垂体长期缺乏下丘脑刺激,造成垂体反应迟钝,可引起反应延迟,但也可正常。

2. 甲状腺功能减退对女性生育功能的影响有哪些?

答:甲状腺功能减退主要影响排卵、黄体功能及增加流产风险。甲状腺功能减退时 TH 分泌减少,对 TRH 和 TSH 的反馈抑制作用减弱,可引起高催乳素血症,使正常的卵泡发育及排卵所需的促性腺激素释放激素的分泌节律改变,LH 排卵峰延迟,黄体功能不足。因此,甲状腺功能减退患者常伴有黄体功能不足、不排卵、子宫内膜持续增殖状态,有排卵的患者则表现为受孕率下降、流产率较高等生殖功能的异常。此外,SHBG 合成减少,影响了雌激素的外周代谢,也是甲减影响妇女受孕的另一重要原因。甲状腺功能严重不足而导致继发性垂体功能低下时,患者可出现闭经、不排卵、性欲减退等表现。AITD 妇女有轻度的受孕能力降低,将导致妊娠年龄延迟。抗甲状腺抗体可能影响胎盘激素如 hCG 及人绒毛膜促甲状腺激素的产生,导致妊娠的丢失。

3. 助孕合并糖尿病时如何准备及诊治?

答:

(1)助孕前准备

1)降血糖:助孕前 3 个月严格控制血糖,血糖须达到或接近正常水平、糖化血红蛋白应控制在 6% 以下。

2)降低体重:超重和肥胖者应调节生活方式,降低体重。

3)助孕前检测:血糖、糖化血红蛋白、血脂、血压、心电图、尿常规及尿蛋白;建议检查眼底、神经系统。

(2)助孕禁忌:糖尿病伴以下情况不宜生育

1)血糖控制不良可导致胎儿畸形风险增加,糖化血红蛋白在 7% 以上不建议生育。

2)增殖期视网膜病变:妊娠后会使眼底增殖病变加重,严重时导致视网膜剥脱。

3)糖尿病肾病:尿蛋白≥1g/d,肌酐清除率≤70ml/min 或合并严重高血压,妊娠后母婴风险增加,易出现胎儿生长受限、胎儿窘迫,母亲易发生妊娠期高血压疾病、先兆子痫,不宜生育。

(3)助孕时治疗

1)降糖:助孕过程监测血糖及糖化血红蛋白,保持血糖正常水平,糖化血红蛋白 <6%。

2）预防和纠正感染：糖尿病患者易发感染，尤其是泌尿生殖系统感染。助孕过程中注意监测血常规、尿常规及白带常规，及时纠正感染。注意取卵、内膜搔刮术等无菌操作，必要时预防性应用抗生素。

3）改善高雄激素血症：①口服避孕药。达英 -35 能够抑制 LH 和雄激素的产生，增加肝脏对雄激素的清除作用；②胰岛素增敏剂：二甲双胍、吡格列酮。两者均可降低胰岛素抵抗，改善血糖血脂代谢异常，抑制卵泡膜细胞和肾上腺的雄激素分泌，同时促进性激素结合球蛋白的合成，间接降雄激素水平；此外，二者还有减重作用。

4）促排卵：部分 DM 患者可出现多囊卵巢的征象，少部分可出现卵巢储备下降、卵子发育不良的表现，在助孕时需根据个体化选择合适的促排卵方式。

（4）助孕妊娠后治疗

1）早孕：①服用叶酸 0.4~1mg/d；②停用口服降糖药及其他辅助药物，改用胰岛素控制血糖；③注意检测超声、甲状腺功能、视网膜及肾功能；④每天测血糖 6~8 次，糖代谢控制目标为：空腹和餐前血糖控制在 3.3~5.6mmol/L，餐后血糖峰值控制在 5.6~7.1mmol/L。

2）中晚孕及产科处理：到具有高危妊娠处理能力的医疗机构产检。

4. 如何鉴别 Cushing 综合征与多囊卵巢综合征？

答：Cushing 综合征是由多种病因引起的以慢性高皮质醇血症为特征的临床综合征。多囊卵巢综合征是指一种多系统的生殖 - 代谢的失调，它的基本临床表现是：迟发或不排卵型月经，高雄激素血症或高雄激素体征，以及卵巢多囊改变。其临床表现、激素改变以及特殊检查方面的具体鉴别内容见表 4-6-1。

第四篇第七章　复发性流产与辅助生殖技术

1. 复发性流产的主要病因涉及哪些方面？

答：复发性流产的主要病因有：夫妇双方或者单方染色体平衡易位、胚胎染色体异常、患者高龄、抗磷脂抗体综合征等自身免疫性疾病、纵隔子宫、子宫融合异常、宫颈功能不全、生殖内分泌疾患、甲状腺功能异常、糖尿病、同型半胱氨酸血症、甲基四氢叶酸缺乏、遗传性血栓倾向、环境因素和生活方式等。

2. 复发性流产合并不孕症患者进行不孕症治疗前对子宫内膜要进行哪些检查？

答：复发性流产合并不孕症患者进行不孕症治疗前要进行内膜是否存在炎症、宫腔粘连等方面的检查，可行三维超声进行筛查，必要时进行宫腔镜检查。

3. 复发性流产患者采用人工授精技术进行治疗是否有意义？为什么？

答：宫腔内人工授精技术虽然能够通过精子洗涤过程去除抗精子抗体等精浆中的有害物质，但是抗精子抗体与复发性流产之间的关系在人类尚未得到证实。因此，复发性流产患者采用人工授精技术进行治疗意义不大。

中英文名词对照索引

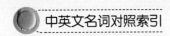

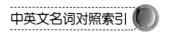

G

H

J

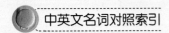

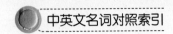